U0897488

实用皮肤病诊疗手册

SHIYONG PIFUBING ZHENLIAO SHOUCE

第 6 版

主　编　杨志波　肖月园　汪海珍　王　畅

副主编　陈铁军　刘学伟　谭　强　唐雪勇

严张仁　曾碧君　吴正和

编　者　（以姓氏笔画为序）

王军文　王建湘　文　谦　尹　敏

孔泽琳　代维维　朱明芳　向亚平

向丽萍　刘　文　刘　翔　米　兰

许　斌　李　洁　李小莎　李芳梅

张　永　张予晋　张宇伟　罗美俊子

周　蓉　钱　方　唐明秀　黄　盼

戚东卫　龚　娟　梁　育　彭友华

曾成龙　曾宪玉　赖火龙　谭金华

潘　意　戴永江

河南科学技术出版社

·郑州·

内容提要

本书由著名皮肤科专家主编，在第5版的基础上修订而成，共29章。第1—4章论述了皮肤病的基本特征、主要检查诊断手段及中西医防治方法；第5—29章详细介绍了300余种常见皮肤病、性病的诊断、鉴别诊断要点和治疗方法。书末附有皮肤病常用中药、常用中成药、中医方剂和外用制剂。本版与第5版比较，新增了近年来国内外有关皮肤病诊疗的新理论、新方法、新技术、新病种、新药物，内容更为新颖、实用。本书适合各级皮肤性病科医师、医学院校师生及基层医务人员学习参考，也可供皮肤病患者求医问药时参阅。

图书在版编目（CIP）数据

实用皮肤病诊疗手册/杨志波等主编. —6版. —郑州：河南科学技术出版社，2024.8.

ISBN 978-7-5725-1646-7

Ⅰ. R751-62

中国国家版本馆CIP数据核字第2024ZF3406号

出版发行：河南科学技术出版社
北京名医世纪文化传媒有限公司
地址：北京市丰台区万丰路316号万开基地B座115室 邮编：100161
电话：010-63863186　010-63863168
策划编辑：杨磊石
责任编辑：杨磊石　艾如娟
责任校对：龚利霞
封面设计：吴朝洪
版式设计：崔刚工作室
责任印制：程晋荣
印　　刷：河南瑞之光印刷股份有限公司
经　　销：全国新华书店、医学书店、网店
开　　本：850 mm×1168 mm　1/32　**印张**：25.75·彩页2面　**字数**：651千字
版　　次：2024年8月第6版　　2024年8月第1次印刷
定　　价：138.00元

主编简介

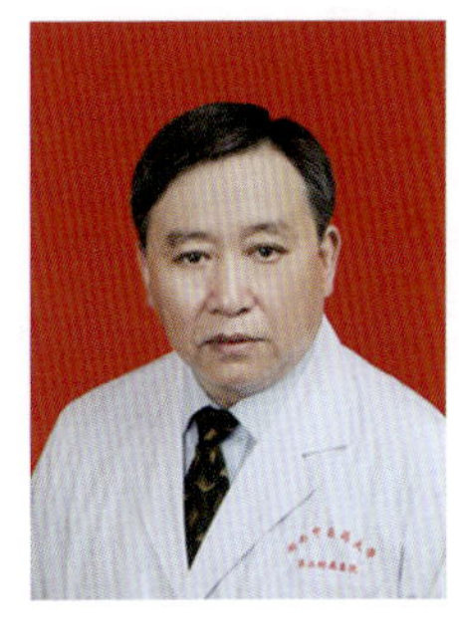

杨志波，湖南中医药大学第二附属医院主任医师，二级教授，医学硕士，博士生导师，湖南省名中医，湖南中医药大学第二附属医院终身教授。现任湖南中医药大学第二附属医院皮肤病研究中心主任，皮肤疮疡科学科带头人，国家中医药管理局皮肤免疫病理三级实验室主任，国家卫生健康委和国家中医药管理局中医皮肤科重点专科带头人。兼任中华中医药学会皮肤科分会名誉主任委员、世界中医药学会联合会皮肤科分会副会长、中华中医药学会免疫分会副主任委员、中国民族医药学会皮肤科分会副会长、湖南省中医药和中西医结合学会皮肤性病专业委员会名誉主任委员，《中国中西医结合皮肤性病学杂志》副主编等。

从事皮肤性病的医教研工作40余年，擅治银屑病、湿疹、荨麻疹、红斑狼疮等皮肤疑难病及前列腺炎等男性病。在国内外期刊发表论文80余篇；主编专著、教材20余部，副主编8部。获省部级科技进步奖12项、中华中医药学会优秀著作奖3项。获国家专利3项；主持自然科学基金课题18项，其中国家级课题4项，省部级课题12项。

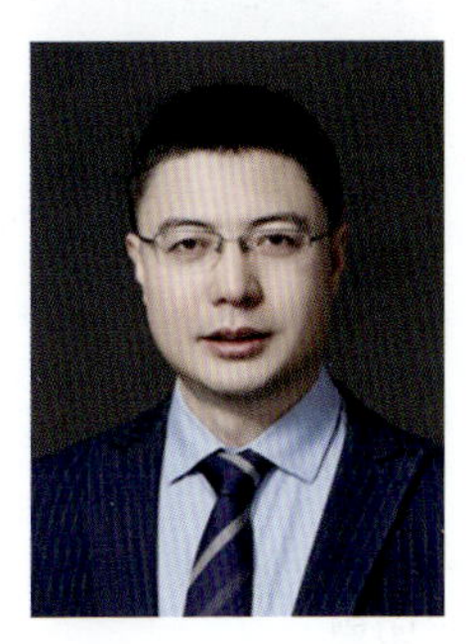

肖月园，博士，空军军医大学西京皮肤医院副主任医师，副教授、硕士生导师。中华中医药学会皮肤科分会常务委员兼青年副主任委员，陕西省中医药学会皮肤科分会副主任委员，中国民族卫生协会皮肤学科分会第一届中医专业委员会副主任委员，擅长治疗荨麻疹、扁平疣、激素依赖性皮炎、玫瑰痤疮、过敏性紫癜、硬皮病等疾病。以第一作者发表中英文学术论文10余篇，主编和副主编专著各1部，参编“十三五”精编教材和重点图书规划项目各1部，主持国家自然科学基金面上项目1项，参与省级、院级课题多项。

主编简介

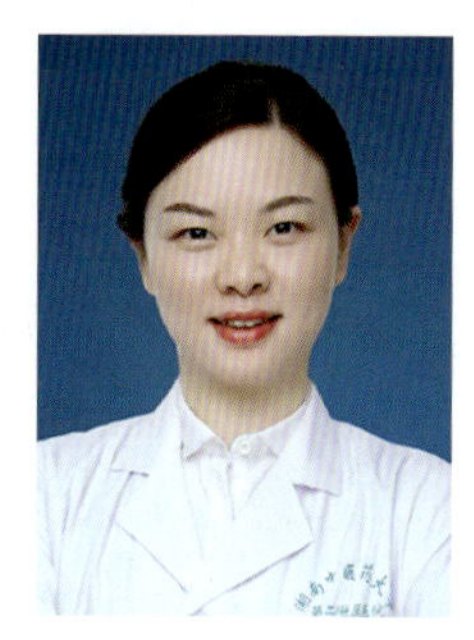

汪海珍，湖南中医药大学第二附属医院/湖南省中医院皮肤科主任，湖南省中医皮肤临床医学研究中心主任，主任医师、教授，医学博士，硕/博士生导师。香港中文大学访问学者，湖南省卫生健康高层次人才学科带头人，湖南省科学技术协会“中青年科技优秀人才”。兼任湖南省中医药和中西医结合学会皮肤性病专业委员会主任委员，湖南省中医药信息研究会皮肤及美容分会主任委员，中国整形协会中医美容分会副主任委员，中华中医药学会皮肤科分会常务委员兼青年副主任委员等。擅长中西医结合治疗各种疑难重症皮肤病。发表SCI、CSCD论文10余篇，主编著作2部，副主编著作2部，参编“十三五”规划教材1部。主持国家自然科学基金2项、湖南省自然科学基金2项，其他省级课题数项。

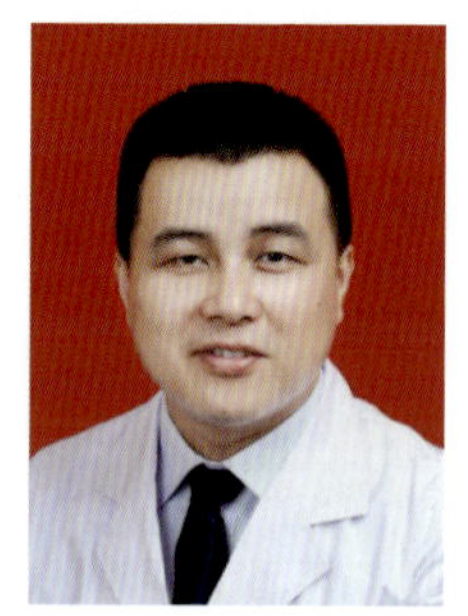

王　畅，主任医师，湖南省卫生健康高层次人才（学科带头人），医院首届“中青年名医”，第六批全国老中医药专家学术经验继承人。中华中医药学会皮肤科分会副主任委员兼秘书长，湖南中医药和中西医结合学会皮肤性病专业委员会副主任委员，湖南省医学会皮肤性病专业委员会皮肤病理学组委员。擅长皮肤病的病理诊断；发表论文20余篇，主编专著2部，参编专著10余部；主持国家级和省级自然科学基金项目3项。

第 6 版前言

《实用皮肤病诊疗手册》自 1997 年出版以来，已修订再版 4 次，由于内容全面、中西合璧、简明实用而深受读者的喜爱，并经多次印刷。随着皮肤病病种的继续增多，诊治理念的日益更新，本手册的内容也与时俱进，加以更新、调整及丰富。因此，在河南科技出版社的支持下，我们组织皮肤性病学专家对本书进行了再次修订，以适应新时代读者的临床需求。

本次修订是在本书第 5 版的基础上，整合了中医内治法相应内容，将第 29 章及 30 章改为附录，附录增加为 4 部分；剔除了目前临床已不再适用或应用的检测、检查及治疗方法，增补了新的检查和治疗手段，以契合当前皮肤病诊疗规范。

本手册多次再版及印刷，离不开前几版主编及编者的精心筹备和高质量的撰写，也离不开全国同仁的认可、支持及提出的宝贵意见和建议。在此，谨代表本书第 6 版全体编者对往届编者们表示衷心的感谢！

本书第 6 版修订工作的时间有限，更新的细节内容亦较多，如有错漏之处，欢迎皮肤科同仁批评指正，以利后续进一步完善。也希望未来能够将更多的临床实践经验以图文并茂的方式加以展现。

杨志波

2023 年 8 月

第1版前言

随着医学科学的进步，皮肤科有着较大的发展，在临床和科研上取得了令人瞩目的成绩，不断地总结经验，传承中发扬光大，已成为皮肤病工作者义不容辞的责任。为了给临床皮肤病工作者提供一部实用性的参考书，我们组织经验丰富的皮肤病专家、教授编写了这部《实用皮肤病诊疗手册》。本书面向医学生、实习生、医师、药师等，以常见病、多发病为主，理论与实践侧重于门诊、急诊及出诊的诊疗方法，按章节进行简短明了的叙述，其中中医中药在本手册中占有一定的份额，即使遇到疑难性皮肤病，本手册在手，也有证可辨，有药可治。

本书如有错误、缺点，欢迎读者批评指正。

欧阳恒　杨志波

1996年10月于长沙

目　录

第1章　概　　论

第一节　皮肤病学的形成与发展

国际上有关皮肤病的最早文字记载，在3000多年以前出自我国甲骨文“疥”的记载，同时期的印度文献也有类似皮肤病名的记述。公元前1600年前的埃及文化先后传给希腊、罗马和阿拉伯国家，就有学者强调病因学、形态学及体液学等学说，这对18世纪的皮肤病学影响很大。这时候有英国学者著有第一本皮肤病学著作，有法国学者则详细地叙述皮肤的解剖位置及皮肤各层和其他附属器官的关系，并强调病因和发病机制的学说。根据皮肤的生理、病理及病因等主要关系分类进行修改、综合整理，使每一种皮肤病的病名、症状、原因及其与其他组织或器官的关系等，更为明确和清楚，为皮肤病学发展奠定了基础。

到19世纪，法国学派主持的巴黎圣路易医院，成为研究皮肤病的世界第一大中心，且建立了临床讲学制，强调皮肤病发生的自然基础，即体质因素，皮损不过是其重要表现的一个方面。奥地利的维也纳学派，强调皮肤病的外因学说和外因疗法，同时注意皮损的发展及其从一种变为另一种，如从斑丘疹变为丘疹等。鼓励人们看病时认真察看、记录和分析所看到的东西，因此该派成为当时世界上最有声望的皮肤病学派，培养出了一批杰出的人才。德国汉堡有学者写的《皮肤组织病理学》成为世界名著，他们开办的皮肤组织病理进修班相应地成为世界第一中心。在此期间，有许多新发现，特别是在显微镜改进完善和玻片染色技术发展后，组织病理染色切片研究的发生发展，其重要性已不言自明。其次真菌的发现、真菌培养基的发明，为真菌的鉴别奠定了坚实的基础。再如其他微生物的发现，如软下疳链杆菌、毛囊虫、麻风杆菌、淋病双球菌等。在技术上，1895 年发现 X 线在治疗皮肤病中有一定的效果。20 世纪特别是后半期，欧洲皮肤病学人才众多，著作不少，随着期刊的出版、学会的成立、国内或国际学术会议的召开，皮肤病学新成就很快相互交流，世界各国皮肤病学获得迅速的发展。

中国皮肤病学的内容也极为丰富，特别是在治疗上，7 世纪初期我国民间已知用针挑刺疥虫了。在预防上，唐代设疠人坊将麻风病人隔离起来，是我国由国家设立传染病隔离之肇端。1617 年陈实功著《外科正宗》是中医皮肤病最为完善的著作。1623 年陈司成著《霉疮秘录》，记述梅毒类性病于 1505 年先从广东一带传入内地。继往开来，发展至今天，中医皮肤科已成为临床一级学科。中医皮肤科研究工作目前已不仅限于临床，并与病理、生理、免疫及分子生物学等相结合起来进行，中西医结合，常能解决单纯西医不能解决的治疗问题，使我国医疗水平不断提高，甚或有的超过世界先进水平。

第二节　皮肤病学范围及基本特征

皮肤是人体的第一道防线，具有十分重要的功能。从重量和面积来看，皮肤是人体最大的器官，其总重量约占体重的 16%。皮肤附有毛发、皮脂腺、大小汗腺及指(趾)甲等附属器。人体的皮肤和其他器官及组织一样，参与全身的功能活动，以维持机体和外界环境的对立统一，维护人体的健康。

皮肤病大多数是发生在人体表皮面的疾病。凡是生于人体体表、能够用肉眼直接诊察到的、有局部症状的皮肤和黏膜疾病及皮肤-内脏反应的一些病变，统称为皮肤病。皮肤病学就是研究、探索皮肤病的致病因素、发生症状、病理机制及血液生化指标等，以求正确诊断和治疗的一门学科，其中包括护理与预防措施。皮肤病病人主观感觉多种多样，与皮肤病的性质、严重程度及个体特异性有关，主要有痒、痛、烧灼及麻木等感觉，其他还有刺痛、异物感、对温度及接触异物的易感性增加或降低。许多皮肤病病人自觉症状常具有特异性，诸如瘙痒的性质及发生的时间、程度、持续时间等方面。皮肤损害是指可以被其他人看见或触知的皮肤黏膜损害。因此，熟悉皮肤和黏膜各种损害的形态、光泽、色调、硬度、排列和分布等，再结合主观症状和检查结果，可对大多数皮肤病做出正确诊断。

皮肤病有反映内脏疾病的特征，如糖尿病病人可发生黄色瘤、皮肤瘙痒症、念珠菌及疖病，肝病病人可发生皮肤瘙痒症及掌红斑，内脏恶性肿瘤可发生黑棘皮病及皮肌炎等。因此，皮肤病往往不是孤立存在的，皮肤是内脏的镜子，它作为整体的一部分，与其他脏器息息相关。许多内脏疾病有皮肤症状，且往往成为诊断内脏疾病的重要线索，所谓“有诸内必形诸外”。脏腑功能失调，不但可以导致皮肤病，而且能引起脏腑本身的病变。

第三节 皮肤病分类与名称

皮肤病是指发生在皮肤黏膜及其附属器的疾病，其种类繁多，并随着业界对皮肤病的认识不断提高，许多新的疾病不断被发现并命名。中西医从不同角度命名，疾病名称不尽一致，分类方法也不尽相同，据《国际皮肤病分类与名称》一书统计，共收录 WHO 的 ICD-10 编码 5000 多条，中文皮肤病名称 8808 个，英文皮肤病名称 8940 个，中医皮肤病名称 2000 多个，皮肤病与相关疾病综合征 1221 个。目前发展的皮肤亚学科包括皮肤性病、皮肤病理、皮肤美容、皮肤真菌、皮肤外科、皮肤激光等，但仍属于皮肤病学的范畴。皮肤病学是医学的重要组成部分，西医皮肤病学是世界医学的一部分，而中国皮肤病学不但包括西医皮肤病学，还包括中医皮肤病学，以及我国独创的中西医结合皮肤病学。

赵辨在著作《中国临床皮肤病学》中将皮肤病分为32类，包括病毒感染性皮肤病，球菌感染性皮肤病，杆菌感染性皮肤病，衣原体及立克次体感染性皮肤病，真菌感染性皮肤病，螺旋体感染性皮肤病，寄生虫、昆虫及其他动物性皮肤病，性传播性疾病，物理性皮肤病，变态反应性皮肤病，职业性皮肤病，结缔组织病，与皮肤有关的免疫缺陷病，神经精神障碍性皮肤病，角化性皮肤病，红斑性皮肤病，丘疹鳞屑性皮肤病，大疱和无菌性脓疱皮肤病，真皮弹性纤维性疾病，萎缩性皮肤病，皮肤血管炎，皮肤脉管性疾病，皮下脂肪组织病，非感染性肉芽肿，皮肤附属器疾病，内分泌障碍性皮肤病，代谢及营养障碍性皮肤病，色素障碍性皮肤病，先天性及遗传性皮肤病，黏膜及黏膜皮肤交界处疾病，皮肤肿瘤，与皮肤病有关的综合征等。美国 Bolognia J. L. 编著的 *Dermatology* 将皮肤病分为16类，包括丘疹鳞屑性及湿疹性皮肤病，荨麻疹红斑及紫癜，水疱大疱性疾病，附属器疾病，风湿性疾病，代谢性及系统性疾病，遗传性皮肤病，色素性疾病，毛发、甲与黏膜疾病，感染性、寄生虫性和虫咬性疾病，物理性皮肤病，朗格汉斯细胞和巨噬细胞疾病，萎缩和真皮结缔组织疾病，皮下脂肪疾病，血管异常性疾病，皮肤肿瘤等。

中医皮肤病的病名是具体病种的代名词，一般包括该病种的病因病机、主要表现、疾病的性质或类别等内容，反映该病种全过程的特点与规律，代表着该病种的主要矛盾。但中医皮肤病病名繁多且不统一，而且有时一个病名包括多种性质的疾病；有时同一种性质的疾病，因所患部位、阶段、形态等不同，而有几个病名，总的来说从取病名的内涵来看，基本上都体现了一定的规律，常以部位、形态、症状、颜色、脏腑、特征、病变深浅、发病季节、特殊气味等命名。

第四节　当代皮肤病学的新进展

近代皮肤病学中的新创造、新发明层出不穷，如T细胞亚群、单克隆抗体、朗格汉斯巨细胞的免疫作用、表皮细胞培养系统的应用,角蛋白和胶原蛋白的转化、天疱疮和类天疱疮抗原的特性、人类表皮角蛋白类型分离和特性、角质形成细胞在改进免疫调整分子中的作用、皮肤病分子层面机制研究等,其研究的深度和广度均超过前人。近年来不但对表皮研究的论著甚多,如《皮肤分子生物学》《皮肤渗透性》《角质层》《皮肤的生化和生理》等接连问世。我国重视皮肤病学基础科学研究,在银屑病、白癜风、自身免疫性疾病等领域的基础研究取得了诸多成果,并注重基础结合临床,治疗皮肤病的方法、技术不断地得到更新和提高,特别是中医中药从整体观点、辨证观点、发展观点融合了现代科学的成就,无论是常见的皮肤病,如过敏性皮肤病(包括湿疹、荨麻疹等),或是疑难的红斑狼疮、硬皮病及皮肌炎等,采用中西医结合治疗均取得了满意的疗效。中西医在两种医学体系上,在两种医学高度发展中互相渗透,同舟共济,充分发挥各自的优势,将不断取得进展。我国对于皮肤病学的诊疗方面一定会取得举世瞩目的成绩,为世界皮肤病病人做出更大的贡献。

第五节　皮肤科医师应具备的基本素质及皮肤科应具备的基本条件

皮肤科医师应具备以下基本素质。

1. 皮肤科医师与其他学科医师一样,要有全心全意为人民服务的思想,一切为病人着想,千方百计为病人解除痛苦。

2. 尊重病人的人格与权利,对待病人应一视同仁,并保守医疗秘密。

3. 对技术精益求精,熟悉本学科的新进展和新动态,不断更新知识,拓展治疗新领域。皮肤病易诊难治的情况往往很多,在实践中要严谨求实,奋发进取,不断丰富临床经验。

4. 破除“不治之症”的习俗观念,对某些疑难病如系统性红斑狼疮和硬皮病等，要动员病人早就医，及早诊治。

5. 认真执行各项规章制度和技术操作规程，严防差错事故的发生。

皮肤科应具备的基本条件包括：①有一定数量的专科人才；②有皮肤科常用基本药物；③有相应的诊疗设备；④门诊与病房工作相衔接；⑤有相应的实验室及图书资料；⑥有完备的继续教育计划。

第2章　皮肤病皮损的识别

第一节　原发性皮肤损害

原发性皮肤损害即皮肤病理变化所产生的首发症状。

1. *斑疹*　为局限性的，既不高出皮面，也不凹下的色素变化性皮肤损害，范围不超过2cm。超过2cm者称斑片。斑疹分为炎症性斑疹，如红斑和瘀斑；非炎症性斑疹，如黄褐斑、色素痣、白癜风、紫癜及文身等。

2. *丘疹*　为局限性的凸出于皮肤表面的坚实性皮肤损害，范围为直径＜1cm，呈扁平、尖形、圆形及多角形。较大者称斑块。丘疹多由真皮局限性细胞浸润、代谢异常、表皮或真皮成分的局限性增殖所致。

3. *风团*　系高出于皮面的暂时性的局限性水肿，为淡红或白色，小者直径仅3～4mm，大者直径可超过10cm，呈圆形、椭圆形或不规则形。常突然发生，数小时内自行消退，数目可数个至数十个不等。如发生于真皮或皮下组织，肿胀明显、境界不清、消退缓慢，称此为血管性水肿。

4. *结节*　为可触及的圆形、椭圆形或不规则形的局限性的坚实皮损。其大小、形状、颜色及硬度常不一致。结节位于真皮深层及皮下组织中，有时可稍高于皮肤表面，但较丘疹深而大。结节可由炎症引起，也可由非炎症引起。

5. *水疱和大疱*　为突出于皮面的含有液体的空腔性皮损，水疱直径一般＜1cm。＞1cm者称大疱。形状可以是圆锥形、半圆形、扁形或不规则形。疱内容物清澈或浑浊，如为血性则称为血疱。按其形成位置,可分为表皮内和表皮下两类。

6. 脓疱　为内含脓液的局限性空腔性皮损。脓疱颜色可呈黄色、黄绿色或黄白色。脓疱大小形状不一,可呈圆形、椭圆形、球形或中央有脐窝。脓疱深浅不一,浅者不留瘢痕,深者可留有瘢痕。脓疱可由细菌或病毒引起,也可由非感染因素引起。

7. 囊肿　为真皮内或皮下组织的含有液体或半液体物质的囊性损害,为球形或卵圆形,扪之有弹性。常见的有表皮囊肿及皮脂囊肿等。

第二节　继发性皮肤损害

可由原发性皮肤损害演变而来,也可由机械性损伤(如搔抓)及治疗所引起。

1. 鳞屑　系脱落的表皮细胞。在病理情况下,由于角化不全、角化过度及水疱、脓疱的干涸等,常发生脱屑。鳞屑可有各种形状,如粉状、糠秕状、云母状或长片状。有的干燥呈灰白色,有的油腻呈黄色。

2. 抓痕　为搔抓所致表皮的浅表缺失。皮损呈线状或点状。有血清或血液渗出时,干燥后有黄色痂或血痂,见于各种瘙痒性皮肤病;有时摩擦亦可引起类似损害。痂皮脱落后自愈。

3. 角化　是堆集在皮肤上的角质细胞,常见的有鳞屑、棘刺、角化物或毛孔的栓塞等。

角化可位于表皮及毛孔,罕见于汗孔,表皮角化可与表皮平行排列(如鳞屑),或垂直排列(如棘刺)。

4. 浸渍　皮肤长时间泡水或处于潮湿状态,皮肤变白、变软、起皱和肿胀为浸渍。久受浸渍的表皮容易脱落形成糜烂面,有疼痛感。

5. 糜烂　表皮失去一部分或全部而露出的潮湿面,称为糜烂。常由水疱、脓疱或浸渍后表皮脱落而引起,亦可为丘疹或小结节表皮的破损所致。愈后不留瘢痕。

6. 皲裂　皮肤出现线状裂隙,称为皲裂。常发于掌跖、关节伸侧、口角及肛门周围等处。主要由于皮肤干燥或慢性炎症,致使皮肤弹力减退或消失,加上外力而形成。皲裂有时与皮纹一致,短者 1cm,长的可超过 2cm,浅的伤及表皮,深的累及真皮,引起疼痛或出血。

7. 坏疽　为边缘鲜明的黑紫色组织损害,常见于指(趾)末端。可继发于组织坏死,由小动脉阻塞所引起,局部疼痛明显。

8. 溃疡　皮肤及黏膜表面缺损超过真皮或真皮以下时称为溃疡。溃疡的大小、形状、颜色、边缘、基底深浅、分泌物及发展过程随病因不同而异。

9. 痂　系皮损渗出的浆液、脓液或血液或坏死组织、药物等混合干涸而成的物质。痂可薄可厚,柔软或脆,可呈黄褐色或暗红色等不同颜色,并且与皮肤粘连。

10. 苔藓样变　皮肤浸润肥厚,皮纹加深,增宽,似皮革或树皮状,主要由于反复搔抓所引起。常见于神经性皮炎、湿疹或其他伴有瘙痒的疾病中。

11. 硬化　为局限性或弥漫性皮肤变硬。主要由于真皮和皮下组织水肿、细胞浸润和胶原纤维增殖所引起。常见于硬皮病。表皮可能萎缩,并紧贴于其下组织上,整个皮肤触之坚实、发亮,它可见于慢性淤积性皮炎和慢性淋巴水肿及瘢痕疙瘩中。

12. 萎缩　可分为表皮及真皮,甚至皮下组织或相隔两层同时萎缩。表皮萎缩表现为表皮变薄、透明,伴表皮细胞数目的减少。正常的表皮纹理可保持或消失。

真皮萎缩是由于乳头层或网状层真皮结缔组织减少所致。皮肤可有凹陷,但表皮外观正常。皮纹仍然存在。表皮、真皮同时发生萎缩,如妊娠,库欣(Cushing)综合征中的萎缩纹,表皮菲薄透明,可见其下的血管,皮纹完全消失,皮肤容易推动。皮下组织萎缩,如脂肪营养不良,真皮和皮下组织均萎缩,有脂质渐进性坏死。

13. 瘢痕　为真皮或深部组织因外伤或疾病所破坏后经新生结缔组织修复而成，其轮廓与先前存在的损害一致。其表皮甚薄，无正常皮纹或皮肤附属器。表面低凹者为萎缩性瘢痕；高于皮肤表面者为增生性瘢痕，系因胶原过度增生而形成，但不侵犯周围正常皮肤。

第3章　皮肤病常用实验室诊断方法

第一节　真菌检查

一、直接检查

1. 标本的采集　浅部真菌的标本有毛发、皮屑、甲屑、痂皮；深部真菌的标本可根据情况取痰、尿液、粪便、脓液、多种分泌物、血液、活检组织等；头癣可用拔毛镊子拔取脆而无光泽或带有白色菌鞘的病损部毛发；手足癣及体股癣宜用外科圆头钝刀轻轻刮取损害部边缘或指(趾)间皮屑，花斑癣刮取褐色的皱纹皮屑；甲癣可用小刀刮取病损指(趾)甲深层碎屑。皮肤及指甲病损部位，若先经1∶10 000苯扎溴铵(新洁尔灭)洗涤后再刮取标本更好。注意取到足够量的标本，同时为防止标本污染，尽量无菌操作。

2. 标本片制备　取标本少许于载玻片上，加1滴10％氢氧化钾溶液，覆盖一盖玻片，置火焰上微微加热(加速角质溶化，使标本透明)，待标本溶解，轻轻加压使成薄片，驱去气泡，用滤纸吸去周围溢液。毛发标本勿加热及加压过甚，以保持其原形，利于鉴别。亦可使用真菌染色法。①棉蓝染液染色：取洁净的载玻片，加染液(结晶酚20g，乳酸20ml，甘油40ml，蒸馏水20ml，加温溶解后，加入棉蓝0.05g混匀即成)1滴，然后取培养物或标本少许于其中，用接种针将其推匀，加盖玻片，微微加温并稍压盖玻片除去气泡后镜检；结果真菌呈蓝色。②墨汁染色：是针对怀疑隐球菌引起的皮肤软组织感染进行的染色方法。③荧光白染色：是目前临床广泛使用的一种新的真菌染色方法，它利用染料非特异性结合胞壁的多糖和某种原核生物，在荧光显微镜下可见真菌呈浅蓝或绿色。

3. 显微镜检查　一般先用低倍镜检查，检查有无真菌菌丝或孢子，然后用高倍镜观察菌丝和孢子的特征。皮屑及甲屑阳性标本常可查见分支菌丝。毛发标本若为小孢子菌属感染，可见毛发外围有许多圆形小孢子，以镶嵌状排列；毛癣菌属紫色癣菌或断发癣菌感染，常可见发内有多量呈链状排列的孢子；黄癣感染，则发内常有不规则菌丝及空泡，花斑癣菌可见香蕉形短粗菌丝及成群孢子。

4. 注意事项

(1)检查真菌及孢子时，应注意与各种假菌丝，如纤维、表皮细胞间隙及气泡、油点等的鉴别。

(2)镜检找到菌丝或孢子，常可确立癣症的诊断，但1次检查阴性结果，不能完全排除，有时须做多次检查。

(3)取材前皮损最好不要涂药。

(4)除少数菌种外，大部分真菌仅根据镜下形态不能确定菌种，必要时可做进一步培养。

(5)采集标本应注意无菌操作。

二、分离培养

1. 方法　取标本。①体表真菌的标本(如毛发、皮屑等)，分离前常先以75%乙醇浸泡数分钟杀死杂菌；②深部真菌的标本根据情况取溶液、渗出物及各种分泌物等；标本采取后，以无菌操作接种于葡萄糖蛋白胨琼脂斜面培养基上，置于20℃左右孵育，每周观察2～3次，通常7～14d生长良好。某些标本应分别置于37℃和25℃培养。如疑为放线菌，需用不加抗生素的培养基，且需厌氧培养，观察至少2～3周。菌落出现后，须经常观察和检查。

2. 菌种鉴定　根据菌落生长速度、大小、表面形态、质地、颜色是否产生色素、有无下沉、边缘形状、镜下结构，特别是孢子和产孢结构的特点可鉴定菌种；有时须配合其他鉴别培养基和生化反应方法决定。

3. 注意事项

(1)严格无菌操作，尽量避免污染。

(2)培养阳性既可确立癣症的诊断，阴性者须孵育 3 周方可报告。

(3)同时培养数管或多次培养，以确保菌种的可靠性。

三、滤过紫外线检查

1. 方法　以高压汞灯作为发射光源，通过含 9%镍氧化物的钡硅酸滤片（在紫外线灯上装上一种含镍的紫外线滤色片）获得 320～400nm 的长波紫外线。在暗室中用这种光线照射某些皮肤病的头发及皮损等，可以产生特殊的荧光，有助于这些皮肤病的诊断和治疗。

2. 临床意义

(1)头癣检查：在滤过紫外线灯下黄癣病发呈暗绿色荧光，白癣的病发呈亮绿色荧光，黑癣无荧光。

(2)其他真菌病和细菌病的诊断：在滤过紫外线灯下花斑癣菌患处皮肤呈棕黄色，红癣菌患处皮肤呈红色或珊瑚色，腋毛癣菌亦可呈现暗绿色荧光，铜绿假单胞菌（绿脓杆菌）呈黄绿色荧光。

(3)卟啉类物质的检查：呈淡红、红色或橙红色荧光。

(4)有助于色素性皮肤病的诊断：在滤过紫外线灯下，某些皮肤病的色素减退斑较易与正常皮肤的颜色相区别。

3. 注意事项

(1)这种检查必须在暗室进行，紫外灯与观察、皮损距离约 10cm。

(2)要注意外用药中无机或有机物，如凡士林、水杨酸、碘酊及角母蛋白等可呈现荧光，白发亦可呈现荧光，应注意鉴别。

(3)头癣病人检查前3d,最好停止擦药,以免误诊。

(4)检查时禁止病人眼睛直视紫外线灯,以免损伤眼结膜。

第二节　麻风杆菌检查

麻风杆菌检查为麻风病诊断手段之一。麻风病人以瘤型为主的皮肤和黏膜内常含有多量麻风杆菌,凡疑为麻风或确诊麻风者均应查菌。

一、皮肤涂片查菌

对麻风的诊断、分型、疗效判断、复发和预后均有重要意义。

1. 取材部位　一般主张查6～8处,其中包括皮肤、眶上、耳垂、颧部和颌部。皮损取材应选活动性皮损,如斑疹取其活跃的边缘,结节和斑块取浸润最明显的中央部位,必要时做鼻黏膜查菌。如无明显皮损,可在膝关节上方、腕背或中指近指关节背侧皮肤取材,一般取皮肤损害6处,加两鼻孔黏膜共8处,称为标准检查法。

2. 皮肤查菌法　取材部位以乙醇消毒后,用左手拇指与示指捏紧皮肤,使皮肤呈苍白色,右手持消毒小尖刀,在捏紧的皮肤上切开一长约5mm,深2～3mm的切口,然后用刀尖刮取切口底部和边缘的组织液,立即涂于载玻片上成一直径5～7mm的圆形薄膜,干燥固定后抗酸染色镜检。切口用干棉球止血。

3. 鼻黏膜菌法　取材部位以鼻中隔前下部较为适宜。取材首先用生理盐水擦净鼻腔,为防止出血,可用1∶20 000肾上腺素滴鼻;为避免疼痛,可应用普鲁卡因等麻醉药。用小刀刮取少量黏膜组织,最好不含血液,然后涂片,干燥固定抗酸染色后镜检。消毒干棉球止血。

4. 临床意义　在可疑皮损处查到似革兰阴性样的麻风杆菌,配合病史及体征,可以确定麻风的诊断。结核样型麻风(反应期除外)查菌常阴性,故查菌阴性不能排除麻风。

5. 注意事项　查菌时应戴手套,手术完毕后,所有器械应严格消毒。

二、组织病理学检查

对麻风的准确诊断和分类有重要意义,是确诊麻风最可靠的方法之一。

1. 方法　局部麻醉下,选取活动性损害的边缘高起部位(如新鲜的或浸润的皮损),避免挤压,沿皮纹切 12mm×6mm,需深达皮下脂肪组织,组织割取后及时投入事先贴好患者姓名标签,并装入 10%福尔马林液的小瓶中固定。

2. 临床意义　镜下组织病理结果与抗酸染色结果结合,可准确诊断并分类。

三、麻风菌素试验

此试验是用来衡量机体对麻风杆菌抵抗力的一种试验方法。

1. 麻风菌素的种类

(1)完整麻风菌素(粗制麻风菌素),临床常用。

(2)纯菌性麻风菌素(精制麻风菌素)。

(3)蛋白性麻风菌素。

2. 试验方法　选择左侧前臂屈侧皮肤常规消毒后,皮内注射麻风菌素 0.1ml(或注射风团的直径达 6～8mm),使注射局部呈皮丘状隆起。

3. 结果判断

(1)早期反应:应在注射后 48h 判定,观察注射处有无水肿性红斑或浸润性结节的大小。

－(阴性):5mm 以下。

±(可疑):5～10mm。

＋(阳性):10～15mm。

＋＋(中阳性):15～20mm。

＋＋＋(强阳性):20mm 以上。

(2)晚期反应:应在注射 21d 后判定,观察结节大小和有无溃破。

－(阴性):与正常皮肤同。

±(可疑):3mm 以下。

＋＋(阳性):3～5mm。

＋＋＋(中阳性):5～10mm。

＋＋＋＋(强阳性):10mm 以上或有溃疡。

完整麻风菌素及纯菌性麻风菌素应判定早期反应与晚期反应,蛋白性麻风菌素只判定其早期反应。

4. 临床意义　早期反应表示机体对麻风菌的敏感性,晚期反应表示机体对麻风菌的抵抗力。晚期反应的强度与机体对麻风菌的抵抗力强度成正比。在麻风病人中,结核样型麻风病人,麻风菌素试验 90%以上为阳性,瘤型麻风病人 90%以上为阴性。疥癣类麻风病人则因其免疫力的不同而呈阴性和不同程度的阳性。因绝大多数健康接触者亦为阳性,故反应阳性只作为麻风分型的部分依据,不作为诊断依据。

5. 注意事项

(1)每次注射时,必须将安瓿摇匀,吸入后立即注射,注射时必须准确注射于皮内。

(2)注射后局部可发生瘙痒、臂部酸痛及腋下淋巴结肿大,属正常反应,数日后即可消失。

(3)注射局部如发生溃破红肿,在未判定结果前,可用纱布保护,不要涂抹药膏,以免影响观察。

(4)发生的红斑或结节,均可在 1 个月后逐渐消失。

(5)对每一位注射者均应详细记录其反应情况,包括注射部位、剂量、注射日期、反应结果,菌素批号以及第几次注射等。

(6)麻风菌素应放入冰箱或室内阴暗干燥处贮存。

第三节　淋球菌检查

一、分泌物的涂片检查

主要用于检查尿道分泌物、宫颈分泌物和眼分泌物等。对未经治疗的男性急性尿道炎患者有诊断价值。

1. 方法　用灭菌等渗盐水拭净尿道口，戴消毒手套用手指捋出脓液，用接种环或棉拭子蘸取少许分泌物轻轻涂于载玻片上，使其薄而均匀。待其自然干燥后，加热固定，做革兰染色，然后镜检。如脓液少，可用棉拭子轻轻插入尿道口取材。注意涂片时不要用力摩擦，以免菌从白细胞内逸出。

2. 结果　急性病人在多形核白细胞内找到革兰阴性、呈肾形对称的双球菌，常成对排列，相对面平坦。慢性病人，不易见到细胞内双球菌，细菌数量少，在细胞外可见到单个、四联和八叠等形式的细菌。治疗不规范患者亦不易见到双球菌或仅在细胞外可见少许类似双球菌，此时需结合淋球菌培养或核酸检测结果综合判断。

3. 注意事项

(1)涂片时用棉拭子在玻片上轻轻滚动，不要用力擦拭，以防细胞损伤变形。涂片厚薄要合适。

(2)女性宫颈分泌物、咽和直肠标本由于杂菌较多，宜用培养法。

二、淋球菌的分离培养

1. 方法　由男性病人尿道取材时，可用接种环或小棉拭子伸入尿道 2～4cm，转动后取出分泌物(应略带黏膜)。从女性病人取材时，应先用温水湿润扩阴器(不要用液状石蜡等润滑油)再用扩阴器暴露宫颈口，用棉拭子揩去宫颈口的脓性分泌物后，再用第 2

个棉拭子插入宫颈管 1cm，转动并停留 10～20s，让棉拭子充分吸附分泌物。标本取后立即接种于培养基中。目前国内多用血液琼脂或巧克力琼脂培养基。

初代培养分离时应使用 5%～10%CO_2 环境（烛缸），温度为 35～36℃，相对湿度＞80%，培养 24～48h 观看结果。

2. 结果　淋球菌于培养分离后，可形成圆形、凸起、湿润、光滑、半透明或灰色黏性的菌落，边缘呈花瓣状，直径 0.5～1.0cm。继续培养，菌落表面毛糙，周边起皱，再继续则萎缩、脱落。

3. 鉴定

(1)培养物涂片检查：有 2 个、4 个、8 个革兰阴性双球菌。

(2)生化反应：①氧化酸试验，用 0.5%～1.0%盐酸四甲基对苯二胺滴在菌落上，颜色变成紫黑色为阳性；②糖发酵试验，适用于咽及直肠部采样的标本，以区别脑膜炎双球菌。

4. 注意事项

(1)取材时伸入尿道或宫颈的深度一定要够。

(2)标本离体时间越短越好。

(3)分离时应采用加抗生素的选择性培养基。

(4)对症状不典型的男性病人，最好在晨起首次排尿前或排尿后 2～3h 采取标本。

第四节　梅毒螺旋体病原学检查

1. 方法

(1)尽量选择发病时间短的损害处，主要取硬下疳、二期梅毒疹，尤其是扁平湿疣等皮肤黏膜损害和肿大的淋巴结，用消毒纱布或棉球蘸等渗盐水擦去损害表面的坏死组织和分泌物等，使损害处保持清洁，有血清渗出。血清渗出后，可以用载玻片或盖玻片印取。取标本后立即观察结果，先用低倍镜及高倍镜做检查，必要时再用油镜观察。

(2)特殊部位的标本采集。①包皮龟头部:用液状石蜡作润滑剂,轻轻将包皮翻上去,暴露皮损,再用上述方法取之。②引流淋巴结穿刺:常规消毒皮肤,用注射器吸取约 0.5ml 等渗盐水,经皮刺入淋巴结,将盐水注入淋巴结内,再回吸,重复数次,最后将抽吸的液体注于载玻片上。③宫颈部位:借助阴道窥器,清洁损害后,用长毛细吸管吸取标本,也可用长棉拭子取标本。④皮疹:用 70%乙醇消毒,待干后,用消毒手术刀刮破皮疹表面,取血清标本。

2. 结果判定　①暗视野显微镜:在暗视野显微镜下进行检查,如标本中看到细长梅毒螺旋体 15～20μm,具有 6～12 个螺旋,折光性强,运动时绕长轴旋转,向前移行,伸缩螺旋间距离或呈蛇行状;运动迟缓,颇规则向前移动。其形态与运动符合螺旋体特征,结果即为阳性。②镀银染色法:梅毒螺旋体具有亲银性,可被含银染液染成棕黑色,显微镜下见棕黑色的梅毒螺旋体即为阳性。③核酸检测:通过核酸扩增的方法特异性检出梅毒螺旋体 DNA 片段,即为阳性。

3. 临床意义　此方法敏感性较低,但特异性较高,可作为一期梅毒、二期梅毒的重要诊断依据,阳性者结合临床可诊断。阴性者不能除外此诊断,局部使用外用药物、自行口服抗生素或皮损已近自然消退等可致假阴性结果。

4. 注意事项

(1)严格按照上述方法取材,取标本后立即观察结果。

(2)取材时应戴手套,手术完毕后,所有器械及敷料应严格消毒。

第五节　梅毒血清学检查

梅毒血清学检查包括非梅毒螺旋体血清学试验和梅毒螺旋体血清学试验。

一、非梅毒螺旋体血清学试验

梅毒螺旋体进入体内破坏组织，体内释放出一种抗原性心磷脂，它能刺激机体产生抗体反应素，用心磷脂作抗原，检查血清中的抗心磷脂抗体为非梅毒螺旋体血清学试验的原理。

1. VDRL 试验　即性病研究实验室玻片试验的简称。当用 VDRL 抗原（主要成分为心磷脂、卵磷脂和胆固醇）检查出人体血清中有反应素时，有可能是感染了梅毒。必要时，可再用以梅毒螺旋体为抗原的特异性试验加以确证。

（1）VDRL 抗原制备：吸取 0.3ml 缓冲盐水（中性甲醛 0.5ml，NaH_2PO_4 0.037g，KH_2PO_4 0.17g，NaCl 10g，蒸馏水 100ml），加入小瓶或试管中。然后吸取 0.3ml VDRL 抗原（含 0.03%心磷脂、0.21%卵磷脂和 0.9%胆固醇的无水乙醇），逐滴快速加入小瓶内，轻轻摇动小瓶，使抗原与盐水混合。最后加入 2.4ml 缓冲盐水于小瓶内，摇匀后即成试验所用的 VDRL 抗原。

（2）方法：①将待查血清在 56℃水溶液中灭活半小时，吸取 0.05ml 血清，加在玻片的圆圈中（直径为 14mm），使血清涂满整个圆圈；②用 1ml 注射器装上专用针头（垂直位置时每毫升抗原悬液能滴注 60±2 滴）滴加抗原 1 滴；③用机械转动器（转动直径约 2cm），摇动玻片 4min，每分钟约 180 次；④试验中应以已知阳性血清作对照。

（3）结果：试验结束立即按下述标准判定结果。

＋＋～＋＋＋（阳性）：肉眼可见大或中等大小的块状物，报告为阳性。

＋（弱阳性）：肉眼可见小块状物，液体浑浊，须用显微镜放大 100 倍方能观察到块状物。

－（阴性）：仅见微小颗粒，液体浑浊，均匀分布，无块状物。

在二期梅毒时，如出现弱阳性或可疑反应，为排除“前带现象”，需将血清进一步稀释，再进行试验。

有时为了观察疗效、判断复发等,应做定量试验。方法是将待测血清用等渗盐水稀释成 1∶2、1∶4、1∶8、1∶16 和 1∶32。取原液及每个稀释浓度各 0.05ml 加于玻片圆圈中,按定性试验方法进行测定和判定结果。临床意义:该方法推荐用于检测脑脊液反应素的试验,对诊断神经梅毒具有重要价值,但此法操作较为烦琐,判读结果还需显微镜,且目前国内尚无商品化试剂,故临床中不能开展,常用 RPR 或 TRUST 替代。

2. 不需加热血清反应素(USR)试验　本试验采用改良的 VDRL 抗原。由于抗原中加入了 EDTA(乙二胺四乙酸)试剂,可使抗原在半年内不变性。加入的氯化胆碱可起化学灭能作用,因而血清不必加热灭活,使用方便。

(1)方法:①取待检血清 0.05ml 到载玻片的圆圈内(直径 14mm),并使其涂满整个圆圈。以同样量的已知阳性血清作对照。②用 1ml 注射器装上无斜面的专用针头(每 1ml 可滴 45±5 滴),每份待检标本滴注 1 滴 USR 试剂。③用手或振荡器摇动玻片 4min,每分钟 180 次,摇完后 3min 内观察结果。试验时用同样的已知阳性血清作对照。

(2)结果判断标准

+++～++++:肉眼可见到大的或较大的块状物,液体清亮,为强阳性反应。

++:肉眼可见小块状物,在显微镜下可见较大的块状物,为阳性反应。

+:在显微镜下可见小块状物,分布均匀,为弱阳性反应。

±:颗粒分布不均匀,或为细小的粗糙物,为可疑反应。

-:颗粒细小,分布均匀,无块状物,为阴性反应。

本试验阳性者必要时应再做荧光梅毒螺旋体抗体吸收试验(FTA-ABS)或梅毒螺旋体血细胞凝集试验(TPHA)确证。二期梅毒时,如出现弱反应和可疑反应,应将血清稀释,以排除“前带现象”。如有需要,阳性标本可将血清用等渗盐水做 1∶2、1∶4、1∶8、

1:16 和 1:32 稀释,做定量试验。

3. 快速血浆反应环状卡片(RPR)试验　其基本原理与 USR 试验相同。优点是由于 RPR 抗原中加入了胶体碳,故试验可在特制的白纸卡上进行。阳性时出现黑色的凝集颗粒或絮片,肉眼即可观察结果。另一优点是也可用血浆进行检测。

(1)方法:①在每张印有 10 个圆圈的 RPR 卡片上编号,分别在每个圆圈中加入 50μl 待检血清,使其均匀铺满整个圆圈(直径 18mm)。将抗原悬液摇匀,用 1ml 注射器插上专用针头,每个待检血清圆圈内加上 1 滴抗原悬液。以已知阳性血清作对照。②用注射或振荡器旋转摇动 8min(每分钟 100 次),立即观察结果。

(2)结果:阴性标本的血清不出现黑色凝集,阳性标本和阳性对照血清可见到黑色凝集颗粒或絮片。根据颗粒或絮片的大小记录++、+或±。必要时应再做 TPHA 或 FTA-ABS 试验确证。

如有需要,阳性标本也可做定量试验,RPR 定量试验同 USR。

4. 甲苯胺红不加热血清学试验(TRUST)　其原理采用 VDRL 抗原重悬于特制的甲苯胺红溶液,当待测血清中存在反应素时,能与 VDRL 抗原发生凝集反应,出现肉眼可见的粉红色凝块。方法和结果判断方法同 RPR。

二、梅毒螺旋体血清学试验

用活的或死的梅毒螺旋体或其成分来检测抗螺旋体抗体。

1. 荧光梅毒螺旋体抗体吸收试验(FTA-ABS)　用间接免疫荧光技术检测血清中抗梅毒螺旋体 IgG 抗体,此试验的敏感性及特异性均高,应用较广泛。

2. 梅毒螺旋体血细胞凝集试验(TPHA)　用被动血凝法检测抗梅毒螺旋体抗体,敏感性及特异性均高,操作比 FTA-ABS 试验简单。

3. 梅毒螺旋体颗粒凝集试验(TPPA)　将梅毒螺旋体精制菌成分包被在人工载体明胶粒子上,而后与样本中的抗体发生特异性凝集反应，以此来检测梅毒螺旋体抗体。此试验是目前梅毒螺旋体血清学试验的“金标准”，具有较高的敏感性和特异性。

4. 酶联免疫吸附试验（ELISA）/化学发光免疫分析法（CLIA） 分别是通过酶促底物显色或发光检测抗体，若标本 A 值大于或等于阈值即为阳性，此类方法具有较高敏感性，常应用于大批量标本的筛查，但存在一定的假阳性，届时常采用 TPPA 方法进行复检。

5. 快速免疫层析检测法（RT） 通过显色条带颜色变化来判断结果，该方法简便快捷。

6. 梅毒螺旋体蛋白印迹试验（WB） 可用于检测患者血清抗梅毒螺旋体 IgM 抗体，且目前国内已有商品化试剂。新生儿和脑脊液标本常用此法检测 IgM 抗体，以此作为胎传梅毒和神经梅毒的诊断依据。

7. 临床意义 用非螺旋体抗原试验做筛查，如果为阴性，只有在怀疑病人为梅毒时才进一步做检查。如果为阳性：①病史及体征符合梅毒，可以确诊；②病史及体检不符合梅毒，应进一步做螺旋体抗原试验。一般来说，后一种结果阳性可肯定梅毒的诊断；如果为阴性，则非螺旋体抗原试验的结果为假阳性反应；应定期随访和复查。

8. 梅毒血清假阳性反应

（1）技术性假阳性反应：由于抗原敏感性过高、标本的保存、转送或实验室操作的技术所造成。

（2）生物学假阳性反应：由于病人有其他疾病或生理状况发生变化所致。有急性和慢性两种。

9. 非梅毒螺旋体血清试验假阳性反应 可发生于下列几种情况。

（1）某些胶原病或伴有自身抗体的疾病。

（2）麻醉药成瘾的假阳性中绝大多数为静脉注射二醋吗啡（海洛因）者。

(3)少数孕妇及老年人。

10. 梅毒螺旋体血清试验假阳性反应　这类疾病有红斑狼疮、类风湿关节炎、混合结缔组织病、硬皮病、生殖器疱疹、淋巴肉瘤、糖尿病、二醋吗啡成瘾及妊娠。

做此试验的注意事项如下。

(1)当血清中抗心磷脂抗体量过多,可抑制血清阳性反应的出现,发生梅毒血清假阴性反应。如果临床支持二期梅毒,可将血清稀释后再做血清学试验,则会出现阳性结果。

(2)技术性假阳性反应经重复试验可排除。

(3)有条件时应做梅毒螺旋体血清试验,若无条件时,可过 3 个月或 6 个月重复梅毒血清反应试验以除外急性生物学假阳性反应。出现慢性生物学假阳性反应时,应对这些病人做全面检查,密切随访,注意有无自身免疫性疾病、麻风及麻醉药成瘾等。

(4)对于孕妇,如血清反应阳性,但又不能排除梅毒,为了保护胎儿,应做抗梅毒治疗。

(5)有些病人在经过抗梅毒治疗后,非螺旋体血清试验在一定时期内不转为阴性。对于这种病人,在经过详细的检查,特别是除外神经、心脏及其他器官梅毒后,应停止治疗,定期随访。

第六节　沙眼衣原体检测

1. 标本的采集　男性病人需用尿道拭子插入尿道 2～4cm,稍用力旋转数周,停留 1～2s 后拔出;女性病人取材时,先用鸭嘴器暴露宫颈管 1cm(柱状上皮或柱状上皮-鳞状上皮移行处),用力转动数周并停留 10～20s,让棉拭子充分吸附分泌物以取得足够量的上皮细胞,拔出拭子。取样前应憋尿 1h 以上,以避免排尿过程冲走衣原体感染的尿道柱状细胞。

2. 检测方法

(1)直接涂片染色法:标本涂片,待自然干燥,甲醛固定 5～

10s 后，用当日配制的姬姆萨溶液染色 1h，再用 95% 乙醇淋洗涂片、干燥。

（2）细胞培养法：将每份标本接种于 3 个培养瓶中，置 37℃吸附 2h 后，以维持液洗涤 2～3 次，最后加入生长液，37℃培养 3～4d，取出盖玻片，经姬姆萨染色或直接荧光染色后镜检，查包涵体。

（3）衣原体抗原检测法：简称 C-C 快速法。用试剂盒检测，按试剂盒说明书规定进行操作，方便简单、快速，特异性高。

（4）免疫荧光法：将标本涂于玻片凹孔或圆圈中，自然干燥后，丙酮或无水甲醛固定 5min，漂洗，再干燥，加入 30μl 荧光素标记的抗沙眼衣原体单克隆抗体试剂覆盖凹孔，玻片置湿盒中于室温或 37℃下作用 15min，去掉多余试剂，用蒸馏水淋洗涂片，自然干燥，加一滴封固液，再加盖玻片，置显微镜下检测。

（5）核酸检测：通过特异性扩增临床标本中沙眼衣原体 DNA 片段来检测病原体，该法敏感性和特异性较高，耗时短，且适用于尿道、尿液、宫颈和阴道等标本，目前已逐渐成为主要检测手段之一。

3. 结果判定

（1）直接涂片染色法：油镜下阳性标本可在上皮细胞质内找到 1～3 个或更多个呈蓝色、深蓝色或暗紫色的包涵体。

（2）细胞培养法：阳性标本碘染色包涵体呈棕黑色，姬姆萨染色呈红色。

（3）衣原体抗原检测法：质控窗和结果窗均显示一条蓝带为阳性结果，阴性则结果窗无变化。阳性结果结合临床可确定沙眼衣原体感染，但阴性时也不能完全排除，可以细胞培养法再予确定。

（4）免疫荧光法：阳性标本在高倍镜下可见上皮细胞内的衣原体颗粒，为单一、针尖大小、明亮的绿色荧光。在油镜下为荧光均匀、边缘光滑的圆盘样结构，也可见网状体等其他形态的衣原体颗粒。

(5)核酸检测法:多采用实时荧光定量 PCR 法,通过扩增产生阳性信号即判为阳性。

4. 注意事项

(1)男性病人在采集标本前应禁尿至少 1h,取材时适度用力以确保取得足够的上皮细胞。

(2)女性病人取材的拭子不要碰到阴道壁,以免影响结果。

(3)男性尿道的脓性分泌物不应用于培养。

第七节　生殖道支原体检测

目前生殖道感染相关的支原体主要有解脲支原体(Uu)、人型支原体(Mh)及生殖支原体(Mg),主要的检测方法为培养法和核酸检测法。

1. 方法与结果　标本的采集方法同衣原体检测。将取好的标本立即置 1ml 支原体肉汤培养基中,在 37℃恒温箱内培养 24～72h,每日观察颜色变化,如培养基颜色由黄色变为粉红色,提示有支原体生长,可判定 Uu 或 Mh 为阳性。取 0.2ml 培养物接种到培养基中,置含 5%CO_2 恒温箱中培养 48h 后于低倍镜下观察,见表面产生金棕色菌落(典型的“油煎蛋”状)的阳性结果可最后确诊。Mg 主要采用核酸检测法,且目前国内已上市供临床使用的试剂,可作为生殖支原体感染的诊断依据。

2. 临床意义　Uu 和 Mh 的致病性还有待于进一步研究,其阳性结果应结合患者的流行病学史、临床表现和其他检验结果综合考虑。Mg 核酸检测阳性可判定生殖支原体感染。

3. 注意事项　同衣原体检测。

第八节　生殖器疱疹的检测

1. 标本的采集　用棉拭子擦拭或以手术刀刮取疱疹或疱疹

破溃后的溃疡基底部细胞。

2. 方法

(1)组织培养法:发现单纯疱疹病毒和细胞病变。

(2)常规细胞学及电镜检查:镜下可见多核巨细胞或核内病毒包涵体。

(3)血清学检测:如酶联免疫吸附试验(ELISA)、单克隆抗体直接免疫荧光检测单纯疱疹病毒抗原等。

(4)分子生物学技术:如 HSV-PCR 及 DNA 分子原位杂交等。

3. 临床意义 培养法是检测 HSV 的“金标准”,但需要较高的实验条件,故不作为常规的临床实验室检测方法。血清学检测结果阳性不直接用于诊断生殖器疱疹,HSVⅡ-IgG 阳性可用于证实既往 HSVⅡ感染,可作为辅助诊断手段;HSVⅡ-IgM 抗体阳性,提示可能存在 HSV 近期感染史,血清学试验结果应结合流行病学史、临床表现和其他实验室检测结果综合判断。核酸检测法特异性和敏感性高,可直接用于临床诊断。

4. 注意事项

(1)正确的取材直接影响检测结果的可靠性,应尽可能在生殖器疱疹形成的早期采集标本,并保证取到足够量的感染细胞。

(2)结合临床表现和接触史做出客观准确的诊断,以排除假阳性结果的干扰。

第九节 HIV 检测

人类免疫缺陷病毒(HIV)是引起人类艾滋病(获得性免疫缺陷综合征,AIDS)的病原体。

1. 方法 有检测 HIV 抗原和检测 HIV 抗体两种。前者可用组织细胞培养法、核酸检测法及免疫酶标法;后者有凝集试验、免疫荧光试验、蛋白印迹试验及放射免疫试验和免疫酶标技术等。

目前世界上常用酶联免疫吸附试验(ELISA)间接法作为经典筛选试验,蛋白印迹试验作为确证试验。

(1)ELISA 间接法检测 HIV 抗体:将待测的血清稀释后按 HIV 酶标诊断试剂盒的说明进行操作;该法的特异性和敏感性强,操作简单、快速安全,比较适合大批量标本和筛选实验,但对 HIV 感染初期病人不能检测到抗体是其不足之处。

(2)蛋白印迹试验:ELISA 法确诊的阳性标本应做蛋白印迹试验以确证。

①用十二烷基磺酸钠(SDS)将纯化后的 HIV 完整分子裂解为许多特定的片段(方法为 1%SDS 100℃水溶 10min),经过聚丙烯酰胺凝胶电泳,使分子量不同的多肽片段由上至下因电泳的速度不同而分离。

②再经一次由后向前的电泳,使多肽片段在原位转移到硝基纤维素膜上(印迹)。

③用小牛血清白蛋白封闭硝基纤维素膜后,再将其切成所需大小的细条,放于 4℃保存备用。

④检测时,先将硝基纤维素膜细条恢复室温,再与待检血清(用稀释液稀释后)共同浸泡,37℃孵育 60min(需用振荡摇床)。

⑤取出硝基纤维素膜细条,用洗涤液洗涤 5 次,每次 5min(用振荡摇床)。

⑥加酶标记抗人 IgG 抗体,于 37℃孵育 60min(需用振荡摇床)。

⑦洗涤同⑤。

⑧加酶底物,显色 10～20min。终止反应(放置于室温观察)。

2. 结果判断

(1)ELISA 间接法检测 HIV 抗体:用酶标测定仪测 OD 值或用肉眼根据底物颜色深浅观察判断结果。使用 OD 值判读结果可根据以下两种方法进行计算。

①以 X 值<1.5 为阴性;X 值≥1.5 而<2.0 为可疑;X 值≥

2.0 为阳性。

(X 值＝标本 OD 值－空白对照 OD 值/阴性对照 OD 值－空白对照 OD 值)

②以标本的 OD 值＞阴性对照的平均 OD 值加 2 个标准差为阳性结果的阈值判读。

(2)蛋白印迹试验：AIDS 病人血清中的抗 HIV 抗体与 HIV 的多肽片段(外膜蛋白与核心蛋白)特异性结合后可形成多条蛋白区带。强阳性反应显示 HIV 几个基因组编码的全部蛋白带，弱阳性反应显示两条或几条显色较弱的蛋白带，阴性反应则无任何蛋白带显示。

3. 注意事项

(1)使用公认的 HIV 酶标诊断试剂盒，不同厂家的试剂盒有可能操作有异，应严格按说明书操作；不同厂家的产品有不同的阳性判断标准，应按说明书慎重判断。

(2)鉴于 HIV 及有关试验过程的特殊危险性，应严格规范实验室操作规程，增加试验结果的准确性；严格规范安全防范措施，防止感染；阳性结果应重复试验。

第十节　尖锐湿疣检测

尖锐湿疣的实验室检测方法主要是组织病理检查和核酸检测。

1. 组织病理检查　取患者皮损组织后，经切片和染色等处理过程，通过镜下观察尖锐湿疣病变组织特征性的病理表现，如表皮角化不全，乳头瘤样增生，棘层肥厚，表皮内出现空泡化细胞等，以此来辅助诊断尖锐湿疣。

2. 核酸检测　取患者疣体皮损或脱落细胞，通过核酸扩增试验将标本中的 HPV 特异性基因进行检测和分型，包括 HPV6、11 等低危型以及 HPV16、18 等高危型型别。核酸检测的特异性和敏感性高，可用于临床判断 HPV 感染，但用于诊断尖锐湿疣时，建议应结合流行病学史和临床表现综合分析，因为多数人感染 HPV 后并不发病，且其他疾病的皮损中也能检测出 HPV。

第十一节　疥虫检查

根据疥虫在皮肤角质啮掘隧道的特性，常可在隧道的盲端或水疱中找到疥虫、虫卵或疥粪。

1. *方法*　一般在手指间、腹股沟等处选择未经搔抓的皮损，用消毒针尖或刮刀类将疱挑破或把隧道盲端的小白点挑出；如未见隧道或小白点时，也可用刮刀轻轻刮出可疑角质层组织。将其置于载玻片上，加 1 滴 10％～20％氢氧化钾溶液，覆以盖玻片，微加热，再将盖玻片压紧。用棉棒吸去周围多余溶液，用低倍显微镜检查。

2. *临床意义*　镜检发现疥虫、虫卵或疥粪，即可确定疥疮诊断。疥虫检查阴性，而临床症状及体征符合疥疮，则不能除外该诊断。

第十二节　毛囊虫检查

1. *方法*　多选择面部鼻翼部位皮损；如果鼻部无皮损，则选择潮红、丘疹、脓疱及毛细血管扩张等症状严重处皮损。乙醇消毒后，用刮刀轻轻刮取或用粉刺挤压器挤出毛囊内的皮脂样物，置于载玻片上，加 1 滴 10％～20％氢氧化钾溶液，覆以盖玻片上，微加热，再将盖玻片压紧，用棉棒吸去周围多余的溶液。在低倍镜下检查，注意每个视野毛囊虫条数。

2. *临床意义*　毛囊虫阳性，可指导临床有效地治疗酒渣鼻及酒渣样皮炎。如果镜检中偶见毛囊虫或数量很少，可认为是正常的寄生物，不必治疗。若数量多，则须予以治疗。

第十三节　阴虱虫卵检查

1. 方法　于患部体毛或皮面发现卵圆形灰色或红色的虱，或灰白色虱卵后，用针尖挑起虱或拔下体毛，用 70%乙醇或 5%～10%的福尔马林溶液固定，将其置于载玻片上，加入 1 滴 10% KOH 溶液，覆以盖玻片，用低倍镜直接观察。

2. 临床意义　发现虱或虱卵即可确定阴虱的诊断。

第十四节　皮肤斑贴试验

斑贴试验是用于测定迟发型变态反应的一种皮肤试验方法。根据Ⅳ型皮肤变态反应原理，将可疑致敏物贴敷于病人皮肤上，从此诱发变态反应性接触性皮炎的临床症状。此试验是帮助确定皮炎湿疹类皮肤病外源性致病原因的常用辅助诊断手段之一。

1. 试验物制备

(1)斑贴试验(斑试)标准筛选抗原系列的制备：因可引起接触性皮炎的物质很多，有些病人不能提供可疑致敏原，所以不同国家或地区根据对周围环境中常见的致敏原的调查分析，组合成斑试抗原系列并实行标准化，称为标准筛选抗原系列，供临床医生应用。我国部分地区已制备了此抗原系列。

(2)可疑物品过敏试验物的制备：①必须根据病人提供的可疑致敏物的化学性质，用梯度浓度稀释法进行斑试。如使用原接触物 0.1%～1%浓度斑试，若阴性，再逐渐提高浓度斑试。如为刺激性物质，宜从更低浓度做起。②对日常接触物，如护肤化妆品及外用药制剂等，用原物直接斑试。③对纺织品、皮革及皮毛等，应将原物剪成碎屑，用蒸馏水浸湿后直接应用。④稀释剂的选择，水溶性物质用蒸馏水，脂溶性物质宜用植物油或石蜡物，粉末则使用医用白凡士林。

2. 应用

(1)试验部位常规选择上背部脊柱两侧正常皮肤,有时用前臂屈侧。

(2)斑贴过筛试验,将加有抗原的斑试器胶带贴于上背部脊柱两侧皮肤,并做标记。

(3)将受试物置于叠成4层$1cm^2$大小的纱布块上,贴敷于上背部脊柱两侧皮肤或前臂屈侧。在纱布块上盖以$4cm^2$大小的玻璃纸,然后四边用胶布固定于皮肤上。每两个斑试之间的距离至少应为4cm,同时应设对照。

3. 结果判断　在贴敷斑试物后,48h揭除试验物,于48h、72h和96h各观察1次结果,必要时1周后再次观察结果,结果判断标准如下。

－(阴性反应):贴敷部位无反应。

±(可疑反应):仅有微弱的(不清楚的)红斑。

＋(弱阳性反应):红斑,浸润,可能有小丘疹。

＋＋(强阳性反应):红斑、浸润、丘疹及小水疱。

＋＋＋(极强阳性反应):红肿并有大疱。

IR(不同类型的刺激反应)。

4. 临床意义

(1)阳性反应:通常表示病人对试验物过敏。真正的变态反应,在试验物除去后24～48h一般是增强而不是减弱。如果试验物除去后,反应很快消退为假阳性。

(2)阴性反应:通常表示对试验无敏感性,但亦存在假阳性。

5. 应用范围　此试验通常用于接触性皮炎、原因不明的皮炎湿疹或继发皮炎、职业性皮肤病及特殊工种的招工体格检查。

6. 注意事项

(1)配制的受试物质,需质地纯净、浓度精确,且由低到高使用。所用斑试物浓度对正常人应不引起反应。不用高浓度及有原发刺激的物质做试验。

(2)敷贴部位应无皮损。斑试期间不宜洗澡、饮酒及搔抓斑试部位,不宜过度活动,出汗太多可导致斑试物移位或脱落。

(3)斑贴试验宜在皮炎急性期过后2周以上进行。病人受试前2周及受试期间不要内服皮质类固醇激素,试验前2d及受试期间停用抗组胺类药物。

(4)观察及判断结果时应力求及时、正确且应详细记录,结果的判断应有统一标准,注意区别假阳性及假阴性反应。

(5)受试期间,若敷贴局部剧痒或刺激,应及时去除受试物,并用清水清洗,对症处理。

第十五节　皮肤划痕试验

根据真皮内可产生抗原抗体特异性反应原理,采用皮肤划痕方法来测定机体对某种致敏原是否过敏。

1. 适应证　荨麻疹、异位性皮炎、药物性皮炎及食物过敏等。

2. 方法

(1)选择受试的部位及局部清洁消毒与斑试同。

(2)常规消毒皮肤后,用消毒针尖在皮肤上划长约1cm的条痕,划痕深度以不出血为度,然后将试验物滴于其上。如同时用多种致敏原做试验,划痕间应有4～5cm的距离。试验时应有阴性对照。

3. 结果判断　通常20min观察结果,用消毒棉球轻轻拭去试验物,反应标准如下。

－(阴性):无红斑或风团,与对照相同。

±(可疑):水肿性红斑或风团,直径＜0.5cm。

＋(弱阳性):风团有红晕,直径等于0.5cm。

＋＋(中阳性):风团有明显红晕,直径0.5～1cm,无伪足。

＋＋＋(强阳性):风团有明显红晕及伪足,直径＞1cm。

4. 临床意义　阳性反应表示病人对受试物过敏,应排除假阳性反应。

5. 注意事项

(1)受试物必须无菌及无刺激性。但受试材料必须具有足以引起阳性反应的致敏原,且不能改变其性质。

(2)有皮肤划痕症者不宜做此试验。

(3)对高敏者可有危险性,不能做此试验。

(4)对有过敏体质者,做试验时应密切观察局部及全身性反应。如有全身反应,应及时处理。因此,注射室应备好抢救药品。

第十六节 皮内试验

原理同于划痕试验,反应结果较划痕试验阳性率高,较准确。

1. 方法

(1)选定受试部位及局部清洁消毒与划痕试验相同。

(2)将受试物配制成一定的浓度,在常规消毒皮肤后,用结核菌素注射器抽取抗原 0.01ml,做皮内注射,使成直径 0.3～0.4cm 大小的皮丘。

(3)同时用多种致敏原做试验时,每两个注射部位之间应有 3cm 左右的距离。试验同时,用稀释剂作对照。

2. 结果判断

(1)即刻反应:通常于注射后 20min 出现反应,如有风团发生,即为阳性,判断结果标准如下。

－(阴性):红晕直径<0.5cm,风团<0.5cm。

±(可疑):红晕直径 0.5～1.0cm,风团 0.5～1.0cm。

＋(弱阳性):红晕直径 1.1～2.0cm,风团 0.5～1.0cm。

＋＋(中阳性):红晕直径 2.1～3.0cm,风团 0.5～1.0cm。

＋＋＋(强阳性):红晕直径 3.1～4.0cm,风团 1.0～1.5cm,有伪足。

(2)迟发反应:通常于几小时至 24～48h 后才出现反应,如有浸润结节，即为阳性。

3. 临床意义

(1)即刻反应：同皮肤划痕试验。

(2)迟发反应：结核菌素试验是临床最常用的一种方法，可协助结核病的诊断。另外对某些皮肤病用来测定其细胞免疫功能。

4. 注意事项

(1)参见皮肤划痕试验。

(2)过敏体质者，宜先做皮肤划痕试验，如阳性，不宜再做皮内试验，因为对高敏者，危险性比皮肤划痕试验更大。

(3)5岁以内儿童或显示某种物质高敏并已有严重反应者，均应避免做此试验。

(4)注射试验物后出现强烈的局部或全身性反应时，应按过敏性休克处理。

(5)皮质类固醇激素可抑制阳性反应的发生。

第十七节　刚果红试验

刚果红试验是测定皮肤淀粉样变性的试验方法之一。

1. 方法　局部常规消毒后，采用1.5%刚果红溶液局部皮内注射于皮损处，48h后判断结果。

2. 结果判断　阳性为局部淀粉样物质沉着处残留红色。

3. 临床意义　阳性者为皮肤淀粉样病变，若阴性不能除外皮肤淀粉样病变诊断。

第十八节　醋酸白试验

此试验是诊断尖锐湿疣的方法之一，尤其适合于辨别外观正常的乳头瘤病毒(HPV)亚临床感染。

1. 方法　用5%醋酸液涂于皮肤病损处，3～5min后观察结果。

2. 结果判断　阳性者为皮损表面出现均匀一致、边缘清楚的发白区。

3. 临床意义　醋酸白试验特异性较差，在临床上已很少使用，仅可辅助诊断尖锐湿疣或应用于激光治疗时确定治疗区域等。

第十九节　结核菌素试验

结核菌素试验是对人接种旧结核菌素（OT）或接种纯结核杆菌蛋白衍化物（PPD）以测定其对结核菌素有无迟发型变态反应。目前用作测定细胞免疫功能的指标之一。

1. 方法

（1）皮肤接种法（分别划刺法）：将前臂屈侧的皮肤常规消毒后，用吸管吸取稀释的（1%、10%、50%）及未稀释的旧结核菌素各1滴，分别滴于皮肤上（各点间距离4cm，并标记其浓度）；用消毒针头，通过滴液，划刺皮肤；另用0.5%苯酚生理盐水作对照；经5min后将残留的结核菌素用棉签拭去。接种后24h、48h、72h检查反应结果，阳性反应可能形成丘疹或水疱，周围有充血带。

（2）皮内注射法：在前臂屈侧皮内注射旧结核菌素稀释液（1∶1000或1∶2000）0.1ml；注射后24h、48h、72h观察反应结果，阳性反应时局部发生大小不等的红色浸润斑块。

2. 结果判断

－（阴性）：局部无红晕和硬结。

±（可疑）：红晕和硬结直径＜0.5cm。

＋（弱阳性）：红晕和硬结直径＜1cm。

＋＋（中阳性）：红晕和硬结直径＜2cm。

＋＋＋（强阳性）：红晕和硬结直径＜3cm，或有疱疹或淋巴管炎。

＋＋＋＋（极强阳性）：红晕和硬结直径＞3cm，或局部坏死，少数局部病灶恶化或发热等反应。

除局部反应外，强阳性和极强阳性者可有高热，全身倦怠无力及食欲缺乏等全身反应。

3. 临床意义

(1)乳幼儿无结核菌体征，如结核菌素试验为阴性，则表示未曾感染过结核病，但粟粒结核或严重的结核病人亦可呈阴性。

(2)如成人或乳儿结核菌素试验为阳性，则表示曾感染过结核菌。根据反应的强弱，结合临床症状，可以判断结核病的严重程度。

(3)在临床上，一般认为麻风菌与结核菌有交叉免疫作用，因此在卡介苗接种之前，应先做结核菌素试验，阴性者宜做卡介苗接种，阳性则不宜做卡介苗接种。

(4)皮肤结核对结核菌素的反应情况各不相同，总结如下：①对结核菌素高倍稀释度(1∶100 000)呈阳性反应者(高度过敏者)有结核性苔藓、疣状皮肤结核及寻常性狼疮；②对中等稀释度(1∶10 000～1∶100 000)的结核菌素呈阳性反应者(敏感度正常)有寻常性狼疮、瘰疬性皮肤结核、疣状皮肤结核、少数丘疹坏疽性结核疹及部分硬结性红斑；③对低倍稀释度(1∶1000)结核菌素呈阴性或弱阳性反应者(过敏性低者)有少数散在丘疹坏疽性结核疹、少数肉样瘤，少数硬结性红斑及播散性粟粒性狼疮；④无反应者(无过敏性者)有皮肤结核原发性综合征的早期、少数肉样瘤及进行性粟粒结核。

4. 注意事项

(1)结核菌素宜冷藏保存。

(2)注射须严格做到无菌操作。

(3)健康儿童接种卡介苗试验时，可用1∶1000稀释度试验，成人不可用此稀释度开始。

(4)详细登记注射部位、方法、稀释度、剂量、注射日期及结核菌素的种类、批号和反应情况等。

(5)注射液应于临用时新鲜配制,以免变质。

第二十节　红斑狼疮细胞检查

红斑狼疮细胞是系统性红斑狼疮病人血液,在体外一定条件下形成的一种具有特殊形态的细胞。

1. *形成红斑狼疮细胞的条件*

(1)存在于病人血清丙种球蛋白中的红斑狼疮因子。

(2)受伤或死亡的白细胞,其衰退的细胞核在红斑狼疮因子的作用下,形成一种圆形或椭圆形的均匀体。

(3)活的吞噬细胞(主要是中性多形核粒细胞)将上述的均匀体包围并吞噬后成为红斑狼疮细胞。

(4)整个过程必须在一定的温度和时间条件下才能形成。

2. *原理*　红斑狼疮因子作用于衰退的细胞核使其成为“云雾状的均匀体”,然后被活的吞噬细胞所吞噬,而吞噬细胞的核被挤向一边,即成为典型的红斑狼疮细胞。

3. *方法*　方法有很多种,如凝血块法、去纤维法、Snap-Per 法及改良的 Snap-Per 法等。其中以后者较好,方法简便,不需特殊设备,观察结果容易,出结果快,用血量少(耳血即可),且阳性率不亚于其他方法而临床常用,具体做法如下。

(1)制备底物片,供给退化的细胞核:①用一直径 3～5mm 的橡皮管或塑料管切成高 2～3mm 的橡皮圈或塑料圈,将此圈放在载玻片的中心;②用吸管取正常人的耳血,置于橡皮圈中,使之充满(如取静脉血,则 1 次可制备较多的底物片);③将载玻片置于有湿润滤纸(或纱布)的加盖器皿中,以防血液干燥,置 37℃孵箱中 1h;④取出后用镊子将橡皮圈轻轻夹起,载玻片上留有一层血膜,干燥后备用。

(2)红斑狼疮细胞检查:①将橡皮圈放在底物片有干血膜处,取病人血置于橡皮圈中干血膜上,使之充满;②将上述底物片置潮湿器皿中，置 37℃孵箱中 1h；③取出载玻片，用镊子夹去橡皮圈，同时除去血块；④干燥后用 Wright 法染色，镜检。

4. 结果

(1)阳性结果可见到：①典型的红斑狼疮细胞，中性粒细胞内含有均匀体，细胞核被挤向一边，整个细胞较正常多形核粒细胞大；②游离的均匀体；③花形细胞簇，即 1 个圆形均匀体，四周有数个中性粒细胞。

(2)1 张片中有 2 个以上典型的红斑狼疮细胞，方能报告阳性。其他形态的细胞可作为判断依据，须进一步检查。

5. 临床意义

(1)主要用于诊断系统性红斑狼疮。检查结果阳性，结合临床大多可以确诊。若阴性，不能除外诊断，需重复送检。

(2)盘状红斑狼疮一般阴性。

(3)其他结缔组织病及过敏性药物反应等，偶见阳性，故不能单凭此阳性结果而肯定诊断。

(4)目前有更为敏捷及特异的各种自身抗体检测系统，因此红斑狼疮细胞检查已较少使用。

第二十一节　光　试　验

皮肤科的光试验主要是测定皮肤的最小红斑量(MED)，MED 即能使皮肤产生肉眼所见最弱红斑所需的紫外线照射时间。

1. 方法

(1)照射光源：荧光灯、高压卤素灯、高压汞灯和水冷式石英灯等，以中波紫外线(290～320nm)为照射光源主峰，电压 220V，功率 500W。

(2)照射部位：选择平常非曝光部位的皮肤区域，如前胸部、背中部、前臂内侧，预备一块有 6 个长方形小孔格的布，孔格 0.8cm×1.5cm，间距 0.8cm。

(3)照射方法:光源垂直照射与试验区皮肤相隔25cm,将事先备好的有孔布平铺于照射区皮肤并固定,其上再平覆一完整的布遮住全部孔格,照射时将该布逐格移动(按倍增剂量15s、30s、45s、60s、75s、90s)照射各孔。

2. 结果　照射后24h在充足的自然光线下观察,以肉眼所见与孔格一致、轮廓清楚,色泽均匀的最弱红斑所需照射时间判定为MED时间;同时观察照射孔格内皮肤有无其他损害。

3. 临床意义

(1)MED时间越短,表明皮肤对紫外线的敏感性越强;反之则敏感性越弱,耐受性越强。皮肤对紫外线敏感性增高常见于多种光敏性皮肤病,如外源性光敏性皮炎、慢性光化性皮炎、痘疮样水疱病、皮肤卟啉病等。

(2)日光性荨麻疹病人在照射后几分钟即可见瘙痒、红斑、风团等皮损。

4. 注意事项

(1)MED的测定值与个体差异、皮肤色泽深浅、照射部位、受试季节及灯源的光谱不同等多种因素相关,为准确起见临床应同时以正常人作为对照。

(2)若测量MED的时间不在15～90s,可适当缩短或延长照射时间选择另一试验部位重新测定。

第二十二节　光斑贴试验

光斑贴试验是在皮肤斑贴试验的基础上加以一定剂量的紫外线照射,如斑贴试验物中存在光敏性物质,则在紫外线照射后,敏感机体的受试皮肤部位可发生迟发型光变态反应,该试验是临床诊断外源性光敏性皮炎和明确光敏物质的重要方法。

1. 方法

(1)光源:采用高压汞气石英灯、水冷式石英灯等。

(2)可选取腹部或前臂屈侧先测定 MED。

(3)以可疑光敏物在患者的背部皮肤同时做三处斑贴试验(方法同斑贴试验)。

(4)24h 后去除三处斑贴试物,第一处去除后立即用敷料覆盖,避免任何光线照射,作为不照光对照;第二处给予略低于 MED 的亚红斑量照射(主要为 UVB);第三处加用以普通窗玻璃滤过的光源照射(主要为 UVA)。

2. *结果判定*　分别在照射后 24h、48h、72h 观察结果,结果判定标准同皮肤斑贴试验。

3. *临床意义*　对于外源性光敏性皮炎,特别是光敏性接触性皮炎,可以找到致病的光敏物质,同时可鉴别其是光毒物或光变应原。

(1)在第二处皮肤(给予略低于 MED 的亚红斑量照射区)出现红斑为光毒性反应。

(2)在第三处皮肤(窗玻璃滤过的光源照射处)出现丘疹或湿疹样皮损为光变应性反应。

(3)第一处皮肤(未照光处)出现类似反应者,提示为接触过敏无光敏作用。

4. *注意事项*

(1)个别的潜在光敏物可延迟直到 96h 后才出现皮肤反应。

(2)使用的可疑光敏物的浓度必须是不引起接触刺激反应的浓度,通常为 1%或低于 1%。

第二十三节　免疫荧光检查

1. *方法*　根据抗原-抗体反应的不同,免疫荧光检查有以下 3 种。

(1)直接法:用以检查病人皮肤组织中有无免疫球蛋白或补体的沉积。用特异荧光抗体直接滴加于待检标本上,由荧光素标记的抗体与抗原发生特异结合,使之呈现荧光,根据荧光分布和形态确定抗原部位和性质。此法简单、特异,能用已知抗体检查未知抗原,但一种标记抗体只能查一种抗原。直接法采用病人的病变组织,冷冻切片(4μm 厚)后,做荧光染色。

(2)间接法:用以检测病人血清中是否存在某种特异抗体或自身抗体。反应中有两对抗原抗体相继起结合反应,第一抗体与抗原是相对应的特异结合,而第二对抗体(即荧光抗体)则是针对第一抗体的结合体。由于第一抗体原分子常可与若干抗体分子结合,因此经两次结合反应后,灵敏度大大提高。本法常用于各种自身抗体的检测。间接法须取病人静脉血。

(3)补体结合法:本法是在间接法的基础上发展而成的,即在抗原抗体反应时加入补体,再用荧光标记的抗补体抗体进行示踪。检测妊娠疱疹病人的自身抗体时,须采用此法。

2. 临床应用

(1)微生物学方面:多种细菌、病毒及立克次体病原的快速诊断;血清中抗微生物的抗体的检测。

(2)病理组织学方面:均采用直接法。①基底膜荧光:红斑狼疮显示颗粒状或块状崎岖不平的荧光染色,以 IgG 及补体 C3 为主。疱疹样皮炎于真皮乳头体内有颗粒状 IgA 沉积。类天疱疮、妊娠疱疹及获得性大疱性表皮松解症,显示线状 IgG 及补体 C3 沉积。线状 IgA 大疱病有基底膜带线状 IgA 沉积。②细胞间荧光于天疱疮可见表皮细胞间 IgG 沉积。③血管壁荧光于多种脉管炎可显示管壁或管周荧光染色。

(3)自身抗体测定:采用间接法,对结缔组织病,尤其是系统性红斑狼疮的诊断有很大意义,对大疱性皮肤病也有较大意义。以抗核抗体为例,实验室的观察内容介绍如下:①定性。先以低倍镜观察,再转高倍镜证实,见到亮绿色荧光且与底核形态一致者为阳性。②定量定滴度。将阳性标本做一系列倍比稀释,见到明确阳性荧光的最后一个稀释度为该病人血清的滴度。③定形态。用高倍镜甚至油镜观察，常见的荧光样式有：均质状——核染均匀一致，反映抗去氧核糖核蛋白或 DNA（去氧核糖核酸）抗体，可见于各种结缔组织病。周边状——胞核周围有较中央明显的荧光带，反映抗 DNA 抗体，主要见于 SLE（系统性红斑狼疮）。斑点状——核体内有许多小的荧光点，均匀分布，反映可溶性核蛋白抗体，主要见于硬皮病，也可见于 SLE。斑点状线状——核体内除点荧光外，还有呈线网状荧光，主要见于 SLE。

除了抗核抗体外，用间接免疫荧光法还可检测 dsDNA（双链去氧核酸）抗体等。

3. 注意事项

（1）每次试验应该有阳性对照和阴性对照。

（2）应注意荧光抗体的质量，如荧光素与蛋白的比例（F∶P），一般以 2 左右为宜。抗体的含量决定合适的稀释度。

（3）标本应及时检查，并应避光保存，不然荧光会猝灭。

第二十四节　卟啉检查

主要测定血红蛋白形成过程中的代谢产物。荧光法测定虽不能定量，但方便迅速，可用以帮助诊断。

（一）红细胞荧光显微镜检查

主要用以检查红细胞内的原卟啉。

1. 方法　以 BG_{12} 为激发滤片、GC_{15} 为过滤片所得光波，透过 1∶10 生理盐水稀释的抗凝血，在油镜下见到红色荧光细胞为阳性。

2. 临床意义　在红细胞生成性原卟啉症可有 5%～30%的荧光细胞，正常值为 1%。肝病、缺铁性贫血或铅中毒者荧光细胞数可＞1%。

（二）尿荧光检查

主要用于测定尿中卟啉。

1. 方法　在滤过紫外线(Wood光)下,正常尿呈绿色荧光,尿中含有尿或粪卟啉,则呈现粉红色荧光。将尿液酸化,离心去除干扰荧光的尿沉渣可使荧光更显。

2. 临床意义　红细胞生成性卟啉病和迟发皮肤卟啉者尿中含有尿及粪卟啉,但铅中毒、肝病、化学中毒和感染等情况下尿中也可出现卟啉。

(三)Watson-Schwartz试验

主要用于测定尿中卟胆原。

1. 方法　在盛有饱和醋酸钠5ml的试管中加入欧立许(Ehrlich)试剂和尿液各2.5ml,然后加入氯仿。在水的上清层中显示樱红色的为阳性。

2. 临床意义　急性间歇性卟啉症尿中卟胆原增加。

第二十五节　皮肤组织病理检查

1. 适应证

(1)有高度病理诊断价值的皮肤病,如皮肤肿瘤,尤其是恶性皮肤肿瘤,不仅可以明确肿瘤的性质,还可有助于判断肿瘤的恶性程度、范围及深度等。

(2)有重要病理诊断价值的皮肤病,如扁平苔藓、大疱性皮肤病、肉芽肿性皮肤病及结缔组织病等。

(3)具有病原体的皮肤病,如深部真菌病、皮肤黑热病、麻风及皮肤结核等。

(4)诊断不清,具有明确皮肤损害的皮肤病。

2. 皮肤的选择

(1)选择充分发展的、具有代表性的典型损害。

(2)应尽量取原发损害,同时取一部分正常皮肤,以便与病变组织做对比。

(3)对水疱性及脓疱性损害,应选择早期皮损,取材时应保持疱的完整性。

(4)环形损害应在边缘取材，同时存在不止一种损害时，应各取其一部分做检查。

(5)为观察疗效，治疗后的标本应在治疗前取材的同一部位采取。

(6)取材最好能包括皮下组织。

3. 取材方法

(1)取材部位应尽量选择在日后形成瘢痕不易察见处。

(2)常规消毒后，用 1%～2%盐酸普鲁卡因或 0.5%～2%盐酸利多卡因局麻。

(3)取材较深、较大的组织，选外科手术法，以利刀做菱形切口。刀与皮面垂直，切口方向应与皮肤纹一致。取较小组织或外科手术取材困难者，选钻孔法。根据皮损大小选择合适孔径的钻孔器，一般多采用直径 4mm 的环钻。

(4)应尽量不损伤组织，避免用镊子直接夹取皮损组织，用针挑起标本或小齿镊轻夹标本边缘，将标本从底部切断。

(5)缝合切口，根据取材部位的不同，择期拆线：如面颈部 4～5d，下腹部、会阴部 6～7d，胸部、上腹部、背部、臀部 7～9d，四肢 10～12d，近关节处 14d。

4. 标本的处理　切下组织立即放入 4%甲醛溶液(10%福尔马林)固定。怀疑有病原体者，切一半做培养，如怀疑真菌感染的皮肤病，取材的一半做组织病理检查，另一半做真菌培养。对大疱病及胶原病的皮损，取材的一半做组织病理检查，另一半做直接免疫荧光检查。

5. 染色种类

(1)普通染色法即 HE 染色，适用于一般检查，最常采用。

(2)特殊染色法有：①Van Gieson 染色，平滑肌纤维呈黄色，胶原纤维显示红色；②Wright 染色，弹力纤维示暗蓝色至黑色；③PAS 染色，真菌壁和基底膜示红色或紫红色；④结晶紫染色，淀粉样蛋白示紫红色；⑤刚果红染色，淀粉样蛋白示橙红色；⑥阿申蓝染色，酸性黏多糖呈蓝色；⑦姬姆萨染色，肥大细胞颗粒示异染色性紫红色；⑧苏丹Ⅲ染色，需做冷冻切片，脂肪示橙红色。

6. 皮肤病组织病理诊断　朱学骏等运用“扫视组织病理结构形式分析”的诊断方法，经过 10 年的临床及教学实践，使得皮肤组织病理学家 Ackerman 教授创立的皮肤组织病理诊断方法在国内得到了很好的推广。在皮肤病理层面主张把皮肤病分为两类，即炎症性皮肤病和皮肤肿瘤。炎症又分为 9 种模式，包括浅层血管周围皮炎、浅层和深层血管周围皮炎、结节性和弥漫性皮炎、表皮内水疱和脓疱性皮肤病、表皮下水疱性皮肤病、毛囊炎及毛囊周围炎、纤维性皮炎、血管炎、脂膜炎等；皮肤肿瘤分为表皮肿瘤、皮肤附属器肿瘤、皮肤囊肿、黑素性疾病及黑素细胞性肿瘤、神经组织肿瘤、血管肌肉脂肪和骨组织肿瘤、纤维结缔组织肿瘤、组织细胞及淋巴细胞肿瘤、转移癌等。

7. 注意事项

(1)取材的大小、深浅应适宜，有些病变如结节红斑、硬红斑及脂膜炎，取材必须深达皮下组织。选择发育成熟的具有典型的皮损，尽量在原发部位取材。水疱、脓疱应取早期皮损。材料面积要足够，应包括皮下组织。要同时取正常皮肤与皮肤皮损，便于进行对比。较小皮损沿其边缘全部取下即可，对于较大的皮损，切忌挤压及钳夹所取组织，水疱、脓疱要防止破裂。

(2)对需包括皮下组织的活检标本，应采取外科手术切除，而不宜用环钻法。

(3)有的疾病的确诊需多次取材，如蕈样肉芽肿。

第二十六节　皮肤 CT 检查

皮肤 CT 是一种新型的无创、原位、实时动态的皮肤影像学诊断技术，皮肤 CT 介于影像学和病理学之间，与皮肤病理诊断形成互为补充、相互促进的关系。目前常用的三维皮肤 CT 是基于光学聚焦原理，利用计算机三维断层成像技术，直观实时、动态地观测皮肤病的发生、发展、疗效及其皮损情况。

1. *方法*　反射共聚焦显微镜使用波长为 830nm 的激光，放大 30 倍，孔径为 0.9 的水晶物镜，激光器的功率为 5～10mW，带聚合物口的金属环用医用级黏合剂黏附在皮肤上。转换物镜平行于皮肤表面，获取蚁族二维图像序列，用软件接缝起来实行图像拼接，显示大范围的视野。软件用 8×8 的图像拼接出 4×4 的视野，每个图像都是在 30 倍放大率下显示 500μm 的视野。

2. *临床意义*

(1)辅助皮肤病诊断、鉴别诊断或排除诊断。

(2)临床筛检的手段。

(3)动态随访疾病演变和疗效的评估。

(4)为皮肤活检或其他检查治疗手段定位。

(5)作为皮肤病科研的检测仪器。

(6)白癜风等色素性疾病的治疗。

3. *临床特点*

(1)具有在体、原位、无创、动态、依从性高、高度的可重复性等特性，改变了传统病检的痛苦。

(2)准确度高，为病检提供更为有力的依据。

(3)系统操作简单，数据易于存储，更方便病人资料的记录和查询。

第二十七节　皮肤镜检查

皮肤镜又称皮肤表面透光式显微镜，是一种可以放大数倍至数十倍的皮肤放大镜，并带有消除皮肤表面反射光的特点。皮肤镜分为非偏振光皮肤镜、偏振光皮肤镜（包括接触式、非接触式）。从仪器类别分为便携式、工作站式，其中便携式皮肤镜可直接观察，也可通过连接相机、手机等留存图像。

1. 方法　将患者信息输入电脑，经仔细核对，根据检查部位告知患者选择合适体位。手卫生消毒，并对镜头消毒或更换新隔离片，根据病情采集皮肤镜图像，如有鳞屑附着，建议去除鳞屑前后均采集图像。再次手卫生消毒，并对镜头消毒或更换新隔离片。结合临床表现、病史、皮肤镜图像，出具皮肤镜报告。

2. 临床意义

(1)色素性疾病诊断：皮肤镜检查最早、最经典的适应证是色素痣与黑素瘤的诊断与鉴别。对于日光性黑子、雀斑、黄褐斑、太田痣等色素增加性疾病诊断与鉴别有指导意义。

(2)红斑鳞屑性疾病：皮肤镜下红斑因血管形态、分布等表现不同，银屑病、湿疹、玫瑰糠疹、扁平苔藓等红斑鳞屑性皮肤病，以及感染性皮肤病等，可呈现不同的图像。

(3)皮肤肿瘤：应用于基底细胞癌、鳞状细胞癌、Bowen 病、血管瘤、脂溢性角化病、皮肤纤维瘤、蕈样肉芽肿、光线性角化病等良恶性肿瘤分类、鉴别。

(4)甲及毛发疾病：对甲真菌病、甲银屑病、甲扁平苔藓、甲下出血、雄激素性脱发、休止期脱发等多种疾病进行诊断、鉴别诊断。

(5)其他疾病：如病毒疣、蜱虫病、虱病、疥疮等进行诊断、鉴别诊断。

(6)辅助确定手术切除范围：对于黑素瘤、基底细胞癌、Bowen 病等多种疾病辅助划定手术范围。

(7)监测病情：针对皮损进行无创、持久性监测，尤其是对于色素痣的长期观察。

(8)远程会诊：通过临床照片、皮肤镜图像进行远程会诊，有利于对基层医院帮扶，使患者得到更多帮助。

3. 临床特点　临床应用以无创、简便为特点，被广泛应用。但其仅仅是众多检查中一项，需要密切结合临床表现，有时也须参考其他检查，如伍德灯、皮肤超声、共聚焦显微镜、组织病理等综合分析，才能给出更加准确的诊断。

4. 注意事项

(1)定期清洁和消毒，注意爱护仪器，尤其是接触式镜头，避免磨损。

(2)操作过程中，注意标准预防，做到一用一消毒，或更换一次性隔离片，做好手卫生。

(3)采集皮肤镜图像时调整好偏振光、焦距，对于较大皮损，尤其是肿瘤疾病，通过分次、多点拍摄，留存完整图像，保证整个皮损均可被观察。

(4)如有痂皮、鳞屑、外源性染色或附着物，应尽量去除，以免影响观察。

(5)部分病例如需动态观察病情变化，需注意取材时固定部位、角度，以便观察前后变化。

第二十八节　食物不耐受试验

食物不耐受指的是一种复杂的变态反应性疾病，人的免疫系统把进入人体内的某种或多种食物当成有害物质，从而针对这些物质产生过度的保护性免疫反应，产生食物特异性 IgG 抗体，IgG 抗体与食物颗粒形成免疫复合物(Ⅲ型变态反应)，可引起所有组织(包括血管)发生炎症反应，并表现为全身各系统的症状与疾病。

1. 方法　抽取 1ml 血液，采用酶联免疫吸附法(ELISA)进行测试。常见的不耐受食物包括牛奶、鸡蛋、小麦、玉米、坚果、大豆和贝类等。通常进行的食物不耐受检测有 14 项，包括牛肉、鸡肉、鳕鱼、玉米、螃蟹、鸡蛋、蘑菇、牛奶、猪肉、大米、虾、大豆、西红柿和小麦。

2. 临床意义　阴性结果患者的症状并非由所检测的食物项目不耐受导致，可放心食用。

对测试结果为不耐受食物进行分级，具体如下。

Avoid(忌食)：杜绝食入。

Rotate(轮替):间隔一段时间食用。

No reaction(安全):正常食用。

结果判断:

-	检测值<50U/ml	0	安全
+	50～100U/ml	轻度敏感	轮替或忌食
++	100～200U/ml	中度敏感	忌食
+++	>200U/ml	高度敏感	忌食

第二十九节　皮肤点刺试验

皮肤点刺试验是将少量高度纯化的致敏原液体滴于患者前臂,再用点刺针轻轻刺入皮肤表层,以测定过敏性皮肤病的特应性的一种方法。皮肤点刺试验现为欧洲国家及美国公认最方便、经济、安全、有效的过敏原诊断方法。

1. 方法

(1)点刺工具:采用一次性点刺针。

(2)试剂:变应原点刺液包括组胺(阳性对照液)、生理盐水(阴性对照液)、屋尘螨、粉尘螨、羽毛、花、海蟹、海鱼、胶乳、香烟、黄鳝、牛奶等。

(3)操作步骤:①选择左前臂掌侧皮肤进行点刺;②用记号笔在左臂中部标记所用点刺液名称,两种点刺液间的距离>5cm,以防止反应红晕融合,消毒皮肤;③自下而上滴各种点刺液1小滴(比针尖大即可);④用一次性消毒点刺针垂直点在每一液滴中,轻压刺破皮肤(以不出血为度),1s后提起弃去,5min后将全部液滴擦去,30min后观察并记录皮肤反应。

2. 临床意义　阳性结果判断标准以变应原及组胺(阳性对照液)所致风团面积比而定其反应级别。

-:无反应或与阴性对照相同者

+:比值为组胺风团(阳性对照)1/4以上者

＋＋:等于或大于阳性对照范围的 1/2 者

＋＋＋:与阳性对照相等者

＋＋＋＋:大于阳性对照范围 2 倍者

第三十节　毛细血管脆性试验

毛细血管脆性试验又称束臂试验、毛细血管抵抗力试验,为物理加压方法,统计新出血点的数目来估计毛细血管的损害程度。

1. 方法

(1)在前臂肘窝下 4cm 处画一直径为 5cm 的圆圈,仔细观察圆圈内有无出血点,如发现有出血点则以标记笔标记。

(2)将血压计袖带缚于该侧上臂,先测量血压,然后使血压维持在收缩压与舒张压之间,持续 8min,然后解除压力。

(3)解除压力 5min 后,计算圆圈内皮肤新出血点的数目。

(4)结果的判定:正常男性 0～5 个,女性 0～10 个,若出血点＞10 个为阳性。

＋:10～50 个

＋＋:＞50 个

＋＋＋:前臂伸侧及手背有出血点者

＋＋＋＋:前臂屈、伸侧及手臂均有出血点或紫斑者

2. 适应证

(1)各种原因引起的血小板减少症。

(2)遗传性毛细血管扩张症。

(3)血小板功能障碍性疾病,如血管性血友病。

(4)过敏性紫癜、坏血症、老年性紫癜。

(5)急性感染和中毒等因素对毛细血管壁的损伤,如败血症、尿毒症。

(6)严重的凝血机制障碍性疾病。

(7)纤维蛋白溶解系统亢进状态。

(8)肝病变、糖尿病、高血压病等。

3. 临床意义　本试验阳性者见于以下几种情况。

(1)血管壁因素引起的出血,如遗传性出血性毛细血管扩张症,某些原因所引起的紫癜、坏血病、糖尿病、高血压等。

(2)血小板数量减少或功能缺陷引起的出血,如原发性或继发性血小板减少性紫癜、血管性假血友病、血小板无力症及血小板病等。

(3)亦见于肝病、慢性肾炎、严重凝血障碍及传染病等。

4. 注意事项

(1)有明显的紫癜体征时无需做本试验。

(2)已有明显皮肤出血体征时不需做本试验。

(3)病人生命体征不稳定,处于濒危状态,不宜做本试验。

第4章 皮肤病的治疗

第一节 药物疗法

一、皮肤病内用药物

(一)抗细菌类

抗生素类药物具有不同程度的抗菌作用,其抗菌作用的强弱,因微生物种属的不同而异。此类药在皮肤病的治疗中是常用药物,对一些感染性皮肤病如丹毒、皮肤结核及麻风等有良好疗效。但此类药如使用不当,也会带来许多不良后果,如毒性反应、变态反应、细菌耐药性及菌群失调而引起的二重感染等。因此对此类药不能滥用,必须做到有的放矢、合理使用,尤其对过敏病人更应谨慎。皮肤科常用各类抗细菌类药见表4-1。

(二)抗麻风药

目前,麻风的治疗,尚不十分理想,疗程太长,疗效较慢,可供选择的药物品种也不多。但是,如能早期、及时、规则地治疗,采用3种药物联合治疗,病人不但可以较快地恢复健康,而且很少发生畸形残疾。皮肤科常用麻风药见表4-2。

(三)抗病毒药

对病毒性皮肤病,目前尚无特效疗法,皮肤科常用的几种抗病毒药见表4-3。

本章所列各表中使用的缩略语包括:肌注(肌内注射)、静滴(静脉滴注)等。

表 4-1　皮肤科常用的各类抗细菌药

药物类别	药名	抗菌作用	适应证	禁忌证	不良反应	用　法
青霉素类	青霉素钾(钠盐)	对革兰阳性菌及革兰阴性球菌的抗菌作用较强，革兰阳性杆菌、螺旋体、气性坏疽梭菌及放线菌等也有作用	猩红热、丹毒、蜂窝织炎、疖、痈、梅毒、淋病、类丹毒、炭疽及放线菌病等	该药皮试阳性或有青霉素过敏史者禁用	肌注部位疼痛、硬结，有时发生过敏性休克、药疹、血清病样反应、血管炎及血管性水肿等	肌注每次 40 万～80 万 U，2/d；或静滴 400 万～1000 万 U/d，分 2 次
	普鲁卡因青霉素	同青霉素钾(钠盐)，但作用缓慢而持久	同青霉素钾(钠盐)，但用于轻度及慢性感染	同青霉素钾(钠盐)	同青霉素钾(钠盐)	淋病：每次 480 万 U，肌注；梅毒：每次 80 万～240 万 U，1/d
	苄星青霉素	同青霉素钾(钠盐)	同青霉素钾(钠盐)	同青霉素钾(钠盐)	同青霉素钾(钠盐)	梅毒：每次 240 万 U，每周 1 次；其他：每次 120 万 U，每周 1 次

（续　表）

药物类别	药名	抗菌作用	适应证	禁忌证	不良反应	用　法
青霉素类	苯唑西林（苯唑青霉素）	同青霉素，但对耐青霉素的金黄色葡萄球菌菌株有效	对铜绿假单胞菌及吲哚阳性的变形杆菌抗菌作用强	该药皮试阳性或有青霉素过敏史者禁用	同上，口服后少数病人有胃肠道反应	空腹口服 3～6g/d；或肌注、静滴，2～6g/d，分 2 次
	氨苄西林（氨苄青霉素）	对大肠埃希菌、流感杆菌、沙门菌、志贺菌及一些变形杆菌抗菌作用较强	主要适用于敏感菌的感染，对耐药金黄色葡萄球菌无效	该药皮试阳性或有青霉素过敏史者禁用	变态反应较多见	口服 1～4g/d，分 4 次；或肌注、静滴，2～6g/d，分 2 次
	羧苄西林（羧苄青霉素）	对铜绿假单胞菌（绿脓杆菌）及吲哚阳性的变形杆菌抗菌作用强	主要适用于铜绿假单胞菌，变形杆菌及大肠埃希菌引起的感染	该药皮试阳性或有青霉素过敏史者禁用	本品毒性较低	肌注，4g/d，分 4 次；严重感染时 10～20g/d，静滴

（续　表）

药物类别	药名	抗菌作用	适应证	禁忌证	不良反应	用　法
青霉素类	阿莫西林（羧氨苄青霉素）	与氨苄西林相似，对肠球菌和沙门菌的作用较氨苄西林强，对痢疾杆菌的作用差	适用于敏感菌引起的呼吸系统感染和尿道感染	该药皮试阳性或有青霉素过敏史者禁用	胃肠道反应较常见，过敏性皮疹、药物热、哮喘等；不良反应发生率为5%～6%	口服，成人每次0.3～0.6g，3/d；儿童20～40mg/(kg·d)，分3次
	替卡西林	与羧苄西林相似，但抗铜绿假单胞菌作用较其强2～4倍	同羧苄西林	该药皮试阳性或有青霉素过敏史者禁用	变态反应，荨麻疹等皮疹	肌注或静滴，成人每日2.0～4.0g，分4次给药；儿童每日0.04～0.16g/kg，分4次给药
	磺苄西林（磺苄青霉素）	广谱半合成青霉素对铜绿假单胞菌作用强大	主要用于铜绿假单胞菌感染	该药皮试阳性或有青霉素过敏史者禁用	少数病人出现胃肠道反应	注射，成人每日2.0～4.0g，严重感染可加大到每日8.0～12.0g，分别给药。儿童每日0.04～0.16g/kg

（续　表）

药物类别	药名	抗菌作用	适应证	禁忌证	不良反应	用　法
青霉素类	美西林（氮䓬脒青霉素）	广谱脒基青霉素，对革兰阴性杆菌作用强，与氨苄西林合用有协同作用	主要用于敏感的革兰阴性杆菌感染	该药皮试阳性或有青霉素过敏史者禁用	皮肤变态反应	肌注或静脉注射，成人每日 1.6～2.0g，分 3～4 次给药
	哌拉西林（氧哌嗪青霉素）	广谱半合成抗生素，对革兰阴性和阳性菌均有良好抗菌作用。和庆大霉素合用有协同作用	主要用于革兰阴性杆菌感染，效果强于氨苄西林和羧苄西林，尤适于肾功能损害者	该药皮试阳性或有青霉素过敏史者禁用	变态反应少见	成人每日 4g，分 3～4 次注射给药；儿童每日 0.08～0.2g/kg，分 2～4 次注射
	美洛西林（甲磺咪唑青霉素）	同羧苄西林，对铜绿假单胞菌作用较好	主要用于铜绿假单胞菌感染	该药皮试阳性或有青霉素过敏史者禁用	变态反应少	肌注或静注，成人 0.2～0.3g/(kg・d)，分 4～6 次给药
	阿洛西林（氧咪苄青霉素）	广谱半合成的脲基青霉素，对大多数革兰阳性、阴性及厌氧菌皆有抗菌活性	主要适用于敏感菌的感染，尤其是铜绿假单胞菌感染	该药皮试阳性或有青霉素过敏史者禁用	胃肠道反应、皮疹、药物热、偶见转氨酶升高和白细胞减少	静滴，成人 12～16g/d，儿童 200 ～ 250mg/(kg・d)，分 3～4 次给药

（续　表）

药物类别	药名	抗菌作用	适应证	禁忌证	不良反应	用　法
氨基糖苷类	链霉素	对结核杆菌、多数革兰阴性杆菌及某些金黄色葡萄球菌有抗菌作用	皮肤结核、放线菌病及兔热病	对该药有过敏史者、老年听力差及肾功能差者慎用	口麻、眩晕、耳鸣、耳聋、药疹偶可引起过敏性休克	肌注 0.75～1g/d，分1～2 次，总量 30～60g，疗程 2～3 个月
	卡那霉素	对耐青霉素的金黄色葡萄球菌和一些革兰阳性杆菌引起的严重感染有效；对耐链霉素的结核杆菌亦有抑菌效能；与新霉素及庆大霉素有交叉耐药性	用于耐药性金黄色葡萄球菌和革兰阳性菌引起的感染	肾功能减退、脱水、应用强利尿药者及老年患者慎用	耳毒性、肾毒性	肌注或静滴，成人 1～1.5g/d，小儿 15mg/(kg·d)，分 2～3 次，疗程不超过 10～14d
	阿米卡星（丁胺卡那霉素）	对多种革兰阴性菌及阳性菌都具有抗菌作用；有较好的抗酶性能，对一些耐卡那霉素、庆大霉素的菌株仍有效	用于耐药性金黄色葡萄球菌和革兰阳性菌引起的感染	肾功能减退、脱水、应用强利尿药者及老年患者慎用	耳毒性、肾毒性	肌注或静滴，0.2～0.4g/d，分 2 次；小儿 4～8mg/(kg·d)

（续　表）

药物类别	药名	抗菌作用	适应证	禁忌证	不良反应	用　法
氨基糖苷类	妥布霉素	对耐青霉素葡萄球菌有良好的抗菌作用，对大肠埃希菌、沙门菌、变形杆菌、痢疾杆菌及铜绿假单胞菌、克雷伯肺炎杆菌有良好的抗菌作用	用于敏感菌引起的感染、脓血症及皮肤软组织感染	肾功能减退、脱水、应用强利尿药者及老年患者慎用	耳毒性、肾毒性、胃肠道反应、转氨酶升高、皮疹也有少数发生	肌注或静注，成人每日 3～5mg/kg，分 2～3 次给药；儿童 2～3mg/kg，分次给药
	新霉素	同卡那霉素，对金黄色葡萄球菌、炭疽杆菌、白喉杆菌有良好的作用	用于致病性大肠埃希菌引起的婴儿腹泻、菌痢，沙门菌引起的肠炎，局部用于皮肤感染	肾功能减退、脱水、应用强利尿药者及老年患者慎用	肾毒性、耳毒性、神经肌肉阻滞作用、胃肠道反应	成人 1～4g/d，分 4 次口服，或 0.5～1.0g/d，分 2～3 次肌内注射；儿童 25～50mg/(kg・d)，分 4 次口服
	壮观霉素（大观霉素）	对淋病奈瑟菌有良好的抗菌作用	淋病，适用于青霉素耐药菌株感染	孕妇及新生儿禁用，肝肾功能不全者慎用	眩晕、恶心、失眠、发热、荨麻疹、注射局部疼痛	淋病每次 2g，肌注，对迁延未愈者每次 4g 肌注

（续　表）

药物类别	药名	抗菌作用	适应证	禁忌证	不良反应	用　法
氨基糖苷类	庆大霉素	为广谱抗生素，对金黄色葡萄球菌及革兰阴性杆菌有抑菌效果	用于金黄色葡萄球菌及革兰阴性杆菌所致的各种感染	对本药过敏、听力减退、肾功能减退者忌用	对第Ⅷ对脑神经和肾脏有一定损害，导致耳鸣、听力减退、眩晕、蛋白尿及管型尿	肌注，120～240mg/d，分2次肌内注射；静滴适用于较严重的感染，160～320mg/d，小儿4～8mg/(kg·d)
四环素族	四环素	对许多革兰阳性和阴性菌、立克次体、支原体、衣原体、放线菌、阿米巴原虫、螺旋体等有抗菌作用	非淋菌性尿道炎、性病性淋巴肉芽肿、淋病、梅毒、痤疮、酒渣鼻及放线菌病等	孕妇、8岁以下儿童禁用，对四环素过敏者禁用，肝功能差者慎用	胃肠道反应大，大量可引起肝损害；孕妇及小儿应用可引起儿童四环素牙	口服，每次0.25～0.5g，每日3～4次

（续 表）

药物类别	药名	抗菌作用	适应证	禁忌证	不良反应	用 法
四环素族	多西环素（强力霉素）	同四环素，抗菌力较四环素强	非淋菌性尿道炎、性病性淋巴肉芽肿、淋病、梅毒、痤疮、酒渣鼻及放线菌病等	孕妇、8 岁以下儿童禁用，对四环素过敏者禁用，肝功能差者慎用	胃肠道反应大，大量可引起肝损害；孕妇及小儿应用可引起儿童四环素牙	口服，每次 0.1g，2/d，首次剂量加倍；3 岁以下小儿不宜服用
	米诺环素（美满霉素）	同多西环素，但抗菌作用最强，对四环素耐药的金黄色葡萄球菌、链球菌和大肠埃希菌仍敏感	非淋菌性尿道炎、性病性淋巴肉芽肿、淋病、梅毒痤疮、酒渣鼻及放线菌病等	孕妇、8 岁以下儿童禁用，对四环素过敏者禁用，肝功能差者慎用	胃肠道反应大，大量可引起肝损害；孕妇及小儿应用可引起儿童四环素牙，较轻	口服，0.1～0.2g/d，分服（饭前 1h 或饭后 2h 服）
大环内酯类	红霉素	对革兰阳性菌有较强的抑制作用，对革兰阴性菌、立克次体及螺旋体等有一定的抑制作用；对青霉素耐药的菌株亦敏感	主要用于青霉素耐药和过敏的病例；特别适用于耐青霉素葡萄球菌的感染	肝病病人慎用	胃肠道症状、药物热、皮疹、血管神经性水肿及静脉炎	口服，每次 0.2～0.4g，4/d；静滴，0.9～1.2g/d；局部应用软膏制剂

（续　表）

药物类别	药名	抗菌作用	适应证	禁忌证	不良反应	用　法
大环内酯类	乙酰螺旋霉素	抗菌谱类似红霉素，对红霉素耐药的金黄色葡萄球菌对本品敏感	用于各种敏感菌所致的感染	对本药过敏者	毒性低，不良反应少，偶见厌食或消化不良	口服，每次0.2g，每日4～6次；儿童30mg/(kg·d)
	麦迪霉素	抗菌谱及作用机制类似红霉素，对红霉素耐药的金黄色葡萄球菌对本品敏感	主要用于治疗革兰阳性菌所致的感染	对本药过敏者	胃肠道反应、头晕及牙齿变黑	口服，0.8～1.2g/d，分3～4次用
	罗红霉素	同红霉素，对金黄色葡萄球菌、化脓性链球菌、肺炎球菌、衣原体、支原体、军团菌等呼吸系统常见致病菌有较好的杀灭作用	主要用于敏感菌引起的呼吸系统感染、泌尿生殖系统及皮肤软组织感染	肝肾功能不良者慎用	轻微的胃肠道不适	口服，成人0.3g/d，分1～2次口服；儿童5～10mg/(kg·d)，分2次口服
	克拉霉素	同红霉素，且作用更强	主要用于敏感菌引起的呼吸系统感染	肝肾功能严重损害者慎用	偶有胃肠道反应，少数病人有皮肤瘙痒、皮疹、变态反应	口服，成人500～1000mg/d，分2次空腹口服；小儿150mg/(kg·d)，分次口服

（续 表）

药物类别	药名	抗菌作用	适应证	禁忌证	不良反应	用法
大环内酯类	阿奇霉素	对大多数革兰阳性菌和部分革兰阴性菌有效，对支原体和衣原体、螺旋体亦有治疗作用	治疗淋菌性或非淋菌性尿道炎(阴道炎)、丹毒、脓疱病、继发性脓皮病	肝肾功能不良者慎用	胃肠道不适、皮疹、一过性转氨酶升高	口服，成人首次 0.5g，以后每次 0.25g，1/d，连用 3d；儿童 10mg/(kg·d)，连用 3d，体重 25～40kg 的儿童每日 0.125g，连用 5d，首日加倍；性病可 1g 1 次顿服
	多黏菌素 B	对肠道内的革兰阴性菌有强大的抗菌作用，大肠埃希菌、肠杆菌属、克雷伯菌属、铜绿假单胞菌、军团菌均对本品高度敏感或敏感	对其他抗生素耐药的革兰阴性杆菌引起的严重感染，但本品不是抗感染的首选药物	不与氨基糖苷类药物合用，肾功能不全者慎用	不良反应明显且多见，可高达 25.1%，主要为肾毒性，另有头晕、感觉异常、意识混乱等神经系统毒性反应，另外变态反应、药物热常见	静脉或肌内注射，50 万～100 万 U/d，分 2～3 次用药；儿童 1.5 万～2 万 U/(kg·d)，分 2～3 次用药

（续　表）

药物类别	药名	抗菌作用	适应证	禁忌证	不良反应	用　法
大环内酯类	交沙霉素	抗菌谱同红霉素，抗菌活性略低，不易产生耐药；对耐红霉素的菌株对本品部分敏感	同红霉素	对本品、红霉素或其他大环内酯类抗生素过敏者禁用	不良反应少，偶有胃肠道反应、药疹及皮肤瘙痒	口服，每次0.2～0.4g，3～4/d；儿童300mg/d
林可霉素类	盐酸林可霉素	对革兰阳性球菌有较好作用，特别对厌氧菌、金黄色葡萄球菌、肺炎球菌有效；与红霉素有不完全交叉耐药性	主要作用于敏感菌引起的各种感染；有人认为对放线菌病及Reiter病亦有效，治疗痤疮有效	肝肾功能减退病人慎用	胃肠道反应，偶可引起白细胞减少、血清转氨酶升高及假膜性肠炎	口服，1.5～2g/d，小儿10～30mg/kg，分3～4次服；肌注0.5～1.8g/d；小儿10～30mg/(kg·d)，分1～3次，静滴1.2～1.8g/d；不可静推
	盐酸克林霉素（氯林霉素）	抗菌谱同林可霉素，但抗菌作用强；本品对青霉素、红霉素、四环素、林可霉素耐药的细菌有效	同林可霉素，有人认为治疗麻风亦有效	肝肾功能不全者慎用	同林可霉素，但程度较轻	口服，成人0.6～1.8g/d，儿童10～30mg/(kg·d)，分3～4次

（续　表）

药物类别	药名	抗菌作用	适应证	禁忌证	不良反应	用　法
氯霉素类	氯霉素	本品为广谱抗生素，对革兰阳性与阴性细菌及立克次体都有抑制作用	用于各种细菌感染，尚可用于慢性淋巴肉芽肿、腹股沟肉芽肿、软下疳及鹦鹉热；有报道治疗脓疱性银屑病有效	婴儿、肝肾功能减退者及妊娠末期妇女慎用；哺乳期妇女不用	抑制骨髓造血功能，引发粒细胞及血小板减少症、皮疹、药物热、幻觉、谵妄、胃肠道反应	口服，1～2g/d，儿童50～100mg/(kg·d)，分2～4次。肌注，每次0.5～1g，2/d；儿童25～50mg /(kg·d)，分2次
	甲砜霉素	同氯霉素。对金黄色葡萄球菌、沙门菌、大肠埃希菌、肺炎杆菌的作用较氯霉素差，但免疫抑制作用比后者强6倍	同氯霉素	同氯霉素	不良反应少见，有胃肠道反应，皮疹，可逆性红细胞生成抑制，白细胞和血小板减少	同氯霉素
	万古霉素	对各种革兰阳性菌包括球菌与杆菌具有强大抗菌作用，对革兰阴性菌无抗菌活性	仅用于严重的革兰阳性菌感染，特别是多种耐药的金黄色葡萄球菌、表皮葡萄球菌及肠球菌引起的严重感染	非严重感染、肾功能不全者及老年人慎用	耳毒性、肾毒性、变态反应、静脉炎	静滴：成人1～2g/d，分2次给药；儿童20～40mg/(kg·d)，分2次用药。成人口服2g/d，分4次给药

（续　表）

药物类别	药名	抗菌作用	适应证	禁忌证	不良反应	用　法
头孢菌素类	头孢氨苄（先锋霉素Ⅳ）	对革兰阳性的金黄色葡萄球菌、耐青霉素金黄色葡萄球菌、溶血性链球菌及一些革兰阴性菌有抗菌作用	用于耐青霉素金黄色葡萄球菌及一些革兰阴性杆菌引起的感染	青霉素皮试阳性者慎用，部分交叉过敏及对头孢菌素类过敏者禁用	偶见恶心、腹泻及食欲缺乏	空腹口服，每次0.25～0.5g，4/d；儿童25～50mg/（kg·d）
	头孢唑林（先锋霉素Ⅴ）	对革兰阳性菌有较好作用，但对革兰阴性菌的作用较强	用于敏感细菌所致的感染	青霉素皮试阳性者慎用，部分交叉过敏及对头孢菌素类过敏者禁用	肝肾功能异常、血小板或白细胞减少	静滴，4～6g/d，分2次；儿童20～40mg/（kg·d）
	头孢拉定（头孢环己烯、先锋霉素Ⅵ）	抗菌作用同头孢氨苄，但对耐药性金黄色葡萄球菌和克雷伯肺炎杆菌有较强的杀菌作用	用于敏感细菌所致的感染	青霉素皮试阳性者慎用，部分交叉过敏及对头孢菌素类过敏者禁用	偶见药疹、白细胞减少、嗜酸性粒细胞增多及肠道反应	口服，2～4g/d，分4次服。静滴4～6g/d，分2次；儿童50～100mg/（kg·d）

（续 表）

药物类别	药名	抗菌作用	适应证	禁忌证	不良反应	用 法
头孢菌素类	头孢唑肟	广谱抗菌，有抗β-内酰胺酶的作用，对抗青霉素的金黄色葡萄球菌有效，对能产生β-内酰胺酶的淋球菌有效	用于敏感细菌所致的感染	青霉素皮试阳性者慎用，部分交叉过敏及对头孢菌素类过敏者禁用	皮肤瘙痒、胃肠道反应、血红蛋白降低及肝肾功能异常	静滴，3～6g/d，分 2 次
	头孢曲松（头孢三嗪）	对革兰阳性菌有中度的抗菌作用，对革兰阴性菌的作用强	用于敏感细菌所致的感染	青霉素皮试阳性者慎用，部分交叉过敏及对头孢菌素类过敏者禁用	肾功能变化	深部肌注或静注，每次 1g，1/d；静滴 2g/d，溶于 40ml 生理盐水中 15min 滴入
	头孢呋辛（头孢呋肟）	肠杆菌属、大肠埃希菌、肺炎克雷伯杆菌、奇异变形杆菌、铜绿假单胞菌、金黄色葡萄球菌、肺炎链球菌、化脓链球菌等	用于敏感细菌所致的感染	青霉素皮试阳性者慎用，部分交叉过敏及对头孢菌素类过敏者禁用	消化道反应，变态反应	肌注、静注、静滴，成人及 13 岁以上患者每次 1g，每 12h 1 次，疗程一般为 7～10d；严重感染每次 2g，2～3/d，用于敏感细菌所致的感染

（续 表）

药物类别	药名	抗菌作用	适应证	禁忌证	不良反应	用 法
磺胺类	磺胺嘧啶(SD)	对脑膜炎双球菌、肺炎链球菌、淋球菌及溶血性链球菌的抑制作用较强，对葡萄球菌疗效稍差；与增效剂TMP联合应用时，其抗菌作用明显增强	流脑的首选药物；用于敏感菌引起的感染	早产儿、新生儿，孕妇及肾功能差者忌用；对任何一种磺胺类药过敏者忌用	严重胃肠道反应、白细胞减少、药疹、光敏性皮炎、肝功能损害及周围神经炎等	口服，每次1g，2/d；静注、静滴每次1～2g，3～4/d；双嘧啶：每片含SD 0.4g和TMP 50mg
	磺胺甲噁唑(新诺明，SMZ)	抗菌谱与SD相同，但抗菌较强，临床最常应用	用于敏感菌引起的各种感染	早产儿、新生儿、孕妇及肾功能差者忌用；对任何一种磺胺类药过敏者忌用	严重胃肠道反应、白细胞减少、药疹、光敏性皮炎、肝功能损害及周围神经炎等	复方新诺明片：每片含SMZ 0.4g、TMP 0.08g；口服2片/次，2/d，饭后服
	泰利必安	对革兰阳性和阴性菌均有杀菌作用，对沙眼衣原体及结核分枝杆菌亦有效	各种敏感菌引起的感染及对多种药物耐药的细菌的感染	孕妇、哺乳期妇女、儿童及严重肾功能损害者慎用	偶有过敏症状、肝肾功能异常、胃肠道症状、失眠、头晕及头痛	口服，0.3～0.6g/d，分2～3次

（续　表）

药物类别	药名	抗菌作用	适应证	禁忌证	不良反应	用　法
喹诺酮类	诺氟沙星（氟哌酸）	广谱抗菌，对革兰阳性和阴性菌均有抗菌作用，尤其对革兰阴性菌作用强	用于各种敏感菌引起的感染，皮肤科主要用于淋病	孕妇及肝肾功能障碍者忌用	消化道不适、皮疹、血清转氨酶升高、血肌酐升高	淋病：800mg，1 次口服
	环丙沙星（环丙氟哌酸）	广谱抗菌，对革兰阳性和阴性菌均有抗菌作用，尤其对革兰阴性菌作用强	用于各种敏感菌引起的感染，皮肤科主要用于淋病	同诺氟沙星，避免同用抗酸药、丙磺舒及茶碱	偶有皮疹、腹泻、呕吐、腹痛、头痛及烦躁等	口服，每次 0.25g，2/d；静滴每次 0.2g，2/d；淋病：250mg，1 次口服
	洛美沙星	广谱抗菌，对革兰阳性和阴性菌均有抗菌作用，尤其对革兰阴性菌作用强	用于各种敏感菌引起的感染，皮肤科主要用于淋病	喹诺酮过敏者禁用，儿童及妊娠、哺乳期妇女禁用	消化系统不适、皮疹、血清转氨酶升高、血肌酐升高	口服，成人 0.6g/d，分 2 次服用
	芦氟沙星	同诺氟沙星。而抗菌作用较后者稍差	用于敏感菌引起的呼吸系统、泌尿生殖系统感染	喹诺酮过敏者禁用，儿童及妊娠、哺乳期妇女禁用	消化系统不适、皮疹、血清转氨酶升高、血肌酐升高	口服，成人 200mg/d，首剂加倍

表 4-2　皮肤科常用抗麻风药

药名	抗菌作用	适应证	禁忌证	不良反应及注意事项	用法
氨苯砜(DDS)	对麻风杆菌有抑制作用;有抑制白细胞趋化因子的作用	麻风病及疱疹样皮炎等	重度贫血、严重肝肾及造血系统疾病、胃及十二指肠溃疡以及对砜类药物过敏	早期注意变态反应,长期服用注意毒性反应,包括贫血、精神病、肝炎及剥脱性皮炎等	①治疗麻风:开始口服12.5～25mg/d,以后逐渐加量,3个月后增至100mg/d,每周服药6d,停药1d;②其他皮肤病:口服每次25～50mg,2～3/d,症状控制后减量
氯法齐明(氯苯吩嗪)	抑制麻风杆菌有抗炎作用	麻风病及麻风反应、对DDS产生耐药性或引起急性麻风反应而不能继续用药的病例	肾病	恶心、头晕、皮肤瘙痒及皮肤红染	①对麻风病:口服100mg/d,每周服药6d,停药1d;或每周服药1d,每次300mg。②对麻风反应:口服20～40mg/d,反应控制后减量,连用2～4周

(续 表)

药名	抗菌作用	适应证	禁忌证	不良反应及注意事项	用法
利福平(RFP)	对结核杆菌高度敏感、对革兰阳性球菌也有很强的抗菌作用,对革兰阴性菌及病毒衣原体也有一定作用	麻风病、皮肤结核、其他敏感菌引起的各种感染	孕妇、婴儿及肝功能不全者	胃肠道反应、肝肾功能异常、血象异常及多种变态反应。服药后尿液等排泄物带红色	①麻风病:每月服 1 次,每次 60mg;②结核病:每次 450～600mg,1/d;③其他感染:每日 600～1200mg,分 2～3 次服,饭前 1h 服下
氨硫脲(TBI)	本品能抑制结核杆菌及麻风菌	可用于各型活动性结核病、麻风病,主要用于结核样型麻风神经炎者	肝肾功能不全者	胃肠道反应、肝肾损害、抑制骨髓、变态反应及神经系统反应	口服,开始 25mg/d,2 周后增至 50mg/d,直至 100mg/d,为维持量,每周服药 6d,停药 1d,连服 3 个月,停药 2 周

（续　表）

药名	抗菌作用	适应证	禁忌证	不良反应及注意事项	用法
硫安布新（丁氨苯硫脲）	本品能抑制麻风菌及结核菌	用于结核样型麻风及对砜类药不耐受的麻风病例	孕妇、婴儿及肝肾功能不全者	有消化道反应及头痛、皮肤瘙痒	口服，开始 0.25g/d，缓慢增高至 1.5～2g/d 为维持量，每周服药 6d，停药 1d，连服 3 个月，可停药 1 周
沙利度胺（反应停）	抑制麻风反应，是一种镇静药	①Ⅱ型麻风反应；②某些皮肤病，如系统性红斑狼疮等；③口腔溃疡	孕妇及育龄妇女	口干、头昏、倦怠、恶心腹痛、面部水肿及致畸	①麻风反应：开始 200～400mg/d，分 4 次服，反应得到控制即逐渐减量，50～100mg/d 维持；②其他皮肤病：50～100mg/d，分 2～3 次服

表 4-3 皮肤科常用的抗病毒药

药名	作用	适应证	不良反应	用法
吗啉胍(病毒灵,ABOB)	对多种病毒有抑制作用,但疗效难于评价	各种病毒性感染	出汗、口干、恶心及食欲缺乏等反应	口服,0.1～0.2g,3/d,小儿10mg/(kg·d)
阿昔洛韦(无环鸟苷)	抑制病毒 DNA 聚合酶,主要防止疱疹病毒 DNA 的合成	单纯疱疹、带状疱疹、预防疱疹病毒感染	一过性血清肌酐升高、皮疹、出汗、头痛、恶心及低血压等	口服,1.0g/d,分 5 次,发病早期用药效果好,疗程 5～7d
伐昔洛韦	抑制病毒 DNA 聚合酶,抑制病毒的复制	主要用于疱疹病毒感染,包括带状疱疹、初发和复发生殖器疱疹、巨细胞病毒、乳头瘤病毒	轻度头痛、头晕、胃部不适、腹痛、腹泻等	口服,600mg/d,分 2 次饭前服
泛昔洛韦	抑制病毒 DNA 聚合酶,抑制病毒的复制	适用于乙型肝炎、急性带状疱疹、初发生殖器疱疹等	恶心、呕吐、腹泻和头痛	口服,成人 250mg,3/d
更昔洛韦	抑制病毒 DNA 聚合酶,抑制病毒的复制	艾滋病、器官移植、恶性肿瘤病人,严重的 CMV 感染所致的肺炎、肠炎及视网膜炎	骨髓抑制所致的粒细胞和血小板减少、全身不适、胃肠道综合征、皮肤瘙痒、荨麻疹、脱发等	静滴,5～10mg/(kg·d),分 2 次,连用 14～21d;维持量 5mg/kg
干扰素诱导剂	参见免疫增强药(表 4-8)			
左旋咪唑	参见免疫增强药(表 4-8)			
转移因子	参见免疫增强药(表 4-8)			

(四)抗真菌类药

近年来,真菌感染性疾病,特别是深部真菌病的发病率明显增高。临床上也涌现出了许多高效抗真菌药。掌握好抗真菌类药的使用,对皮肤科医生显得尤为重要。目前皮肤科常用的抗真菌药见表4-4。

(五)抗疟药

抗疟药在皮肤病中一般作避光剂使用,其作用机制不十分清楚,可能有抑制抗体形成、抑制某些酶的活性和与核蛋白结合等功能,以及抗炎作用、抗乙酰胆碱效应和抗组胺作用。

1. 适应证　多形性日光疹、日光性荨麻疹、盘状红斑狼疮、麻风反应、迟发性皮肤卟啉症及系统性红斑狼疮。

2. 禁忌证　孕妇、有眼疾及肝病病人慎用。

3. 用法　常用氯喹,口服0.5g/d,4～6周后减量至0.25g/d维持;或用小剂量,每日或隔日口服0.25g。

4. 不良反应　胃肠道症状、肝酶异常、精神神经症状、皮肤黏膜色素异常、视网膜病变及血白细胞减少等。

(六)抗组胺药

1. 作用　因为组胺与大多数抗组胺药均有乙胺基团的化学结构,所以抗组胺药能与组胺竞争性争夺效应细胞上的组胺受体和某种酶原物,致使组胺失活,从而减少渗出和减轻炎症,对平滑肌有解痉作用。

2. 适应证

(1)H_1受体拮抗药:在皮肤科主要用于治疗Ⅰ型变态反应性疾病,也适用于与Ⅱ～Ⅳ型变态反应有关的皮肤病,对有些非变态反应性皮肤病也有治疗作用。

(2)H_2受体拮抗药:慢性荨麻疹、血管性水肿、皮肤划痕病、色素性荨麻疹、真性红细胞增多症、女性雄激素性多毛症及带状疱疹等。

表 4-4　皮肤科常用的抗真菌药

药名	作用	适应证与禁忌证	不良反应	用法	注意事项
灰黄霉素	本品能有效地抑制各种皮肤癣菌，本品沉积于皮肤角质层，并与皮肤毛囊及甲爪的角蛋白相结合，可防止敏感皮肤癣菌的继续侵入，最后病菌随皮肤毛发的脱落而离开人体，达到治愈	适应证：头癣、体癣、叠瓦癣、指(趾)甲癣及发癣等。禁忌证：肝功能不良、孕妇及对光敏感者忌用	偶尔引起药疹、光敏感。肝酶异常及不良胃肠道反应等	本品微晶型片效力较强，成人 0.6g/d，分 2～3 次饭后服；儿童 10～20mg/(kg・d)，分 2～4 次。疗程：头癣及足癣 4～6 周；体癣为 4 周；叠瓦癣为 2 周；甲癣疗效较差，疗程需要 4～6 个月以上，须慎用	①用药期间禁酒、高脂饮食；②勿与巴比妥类及抗凝血类药物合用；③目前皮肤科极少用
制霉菌素	对各种真菌如白色念珠菌、隐球菌、荚膜组织胞浆菌及球孢子菌等有抑制作用，机制主要是改变细胞膜的渗透性和胞质膜结合，使钾离子及细胞内其他成分移去，抑制其生长	适应证：消化道、气管、皮肤、阴道及膀胱念珠菌病；禁忌证：对本品过敏者忌用	轻微恶心及食欲减退，大剂量时可出现呕吐和腹泻	①口服：成人每次 50 万～100 万 U，4/d；儿童 5 万～10 万 U/(kg・d)；②局部外用：阴道栓剂、雾化吸入及膀胱灌注	①口服不易吸收，常用于防治胃肠道真菌感染；②目前妇科常用本品

（续　表）

药名	作用	适应证与禁忌证	不良反应	用法	注意事项
两性霉素 B	对各种真菌如白色念珠菌、隐球菌、荚膜组织胞浆菌及球孢子菌等有抑制作用，机制主要是改变细胞膜的渗透性和胞质膜结合，使钾离子及细胞内其他成分移去，抑制其生长	适应证：隐球菌、念珠菌、毛霉菌及曲菌等引起的系统感染；禁忌证：严重心、肝、肾疾病及对本药过敏、高热者禁用	即刻反应，如寒战、高热、头痛及胃肠反应等，心肌损害、肝肾功能损害、贫血、低血钾、药疹、静脉炎及精神神经反应	①静滴：开始 0.1mg/(kg·d)，以后递增至 0.7mg/(kg·d)，加入 10 倍 5%葡萄糖液，缓慢滴入不少于 6h，最高剂量不超过 1mg/(kg·d)；②鞘内、关节内、腔内及眼房损害内部都可注射；还可雾化吸入及使用阴道栓剂	①静滴前半小时，应用阿司匹林、抗组胺类药或激素来减轻不良反应发生；②发生反应减量，稀释缓滴，加氢化可的松 25～50mg，辅以支持疗法
曲古霉素	对各种真菌如白色念珠菌、隐球菌、隐球菌荚膜组织胞浆菌及球孢子菌等有抑制作用，机制主要是改变细胞的渗透性和胞质膜结合，使钾离子及细胞内其他成分移去，抑制其生长	适应证：用于消化道、皮肤及黏膜念珠菌病、曲霉菌病、真菌性咽炎、肠炎、肺炎、阴道炎及防治真菌性二重感染；禁忌证：对本药过敏者	偶尔轻度恶心、呕吐或腹泻	①口服：成人 20 万～40 万 U/d，分 4 次服，儿童 5000～10 000U/(kg·d)；②局部应用：阴道坐浴片或栓剂	本药毒性及刺激性均大，一般不肌注及静脉给药

（续 表）

药名	作用	适应证与禁忌证	不良反应	用法	注意事项
氟胞嘧啶（5-FC）	干扰真菌核酸的合成，能抑制真菌的成长；在治疗念珠菌、隐球菌及球拟酵母感染时易发生耐药，故常与两性霉素B合用	适应证：同两性霉素B；禁忌证：肝肾功能不良、白细胞低、严重肌病及孕妇忌用	胃肠道反应、白细胞减少及肝肾功能异常	100～500mg/(kg·d)，分3次口服，单用1个疗程不超过3周，联合治疗可用6～8周	①肾功能差时可减少用量；②发生不良反应时，应减少用量，或停药
克霉唑	是一种广谱抗真菌药，其作用机制可能是作用于真菌细胞壁而发挥作用	适应证：浅部真菌病、念珠菌病及曲霉病等；禁忌证：肝功能不良、白细胞低及呕吐明显者忌用	同上，较轻，有尿道的灼热感	口服：1～3g/d，分3次服；儿童按20～60mg/kg；可雾化吸入、阴道栓剂及局部外用	①多饮水；②临床多局部外用

（续　表）

药名	作用	适应证与禁忌证	不良反应	用法	注意事项
酮康唑	阻滞真菌细胞色素 P_{450} 介导的羊毛固醇的脱甲基作用，干扰麦角固醇的生物合成，抑制其生长，对皮肤真菌、酵母菌和一些深部真菌有效	适应证：浅部和深部真菌病及免疫抑制病人的预防；禁忌证：急慢性肝病、此类药过敏者、孕妇及哺乳期妇女忌用	肝损害、胃肠道不适、男性乳房女性化、精液缺乏及脱发	①成人：200～400mg/d，分1～2次服；儿童：4～8mg/(kg・d)，1/d，与饭同服；②可供局部外用	①用药期间，每2周监测1次肝功能，有异常立即停药；②不推荐用本品治疗甲癣
伊曲康唑	同“酮康唑”。但对真菌细胞色素 P_{450} 酶系统有高效选择性，既可抗浅部、深部真菌又可抗细菌和某些原虫	适应证：浅部和深部真菌病，免疫抑制病人的预防；禁忌证：孕妇、哺乳期妇女及肝功能异常者忌用	偶有恶心、头痛、胃脘痛、排尿困难、脱发及一过性肝酶升高	①对浅部真菌病：100～200mg/d，口服1周，与饭同服，1/d；②对甲癣：100mg/d服3个月，或400mg/d，分2次口服，每月服药1周，连续2～3个月；③对深部真菌用药3个月以上	①无女性化不良反应；②甲癣可用本品治疗，仍须定期复查肝功能

（续 表）

药名	作用	适应证与禁忌证	不良反应	用法	注意事项
氟康唑	同“伊曲康唑”	适应证：主治皮肤深部念珠菌病及隐球菌病，也可治疗浅部真菌，为免疫抑制病人的预防用药；禁忌证：肝肾病人慎用	耐受性良好，可有恶心、头痛、腹痛、腹泻及一过性肝酶异常	口服或静滴，儿童按1～3mg/（kg·d）。①对咽部和食管念珠菌病：50～100mg/d，1/d，共1～4周；②对严重念珠菌病及隐球菌脑膜炎：开始用400mg/d，以后200mg/d，前者疗程不少于4周，后者在CSF（脑脊液）培养阴转后再治疗10～12周；③急性阴道念珠菌病：150mg，用1次；④皮肤癣病50mg/d，或每周150mg，连续3～12周	对肾功能差的病人，当肌酐清除率＞50ml/min用全剂量；21～49ml/min，用1/2剂量；10～20ml/min，用1/4剂量

（续　表）

药名	作用	适应证与禁忌证	不良反应	用法	注意事项
特比萘芬	是一种杀菌药，其机制是高选择性抑制真菌鲨烯环氧化酶及抑制羊毛固醇的形成，从而干扰麦角固醇的生物合成	适应证：浅部真菌病，是甲癣的首选药物；禁忌证：无明显的禁忌证	轻至中度胃肠不适、皮疹、荨麻疹及乏力	①甲癣：每次250mg，1/d或隔日1次口服，疗程4～6周；②其他严重真菌病，250～500mg/d	晚餐后服药吸收好
克念菌素	本品对白色念珠菌作用较强，对隐球菌、曲霉菌、孢子丝菌也有抑制作用	适应证：真菌性角膜炎及呼吸道、口腔、阴道、膀胱、皮肤等念珠菌感染；禁忌证：对本品过敏者	呼吸道吸入和滴眼时，部分病例有喉头刺激及局部刺痒感	克念菌素阴道片，1片/次，1/d，疗程10d；溶液吸入浓度0.5～1mg/ml；滴眼药水浓度0.25～0.5mg/ml，口腔或膀胱冲洗用的药物浓度为0.5mg/ml；亦可配成0.1g霜剂型	本品口服不吸收，仅供外用或局部应用

（续　表）

药名	作用	适应证与禁忌证	不良反应	用法	注意事项
碘化钾	能使深部真菌病的肉芽肿溶解和吸收，但不能杀死致病真菌，其作用机制不明	适应证：对皮肤型孢子丝菌病有特效，对其他真菌亦有一定疗效，可作辅助治疗；禁忌证：结核病、活动性溃疡病及对本药过敏者	碘中毒症状（如鼻炎、多涎、口部或喉部灼热感、眼部刺激、涎腺炎和皮肤溃疡），对甲状腺肿病人可致甲状腺功能减退	口服：开始 1～2g/d，分 3 次服，以后逐渐增加剂量至 3～6g/d，持续 1～3 个月，痊愈后至少再用药 2 周，以防复发；外用：开放性病灶用 2% 碘化钾溶液湿敷	不宜与酸性药物配伍
大蒜新素	对白色念珠菌、隐球菌、曲霉菌、串珠镰刀菌等有抑制作用	适应证：用于念珠菌或隐球菌等引起的深部真菌感染和真菌性角膜炎；禁忌证：对本药过敏者	本品不良反应少，目前尚未发现有严重不良反应	主要供静滴，成人 60～100mg/d，溶于 5% 葡萄糖溶液 500ml 中，1/d，病程视病情而异	本品不宜单独使用；须与其他抗真菌药（如两性霉素 B 等）短期联合应用

3. 禁忌证

(1)H_1受体拮抗药：昏迷病人或服用大剂量中枢神经系统抑制药、青光眼、狭窄性胃溃疡、幽门十二指肠梗阻及对抗组胺药过敏者禁用。对患肝肾或脑病（癫痫）者、司机及高空作业等须注意力高度集中的人员慎用。孕妇慎用。

(2)H_2受体拮抗药：老年或肝肾功能障碍者易引起精神失常，应减少用量。孕妇及哺乳期妇女慎用。

4. 不良反应

(1)H_1受体拮抗药：①中枢抑制作用，嗜睡、疲乏及眩晕等；②类似阿托品样作用，口干及心悸等；③胃肠作用，恶心及腹痛等；④长期服用有促进食欲和增加体重的倾向；⑤致敏作用。

(2)H_2受体拮抗药：头痛、腹泻、肝肾功能异常、男性乳房发育及白细胞减少等。

5. 注意事项

(1)H_1受体拮抗药：①对某一种抗组胺药过敏者，很可能也对该类其他种药物发生过敏；②采用间歇用药来控制症状，以减轻嗜睡反应，减少成瘾性、耐药性和中毒机会；③同时使用两种或几种抗组胺药可增强疗效，所选的几种药物应属于不同类型；白天使用无镇静作用的药物，晚饭后或睡前应用具有镇静催眠作用的药物。

(2)H_2受体拮抗药：服药期间定期检查血象。雷尼替丁无抗雄激素作用。

6. 制剂与用法　皮肤科常用的抗组胺药见表4-5。

(七)激素类药

皮质类固醇激素

1. 作用　与皮肤科有关的作用主要有：①抗炎作用；②抗过敏和免疫抑制作用；③抗毒作用；④抗休克作用；⑤抗核分裂作用。此外可提高中枢神经系统的应激性，影响蛋白质、糖和脂肪代谢，影响水和电解质代谢，影响血细胞形成，增加胃蛋白酶及胃酶的分泌。

2. 适应证

表 4-5　皮肤科常用的抗组胺药

类别	药名	作用持续时间(h)	用法	注意事项
H_1 受体拮抗药	氯苯那敏(扑尔敏)	4～6	口服,每次 4～8mg,3/d。肌注每次 10mg,1/d;小儿 0.35mg/(kg·d),分 3～4 次服	主要不良反应为嗜睡、头晕,可诱发癫痫,故癫痫病人禁用,亦禁用于婴儿及哺乳期妇女,老年病人慎用
	苯海拉明	4～6	口服,每次 25～50mg,3/d;肌注每次 20mg;小儿用 0.2%糖浆,1～2mg/(kg·d),分 3～4 次口服	偶引起皮疹及粒细胞减少,应用 6 个月以上可引起贫血
	羟嗪(安他乐)	4～6	口服,每次 25～50mg,3/d,6 岁以上儿童 50～100mg/d	婴儿忌用,6 岁以下儿童慎用
	赛庚啶	4～6	口服,每次 2～4mg,3/d	嗜睡作用强
	异丙嗪(非那根)	24	口服,每次 12.5～25mg,1～3/d;小儿每次 0.5～1mg/kg,1～3/d。肌注或静滴 25～50mg/kg,小儿每次 0.5～1mg/kg	不宜做皮下注射,有刺激性;忌与碱性及生物碱类药配伍

（续　表）

类别	药名	作用持续时间(h)	用法	注意事项
H_1 受体拮抗药	曲吡那敏	4～6	口服，每次 25mg，3/d	服时不宜嚼碎，外用可引起皮炎
	去氯羟嗪	4～6	口服，每次 25～50mg，3/d	有平喘作用
	阿伐斯汀（新敏乐）	12	口服，每次 8mg，2/d	对阿伐斯汀或曲普利啶过敏的病人禁用，孕妇及 12 岁以下儿童慎用
	阿司咪唑（息斯敏）	24	口服，每次 10mg，1/d；小儿 2mg/(kg・d)，晨起空腹口服	无镇静作用，有心脏毒性，现基本不用
	酮替芬		口服，每次 1mg，2/d；小儿 0.05mg/(kg・d)	有镇静、嗜睡作用
	桂利嗪(脑益嗪)		口服，每次 25mg，3/d，饭后服	一般与其他抗组胺药合用
H_2 受体拮抗药	西咪替丁	5～6	口服，每次 0.2～0.4g，3～4/d	一般与其他抗组胺药合用
	雷尼替丁	12	口服，每次 150mg，2/d	一般与其他抗组胺药合用

（续 表）

类别	药名	作用持续时间(h)	用法	注意事项
H_1 和 H_2 受体拮抗药	多塞平(多虑平)	8～20	口服，每次 25mg，2～3/d	嗜睡作用较强，焦虑增加，对老年心脏病者慎用；治疗前 2 周停服单胺氧化酶抑制药
新一代抗组胺药	特非那定	12	口服，每次 60mg，2/d	无镇静作用，有心脏毒性
	西替利嗪(仙特敏)	24	口服，每次 10mg，1/d，晚上服	无镇静作用，有心脏毒性
	美喹他嗪(波丽玛朗)	18	口服，每次 5mg，2/d，或 10mg，每晚 1 次	同西替利嗪，是胆碱能荨麻疹的首选药物，闭角型青光眼及前列腺肥大者慎用
	氯雷他定(克敏能)	12～24	口服，每次 10mg，1/d。2－12 岁儿童，体重＞30kg，10mg，1/d；≤30kg，5mg，1/d	罕有乏力、头痛和恶心
	阿伐斯汀(新敏乐)	8～12	口服，成人和 12 岁以上儿童 8mg，2～3/d	起效时间快(最快 15min)，偶有胃部不适
	咪唑斯汀(皿治林)	＞24	口服，成人和 12 岁以上儿童 10mg，1/d	对本品任何一种成分过敏者不用

(1)系统用药:过敏性休克、急性荨麻疹或血管神经性水肿伴喉头水肿、重症多形红斑、重症药疹、中毒性表皮坏死松解症、急性放射性皮炎、严重泛发性湿疹、麻风反应、天疱疮、大疱性类天疱疮、系统性红斑狼疮、皮肌炎、疱疹样脓疱病及淋巴瘤等。

(2)局部注射用药:瘢痕疙瘩及增生性瘢痕、环状肉芽肿、扁平苔藓、斑秃、结节性痒疹、局限性神经性皮炎及皮肤淀粉样变等疾病的小片早期损害。

3. 禁忌证

(1)系统用药:肾上腺皮质功能亢进症、急性病毒感染、细菌感染、活动期结核、糖尿病、高血压、精神病及骨质疏松等。

(2)局部用药:皮肤结核、病毒性疾病及局部细菌和真菌感染。

4. 应用方法

(1)系统用药:激素剂量及疗程长短应根据病变的性质、病情轻重、治疗效果及个体内在的各种因素而有所不同。一般将疗程分为阶段性,短程用药可分治疗和减量阶段,长程用药可分为治疗、减量及维持3个阶段。①分次疗法:多用于新开始治疗的病人,以泼尼松(强的松)为例,轻者用20～30mg/d,中者40～80mg/d,重者100～200mg/d,分3～4次口服。②隔日疗法:多用于减量及维持阶段病人,采取早晨顿服。一种方法为分次疗法逐渐过渡到隔日疗法,保持每48小时的总量不变,即第1日的剂量渐增,第2日剂量渐减。另一种方法为每48小时给药1次。③冲击疗法:多用于激素常规治疗无效的皮肤病。最常用的是甲泼尼龙琥珀酸钠0.5～1g溶于5%葡萄糖溶液或生理盐水中,于3～12h静脉滴注,1/d,连用3～5次为1个疗程。也可用氢化可的松琥珀酸钠2～6g/d,分3～4次静脉滴注,或地塞米松150～300mg/d,氢化可的松磷酸钠800mg/d。冲击疗法结束后,可立即口服原剂量泼尼松。

(2)局部注射用法:常用制剂有2.5%醋酸泼尼松龙(强的松龙)混悬液(25mg/ml)及1%曲安西龙(去炎松)混悬液(10mg/ml)。在皮损处进行表皮内点状局部注射或在真皮浅层做浸润注射，使注射处皮肤呈境界清楚的皮丘。皮损直径为 1～2cm，通常每次用 2.5％泼尼松龙及 1％曲安西龙各 0.3～0.5ml，再加等量 1％～2％普鲁卡因注射液混合均匀，每周 1～2 次，共 4～8 次。对损害面积较大、数目较多者，可分次、分区交替治疗，但每次局部注射总量不宜超过泼尼松龙或曲安西龙各 2ml。

5. 不良反应

(1)系统用药：类肾上腺皮质功能亢进症，以及继发性细菌、病毒及真菌感染、皮质功能抑制。

(2)局部用药：暂时性皮肤萎缩、出血、溃疡及脓肿。

皮肤科常用激素类药见表 4-6。

性激素：由于体内性激素的紊乱，可能引起某些皮肤病。

皮肤科常用性激素见表 4-7。

类激素

类糖皮质激素：复方甘草酸苷(美能片)，可用于过敏性皮肤病、秃发、病毒性皮肤病等。

类雌激素：螺内酯、西咪替丁等，可用于痤疮、脂溢性皮炎等。

(八)免疫增强药

应用免疫增强药对已经发生的疾病进行治疗或预防，称之为免疫疗法。皮肤科常用的免疫增强药见表 4-8。

(九)免疫抑制药

皮肤科应用免疫抑制药主要有以下情况：①大量使用皮质类固醇激素治疗无效的病人；②用皮质类固醇激素有困难的病例；③急性期用皮质类固醇激素症状缓解后加用免疫抑制药可减少激素用量；④大量应用皮质类固醇激素后产生不良反应而不能继续使用时；⑤某些皮肤病常规治疗无效，可使用免疫抑制药。皮肤科常用的免疫抑制药见表 4-9。

(十)维生素类药

维生素是参与机体新陈代谢的不可缺少的成分，它与某些皮肤病有密切关系，皮肤科常用维生素类药见表 4-10。

表 4-6 皮肤科常用激素类药

类别	药物	生物作用半衰期(h)	抗炎效价	成人一般用量(mg)	用法	相当药效量(mg)	钠潴留效价
低效	可的松	<12	0.8	100～300	口服	25	＋＋＋＋
	氢化可的松		0.1	100～300	静滴	20	＋＋
中效	泼尼松	12～36	3.5	20～40	口服	5	＋
	泼尼松龙		4.0	20～40	口服	5	＋＋
	甲泼尼龙		5.0	20～40	静滴	4	＋
	曲安西龙(去炎松)		5.0	8～16	口服	4	＋
高效	地塞米松	48	30.0	2～10	口服、肌注/静注及静滴	0.75	＋
	倍他米松	48	30.0	2～6	口服	0.6	＋

表 4-7　皮肤科常用性激素

类别	作用	适应证	禁忌证	制剂及用法	不良反应
雄激素	①促进组织蛋白质的合成；②影响大脑皮质和皮脂腺活动；③影响黑素形成	①纠正皮质类固醇激素引起的负氮平衡；②老年瘙痒症、更年期角化病、萎缩硬化性苔藓	①孕妇、小儿；②癌肿；③心肝肾疾病；④内分泌功能紊乱	①甲睾酮（甲基睾丸素）：5～20mg/d，分 2～3 次口服；②丙酸睾酮(丙酸睾丸素)：每次 25～50mg，每周 1～2 次，肌注	①男性化改变；②月经紊乱；③皮脂腺活动亢进
同化激素	睾丸素的衍生物，保持蛋白质同化作用，但男性化作用轻	①纠正皮质类固醇激素引起的负氮平衡；②老年瘙痒症、更年期角化病、萎缩硬化性苔藓	①孕妇、小儿；②癌肿；③心肝肾疾病；④内分泌功能紊乱	①苯丙酸诺龙：25mg/次，肌注，每周 1～2 次；②美雄酮（大力补）：10～30mg/d，分 2～3 次，口服；③司坦唑醇（康力龙）：2mg/次，2～3/d	①水钠潴留；②肝脏损害；③月经紊乱；④轻微男性化

（续　表）

类别	作用	适应证	禁忌证	制剂及用法	不良反应
抗雄激素	干扰皮肤雄激素受体及抗男性激素作用，使皮脂腺分泌明显降低	①寻常痤疮；②多毛症	①肝功能不良；②孕妇	①西咪替丁（甲氰咪胍）：800mg/d，分4次服；②黄体酮：每次20mg，肌注每周1次	①男性乳房发育；②偶见恶心及呕吐等
雌激素	①抗雄激素作用；②抑制皮脂腺活动	①顽固性痤疮及皮脂溢出症；②老年性瘙痒症及更年期角化症	①肝病；②子宫肌瘤；③乳房肌瘤	己烯雌酚：月经最后1d开始，每晚1mg，3周为1个疗程	①早孕反应及月经紊乱；②黄褐斑；③男性乳房女性化
绒毛膜促性腺激素	抑制皮脂腺活动	①痤疮：脂溢性皮炎及皮脂溢出症；②疱疹样脓疱病	同雄激素及雌激素	每次500～1000U，肌注，每周1次；女性避免于月经来潮前5～10d内使用	①偶有变态反应；②若连续用药8周无效应停药

表 4-8 皮肤科常用的免疫增强药

药物	作用	适应证	不良反应及注意事项	用法
左旋咪唑	调节免疫功能，提高对细菌及病毒等感染抵抗力	各种慢性感染自身免疫性疾病，恶性肿瘤辅助治疗等	头晕、肠胃不适、粒细胞减少及肝损害等；孕妇肝肾功能差者慎用	每2周连服药3d，150mg/d，分3次服；儿童按2.5mg/(kd·d)，每日给药可能发生免疫抑制，目前常采用此法服药
转移因子	提高细胞免疫功能	治疗某些抗生素难以控制的病毒性或真菌性细胞内感染、自身免疫性疾病及恶性肿瘤辅助治疗	注射部位酸胀痛感、一过性眩晕及全身不适	在上臂内侧或大腿内侧腹股沟下端采用皮下注射，1次注射1U，每周注射1次，1个月后改为每2周注射1次。带状疱疹一般只需注射1次，3个月为1个疗程
丙种球蛋白	有增强机体抵抗力以预防感染的作用	免疫缺陷病及各种病毒感染及细菌感染的防治	注射部位疼痛及暂时性体温升高	肌注，每次3ml，每周1次，或更长间隔
胸腺素	增强细胞免疫功能的作用	免疫缺陷病、自身免疫性疾病、伴有细胞免疫功能低下的疾病等	发热，偶有皮疹及头晕、注射前或停药后再次注射时须做皮试	肌注，每次2～10mg，每日或隔日1次，对于胸腺不良症幼儿做长期替代治疗

（续　表）

药物	作用	适应证	不良反应及注意事项	用法
干扰素诱导剂	是一种抗病毒物质，在细胞内抗 RNA 或 DNA 病毒，也可抑制快速分裂的细胞，包括肿瘤细胞	预防或治疗病毒感染，肿瘤的辅助治疗	少数病人可发生一过性低热	聚肌胞最常用，肌注每次 1～2mg，每 2～3 天 1 次
卡介苗素	促进单核巨噬细胞的增生，有效激活巨噬细胞，提高其吞噬与消化异物的能力；激活 T 淋巴细胞，使之释放各种淋巴因子，能抑制细胞脱颗粒，有对抗Ⅰ型变态反应的作用	皮肤科可用于小儿湿疹、慢性湿疹、异位性皮炎、慢性荨麻疹、银屑病、尖锐湿疣、寻常疣等，内科用于慢性支气管炎哮喘等	未见不良反应的报道；对本品过敏者禁用	肌注，每次 1mg，2～3 次/周，3 个月为 1 个疗程；小儿用量酌减
咪喹莫特	诱导 IFN-α 上调选择性细胞介导的免疫应答，抗病毒、抗肿瘤等	尖锐湿疣、单纯疱疹	局部红斑，通常可以耐受	口服：每次 100mg，3/d，外用：涂患处，2/d

表 4-9 皮肤科常用的免疫抑制药

类别	药名	作用	适应证	禁忌证	不良反应	用法
烃化剂	环磷酰胺	能抑制细胞增殖，非特异性地杀伤抗原敏感性小淋巴细胞，限制其转化为免疫母细胞，对T细胞和B细胞有相等作用，兼有抗炎作用	①各种自身免疫性疾病；②蕈样肉芽肿	年老体弱者、孕妇及哺乳期妇女、有感染病灶、白细胞计数低及肾功能差者	脱发较多见，出血性膀胱炎是其特有的毒性反应，骨髓抑制、肝损伤等	口服：50～150mg/d，分2次服；静注100～200mg/d，每日或隔日1次；静滴每次600mg，每2周1次，疗程总量约8g
抗代谢类	硫唑嘌呤	具有嘌呤拮抗作用，抑制DNA的合成，从而抑制淋巴细胞的增殖，对T细胞的抑制作用较强	同环磷酰胺，但疗效不及前者，故本品不作为首选药物	年老体弱者、孕妇及哺乳期妇女、有感染病灶、白细胞计数偏低及肾功能差者	骨髓抑制、中毒性肝炎、胰腺炎、脱发、黏膜溃疡及胃肠道不适	口服，1～4mg/(kg・d)，或100mg/d，分2次服

（续 表）

类别	药名	作用	适应证	禁忌证	不良反应	用法
抗代谢类	甲氨蝶呤	为叶酸拮抗药，具有很强的免疫抑制作用，对B细胞的抑制作用强，兼有很强的抗炎作用	①各种自身免疫性疾病；②蕈样肉芽肿；③银屑病及毛发红糠疹	年老体弱者、孕妇及哺乳期妇女、有感染病灶、白细胞计数偏低及肾功能差者	胃肠道反应、骨髓抑制、肝肾功能损害、脱发、皮炎及色素沉着	口服，每次2.5mg，每12小时1次，每周3次为1个疗程；肌注每次5～15mg，每周1次
	氨蝶呤（白血宁）	为叶酸拮抗药，具有很强的免疫抑制作用，对B细胞的抑制作用强，兼有很强的抗炎作用	银屑病	年老体弱者、孕妇及哺乳期妇女、有感染病灶、白细胞计数偏低及肾功能差者	白细胞减低及口腔溃疡	口服，0.5mg/d，每周服药3～5d
生物碱类	秋水仙碱	为有丝分裂毒素，使细胞停止于分裂期，兼有消炎止痛作用	①Behcet病，特别伴有眼疾者；②痛风	年老体弱者、孕妇及哺乳期妇女、有感染病灶、白细胞计数偏低及肾功能差者	胃肠道症状及骨髓抑制	口服，每次0.5mg，2/d

(续 表)

类别	药名	作用	适应证	禁忌证	不良反应	用法
淋巴细胞抑制药	泼尼松和泼尼松龙	对淋巴组织有破坏作用,明显地抑制自身抗体的产生,抑制单核巨噬系统的吞噬功能	各种自身免疫性疾病	参见皮质类固醇激素	参见皮质类固醇激素	20～100mg/d,分 3～4 次口服,隔日口服或顿服法,10～20mg/d 维持
	环孢素	抑制核酸前体的掺入和 RNA 的合成,抗白细胞介素-2 的释放,从而阻止由抗原激活的辅助性和细胞毒性 T 细胞对 DNA 的合成	严重难治的各型银屑病、天疱疮、结节病及结缔组织疾病,如红斑狼疮、皮肌炎及硬皮病等	与许多药物配伍禁忌,费用昂贵,仅用于激素治疗无效或引起严重并发症者	长期应用有牙龈增生、多毛、震颤、厌食、恶心、呕吐、一过性肝酶异常,严重的毒性反应为肾毒性及高血压	一般为 4～5mg/(kg・d),分 2～3 次口服,至少连续用 2～3 个月,同时仅需口服少量激素
	乙亚胺	抑制细胞去氧核糖核酸的合成,从而产生抑制细胞成长的作用	银屑病	同环磷酰胺	骨髓抑制、乏力、头晕及消化道反应等	口服,300～400mg/d,分 3～4 次服

（续　表）

类别	药名	作用	适应证	禁忌证	不良反应	用法
其他	昆明山海棠	具有免疫抑制作用，但不引起胸腺、脾等免疫器官的萎缩；具有良好抗炎作用，但不具有糖皮质激素样作用	①系统性红斑狼疮等自身免疫性疾病；②银屑病、脉管炎及麻风反应等，作为辅助治疗	孕妇慎用	胃痛、经闭、心悸及面部色素沉着	口服，2～3片/次，3/d
	雷公藤总苷	显著抗炎作用，对体液免疫及细胞免疫均有抑制作用	①自身免疫性疾病、Ⅰ～Ⅳ型混合型变态反应性疾病；②对激素禁忌、耐药、依赖及停用激素后复发的病例；③与激素合用增加疗效，降低其用量	①孕妇慎用；②肝肾功能差时慎用	月经紊乱、精子活力降低、数目减少，胃肠道反应、白细胞减少、血小板减少及肝酶异常	口服，30～60mg/d，分3次服

表 4-10　皮肤科常用维生素类药

类别	药名	作用	适应证	不良反应及注意事项	用法
脂溶性维生素	维生素 A	①调节上皮组织的生长、增长和分化，维持皮肤和黏膜的正常功能和结构完整，改善角化过度；②对人体的生长、视觉和生殖功能很重要	维生素 A 缺乏症、角化性皮肤病、银屑病、寻常痤疮及红皮病等，长期服用激素病人	大剂量、长期使用，可引起骨病、颅内压增高、皮疹、瘙痒、脱发及厌食等中毒症状	治疗量：每次 2.5 万 U，3/d，预防量：2000～4000U/d
	维生素 D	①与钙磷代谢、自主神经系统、内分泌及血管系统关系密切；②对胆碱酯酶和组胺有拮抗作用，使血管扩张，促进毛发生长，具有皮质类固醇激素样作用	异位性皮炎等过敏性疾病、银屑病、聚合性痤疮及斑秃等，长期服用激素的病人	大量久服可引起中毒：高血钙、食欲缺乏、呕吐、腹泻及肾功能受损等	口服：1 万～3 万 U/d，分 3 次，肌注，每次 10 万～30 万 U，大剂量口服 10 万～40 万 U/d，分 1～3 次服
	维生素 K_1	肝内合成凝血酶原的必需物质，具有止血作用	伴紫癜的出血性皮肤病及慢性荨麻疹	静注后可出现面色潮红、出汗及胸闷等，不作静注	肌注：每次 10mg，2/d

（续　表）

类别	药名	作用	适应证	不良反应及注意事项	用法
脂溶性维生素	维生素E	①对生殖功能及肌代谢有影响；②有较强抗氧化作用，增强皮肤毛细血管抵抗力，维持其正常通透性，改善血供，对寒冷的防御作用增强	①末梢血管功能障碍性疾病，如冻疮及紫癜性皮肤病；②角化性皮肤病、结缔组织病及黄褐斑等	偶有疲乏、恶心、头痛、眩晕及口腔炎等	常采用大剂量治疗，200～600mg/d，分3～4次口服
水溶性维生素	维生素K_3、维生素K_4	作用同维生素K_1，人工合成，作用缓慢	同维生素K_1	溶血性贫血、高胆红素血症及肝细胞的损害	维生素K_3：肌注每次4mg，2/d；维生素K_4：口服，每次4mg，2～3/d
	维生素B_1	能维持心脏、神经及消化系统的正常功能，是辅羧酶重要组成部分，参与糖类（碳水化合物）在人体代谢	带状疱疹、多发性神经炎、湿疹及各种瘙痒症	少数病人对本药过敏，不宜静注	口服，每次10～20mg，3/d；肌注，每次100mg，1/d

（续　表）

类别	药名	作用	适应证	不良反应及注意事项	用法
水溶性维生素	维生素 B_2	参与糖、蛋白质、脂肪，维持眼的正常视觉功能	维生素 B_2 缺乏症、脂溢性皮炎、痤疮、酒渣鼻、秃发及日光性皮炎等	进餐时服药，服药后尿呈黄绿色	口服，每次 5～10mg，3/d；肌注，每次 5～10mg，1/d
	维生素 B_6	参与氨基酸及脂肪代谢	皮脂溢出、痤疮、酒渣鼻、脂溢性秃发及周围神经炎等	肌注偶可引起过敏性休克，哺乳妇女慎用	口服，10～20mg，3/d；肌注或静脉滴注，50～100mg，1/d
	维生素 B_{12}	参与体内核酸、胆碱、蛋氨酸的合成及脂肪和糖类的代谢	带状疱疹、疱疹样皮炎	偶可引起皮肤瘙痒、荨麻疹，严重可致过敏性休克；痛风患者慎用	肌注，0.1～1mg，1～2/d，或隔日 1 次
	烟酸（维生素 PP）	促进新陈代谢，并能扩张血管	糙皮病、慢性溃疡、光敏性皮肤病、硬皮病、黄褐斑、冻疮及冻伤等	皮肤潮红、瘙痒、灼热感、荨麻疹、心悸、恶心、呕吐和腹部不适、痛风病人忌用	口服，50～100mg，3/d；烟酰胺：口服 50～200mg，3/d

（续　表）

类别	药名	作用	适应证	不良反应及注意事项	用法
水溶性维生素	维生素C	参与氧化还原反应，降低毛细血管通透性及脆性，促进胶原蛋白和组织细胞间质的合成	过敏性疾病、紫癜、色素沉着、银屑病、维生素C缺乏病（坏血病）、溃疡和愈合不良的创伤	大剂量口服可引起恶心、腹泻、腹痛，长期服用可引起草酸盐尿结石	口服，每次100～300mg，3/d；静注，每次0.5～1g，1/d
	芦丁（维生素P）	维持血管抵抗力，降低其通透性，减少其脆性和增强维生素C活性	紫癜性皮肤病及过敏性疾病	肠道吸收少，只能辅助治疗	口服，每次20～40mg，3/d；复方芦丁片：1～2片/次，3/d
	泛酸	辅酶A的组成部分，参与糖、蛋白质及脂肪代谢	各类秃发、维生素B_2缺乏症和周围神经炎	血友病病人忌用	常用泛酸钙：口服每次10mg，3/d
	叶酸（维生素B_9）	参与氨基酸与核酸合成，与维生素B_{12}共同促进红细胞的生成	银屑病	偶有胃肠道反应和神经损伤，个别病人可出现变态反应	口服，每次5～10mg，3/d
	对氨基苯甲酸（PABA）	①叶酸合成的必需物质，参与核酸代谢，亦是正常色素代谢所需的物质；②对中波紫外线有良好的吸收作用	白癜风、硬皮病、红斑狼疮、疱疹样皮炎和日光性皮炎	偶有腹部不适及变态反应	口服，3～6g/d分3次服；局部外用制剂，5%～15%PABA软膏

(十一)碘化钾疗法

碘化钾能使梅毒、雅司病或某些深部真菌病的肉芽肿组织溶解和吸收。

1. 用法　10%碘化钾溶液,口服 5～10ml,3/d,疗程约 1 个月。

2. 不良反应　类流感症状:流涕、头痛、咽喉炎、胃肠道反应及皮疹。

3. 禁忌证　对碘或溴剂过敏、活动期结核病、甲状腺肿大及疱疹样皮炎。

(十二)封闭疗法

封闭疗法能消除神经系统所遭受的强烈刺激,产生微弱而温和的良性刺激,使神经系统恢复正常功能。

1. 适应证　银屑病、红皮病、慢性荨麻疹、神经性皮炎、湿疹、雷诺现象(雷诺病)、过敏性紫癜、瘙痒症及结节性痒疹等。

2. 禁忌证　对普鲁卡因过敏及严重心肝肾疾病。

3. 应用方法

(1)静脉封闭疗法:用 0.25%普鲁卡因溶液 10ml 缓慢静脉推入,每日或隔日 1 次,10 次为 1 个疗程。或用普鲁卡因 0.25g、维生素 C 3g 加 5%葡萄糖溶液 500ml 静脉滴注,于 2～3h 内滴完。若无反应,普鲁卡因用量于 3～5d 后增加到 0.5g/d。每日总量以不超过 1g 为宜。

(2)局部封闭疗法:用 0.25%～0.5%普鲁卡因溶液 10～50ml,在病灶周围做环状封闭。有时于普鲁卡因溶液中加入泼尼松龙混悬液等,于病灶的基底部浸润注射。每周 1～2 次,5～10 次为 1 个疗程。

(3)口封疗法:饭前 1h 口服 0.5%～1%普鲁卡因溶液每次 10～20ml,3/d。

4. 不良反应　头晕、恶心,极少数出现过敏性休克。

(十三)脱敏疗法

通过脱敏物质的应用，以消除病人的过敏状态，其作用可能是影响与变应性发生有关的中枢神经系统，周围自主神经系统和血管等，从而改变机体的反应性，达到防治变应性疾病的作用。

1. 适应证　泛发性湿疹和皮炎、皮肤瘙痒症、慢性荨麻疹、过敏性紫癜、银屑病及药物过敏等。

2. 禁忌证　高度敏感者慎用特异性脱敏疗法。

3. 制剂及应用方法

(1)特异性脱敏疗法：注射致敏原，由低浓度到高浓度，从小剂量到大剂量，达到脱敏。注射量根据致敏原的性质和病人的敏感程度来决定，第1次注射量和以后递增的量，以临床不产生症状的最大剂量为准则。敏感性高的病人，可能有过敏性疾病的发作，甚至发生过敏性休克。因此进行此疗法时，须做好急救准备，以免发生意外。

(2)非特异性脱敏疗法：①抗组胺类药物(参见抗组胺药物)。②硫代硫酸钠，即10%硫代硫酸钠注射液，静注每次10ml；或硫代硫酸钠粉剂，用10ml注射用水稀释，每次0.64g静注，1/d，10次为1个疗程。③钙剂，用10%葡萄糖酸钙注射液，静注每次10ml，1/d；或口服葡萄糖酸钙每次1g，3/d。④维生素C(参见维生素类)。⑤组织疗法，以胎盘组织浆肌内注射，每次4ml，隔日1次，10次为1个疗程。⑥自血疗法，取静脉血5ml，立即在臀部做深部肌内注射，两侧交替进行，不加抗凝药；隔日1次，或每周2次；若无反应，1次注射量可增至20ml，每10次为1个疗程。有肺结核、严重肾病、发热者忌用。治疗过程中有不良反应立即终止治疗，且须严格无菌操作。

二、皮肤病外用药物

外用药直接作用于皮损，在皮肤病治疗中起着极其重要的作用。在使用外用药物时，须掌握其剂型，药物的作用、性质和浓度、使用原则和注意事项(表4-11，表4-12)。

表 4-11　外用药物剂型和主要组成

剂型	药物组成	作用	适应证	注意事项
粉剂	氧化锌 10％～20％ 滑石粉 20％ 植物淀粉 10％～20％＋药物	干燥、护肤、散热	急性、亚急性皮炎而无渗液	①表皮糜烂、渗液处禁用；②口腔附近及有毛发处禁用
水溶液	药物溶于水内	吸潮、散热、消炎及清洁	急性皮炎有大量渗液或脓性分泌物	①溶液须新鲜配制，保持湿敷纱布潮湿和清洁；②大面积湿敷时，不超过全身总面积的 1/3
洗剂（水粉剂）	炉甘石 氧化锌 滑石粉 总量＜40％＋水＋药物	散热、消炎、干燥、护肤、止痒	急性皮炎无渗液或脓液者	用前摇匀，有毛发部位不用
酊剂（包括搽剂）	乙醇＋溶于乙醇的药物	消炎、杀菌、止痒消毒	慢性皮炎及瘙痒病	口腔附近黏膜、皮肤破损处及损害范围广泛者不宜用

（续　表）

剂型	药物组成	作用	适应证	注意事项
糊剂	25%～50% 粉剂加入基质软膏	消炎、护肤、干燥、皮肤穿透性较软膏弱	亚急性皮炎伴有少量渗液	毛发部位禁用，油脂可将糊剂洗去
软膏	凡士林 羊毛脂 ＋药物	同乳剂，但穿透皮肤作用强	慢性皮炎或无渗液的湿疹、溃疡	急性皮炎禁用
乳剂	油和水经乳化而成	消炎、护肤、止痒、润滑、软化痂皮	亚急性或慢性皮炎、瘙痒病	偶有过敏者
油剂	植物油、动物油、矿物油 ＋药物	软化痂皮、清洁、消炎、止痒、润滑、保护	急性皮炎、伴有厚痂者、糜烂、溃疡	勿用于毛发部位
硬膏	常用松香或橡胶为基质所配成	有利于药物穿透皮肤吸收	慢性局限性、浸润肥厚性皮肤病	急性、亚急性皮炎及糜烂渗出时禁用，有毛发部位不宜应用
涂膜剂	成膜材料 挥发性溶剂 ＋药物	防护剂，止痒、消炎，作用持久	慢性、无渗出皮损	急性、亚急性皮炎及糜烂渗出时禁用，有毛发部位不宜应用
火棉胶	成膜材料由硝化纤维素配成	防护剂，止痒、消炎，作用持久	胼胝、鸡眼、疣及结节性痒疹	急性、亚急性皮炎及糜烂渗出时禁用，有毛发部位不宜应用

表 4-12 皮肤科常用外用药物的浓度及性能

类别	药名	常用浓度(%)	性能
保护剂	炉甘石	8～15	主要含碳酸锌，有止痒、收敛和保护作用，不溶于水
	氧化锌	5～50	不溶于水和乙醇，有消炎、干燥、保护和弱吸收作用
	滑石粉	10～70	不溶于水和乙醇，有吸收、干燥及保护作用
止痒抗炎药	薄荷	0.5～5	溶于乙醇，不溶于水，与樟脑可互溶
	樟脑	1～5	溶于乙醇及油类，不溶于水，10%～20%软膏，治冻疮
	碳酸	1～2	溶于乙醇、水和甘油，并有防腐作用
	苯佐卡因	3～5	溶于热水、乙醇及脂肪油等，能麻痹感觉神经末梢
	达克罗宁	1～2	溶于水和乙醇，可用于黏膜，有一定刺激性，作用机制同上
	醋酸氢化可的松	0.5～1	均为皮质类固醇激素，可制成乳剂及涂膜软膏等
	曲安西龙	0.025～1	
	泼尼松	0.5	
	丙酸倍氯米松	0.025～0.5	
	地塞米松	0.025～0.075	
抗真菌及抗寄生虫药	苯甲酸	6～12	溶于热水、乙醇、甘油和脂肪油，常与水杨酸合用
	冰醋酸	10～30	溶于水，30%有角质剥离作用，纯酸有腐蚀作用
	硫黄	5～20	微溶于乙醇，有杀细菌、真菌及疥虫作用，有止痒、脱脂及角质形成作用

（续　表）

类别	药名	常用浓度(%)	性　　能
消毒杀菌剂	硼酸	3～4(溶液)	溶于水和甘油，有清洁作用，常用于冷湿敷
角质促成剂	甲紫(龙胆紫)	4～10(软膏)	紫色结晶，溶于水，有一定吸收作用
	鱼石脂	1～2	溶于水和乙醇，兼有活血、消炎及角质促成作用
		10～20	
	高锰酸钾	1:5000～1:8000	溶于水，兼有除臭及收敛作用
	依沙吖啶(雷佛奴尔)	0.1	溶于热水
		2～10	
	氧化氨基汞(白降汞)	1:2000	不溶于水和乙醇
	黄连素	3～5	单纯片剂，溶于热水，供湿敷用
	糠馏油	5～10	灰黑色黏稠液体，溶于乙醇及油类，兼有消炎、止痒作用
	黑焦馏油	2～5	性能同糠馏油，兼有角质剥离及促进吸收作用
	间苯二酚(雷琐辛)	10～40(酊剂)	无色结晶，溶于水和乙醇，遇光过久转棕色
	煤焦油	2～10(软膏)	黑褐色黏稠液体，部分溶于水和乙醇，兼能止痒、消炎
角质剥离剂	水杨酸	6～15	透明结晶，溶于乙醇，3%以下有角质促成作用，20%以上则有腐蚀作用
	间苯二酚(雷琐辛)	6～16	
	冰醋酸	30 以上	见抗真菌剂

（续 表）

类别	药名	常用浓度(%)	性能
腐蚀剂	碳酸	纯	见止痒消炎剂
	冰醋酸	纯	见抗真菌剂
	水杨酸	20 以上	见角质剥离剂
	三氯乙酸	33.5～50	无色透明结晶,溶于水和乙醇,有吸湿性
收敛剂	甲紫(龙胆紫)	1～2	见消毒杀菌剂
	硝酸银	0.5～1	无色透明或白色板状结晶,溶于水,10%以上有腐蚀作用
	碱式硝酸碱铋(次硝酸铋)	5～10	白色结晶性粉末,不溶于水和乙醇,兼有促进肉芽生长的作用
细胞毒类药	氟尿嘧啶(5-FU)	2.5～5	白色粉末,溶于水
	氮芥	0.01～0.05	溶于水和乙醇,常配成 10～50mg/dl 酊剂,或 25mg/kg 基质软膏
遮光剂	对氨基苯甲酸(PABA)	5	溶于乙醇和沸水,以 5%PABA 酊剂效果较好
	二氧化钛	5	不溶于水,有吸收紫外线和止痒作用,常配成乳剂
脱色剂	氢醌	2～5	无色晶体或白色粉末,溶于热水、丙酮和乙醇,常配成乳剂
	壬二酸	20	无色至淡黄色晶体或结晶粉末,易溶于热水或乙醇

第二节 物理疗法

物理疗法是皮肤病常用的治疗方法。是指利用各种物理因子,如光、电、热、低温等来治疗疾病的方法。常用的物理疗法包括:紫外线疗法、光疗法、电疗法、微波疗法、冷冻、激光、放射疗法、水疗法等。

一、紫外线疗法

常用于紫外线疗法的波长为209～400nm,可分为短波紫外线(UVC,波长180～280nm)、中波紫外线(UVB,波长280～320nm)及长波紫外线(UVA,波长320～400nm)。

1. 作用

(1)杀菌作用:除直接杀菌外,可提高被照局部的防御功能,达到间接抑菌作用。

(2)红斑形成:促进局部血液循环和上皮新生。

(3)局部色素增加。

(4)镇痛和止痒作用。

2. 适应证　带状疱疹、毛囊炎、疖、痈、丹毒、玫瑰糠疹、白癜风、斑秃和早秃、局限性瘙痒症等。

3. 禁忌证　对光敏感,活动性肺结核、心肝肾功能不全、甲状腺功能亢进及进行期银屑病。

4. 应用方法

(1)测定最小红斑量:指在一定距离内紫外线照射皮肤后12～24h产生肉眼所见最弱红斑所需的照射时间。

(2)治疗部位的中心应与灯的中心垂直,局部照射距离为25～50cm,全身照射距离为73～100cm。

(3)剂量和疗程:全身照射,剂量从1/4最小红斑量开始,以后根据病情需要逐渐加量,隔日1次,20次为1个疗程。局部照射一般红斑量3～5d照射1次，剂量每次增加30%～40%，1次照射面积不可超过400～600cm²，10次为1个疗程。用亚红斑量（低于最小红斑量）照射，可每日或隔日照射1次。除瘙痒症用亚红斑量外，皮肤病大多采用红斑量。

5. 注意事项

（1）医务人员和病人须戴防护眼镜。

（2）开灯后须待灯源稳定后再开始治疗，皮损周围非照射区须用白布遮盖。

（3）照射剂量过大，造成明显的红斑，甚至出现水疱者须暂停治疗，并做对症处理。常规处理方法：局部络合碘消毒，用一次性针头刺破水疱，外涂百多邦。

二、光化学疗法

光化学疗法（PUVA）是一种内服或外涂光敏药物结合长波紫外线照射来治疗疾病的方法。皮肤常用的光敏剂是甲氧沙林（8-甲氧补骨脂素，8-MOP）和三甲氧补骨脂素。

1. 作用

（1）抑制表皮细胞DNA合成。

（2）影响色素形成。

（3）可能改变机体的免疫力。

2. 适应证　银屑病、蕈样肉芽肿、异位性皮炎、白癜风、毛发红糠疹、斑秃、多形日光疹及色素性荨麻疹等。

3. 禁忌证　同紫外线疗法。

4. 应用方法

（1）内服法：甲氧沙林的剂量按每千克体重0.5～0.6mg计算，服药2h后进行光疗。

（2）外用法：一般用0.1%～0.5% 8-甲氧补骨脂素或三甲氧补骨脂素乙醇溶液局部外涂，涂药30～60min后进行光疗。

（3）光疗：用长波紫外线（UVA 320～400nm），又称黑光照射，照射剂量达到轻度的皮肤光毒反应或亚光毒反应为度，每日或隔日 1 次，治疗过程中，逐渐增大照射剂量，如皮损消失彻底则递减，直至数周 1 次即停止。

5. 不良反应

(1)胃肠道反应，如恶心、呕吐等。

(2)红斑及瘙痒。

(3)可诱发皮肤癌，应慎重使用。

(4)对眼睛有损伤。

6. 注意事项

(1)治疗期间病人应避免强烈日晒，外出应戴墨镜。

(2)外用 8-MOP，应从 0.1%开始，逐渐递增，一旦出现红斑及水疱反应，应暂停治疗做对症处理。

三、红外线疗法

红外线为不可见光，光波长为 760nm～400μm。治疗主要利用其产生的温热作用。

1. 作用　改善局部血液循环，增强新陈代谢，促进炎症消散，加快细胞的再生与修复，并能解痉和止痛。

2. 适应证　疖、毛囊炎、化脓性汗腺炎、慢性溃疡、冻疮及静脉炎等。

3. 使用方法　常采用局部治疗，根据病人感觉和皮损出现的红斑反应来确定照射剂量，加大或缩短灯与皮肤的距离。以病人有舒适的温热感觉和皮肤上产生均匀的红斑为准。治疗时间一般是每次 30～60min，每日 1～2 次。

4. 注意事项

(1)可引起眼的损害，故治疗时应避免对眼直接照射。如必须治疗面部时可用湿纱布遮盖眼部。

(2)对局部感觉障碍的病人，应避免烫伤的发生。

四、微波疗法

微波是波长为1mm～1m，频率为300～300 000MHz的一种高频电磁波，目前在治疗上最常用的微波频率为2400MHz，波长为12.5cm。微波较其他高频电疗法（短波、超短波等）相比，具有产热均匀、在较深的肌层仍有较显著的作用、剂量准确及操作方便等优点。

1. 作用　由于微波的电效应，可达到止痛、降低神经肌肉组织的兴奋性、改善局部血液循环、营养、促进新陈代谢及消炎等作用。

2. 适应证　各部位炎症，尤其是慢性炎症、扭伤后肿胀、神经炎及麻痹症等。

3. 应用方法　治疗部位可不暴露，但应脱去厚或湿的衣服，辐射中心正对病灶，治疗剂量依据病情确定，一般是病情越急剂量越小。

治疗时间为5～15min，每日或隔日1次，病情好转后可隔日1次或每周2次。急病3～6次为1个疗程，慢病10～20次为1个疗程。

4. 注意事项　治疗区域及其邻近不应有金属物品，否则容易引起灼伤，对感觉迟钝或丧失者治疗应审慎，剂量应偏小，头面部治疗时应戴防护眼镜，阴囊部位不宜治疗。

五、音频电疗法

音频电疗法按现代种类划分，属于中频电疗，目前国产音频机其正弦交流电的频率为2000±100Hz。

1. 作用　音频电疗具有消炎、消肿、镇痛、松解粘连及促进瘢痕组织吸收等作用。瘢痕疙瘩效果较为显著。

2. 适应证　血栓性静脉炎、闭塞性脉管炎、淋巴结炎、系统性红斑狼疮所引起的水肿，带状疱疹所致神经痛、瘢痕粘连、瘢痕疙瘩及急性皮炎时毛细血管扩张等。

3. 应用方法　将待治疗的部位放在电场中心，在治疗过程中根据病人的耐受程度，缓慢转动“输出调节”旋钮，使电流维持在耐受量。

一般每次治疗20～30min，每日1次，每10次为1个疗程。

4. 注意事项　电极不能在治疗区对置或晃动，不能放置于孕妇腹部、腰部及邻近部位。治疗过程中病人感到疼痛应检查电极或夹子有无直接接触皮肤，包裹电极的纱布是否太薄，电极是否不整齐，应找出原因予以纠正。

六、电烙疗法

电烙疗法是利用电能产生的热量直接破坏或去除病变组织。

1. 适应证　各种疣、化脓性肉芽肿、较小的皮肤良性肿瘤及皮角等。

2. 使用方法　局部皮肤常规消毒，局部麻醉后，选择大小适当的电烙头，接通电源，根据皮损性质掌握好使用温度，实施手术。术后外涂烧伤油膏保护创面。

3. 注意事项

(1)术中须将病变组织彻底烙除，避免损伤周边神经与血管。

(2)皮损过多或特殊部位(如阴茎系带等)，可分次烙除。

4. 不良反应　可能遗留瘢痕。

七、高频电刀疗法

1. 作用原理　电流通过震荡电路，在靶组织瞬间产生电热火花，使病变组织发生电干、电凝，从而可起到切割、干燥、凝结、气化、炭化及封闭小血管淋巴管等效果。

2. 适应证　疣类表皮赘生物、皮脂腺痣、皮角、肉芽肿、粟丘疹、瘢痕增生、雀斑、汗管瘤、单纯性血管瘤、皮下囊肿、腋臭、睑黄疣及跖疣等，尚可穿耳孔及永久性脱毛。

3. 使用方法　局部常规消毒、麻醉后，接好输出插头，按手术要求调好所需的功率，接通电源，按下总开关，此时输出针尖接触靶组织即可实施手术。术后处理同电烙疗法。

4. 注意事项

(1)仪器使用须按操作程序进行。

(2)接通电源后，操作者不要接触输出针极部分，以防灼伤。

(3)治疗过程中勿用乙醇擦洗患部。

八、离子喷雾术

1. 作用原理　水蒸气通过臭氧灯产生氧，作用于表皮而起杀菌作用，促进氧化还原反应。水蒸气作用于表皮能促进血液循环，使皮肤新陈代谢良好。

2. 使用方法　按程序启动离子喷雾机。喷头对准受治部位皮肤，即可实施治疗。

3. 注意事项　离子喷雾器的喷头距面部要有适当距离，以防烫伤皮肤。

九、浅层 X 线疗法

1. 作用　主要是消炎、止痒及镇痛，抑制分化不良或异常增生的细胞，抑制皮肤表面的真菌和细菌的繁殖，减少汗腺和皮脂腺的分泌，使微小血管闭塞，脱毛。

2. 适应证　头癣的脱发、多毛症、多汗症、汗腺瘤、慢性湿疹、神经性皮炎、深部真菌病、单纯疱疹、尖锐湿疣、瘢痕疙瘩、蕈样肉芽肿等。

3. 禁忌证

(1)阴囊和卵巢部位皮肤病。

(2)继发性皮肤萎缩症或皮肤过分干燥。

(3)全身性疾病体质较差。

4. 剂量及用法　每次照射剂量 60～100cGy，每 1～3 周 1 次，疗程总量 300～750cGy。照射有毛发的头皮和眉弓部皮损时，每次剂量为 75cGy 或 80cGy，每周 1 次，共 4 次。如需重复照射必须间隔 6 周。

5. 注意事项　选用 X 线疗法时，只限于病程较长，其他疗法无效而更为严重时，一般急性皮肤病及轻症的慢性皮肤病不宜选用。

十、冷冻疗法

目前临床常用液氮作为冷冻材料，液氮为无色、无臭、无味的液体，制冷温度为－196℃。

1. 作用　将低温作用于人体组织，引起细胞的炎症、变性和坏死，以此达到治疗目的。

2. 适应证　寻常疣、跖疣、尖锐湿疣、扁平疣、传染性软疣、结节性痒疹、肥厚性扁平苔藓及汗孔角化症等。

3. 应用方法

(1)棉签法：用棉签蘸液氮后，迅速放置于皮损上进行冷冻，反复冻融 2 次，即完成治疗。适用于小的表浅性损害。

(2)接触法：液氮经导管由内喷于冷冻头上，使之冷却，然后将冷冻头放置于皮损上进行冷冻。本法适用于较为深在的损害。

(3)喷法：此法是由治疗器中液氮蒸发时产生的压力，将液氮从喷嘴直接洒于皮损上达到治疗目的。治疗时为了保护周围正常组织，可以用较厚的纸板剪 1 个皮损大小的洞，然后放置于皮肤上。

治疗时间视病种、皮损厚度、性别、年龄和部位而有所不同，一般 30～150s，次数多为 1～3 次，每次间隔时间为 1～3 周或更长。

4. 禁忌证　严重的寒冷型荨麻疹、冷球蛋白血症、冷纤维蛋白血症、雷诺现象(雷诺病)及年老体弱对冷冻治疗不能耐受者。

5. 注意事项

(1)治疗后局部组织肿胀、起水疱，可用 0.1%依沙吖啶(雷佛奴尔)溶液湿敷。

(2)治疗后可引起局部组织疼痛,多于 1～2d 自行消失,如疼痛剧烈可服索米痛(去痛片)。

(3)须在痂皮脱落后根据皮损情况决定是否再次治疗。

6. 不良反应及并发症　疼痛、水肿、水疱、皮下气肿、色素脱失、色素沉着、感染及瘢痕形成等。

十一、激光疗法

能够产生激光的物质(原子、分子、离子、化合物等状态)在特殊条件下(电、光激发)产生粒子束反转通过谐振腔的作用发射出来的光叫激光。激光除具备一般光的性质外,还具有高亮度(高功率)、单色性、方向性、相干性好等特点。由于激光能在皮肤组织产生特殊的生物学效应,临床用其治疗和预防皮肤病的方法即称激光疗法。不同的激光器会对皮肤产生不同的生物学效应,临床应根据治疗需要做出正确选择。

下面介绍几种目前皮肤科应用较多的激光器。

(一)连续式二氧化碳激光

1. 作用　波长为 10 600nm,是不可见中红外激光,连续输出,常用功率为 10～40W。作用较表浅,主要产生热效应,随温度的升高其作用在皮肤组织上可有热刺激、红斑、变性、凝固、炭化、气化等生物学作用。

2. 适应证　病毒性疣、疣状痣、皮脂腺痣、皮角、脂溢性角化、直径小于 2mm 的色素痣、皮赘及基底细胞癌、鳞癌、皮肤原位癌、湿疹样癌(Paget 病)等浅表性局限性的皮肤恶性肿瘤。

3. 治疗方法

(1)治疗区常规消毒、麻醉等处理。

(2)1cm^2 内的皮损一次性烧灼治疗,面积较大的皮损可分区分次治疗。

(3)有蒂的损害可用焦点处光束切割法治疗,慢性炎症或软组织损伤的修复可以扩束散焦治疗，每次 20min，以皮肤有温热感为度，每周 2～3 次。

(4)治疗后创面涂抗生素软膏或烫伤膏，每日 1～2 次，直至创面愈合。

4. 注意事项　烧灼后的创面要保持干燥，勿沾水；待痂皮干燥自动脱落，勿人为剥脱，以免留瘢痕。

(二)脉冲式二氧化碳激光

1. 作用　波长 10 600nm，单脉冲能量 100～1500mJ，脉冲持续时间 100μs～1ms，光斑直径 3、5、6、9mm，脉冲频率 1～20Hz。由于脉冲持续时间小于皮肤热弛豫时间，因而对治疗靶周围皮肤组织的热损伤较少。

2. 适应证　面部或暴露部位的皮肤浅表性、局限性、良性皮肤肿瘤，如雀斑、脂溢性角化、毛发上皮瘤、汗管瘤、黑子睑黄疣、扁平疣、丝状疣等；痤疮等引起的萎缩性瘢痕；皮肤皱纹等。

3. 治疗方法

(1)根据损害大小，将脉冲持续时间调至 0.5～1ms，能量密度为 0.1～1J/cm^2。

(2)成片密集的损害以间隔或分批治疗，间隔距离 0.5～1cm。

(3)治疗后创面涂抗生素软膏或烫伤膏，每日 1～2 次。

4. 注意事项

(1)小而浅、数量少的损害尽可能不做局麻，以免影响治疗效果。

(2)术中及时以生理盐水或新霉素溶液的棉签或纱布清除烧灼后的炭化物。

(3)保持创面干燥至落痂，避免日晒。

(三)氦-氖激光

1. 作用　波长 632.8nm，是可见的红色光，输出功率 10～40mW。可改善皮肤局部微循环，加强新陈代谢，促进组织愈合和毛发生长；能消除炎症，加强吸收，减轻炎症区域充血和水肿，提高局部免疫功能；能加速致痛的化学物质(钾离子、氨类物质等)的吸收，故有镇痛作用。

2．适应证

(1)多种原因所致的皮肤黏膜溃疡，如烫伤、烧伤、化学灼伤、电击伤、擦伤、糖尿病伴发的皮肤溃疡等。

(2)带状疱疹、单纯疱疹、疖肿、甲沟炎等感染。

(3)斑秃、全秃。

(4)冻疮、冷性多形红斑、雷诺现象、局限性硬皮病。

3．方法

(1)局部照射：每次治疗剂量为 0.5～1.0J/cm^2，每次 10min，10 次为 1 个疗程。

(2)穴位照射：以光纤输出，作为光针用于穴位照射。

4．注意事项

(1)疗程之间休息 3～5d 为宜。

(2)恶性肿瘤、急性感染禁止照射。

(3)眼睛不能直视光束。

(四)掺钕钇铝石榴石激光

1．作用　波长 1060nm，常用功率 10～80W，是近红外光谱。在皮肤组织上作用主要是热效应，因该波长的光在水分中引起散射，所以在皮肤组织的深度可达 1～6mm，比二氧化碳激光深。

2．适应证　海绵状血管瘤、淋巴血管瘤、血管角皮瘤、化脓性肉芽肿、血管内皮瘤等。

3．方法

(1)匀速照射皮损至苍白或灰褐色，隆起的损害即刻平复或凹陷收缩。

(2)结节状的损害可适当加大功率或延长照射时间，烧灼治疗。

(3)创面涂抗生素软膏或烫伤膏。

4．注意事项　大而深在的血管性损害治疗的间隔期间，须防止痂膜脱落出血。

(五)氩激光

1. 作用　波长为488nm及514.5nm,输出功率2～10W。该光谱被色素和血红蛋白吸收较多,对浅表性血管损害可起到封闭、凝固作用,且在皮肤组织上作用浅表,故多用于浅表的色素增生性皮肤病和浅表的毛细血管增生性皮肤病。

2. 适应证　雀斑、咖啡斑、脂溢性角化、文身等色素性疾病及毛细血管扩张、酒渣鼻、草莓状血管瘤、蜘蛛痣等血管性损害。

3. 方法

(1)色素性疾病以488nm的绿光治疗,具体剂量依病种而定。

(2)血管性损害以514.5nm的黄光治疗,脉冲或连续式输出。

4. 注意事项　同氦-氖激光。

(六)铜蒸气激光

1. 作用　波长为510.6nm(绿光)和578.2nm(黄光),输出光为混合光,黄绿光比率为1∶2。功率为1～6W。主要为血红蛋白的吸收峰值,能量大部分进入真皮,作用深度较氩激光为深。

2. 适应证　化脓性肉芽肿、酒渣鼻、蜘蛛痣、鲜红斑痣、红色文身等。

3. 方法

(1)脉冲式适于鲜红斑痣等,根据皮损颜色深浅,重复治疗2～4次。光斑直径2～3mm,功率密度7～111J/cm^2。

(2)连续式适用于化脓性肉芽肿,以光纤照射致损害凝固或炭化。

4. 注意事项　避免剂量过大,出现水疱而致瘢痕。

(七)调Q铒激光

1. 作用　波长2940nm,单脉冲能量0.06～2.0J,脉冲持续时间300μs,光斑直径1、6、3、5mm,脉冲频率1～20Hz。脉冲持续时间小于皮肤组织热弛豫时间,对靶外邻组织的热损伤大大减少;比常用的CO_2激光皮肤组织吸收更好,作用更浅表。

2. 适应证　同脉冲式CO_2激光。

3. 方法　与其他激光方法无异,对大面积损害,需分区分次进行。

4. 注意事项

(1)术后可出现创面红肿 1～2d,属正常反应,可自然消退。

(2)面部损害区照射后不可化妆、敷面膜,并避免日晒。

(八)脉冲染料激光

1. 作用 波长 510nm(绿光)为黑色素颗粒的吸收峰值,波长 585nm(黄光)为血红蛋白的吸收峰值,均可透过表皮作用至真皮,且脉冲形式输出可限制光照对靶外组织的损伤。

2. 适应证

(1)波长 510nm(绿光)用于治疗雀斑、咖啡斑、脂溢性角化、Becker 痣。

(2)波长 585nm(黄光)可用于治疗鲜红斑痣、毛细血管扩张、血管角皮瘤、酒渣鼻、蜘蛛痣、肥厚性瘢痕等。

3. 方法

(1)绿光常用脉宽 400～500μs,能量密度 1.5～6J/cm^2,光斑直径 3～5mm,脉冲频率 1Hz。

(2)黄光常用脉宽 300～450μs,能量密度 4～10J/cm^2,光斑直径 2、3、5、7、10mm,脉冲频率 1Hz。

(3)光斑重叠 10%～25%。

(4)治疗次数和剂量根据病人年龄、性别、损害性质、部位等情况而不同。一般 1～4 次,可间隔 3～6 个月。

4. 注意事项

(1)治疗时有轻微疼痛,一般不需麻醉。治疗后有短暂的红肿、紫癜,无须特殊处理,可以自然消退。

(2)痂膜脱落前,每日薄涂抗生素软膏 1～2 次,避免进水、揉擦、敷面膜、化妆及剧烈运动。

(3)痂膜脱落后尽量避免日晒,以免色素沉着。

(九)调 Q 紫翠宝石激光

1. 作用 波长 755nm,治疗剂量 4～10J/cm^2,光斑直径

3mm，脉冲持续时间0.5～1ms，脉冲频率1～15Hz。为色素颗粒吸收波段，能透入真皮深层，脉宽小于黑素小体的热弛豫时间，对周围正常组织无损伤。

2. 适应证　太田痣、伊藤痣、雀斑样痣、文身、异物色素沉着等。

3. 方法

(1)常用脉宽50～100ns，能量密度4～10J/cm^2。太田痣为0.75～8J/cm^2，3～6个月治疗1次，一般需5次左右。文身7.5～8J/cm^2，3～6个月治疗1次，2～3次可痊愈，治疗效果黑色优于蓝绿色，红色欠佳。

(2)光斑重叠10%～20%。

4. 注意事项　痂皮脱落后色素的消退过程缓慢，可长达半年至1年，尽量避免日晒。

(十)调Q红宝石激光

1. 作用　波长694nm，输出能量1～98J/cm^2，光斑直径2～8mm，调Q脉宽20～40ns，长脉宽1～2ns，脉冲频率1Hz。为真皮黑色素细胞吸收，脉宽小于黑色素小体的热弛豫时间，对周围正常组织热损伤较少。

2. 适应证　口周色素沉着-肠道息肉综合征、雀斑样痣、雀斑、太田痣、伊藤痣、文身、蓝痣、毛痣、多毛症等。

3. 方法

(1)根据色素深浅定剂量，3～10J/cm^2，半个月至6个月治疗1次，3～5次可去除1/2以上的色素。面积大、颜色深者可能需10次以上。

(2)毛发性损害以脉冲持续时间270ns，光斑直径6mm，功率密度30～60J/cm^{2}的剂量治疗。

(3)口周色素沉着-肠道息肉综合征的黏膜色素斑，选用光斑5～6.5mm、持续时间12～20ns的剂量治疗。

4. 注意事项　同调Q紫翠宝石激光。治疗后产生的短暂色素沉着或减退，一般可自然恢复。

(十一)308nm 准分子激光

1. 作用　能诱导皮损内 T 细胞凋亡,且引起凋亡的能力比 NB-UVB 高数倍,同时促进色素的合成。因此,治疗银屑病和白癜风有一定疗效。

2. 适应证　白癜风、银屑病、各种色素脱失的疾病和萎缩性瘢痕、妊娠纹、掌跖脓疱病、斑秃、婴儿湿疹、神经性皮炎等多种难治型皮肤病。

3. 方法　开机后调整剂量(成人最小剂量为 $100mJ/cm^2$,8 岁以下儿童用成人的一半)。操作模式分为单次出光模式、连续模式和 MED 测试模式。CAL 校准紫外光源输出(正常值为 100%)。

4. 注意事项　因体质差异,治疗后部分人皮肤可出现红斑、水疱、色素沉着等情况,此为正常反应,适当调节光照的剂量,可减轻反应。

(十二)封包疗法

1. 作用　增强外用药物对皮损区的疗效。

2. 适应证　白癜风、银屑病、异位性皮炎、红斑狼疮、慢性手部皮炎及皮肤淀粉样变等。

3. 方法　通常是在皮损区先采用 CO_2 点阵激光,然后在烧灼区域用不透气保鲜膜整张覆盖在霜剂或软膏上面以增加局部皮质类固醇激素的吸收,封包时间根据皮损情况、所用药物决定,从几小时到几天。如有反应可随时去除。

4. 注意事项　急性皮炎、有水疱、渗出性皮炎、糜烂性损害、有感染性皮损、对封包物过敏者等有明显禁忌证者,勿使用。

第三节　中医内治法

整体观念和辨证论治是中医学理论体系的基本特点,在治疗疾病时必须重视局部与全身的关系。皮肤病虽然表现在体表,但往往是内脏病变在皮肤上的反映，所以内治疗法在皮肤病的治疗中占有很重要的地位。

1. 疏风清热法　用于风热证，如风热所致的荨麻疹、玫瑰糠疹等。方选消风散、银翘散、桑菊饮。常用药物有金银花、连翘、桑叶、菊花、薄荷、牛蒡子、蝉蜕、黄芩、生地黄、栀子等。

2. 疏风散寒法　用于风寒证，如风寒所致的荨麻疹、冬令瘙痒症等。方选麻黄汤、麻黄桂枝各半汤。常用药物有麻黄、桂枝、羌活、荆芥、防风、白芷、生姜等。

3. 驱风潜镇法　用于风邪久羁证（顽癣类皮肤病）和血虚肝旺证（疣类皮肤病或皮肤病引起的神经痛）。方选天麻钩藤饮。常用药物有乌梢蛇、蝉蜕、僵蚕、全蝎及牡蛎、珍珠母、磁石、石决明、钩藤、白芍等。

4. 清热解毒法　用于实热证，如毛囊炎、疖、丹毒等。方选五味消毒饮、黄连解毒汤。常用药物有金银花、蒲公英、连翘、黄连、黄芩、栀子、黄柏、板蓝根等。

5. 清热凉血法　用于血热证，如进行期银屑病、红皮病、过敏性紫癜等。方选犀角地黄汤、凉血地黄汤、化斑解毒汤。常用药物如犀角（水牛角代）、生地黄、牡丹皮、玄参、赤芍、紫草、槐花等。

6. 清热利湿法　用于湿热证和暑湿证，如急性湿疹、带状疱疹等。方选龙胆泻肝汤、茵陈蒿汤、萆薢渗湿汤。常用药物有茵陈、车前草、山栀、黄柏、生薏苡仁、滑石、土茯苓等。

7. 健脾化湿法　用于脾湿证，如湿疹、大疱性皮肤病等。方选除湿胃苓汤。常用药物有苍术、厚朴、陈皮、茯苓、白术、生薏苡仁、藿香、佩兰等。

8. 滋阴除湿法　用于渗利伤阴证，如湿疹等。方选滋阴除湿汤。常用药物有生地黄、当归、玄参、茯苓、泽泻、黄柏等。

9. 养血润燥法　用于血虚风燥证，如神经性皮炎、慢性湿疹、银屑病等。方选当归饮子、四物汤、养血润肤饮。常用药物有熟地黄、当归、川芎、白芍、何首乌、女贞子、小胡麻等。

10. 凉血润燥法　用于血热风燥证，如玫瑰糠疹、脂溢性皮炎等。方选凉血消风散。常用药物有生地黄、牡丹皮、当归、丹参、槐花、白茅根、紫草、生石膏等。

11. 生津润燥法　用于热灼津伤证，如红皮病、药疹后期等。方选增液汤。常用药物有生地黄、玄参、麦冬、天冬、当归、石斛、何首乌等。

12. 疏肝理气法　用于肝郁证，如黄褐斑、神经性皮炎等。方选逍遥散。常用药物有柴胡、白芍、枳壳、香附、郁金、金铃子等。

13. 活血化瘀法　用于血瘀证，如酒渣鼻、瘢痕疙瘩、银屑病等。方选桃红四物汤、血府逐瘀汤。常用药物有桃仁、红花、鸡血藤、丹参、赤芍、三棱、莪术、水蛭、全蝎等。

14. 温阳通络法　用于寒邪阻络证，如多形性红斑、结节性红斑、硬皮病等。方选当归四逆汤、阳和汤。常用药物有桂枝、细辛、炮姜、制川乌、羌活、独活、红花、鸡血藤、牛膝等。

15. 益气固表法　用于表虚卫气不固证，如慢性荨麻疹等。方选玉屏风散。常用药物有黄芪、白术、防风、党参等。

16. 滋肾养阴法　用于肾阴不足证和阴虚火旺证，如红斑狼疮、黄褐斑等。方选六味地黄丸、大补阴丸、知柏地黄丸。常用药物有生地黄、熟地黄、何首乌、知母、黄柏、女贞子、墨旱莲、龟甲、鳖甲、玄参等。

17. 温补肾阳法　用于肾阳虚证，如系统性硬皮病、艾迪生病及系统性红斑狼疮、天疱疮等长期大量使用激素治疗后的患者。方选金匮肾气丸、右归丸。常用药物有附子、肉桂、仙茅、淫羊藿、菟丝子、巴戟天、枸杞子等。

第四节　中医药物外治法

1. 外用药物的常用剂型

(1)溶液：系将单味中药或中药复方加水煎熬至一定浓度，滤去药渣所得的溶液。可用于湿敷或熏洗。具有清洁、止痒、消肿、收敛、清热解毒作用。适用于急性皮肤病，渗出较多或脓性分泌物多的皮损，或伴轻度痂皮性损害。常用药物如苦参、黄柏、马齿苋、生地榆、野菊花、甘草、地肤子等煎出液。溶液剂用于湿敷是治疗皮肤病常用的方法，适用于急性红肿渗出糜烂的皮损或浅表溃疡。使用时将 5～6 层消毒纱布置于药液中浸透，稍挤拧至不滴水为度，敷于患处，一般每 1～2h 换 1 次即可；如渗液不多，可每 4～5h 换 1 次。

(2)粉剂(又名散剂)：系由单味或复方中药研成极细粉末的制剂。具有保护、吸收、蒸发、干燥、止痒的作用。适用于无渗液性的急性或亚急性的皮炎类皮肤病。常用药物如青黛散、六一散、九一丹、滑石粉、止痒扑粉等。用法为每日 3～5 次扑患处。

(3)洗剂(又名水粉剂)：系将一定量的中药粉末与水相混合而成的药剂。具有清凉止痒、保护、干燥、消斑解毒的作用。适应证同粉剂。常用药物如三黄洗剂、炉甘石洗剂、颠倒散洗剂、痤疮洗剂等。如止痒可加 1%薄荷脑、樟脑、冰片等；杀菌可加 10%九一丹或 5%～10%硫黄。小儿面部皮损广泛及冬天最好不用薄荷脑、樟脑等。由于粉剂久置后一些不溶于水的药粉沉淀于水底，故使用时需要振荡摇匀。

(4)酊剂：是将药物浸泡于 75%乙醇(或白酒)中，密封 7～30d 后滤过即成的酒浸剂。具有收敛散风、杀虫、止痒的作用。适用于脚湿气、鹅掌风、体癣、阴虱、神经性皮炎、脂溢性皮炎、脱发、白癜风、冻疮等。常用药物如复方土槿皮酊、百部酊、白屑风酊、红灵酒、30%补骨脂酊等。用法为用棉棒蘸药液，直接外涂皮损区，每日 1～3 次。凡急性炎症性皮肤病破皮糜烂者及头面、会阴部皮肤薄嫩处禁用，用后易引起皮肤烧灼及剧痛。

(5)醋剂：系将单味或复方中药放置于醋液中密封浸泡后而成的醋溶液。具有祛风杀虫、解毒止痒等作用。适用于手足癣、甲癣等。如一号癣药水、二号癣药水、鹅掌风浸泡液等。用法为浸泡患处，每次 30 分钟，每日 1 次；亦可外搽患处。有皮肤糜烂者禁用。

(6)油剂：包括将中药浸在植物油中熬炸去渣而成的油剂和植物油或药油与药粉调和成糊状的油调剂。油剂具有润泽保护、解毒收敛、止痒生肌的作用，适用于亚急性皮肤病中有糜烂、渗出、鳞屑、脓疱、溃疡的皮损。常用药物如蛋黄油、紫草油、青黛散油等。常用的植物油有麻油、菜籽油、花生油、茶油等，以麻油最佳，有清凉润肤之功效。用法为每日外搽 2～3 次。

(7)软膏：是将药物研成细末，用凡士林、羊毛脂、猪脂或蜂蜜、蜂蜡等作为基质调成的均匀、细腻、半固体状的剂型。具有保护、润滑、杀菌、止痒、去痂的作用。适用于一切慢性皮肤病具有结痂、皲裂、苔藓样变等皮损。常用药物如青黛膏、风油膏、硫黄软膏等。用法为每日外搽 2～3 次，或涂于纱布上敷贴于患部再加包扎。去痂时宜涂得厚些；用于皲裂、苔藓样变皮损时，加用热烘疗法效果更好。凡渗液较多、糜烂较重的皮损，不宜外涂或敷贴软膏。

2. 外用药的使用原则　要根据皮肤损害的表现来选择适当的剂型和药物。

(1)要根据病情阶段用药：①皮肤炎症在急性阶段，若仅有红斑、丘疹、水疱而无渗液，宜用洗剂、粉剂；若有大量渗液或明显红肿，则用溶液湿敷为宜。②皮肤炎症在亚急性阶段，渗出与糜烂很少，红肿减轻，有鳞屑和结痂，则用油剂为宜。③皮肤炎症在慢性阶段，有浸润肥厚、角化过度时，则用软膏为主。

(2)根据皮损用药：斑，选用洗剂、软膏；丘疹，选用洗剂；水疱，选用洗剂、粉剂；结节，选用软膏；风团，选用洗剂；痂，选用油剂、软膏；抓痕，选用洗剂；鳞屑，选用油剂、软膏；糜烂，渗液多者用溶液湿敷，渗液少者用洗剂；皲裂选用软膏；苔藓样变，选用软膏等。

(3)注意控制感染：有感染时，应先用清热解毒、抗感染制剂控制感染，然后再针对原来皮损选用药物。

(4)药物使用要点：①用药宜先温和后强烈。先用性质比较温和的药物，尤其是儿童或女性患者不宜采用刺激性强、浓度高的药物。面部、阴部皮肤慎用刺激性强的药物。②用药浓度宜先低后浓。先用低浓度制剂，根据病情需要再提高浓度。一般急性皮肤病用药宜温和安抚，顽固性慢性皮损可用刺激性较强和浓度较高的药物。

(5)随时注意药物过敏反应：一旦出现过敏现象，应立即停用，并给予及时处理。

(6)外用软膏时需注意：外涂软膏在第二次涂药时，需用棉花蘸上植物油或液状石蜡轻轻揩去上一次所涂的药膏，然后再涂新药膏，切不可用汽油或肥皂、热水擦洗。

第五节　中医特色疗法

一、药线疗法

药线疗法是用桑皮纸或丝绵纸内裹或外蘸药物，做成线状药条，用时插入疮口以使引流通畅。临床上一般分为内裹药物或外蘸药物两类。

1. 适应证　凡瘘管、窦道及疮口过小或脓泄不畅的疮疡，均可使用本法。

2. 用法

(1)内裹药物法：将药物先放在纸内，裹好搓成线状备用。内裹药物多为红升丹、白降丹之类的祛腐生肌药物。将药线条插入疮口内，每日或隔日换药1次。

(2)外蘸药物法：一般将纸条搓成线状，用时放在油或水中润湿，再蘸所需药物插入疮口。外蘸药物多为提脓祛腐类的药物，适用于疮口过小、脓泄不畅的疮疡。

3. 禁忌证　对丹药过敏者禁用。

4. 注意事项　插入疮口的药线必须保留一部分在疮口外，并向下折放，再外盖膏药及敷料。若脓液干净则停用药线以生肌收口。

二、药筒拔罐疗法

药筒拔罐疗法是用一定药物和竹筒同煎，并乘热将竹筒急合疮上，以吸取脓毒的方法。

1. 适应证

(1)毒蛇恶虫咬伤，毒不外出，肿势迅速扩散者。

(2)有头疽坚硬散漫不收、脓毒不得外泄者。

2. 用法　将所选药物煎水备用。再将鲜嫩竹数段，一头留节，长约 20cm，直径 4～5cm，去青皮，厚约 0.3cm。靠节钻一小孔，用软木塞塞紧，放前药内煮数十滚(药筒浮起用物压住)，如疮小可用拔火罐。将药水锅置病人附近，取筒去药水，趁热对疮口合上，按紧。此时药筒自会吸住，5～10min。筒凉时，拔去木塞，药筒自落。

3. 禁忌证

(1)出血性疾病或凝血功能障碍者禁用。

(2)疔疮初起、脓未成者禁用。

(3)皮肤溃烂者禁用。

4. 注意事项

(1)操作时必须避开大血管，以免引起出血不止。

(2)应检查拔出的脓血，若是鲜明黄稠厚者为顺，若为败浆稀水、污秽黑绿者应做分泌物菌培养加药敏试验等检查。

三、刺络拔罐法

1. 作用　本疗法是现代在刺络法和拔罐法结合而成的基础上发展而来的。十二皮部与经络、脏腑联系密切，运用皮肤针叩刺皮部，激发调节脏腑经络功能，以疏通经络，调和气血，促使机体恢复正常，从而达到防治疾病的目的。

2. 适应证　带状疱疹、荨麻疹、湿疹、痤疮、银屑病、酒渣鼻、扁平疣及瘙痒性皮肤病。

3. 方法　选定治疗部位后，用75%酒精棉球消毒皮肤，先用梅花针、三棱针快速点刺局部，以皮肤红润稍有渗血为好。将火罐迅速拔在刺血部位，火罐吸着后，留置时精心观察出血多少决定拔罐的时间。血少可时间稍长，血多即刻取罐。一般每次留罐10min。起罐后，用消毒纱布擦净血迹，每次吸出的血不可太多。

4. 注意事项　心力衰竭、恶性肿瘤、活动性肺结核、精神病患者、出血性疾病、孕妇、急性传染病及年老体弱者禁用刺血拔罐疗法。

四、梅花针叩刺法

1. 作用　用梅花针(七星针)沿着经络循行进行叩打，或对特定穴位或皮肤病变局部进行叩打刺激，使局部皮肤潮红或微微渗血，达到通络、活血、止痛的作用，并有增强局部血液循环和组织再生的功效。

2. 适应证　脂溢性脱发、斑秃、白癜风、带状疱疹后遗精神痛、神经性皮炎、局限性硬皮病等。

3. 方法　患者根据病变部位，暴露皮损区，皮肤常规消毒后用梅花针反复轻叩至皮肤出现红晕或轻度出血点，反复进行至皮肤出血，操作完毕后常规消毒。

4. 注意事项　若出现心慌不适、虚汗、面色苍白，呼吸变快等疼痛性休克或晕针表现时，立即停针，去枕平卧，吸氧，必要时针刺人中、十宣、静脉补液等对症处理。

五、灸　　法

灸法是用药物在患处近前燃烧，借药力及火力的温暖作用，以和阳祛寒、活血散瘀、疏通经络及拔引郁毒等。从而使脓未成者易于消散，既成者易于溃脓，既溃者易于生肌收口。

1. 适应证　肿疡初起坚硬，属阴寒毒邪凝滞，而正气虚弱，难以起发及溃疡久不愈合。

2. 禁忌证　火热毒盛的阳证疮疡。

六、熏　蒸　法

熏蒸法可分为熏法与蒸法。

1. 适应证　肿疡、溃疡及部分皮肤病。

2. 用法

(1)熏法:将药圈成柱状,点燃,取其烟气上熏患部。

(2)蒸法:将药物加水煮沸,蒸患部。

3. 禁忌证　疔疮火毒重者禁用,皮肤病急性炎症期慎用。

4. 注意事项　治疗时应知晓病人对治疗部位的热感程度,以不灼伤皮肤为度。保持室内空气流通。

七、熨　　法

熨法为一种直接接触皮肤的温熨疗法。

1. 适应证　风寒湿痰凝滞所致的各种皮肤病。

2. 用法　取选定的药物捣烂或研成细末,加酒或醋拌炒至温热,布包熨患处,稍凉即换。

3. 禁忌证　阳证疮疡禁用。

4. 注意事项　治疗时随时知晓病人的热感程度,特别是感觉迟钝的病人,应注意避免烫伤皮肤。

八、热烘疗法

热烘疗法是在病变部位涂药后,加热烘的一种疗法。

1. 适应证　慢性湿疹、神经性皮炎及结节性痒疹等。

2. 用法　根据病情选择适合的药膏。操作时先将药膏均匀涂于患部,然后用火烘烤患部 20～30min,每日 1 次,烘后即将药膏擦去。

3. 禁忌证　禁用于急性炎症性皮肤病。

4. 注意事项　同熨法。

九、滚刺疗法

滚刺疗法是用滚刺筒在病变部位推滚的疗法。

1. 适应证　慢性湿疹、神经性皮炎及皮肤淀粉样变等。

2. 用法　清洁消毒患部后，用滚刺筒于患处推滚，至患处皮损轻度渗血，揩干后用橡皮膏外封，每 5～7 日 1 次，7 次为 1 个疗程。

3. 禁忌证　皮肤有感染者禁用。

4. 注意事项　操作时注意皮肤消毒，以防感染。头面部皮损不用此法。

十、针刺疗法

通过一定手法针刺表皮穴位而达治疗目的的一种传统疗法。

1. 适应证　大部分皮肤病均可采用针刺疗法。

2. 用法　根据病情辨证取穴，常规消毒针刺部位皮肤，然后进针，施以手法。其针刺深浅、手法使用及时间长短依病情和针刺部位而定。

3. 禁忌证　晕针者禁用。

4. 注意事项　针刺穴位要准确，避免误伤重要血管、神经及脏器。治疗时密切观察病人反应，预防晕针发生。饥饿和饱食时禁用此法治疗。

十一、穴位注射疗法

穴位注射疗法亦称水针疗法。

1. 适应证　大部分皮肤病均可采用本法。

2. 用法　依据病情选定注射用药，辨证取穴，常规消毒穴位部皮肤，依针刺手法要求进行，注射药物剂量和间隔时间，根据药物效果和病情需要而定。

3. 禁忌证　晕针者和所用药物有禁忌者禁用。

4. 注意事项　同针刺疗法。

十二、砭镰疗法

砭镰法俗称“飞针”，是用三棱针或刀片在疮疡患处浅刺或割刺皮肤黏膜的方法。

1. 适应证　急性阳证疮疡。

2. 用法　常规消毒患处皮肤，用三棱针或刀片直刺皮肤或黏膜患处，迅速移动刺点，以患部出血或排出黏液、黄水为度。

3. 禁忌证　慢性阴证及虚证。

4. 注意事项　操作时注意深浅，不宜刺得太深，以免伤及经络。刺后外敷无菌纱布。

十三、火针疗法

1. 作用　火针疗法，是用一种特制的针具，经加热烧红后采用一定的手法刺入到人体腧穴或患处的一种针灸治疗方法。火针作为针灸疗法中的一种特殊针法，具有温通经络、扶正助阳、祛邪引热的功效，临床可以单独或与其他针法结合应用。

2. 适应证　带状疱疹、湿疹、白癜风、银屑病、神经性皮炎、痤疮等。

3. 方法　在选择的穴位或皮损部位上，先用 2%的碘酒消毒，后用 75%的酒精棉球脱碘，以防感染。点燃酒精灯，将针烧至通红时，迅速将针准确地刺入穴位或皮损部位，并敏捷地将针拔出。火针针刺的深度要根据病人的病情、体质、年龄以及针刺部位的肌肉厚薄、血管深浅而定。火针进到一定深度后应迅速出针，然后用消毒干棉球揉按针孔，以使针孔闭合，防止出血或感染。

4. 注意事项　面部应用火针要慎重；对于血管和主要神经分布部位亦不宜施用火针。在针刺后局部呈现红晕或红肿未能完全消失时，则应避免洗浴，以防感染。发热的病症，不宜用火针。

十四、火　　疗

1. 作用　是利用酒精燃烧的热力和空气对流的物理原理，刺激体表穴位和病位，通过经络传导，激活人体脏腑经络的功能，调整机体阴阳气血运行。

2. 适应证　带状疱疹、银屑病、过敏性皮肤病、丹毒、湿疹等。

3. 方法　把酒精倒好，准备塑料薄膜、大毛巾 3 条叠好置入水中，其他 3 条毛巾备用。患者准备体位，皮损区铺盖毛巾，一般选择 2～3 条，在其上均匀喷洒酒精。点火。扑火（注意询问患者感受）。重复点火、扑火。最后一次扑火后要把毛巾盖在患处，薄膜涂上火龙液备用；取毛巾将火龙液薄膜铺在患者火疗后的部位，让患者盖好被子平躺 45min。

4. 注意事项　不可空腹做；需饭后一小时；火疗前后要大量喝温水；火疗后 12h 不能洗澡；做完火疗，必须在床上平躺 45min；手术 1 年后方可做火疗。

十五、火　棉　灸

1. 作用　又称棉花灸法、棉灸法等，是一种以点燃脱脂棉为热源施灸的方法。可分为拍打灸和贴棉灸两种。皮肤科常用贴棉灸，能改善局部皮肤血液循环，调节皮下神经，提高机体免疫力。

2. 适应证　银屑病、神经性皮炎、顽固性湿疹、带状疱疹及其他局限性皮肤病症。

3. 方法　先将皮损部位常规消毒，用皮肤针叩刺出血，以脱脂棉少许，摊开如蝉翼状薄片，与皮损部位大小相同，贴于患部，用火柴点燃，急吹其火，令瞬间燃完，如法再贴再灸，如此 3～5 次，每隔 3～5d 灸治 1 次，10 次为 1 个疗程。

4. 注意事项　施灸用的脱脂棉片应撕展得又松又薄，易于迅速燃完，防止灼伤皮肤。头面及有毛发的部位，不宜用本法。

十六、中药点治疗法

中药点治法是用具有一定腐蚀作用的药物点涂于皮损上使之脱落的一种疗法。常用的药物有水晶膏、平胬丹及五妙水仙膏等。

1. 适应证　皮肤赘生物、慢性炎症性增生性皮肤病、色素沉着斑等。

2. 用法　将药物均匀地点涂于皮损组织，待其逐层融化脱落后，用生理盐水清洗患处，外用消毒敷料遮盖即可。

3. 禁忌证　急性炎症性皮肤病及对所用药物过敏者。

4. 注意事项　保护正常组织，口及眼部慎用。

十七、药浴疗法

药浴疗法是将治疗用药水浸洗患部或全身的一种疗法。

1. 适应证　大部分皮肤病均可采用本法治疗。

2. 用法　根据病情辨证处方后，将药煎煮成浓度、温度适中的药液，后将药液倒入消毒后的面盆或浴缸内，将患部或全身浸泡于药液中轻轻擦洗。每次 30min 至 1h 不等，每月 1 次。

3. 注意事项　保持室内空气流通和清洁。对感觉迟钝者应掌握好水温，以防烫伤皮肤。体质较差和伴有严重心血管疾病病人慎用此法。

第六节　外科疗法

一、匙刮术

匙刮术是利用刮匙破坏或刮除皮肤病变组织的一种治疗方法。目前临床上常用卵圆形刮匙。刮匙边缘必须锐利，柄要坚硬，有斜角。

1. 适应证　各种疣、化脓性肉芽肿、皮脂腺囊肿、脂溢性角化症。

2. 禁忌证　恶性黑色素瘤。

3. 操作方法　局部皮肤常规消毒，并用1%普鲁卡因局麻，然后以锐利刮匙将病变组织彻底刮除。刮除后涂以2%甲紫液包扎。以后每日涂2%甲紫液2次，10d内不可沾水，局部保持清洁与干燥，直至伤口愈合。

4. 不良反应　局部有时可留有萎缩性瘢痕。

二、皮肤磨削术

皮肤磨削术是利用电动磨削器通过手术磨削方法来消除皮肤表面某些瘢痕性损害、粉尘染色及良性肿瘤等皮肤病的一种治法。

1. 适应证

(1)面部瘢痕：天花、水痘、痤疮、面部播散性粟粒性狼疮及烧伤等遗留瘢痕。

(2)面部色素性损害：爆炸伤引起的粉尘染色、文身及雀斑等。

(3)面部良性肿瘤：汗管瘤、皮脂腺瘤及汗孔角化症等。

(4)其他皮肤病：酒渣鼻、面部毛细血管扩张症、口角放射纹、神经性皮炎及皮肤淀粉样变等。

2. 禁忌证　慢性放射性皮炎、着色性干皮病及瘢痕体质等。

3. 手术方法　采用局部浸润麻醉或阻滞麻醉将术野麻醉后，取钢刺轮、砂齿轮、砂石等磨削器械按以下步骤施术。

(1)先选用磨削力较强的钢刺轮削平高起组织，再以砂齿轮细磨。若妇女或儿童皮肤嫩薄，亦可开始就用砂齿轮。磨削方法有平磨、斜磨、点磨及圆磨。磨削时从边缘开始向内移行，往返磨削，力度均匀。深度以达真皮乳头层有明显出血点为止，过深易留瘢痕。在口周及眼睑、鼻颊沟磨削时应用砂轮棒轻磨，且砂轮应与术野垂直，否则术后易留瘢痕。损害被磨削后，再以砂石着力磨平创面，以纱布压迫止血，清洗创面，敷以凡士林纱布，再以纱布包扎。

(2)术后处理。①术后由于创面血清渗出，纱布被浸湿，次日可更换外层纱布，但里层凡士林纱布不要动。配合应用抗菌类药以防创面感染。②术后 10～14d 凡士林纱布任其自行脱落。若 1 次磨削术皮肤损害不够平整，隔 6～12 个月可进行第 2 次磨削术，一般 2 次磨削术即可。③术后创面出现色素沉着斑，可口服或静注维生素 C，局部外擦 3%氢醌霜。

三、脓肿切开术

1. 适应证　浅表感染已形成脓肿，有波动感或穿刺得脓的可考虑进行切开引流。

2. 麻醉　浅表脓肿可用局麻，深部脓肿或病变范围大的可用神经阻滞麻醉或全身麻醉。

3. 切口选择

(1)一般体表脓肿切口选在波动感最明显处，或者位置偏低以免形成脓袋。

(2)特殊部位应具体对待，其原则是尽量避免损伤正常组织，勿影响术后生理功能；引流通畅。

(3)应循经切开，以免损伤血管及神经。

4. 切口形式　可做一、十、十十或弧形切口，也可根据实际需要做相应形状的切口。

5. 步骤

(1)常规局部消毒、麻醉。

(2)切开排出脓液，如脓流不畅，可适度剪断脓肿内的纤维隔，夹出坏死组织。

(3)放置凡士林纱条或油纱条引流，外敷纱布保护。

6. 术后处理

(1)术后每日或隔日 1 次外科换药。待炎症消退，肉芽开始生长可用油纱条换药。

(2)待健康肉芽组织生长后，可用胶布将皮瓣拉拢，以缩小创面，加速愈合。

(3)检查尿糖或血糖，如有糖尿病，应同时给予治疗。

四、痤疮挤压术

1. 手术方法　局部皮肤常规消毒后，用痤疮挤压器逐个将痤疮丘疹内的脂栓挤出。术后外涂 1%水氯酊(氯霉素＋水杨酸)即可。

2. 注意事项　鼻周皮损伴感染者禁用。

五、囊肿摘除术

1. 麻醉　在囊肿周围用 1%普鲁卡因做梭形阻滞麻醉，如为线状切口，并做切口线上皮内麻醉。

2. 手术步骤

(1)局部常规消毒、麻醉。

(2)可做梭形切口或线状切口。

(3)用鼠齿钳将皮肤边缘提起，用蚊式血管钳沿囊肿壁进行剥离，或用解剖剪边撑边剪，直至囊肿完全切除。

(4)缝合皮肤。

3. 注意事项　务必将囊壁完全清除，以免复发。切口应尽量沿皮纹切开，以减少瘢痕。

六、脚病修治术

(一)胼胝的修治

1. 局部消毒，1%普鲁卡因周围阻滞麻醉。

2. 用刀片沿表皮角质厚块边缘，在水平方向做一圈状切口约 1mm 深。用有齿镊将切开的表皮厚块稍提起；用片刀或条刀沿正常组织与病变组织的交界线(青线)探入进行分离，直到将病变组织全部挖出。然后用片刀平行修整边缘残留角质块，使修治后皮损与正常皮肤相平。如在挖出时遇到向底层深入或遇嵌在真皮上部的锥状角质增厚块时，则用片刀或条刀按上法深入挖出，直至真皮浅层呈淡红色为止。治疗时，如在底层见到乳白色坚韧的膜样物，则可用片刀平行将其全部挖出，以防胼胝复发。

3. 术后局部无空隙或凹陷，则可用肤疾宁贴膏或愈裂贴膏外贴，每 3 日换 1 次。如有空隙或凹陷，则可用橡皮胶布贴空隙或凹陷的两侧，并用力向足背方向牵引，使所留的空隙或凹陷变平，然后外贴肤疾宁硬膏，必要时换药，直至愈合。

4. 术后嘱病人穿软底鞋。

(二)嵌甲症修治术

1. 患足平放于诊治台缘或方凳缘，力求平稳，局部常规消毒，可不麻醉(如合并甲沟炎或肉芽组织增生时可用 2%丁卡因表面浸润麻醉)。

2. 如甲板明显增厚，则可用抢刀由后向前削平增厚的甲板。再用轻刀将嵌入甲沟部分的甲缘向甲根切去，但刀刃应始终接近甲板平面上。术中注意不要损伤甲沟及甲床，以免引起出血及疼痛。

3. 除去肥厚甲板后，用轻刀或条刀细心地将乳白色坚韧膜样物去除，沿“青线”进刀可除尽。如合并甲沟炎、甲周围炎或肉芽组织增生时，可用 2%丁卡因溶液表面浸润麻醉，再用苯酚烧灼甲沟部及肉芽增生处。

4. 去除嵌甲后，涂 2%～5%碘酊一段时间，以防止乳白色膜样物生长。

(三)甲癣修治术

甲癣的修治主要是除去被真菌侵犯而增厚的甲板，以利药物直接发挥作用。

1. 病人取坐位，足平放于诊察台或小方凳前缘，医者手心向上，拇、示指捏紧患趾两侧，两指低于甲床平面，以防止修治时损伤手指。

2. 先用抢刀由甲板根部病变处起向甲游离缘抢，并由右向左薄削趾甲板表层，术时注意每次进刀时要浅，避免损伤甲床引起出血和疼痛。

3. 去薄甲板后，再用轻刀（避开甲床正常部分）由前向后方向进刀，刀刃由两侧向中心倾斜劈去病变的松脆组织。

4. 用轻刀薄薄除去甲板残留的灰甲，然后修整甲游离缘部。

5. 外涂 30％冰醋酸溶液于病甲，稍有痛感即除去。如此反复，每日早晚点涂，直至新甲生长，约 1 个月可痊愈，有手足癣者应同时治疗。

（四）跖疣

1. 用片刀平取，薄薄片去淡黄色角质增厚块，但不宜太深，以免损伤真皮乳头层引起出血。

2. 局部常规消毒，2％普鲁卡因溶液局部浸润麻醉，然后用眼科小刮匙将伸入真皮层的乳头状物（疣体）做钝性剥离后整个刮出。再对基底部轻刮之，以免残留有疣体。清洁创面，消毒纱布压迫包扎止血。一般 1 周左右创面愈合不留瘢痕。

七、面部按摩术

面部按摩分中国传统按摩和欧美式按摩。

1. 中国传统按摩　传统的按摩是应用中医循经点穴按摩法，用指尖或指腹按压面部穴位，通过对穴位的刺激，起到通经活络、平衡阴阳、行气活血及润泽肌肤的作用。

2. 欧美式按摩　欧美式按摩的每个动作之间，连绵不断，天衣无缝。可刺激血液循环，清除表皮坏死细胞，术前应用没有渗透性的面霜焗面。

八、石膏倒膜术

石膏倒膜是用医用熟石膏加水调成稀糊状，覆于面上，利用其产生的热量，加速血液循环，促进新陈代谢，达到治疗和美容的目的。

1. 作用　有洁肤、增强营养及抗皱增白的作用。

2. 操作步骤

(1)清洁皮肤。

(2)面部按摩。

(3)用棉花盖住眼、口，留住鼻孔呼吸，鼻塞呼吸不利则留口呼吸。

(4)将熟石膏加适量水调成稀糊状，覆于面部，待形成硬膜。

(5)30min后，取掉硬膜，清洁皮肤。

九、化学剥脱术

1. 作用　利用各种酸、碱化学物质(如果酸、三氯醋酸等)先将表皮或真皮腐蚀，进而促进皮肤再生的一种美容方法。

2. 适应证　痤疮，毛孔粗大，皮肤老化，黄褐斑等色素增加性皮肤病，浅表性瘢痕，毛周角化病、鱼鳞病、皮肤淀粉样变病等。

3. 禁忌证　拟做其他手术的部位和创面；施术区患有接触性皮炎、湿疹等过敏性皮肤病或皮肤处于敏感状态；局部有单纯疱疹、脓疱疮等感染性疾病；近3个月接受过放疗、冷冻及皮肤磨削术者；日晒伤、光防护不够及不配合治疗者；精神病患者或情绪不稳定者；免疫缺陷性疾病患者；妊娠和哺乳期妇女；果酸过敏者。

第七节　皮肤病饮食疗法

《内经》记载了许多重要的养生原则和方法，其中食养、饮食有节是养生保健最重要、最基本的方法。皮肤疾病与饮食有密切关系，因此，在皮肤病的治疗过程中，也非常强调忌口，注意饮食保健，就能预防皮肤疾病的发生。中医食疗的特色强调“因人制宜”。在日常饮食中，能够根据人的体质状态的不同，采用与其相应的个性化调理方案，选用不同的食物，动态把握饮食对人体的影响。

第八节　皮肤病心理疗法

随着科技的发展、社会的进步，医学模式已从单纯的生物医学模式转变为生物-心理-社会医学模式，心理治疗已成为医务人员治疗疾病的四大疗法之一。不良的心理应激易引起皮肤病，同样许多皮肤病性病也可引起心理问题。通过临床治疗和观察，皮肤病伴有心理疾病不能单纯依赖药物治疗，必须结合患者的心理因素，消除有关不良刺激，改善患者的精神状态，才能使患者乐于接受，积极配合治疗，从而取得良好的治疗效果。实践证明“心病当须心药医”是千真万确的经验，同时适当给予安慰剂或镇静药（抗焦虑药物如地西泮）等，用暗示诱导法，让其在无意中消除异常的心理状态，达到缓解疾病的目的。

第5章 病毒性皮肤病

第一节 单纯疱疹

单纯疱疹是由人类单纯疱疹病毒感染所致的，以局限性、簇集性小水疱为特征，好发于皮肤黏膜交界处和受损皮肤的病毒性皮肤病。属中医学“热疮”的范畴。

【诊断要点】

1. 好发于受损皮肤及皮肤黏膜交界处，如颊部、鼻周、唇缘、眼睑等处及外生殖器、大腿。

2. 先有局部瘙痒及紧张感，随即出现红斑，在红斑基础上迅速出现簇集性的小水疱，水疱内容物透明，或稍浑浊，破后露出糜烂面，逐渐干燥结痂。

3. 自觉局部瘙痒，一般无全身症状。发生在外生殖器时，可因糜烂或继发化脓性感染而自觉疼痛，可伴发局部淋巴结炎、淋巴管炎或尿道炎、膀胱炎及前列腺炎。

4. 多见于成年人，病程一般1～2周可痊愈，但易复发。

5. 临床有时表现为面颊部、下颏部反复发作的甲盖大红斑、上覆少许糠秕样鳞屑，自觉轻微瘙痒或灼热，位置固定。

【鉴别诊断】

1. *面部带状疱疹*　多沿三叉神经或面神经的分支呈带状分布。水疱基底炎症显著，有显著的神经痛。

2. *脓疱疮*　多发生在颜面、四肢等暴露部位，皮疹为散在性脓疱，周围绕以炎性红晕，破后糜烂、渗出，结蜜黄色痂皮，自觉剧痒。接触传染性强。多发于儿童，夏秋多见。亦可继发于单纯疱疹感染后。

【治疗方法】

1. 一般治疗

(1)全身治疗:①病情较重者,可酌情选用阿昔洛韦(无环鸟苷)、利巴韦林(病毒唑)、泛昔洛韦、伐昔洛韦(万乃洛韦)、干扰素和干扰素诱导剂。②经常复发(>6次/年)的病人,可选用阿昔洛韦、泛昔洛韦持续给药,疗程为3～12个月;或胸腺素、转移因子、胎盘球蛋白、左旋咪唑等调节细胞免疫。③继发细菌感染者,酌情选用抗生素。

(2)局部治疗:以吸湿、干燥及预防继发感染为原则,可外搽呋喃西林氧化锌油、炉甘石洗剂、0.25%碘苷软膏、1%～5%阿昔洛韦软膏、1%喷昔洛韦软膏、0.1%碘苷(疱疹净)或阿昔洛韦(无环鸟苷)眼药水滴眼、3%膦甲酸钠软膏;如继发细菌感染,可外用红霉素软膏、莫匹罗星(百多邦)软膏、0.5%新霉素软膏。

2. 中医治疗

(1)辨证施治:①热盛证,治以清热散风,方用辛夷清肺饮加减;②肝胆湿热证,治以清泻肝经湿热,方用龙胆泻肝汤加减;③反复发作者,可选用板蓝根、马齿苋、生薏苡仁及紫草水煎内服。

(2)中成药:①板蓝根冲剂10g,口服,3/d;②抗病毒冲剂10g,口服,3/d;③银黄口服液10ml,口服,3/d。

(3)外治疗法:季德胜蛇药片、紫金锭磨水或黄连膏、青黛膏外搽,每日2次。

(4)其他治疗:①物理疗法,顽固反复发作者,局部紫外线照射;②马齿苋30g及冰片(后下)10g,煎水待凉,用纱布蘸水湿敷患处,每次15min,每日2次。

【预防与护理】

1. 反复发作者,应祛除诱发因素。

2. 忌食肥甘厚味及辛辣之品。

3. 局部保持清洁,促使皮损干燥结痂,防止继发感染。

第二节　带状疱疹

带状疱疹系水痘-带状疱疹病毒所引起的急性疱疹性皮肤病。患者首次感染为水痘或隐性感染，病毒潜伏，当机体劳累、细胞免疫力低下、局部外伤后常突然发生。以簇集性小水疱，沿一侧周围神经呈带状分布，伴神经痛为特征。多见于成年人，好发于春秋季节，愈后极少复发。属中医学“蛇串疮”“缠腰火丹”“蜘蛛疮”的范畴。

【诊断要点】

1. 发疹前往往有发热、倦怠及食欲减退等前驱症状及劳累史。

2. 皮疹发于身体一侧沿周围神经呈带状分布，以胸段肋间神经和三叉神经分布区为多见。

3. 先感局部皮肤灼热、感觉过敏或神经痛，继而出现红斑，在红斑基础上出现簇集性粟粒大小丘疹，迅速变为水疱，水疱疱壁紧张发亮，各群皮疹之间皮肤正常，数日后水疱干燥结痂。愈后有暂时性色素沉着。皮疹偶为丘疹、大疱、血疱或坏疽。

4. 神经痛为本病特征之一，可在发疹前或伴随皮疹出现。年轻人疼痛轻，年老者重。当皮损完全消退后，可遗留神经疼痛，持续数月或更久。

5. 皮损附近的淋巴结常肿大，有压痛，严重者可有发热、畏寒、倦怠及食欲减退等全身症状。

6. 特殊临床类型：仅有神经痛而不出皮疹的无疹型；眼带状疱疹、耳部带状疱疹（面瘫、耳痛、外耳道疱疹三联征称为 Ramsay-Hunt 综合征）、带状疱疹性脑膜炎、运动性麻痹及内脏带状疱疹等，会出现相应的临床症状。

7. 病程 2～3 周，愈后极少复发。

【鉴别诊断】

1. 单纯疱疹　好发于皮肤黏膜交界处，不沿神经分布，自觉轻度瘙痒，有复发倾向，多见于高热、胃肠功能紊乱及月经不调等病人。

2. 接触性皮炎　有接触史，皮疹疹形一致，边界清楚，与接触方式密切相关，与神经分布无关，自觉烧灼剧痒，无神经痛。

3. 其他　在前驱期及无疹型带状疱疹神经痛显著者，须与肋间神经痛、胸膜及急性阑尾炎、股外侧皮神经痛等相鉴别。

【治疗方法】

1. 一般治疗

(1)全身治疗：①抗病毒药物，可选用阿昔洛韦、泛昔洛韦、伐昔洛韦(万乃洛韦)、阿糖胞苷、利巴韦林等；但孕妇及哺育妇女慎用。②止痛药物，可予以各种解热镇痛药如吲哚美辛(消炎痛)、索米痛(去痛片)、阿司匹林、加巴喷丁、普瑞巴林等，宜同时口服西咪替丁片，有护胃、调节免疫、抗病毒作用。③皮质类固醇激素，常用于起病早期、病情严重、足量抗病毒制剂的前提下，及时口服泼尼松片可有效抑制神经根炎症过程，减少后遗神经痛的发生。④维生素类药物，常用维生素 B_1、维生素 B_{12} 及维生素 E。⑤抗生素，如有继发感染，应选用抗生素。⑥免疫调节药，如干扰素、胸腺素、转移因子等。

(2)局部治疗：局部外搽 1%～2%阿昔洛韦软膏、酞丁安软膏、1%喷昔洛韦软膏、3%膦甲酸钠软膏或炉甘石洗剂；如有糜烂，可用 0.1%依沙吖啶液、3%硼酸溶液湿敷，外搽新霉素软膏或氧化锌糊剂。眼部病变可用阿昔洛韦、三氮唑核苷及碘苷(疱疹净)眼药水滴眼。

(3)其他疗法：可酌情选用紫外线照射、频谱、音频电疗、氦-氖激光照射。

2. 中医治疗

(1)辨证施治：①热毒证，治以泻肝凉心，清热解毒，方用犀角(水牛角代)地黄汤合黄连解毒汤加减；②湿盛证，治以健脾化湿、清热解毒，方用除湿胃苓汤加减；③气滞血瘀证，治以活血化瘀、行气止痛及清解余毒，方用桃红四物汤加减。

(2)中成药：①龙胆泻肝颗粒 6g，口服，3/d；②板蓝根冲剂 10g，口服，3/d；③血府逐瘀口服液 10ml，口服，3/d；④三七总苷片 2～4 片，口服，3/d；⑤季德胜蛇药片，8 片，口服，3/d。

(3)外治疗法：①初期或水疱未破者，以二味拔毒散加味，研末，以 75%乙醇及 2%普鲁卡因混匀外搽；②皮疹溃破或渗出多时，用青黛散掺黄连膏分块敷贴；③若脓腐未脱，酌用九一丹掺黄连膏分块敷贴。

(4)其他疗法：①针刺治疗，取穴：内关、足三里、曲池、合谷、三阴交；手法强刺激，留针 20～30min，每日 1 次。②穴位注射，可选用维生素 B_1、维生素 B_{12} 或当归注射液，取穴同①，每穴注射 0.2～0.5ml，每次总量不超过 4ml，1～2d 注射 1 次。③火针、拔罐治疗。

【预防与护理】

1. 保持局部皮肤清洁，注意休息。

2. 忌食辛辣、酒、鱼和肥甘厚味之品。

3. 带状疱疹疫苗的接种。

第三节 寻 常 疣

寻常疣是由人类乳头瘤病毒所引起的慢性病毒性赘生物。以污褐色乳头状角质隆起、无自觉症状为特征。多见于儿童和青少年。属中医学“千日疮”“枯筋箭”的范畴。

【诊断要点】

1. 好发于手足背、手指、足缘或甲廓等处，亦可见于头面部。

2. 皮损初为针头大小的扁平隆起性丘疹，渐增大至豌豆大或更大，呈圆形或椭圆形乳头状角质隆起，表面干燥、粗糙，角化明显，触之硬，为灰黄、灰褐或黄褐色，顶端可呈花蕊或刺状。

3. 大多无自觉症状，偶有压痛，撞击或摩擦时易出血。

4. 病程缓慢，可自愈，愈后不留痕迹。

5. 特殊临床类型有：①甲周疣，发于甲廓部，易出现裂口，继发化脓性感染，可向甲下蔓延。②指状疣，为一簇集性多个参差不齐的指状突起。其尖端为角质样物质，好发于头皮，亦可见于趾间及面部。③丝状疣，为单一柔软细长的丝状突起，顶端被有干燥角质，正常皮色或棕灰色，好发于眼睑、颈及颏部。

【鉴别诊断】

1. 传染性软疣　皮损为半球状隆起，表面呈蜡样光泽，不呈刺状，中央凹陷有脐窝，除继发感染外常为肤色，可查见软疣小体确诊。

2. 疣状表皮发育不良　常自幼发病，单个皮损为米粒至黄豆大扁平疣状丘疹，呈暗红、紫红或褐色，广泛而对称分布，常伴有掌跖角化、指甲改变、雀斑样痣及智力发育迟缓，易发生癌变。

3. 斑点状掌跖角化病　寻常疣早期应与本病相鉴别，后者以青春期多见，以掌跖部散在圆形、黄色质硬的半透明的角化性丘疹为特征，角质丘疹脱落后患处呈小凹陷，与寻常疣不同。

【治疗方法】

1. 一般治疗

(1)全身治疗：以局部治疗为主，全身治疗疗效难以肯定，可酌情选用：①左旋咪唑、胸腺素片等口服；②异维A酸口服。

(2)局部治疗：①用刮匙将疣刮除，CO_2 激光或液氮冷冻；②腐蚀剂如纯水杨酸、乳酸、纯苯酚(石炭酸)及苛性钾外涂，但注意保护周围健康皮肤；③疣体内注射，可选用2.5%碘酊、聚肌胞注射液、盐酸平阳霉素普鲁卡因稀释液及硫酸博来霉素等；④维A酸软膏、2%～4%甲醛溶液、10%水杨酸软膏、5%氟尿嘧啶软膏、0.2%喜树碱霜外搽。

2. 中医治疗

(1)辨证施治：①肝胆风热证，治以清肝泻火，方用清肝益荣汤加减；②肾气不荣证，治以滋补肾水，方用六味地黄汤加减。

(2)中成药:①板蓝根注射液 2～4ml,肌内注射,3/d;②柴胡注射液 2～4ml,肌内注射,3/d。

(3)外治疗法:①五妙水仙膏、水晶膏及鸦胆子油外涂,注意保护正常皮肤;②结扎疗法,对头大蒂小的疣或丝状疣用丝线或头发丝结扎;③木贼草、香附、生牡蛎各 30g 及蜂房 10g,煎水擦洗患部;④火针治疗。

【预防与护理】　避免摩擦、撞击,以防出血。

第四节　跖　　疣

跖疣为发生在足部的寻常疣,属中医学“足瘊”的范畴。

【诊断要点】

1. 好发于足跖前后受压处及趾部。

2. 初起为小的发亮丘疹,渐增大,表面粗糙角化,灰黄或污灰色,圆形,周围绕以增厚的角质环。因足底受压,皮损常不高出皮面。除去角质层后可见疏松的角质软芯,表面可见散在小的、紫黑色出血点,数目从几个到几十个不等。

3. 局部压捏痛明显。

【鉴别诊断】

1. 鸡眼　好发于足底、足缘及趾缘受压部位,为一单发的表皮角质层过厚所构成的圆锥形透明角质栓,尖端伸入皮内,底呈圆锥形露于皮外,如鸡眼状,有压痛,而跖疣捏痛明显较压痛剧烈。

2. 胼胝　好发于足底受压处,为表皮角质层成片增厚,中心部最厚,愈向边缘愈薄,无明显压痛,表面光滑,皮纹清晰。

【治疗方法】

1. 一般治疗

(1)全身治疗:全身治疗同寻常疣。

(2)局部治疗:①2.5%～5%氟尿嘧啶软膏、维 A 酸软膏、4%

甲醛溶液(10%福尔马林)、冰醋酸或浓苯酚(石炭酸)皮损部外搽;②4%碘苷二甲亚砜溶液及20%～40%碘苷霜剂外搽加封包;③0.05%博来霉素加入2%普鲁卡因溶液皮损内注射;④光动力治疗。

2. 中医治疗

(1)内服药:治以平肝活血及软坚止痛,药用灵磁石、代赭石、生牡蛎、珍珠母、地骨皮、红花、桃仁、牛膝、白芍、黄柏、山慈菇及石决明,煎水内服。月经期及孕妇忌服。

(2)外治疗法:①皮损少者,选用千金散、水晶膏及鸦胆子油外搽,注意保护正常皮肤;②皮损多者,选用香术水洗剂及狗脊水洗剂外洗;③火针治疗。

【预防与护理】 注意避免压迫、摩擦,防止继发化脓性感染。

第五节 扁 平 疣

扁平疣又名青年扁平疣,系人类乳头瘤病毒所引起的一种常见的病毒性赘生物。以米粒至绿豆大质硬扁平丘疹为特征,多见于青少年及儿童。属中医学“扁瘊”的范畴。

【诊断要点】

1. 好发于颜面、手背、前臂及肩胛等部。

2. 皮损为米粒至绿豆大小的扁平丘疹,表面光滑、质硬,呈正常皮肤色、淡红或微带棕色,圆形、椭圆形或多角形,散在或密集,可互相融合,亦可因搔抓呈线状排列,为同形反应。

3. 一般无自觉症状,部分患者消退前瘙痒剧烈。

4. 病程慢性,可持续数年,也可自然消退,愈后仍可复发。

【鉴别诊断】

1. 汗管瘤 为针头至豆大的柔软性丘疹,如发于眼睑附近呈堤状,也常泛发生于颈、前胸、腹部及大腿外阴,对称分布,为正常皮肤色。夏重冬轻,女性月经期可明显,密集成群,但不融合。

2. 粟丘疹　为针头至粟粒大的圆顶丘疹，呈白色或黄白色，常发生于眼睑、颊部或额部。无自觉症状，既不消失，也不扩大。

3. 脂溢性角化　为年长者常见的良性表皮增生性肿瘤，颜面、手背好发。损害多为浅褐色扁平丘疹，界清，大小不一，日久表面多覆有油腻性、颗粒样鳞屑。

【治疗方法】

1. 一般治疗

(1)全身治疗：可酌情选用胸腺素、维胺酯、左旋咪唑、双嘧达莫口服，聚肌胞、板蓝根注射液及转移因子、干扰素皮下或肌内注射。

(2)局部治疗：①1%～5%氟尿嘧啶霜、0.1%维 A 酸霜、0.5%鬼臼毒素、3%酞丁安液、3%甲醛溶液及 0.1%苯扎溴铵溶液等外搽。②液氮冷冻、电干燥疗法、电灼法、电解法，或透热法治疗；要注意治疗的深度达到真皮浅层即可，以防留瘢痕。③免疫疗法，2,4-DNCB 丙酮液外用。④光动力治疗。

2. 中医治疗

(1)内服药：治以散风平肝及清热解毒。药用板蓝根、大青叶、生牡蛎、代赭石、珍珠母、紫草、金银花、黄芩、生地黄、薏苡仁、红花、蝉蜕，水煎内服。

(2)外治疗法：①五妙水仙膏、鸦胆子油外搽，注意保护正常皮肤。②马齿苋、大青叶、生牡蛎各 30g，木贼草 10g，香附、白芷、苍术、白芥子、乌梅、五倍子、蜂房各 10g，煎水外洗。

(3)针灸疗法：取穴列缺、合谷、足三里；手法为泻法，留针。

【预防与护理】　避免搔抓，以防自身传染扩散。

第六节　疣状表皮发育不良

疣状表皮发育不良又名泛发性疣病，发生在躯干、四肢及头面部。多数为散在性扁平疣样损害，易癌变。

【诊断要点】

1. 多自幼发病，亦有各个年龄发病者，多与其细胞免疫受损有关。

2. 好发于躯干、四肢及面、颈部，亦可泛发于全身，对称分布。

3. 皮损为 2～6mm 直径，圆形或多角形表面呈疣状或苔藓样扁平丘疹，质坚，呈浅灰、暗红、紫红或褐色。躯干和四肢皮疹较大而硬，相邻近的损害融合形成直线或斑片，表面平滑附有白色或淡黄色油脂状鳞屑，将鳞屑剥除后可显示淡红色的湿润面。

4. 一般无自觉症状，少数有痒感。

5. 病程较长，约 20%病人某些损害可发展为鳞状细胞癌或基底细胞癌。常伴有掌跖角化、指甲改变、雀斑状痣及智力发育迟缓。

6. 组织病理与扁平疣相似，但空泡细胞核更缩小，碎裂，表皮浅层呈网篮状，有时有癌变倾向。

【鉴别诊断】

1. *扁平苔藓*　损害多为紫褐色质硬斑块或丘疹，黏膜、甲俱可受累，典型皮损有 Wickham 纹，部分患者有剧痒。

2. *毛囊角化病*　其损害初起为毛囊性坚硬丘疹，或为增殖性角化性乳头瘤状损害，有特殊的组织病理改变。

【治疗方法】

1. *一般治疗*

(1)全身治疗：目前还无特殊疗法。可补充维生素 A，试用阿维 A 酯、维生素 B_{12}、血管舒张药有一定的疗效。有时也可试用干扰素、胸腺素、转移因子等免疫增强剂。

(2)局部治疗：可试用角质软化剂、电干燥疗法或刮除疗法，也可试用氟尿嘧啶软膏、X 线照射、液氮冷冻或激光治疗。

2. *中医治疗*　同扁平疣。

【预防与护理】　避免搔抓、摩擦。

第七节 传染性软疣

传染性软疣是由传染性软疣病毒所致的良性病毒性皮肤病。以皮肤上发生蜡样光泽的半球状小丘疹、顶端凹陷、能挤出乳酪状软疣小体为特征。常见于儿童和青年。属中医学“鼠乳”的范畴。

【诊断要点】

1. 好发于颜面、躯干、四肢、阴囊、肩胛与眼睑等处。

2. 初起为米粒大的半球状丘疹,渐增至绿豆大,中央多呈脐窝状凹陷,亦有尖顶者;表面有蜡样光泽,呈灰色或珍珠色,感染时呈红色。顶端挑破后,可挤出白色乳酪样物质称软疣小体。数目数个至数十个不等,常散在不融合。

3. 自觉微痒,经过徐缓,可自体接种,亦可自然消失。

4. 组织病理显示特征性的嗜酸性包涵体即软疣小体存在于高度增生的棘层深部。

【鉴别诊断】

1. 软疣　米粒至豌豆大的结节,中心无脐窝,亦无白色乳酪样物质。

2. 汗管瘤　为针头至米粒大的小结节,往往数目多而密集,色黄褐,质坚硬,多见于眼睑、鼻及颊等处。妇女居多,夏季加重。

【治疗方法】

1. 一般治疗　以局部治疗为主,一般不需系统用药,可试用西咪替丁、胸腺素片。将损害中的软疣小体挤出或挑除干净后,然后点涂浓苯酚或三氯醋酸,或2.5%碘酊充分涂抹,并压迫止血,或用3%酞丁安霜外搽。亦可用液氮冷冻。

2. 中医治疗

(1)内服药:一般不需内治,但数目较多者,治以平肝解毒,方用治疣汤加减(熟地黄、白芍、何首乌、生薏苡仁、板蓝根、大青叶、红花、桃仁、升麻)。

(2)外治疗法:①针挑法,用消毒的三棱针在软疣顶端挑破,挤出乳酪样物,外搽碘酊;②中药外洗,大青叶、板蓝根,煎水外洗。

【预防与护理】 避免搔抓,以防自身传染扩散。

第八节 水 痘

水痘是由水痘-带状疱疹病毒所引起的急性、具有高度传染性的发疹性疾病。以皮肤黏膜上分批出现水疱伴轻度全身症状为特征。好发于儿童。属中医学“水痘”“水疱”“水疮”的范畴。

【诊断要点】

1. 大多见于1—10岁儿童,成人少见。传染性大,容易流行。潜伏期14～16d。

2. 起病较急,可有发热、全身倦怠、头痛及食欲减退等前驱症状。

3. 在发病1～2d后出现皮疹,初起为红色针头大小的斑疹,迅速变为丘疹,数小时后即变为绿豆大小水疱,周围绕以红晕。经2～3d后干燥、结痂,脱痂而愈,不留瘢痕。黏膜亦常受侵,在口腔、眼结膜、咽部、外阴及肛门等处黏膜出现疱疹性损害。

4. 皮损常呈向心性分布,以躯干为中心向四肢蔓延,颜面、头皮、口腔黏膜可同时见丘疹、水疱、结痂性损害。

5. 病程约2周。

6. 自觉瘙痒,可继发化脓性感染,甚至形成坏疽。少数患儿亦可继发病毒性脑炎、肺炎及血小板减少性紫癜。

【鉴别诊断】

1. *脓疱疮* 好发于面部及四肢等暴露部位,皮损以脓疱为主,表面呈现糜烂面,蜜黄色脓皮,无多种皮损同存及分批出现的特点,多见于夏季。

2. *丘疹性荨麻疹* 皮损多在暴露部位,多呈线状分布,为菱形风团样丘疹。丘疹长轴与皮纹平行,其中央部有针尖或粟粒大小水疱，自觉剧痒。

【治疗方法】

1. 一般治疗

(1)全身治疗：主要为对症处理。①可予抗病毒药，如利巴韦林、阿昔洛韦、泛昔洛韦等；②高热时，可选用退热药；③瘙痒显著时服抗组胺药，如西替利嗪等；④继发细菌感染，可予以磺胺或抗生素；⑤免疫调节药，如转移因子、胸腺素、干扰素等。

(2)局部治疗：以止痒及预防感染为原则，可选用炉甘石洗剂。水疱破裂者，外搽 1%甲紫溶液；有继发感染时，局部外用红霉素软膏、莫匹罗星软膏、新霉素软膏等。也可外用 1%～2%阿昔洛韦软膏、1%喷昔洛韦软膏、3%膦甲酸钠软膏外搽。

2. 中医治疗

(1)辨证施治：①偏于气分者，治以疏风清热、解毒渗湿，方用银翘散加减；②血分偏热者，治以清热凉血，方用清营汤加减；③感染严重者，治以清营解毒，方用清瘟败毒散加减。

(2)中成药：①板蓝根冲剂 10g，3/d；②抗病毒口服液 10ml，3/d；③银黄口服液 10ml，3/d。

(3)外治疗法：①中药煎水外洗，苦参 30g，浮萍 15g，芒硝 30g，煎水外洗；②糜烂化脓者，外涂青黛膏、冰硼散；③口腔糜烂者，可选用吹口散吹口内。

【预防与护理】

1. 应隔离病人到全部皮疹干燥结痂为止。易感儿童接触病人后，留观 3 周。对体质弱者，可在接触后 4d 内注射胎盘球蛋白或丙种球蛋白。

2. 病人的衣被、日常用品采用通风、暴晒及煮沸等法消毒。

第九节　水痘样疹

水痘样疹又称牛痘样湿疹，系指在原有遗传过敏性皮炎或湿疹等基础上感染单纯疱疹或牛痘病毒而发生的急性疱疹性皮炎。多见于婴幼儿。属中医学“痘风疮”的范畴。

【诊断要点】

1. 发疹前 1～2 周有与单纯疱疹或种痘者接触史。

2. 好发于原有遗传过敏性皮炎或湿疹等的部位,但亦可超越原来皮损范围。

3. 皮疹为成群的水疱,突然发生,很快变为脓疱,疱顶有脐凹,周围有红晕。1～2 周后干燥、结痂。脱痂后,可留浅表瘢痕及色素沉着。

4. 发疹后 2～3d 可伴高热、全身不适及食欲缺乏等症状。局部淋巴结肿大,偶可伴发脑炎、树枝状角膜溃疡或内脏损害。

【鉴别诊断】

1. 水痘　发疹前有轻度全身症状,无原发性湿疹、遗传性过敏性皮炎等皮肤病,损害散发全身。

2. 脓疱疮　多见于夏秋季,为散在性水疱及脓疱,脓疱中央无脐凹。好发于颜面及四肢等暴露部位。

【治疗方法】

1. 一般治疗

(1)全身治疗:积极进行支持疗法及对症处理。①有细菌感染者,可选用磺胺药或抗生素;②损害广泛者,可选用阿昔洛韦、泛昔洛韦、利巴韦林等治疗;③对严重病例可加用丙种球蛋白或胎盘球蛋白;④牛痘性治疗可给予美替沙腙治疗。

(2)局部治疗:以消炎、收敛及防止混合感染为原则,可用 0.1%依沙吖啶(雷佛奴尔)溶液、3%硼酸、1∶2000 醋酸铅溶液湿敷,外用 1%新霉素霜、莫匹罗星软膏、红霉素软膏等。

2. 中医治疗

(1)辨证施治:①湿热证,治以清热渗湿、和营解毒,方用紫草木通汤加减;②正虚毒留证,治以扶正固本,托毒除湿,方用四妙汤加减。

(2)中成药:①板蓝根冲剂 10g,口服,3/d;②银黄口服液 10ml,口服,3/d。

(3)外治疗法:①丘疹、脓疱未破者,外涂紫草油;②滋水浸淫者,三黄洗剂外搽或青黛散外搽;③糜烂者,青黛散麻油调搽。

【预防与护理】　患遗传过敏性皮炎或湿疹等皮肤病的婴儿和儿童,在发病期不宜接种牛痘,也应避免与接种牛痘或单纯疱疹病人接触。

第十节　风　　疹

风疹是由风疹病毒所引起的急性传染病,又称德国麻疹。以红色斑丘疹、颈和耳后淋巴结肿大、伴低热等全身症状为特征。好发于儿童及青少年。冬春季多见。属中医学"风疹"的范畴。

【诊断要点】

1. 潜伏期 10～21d,平均 18d。

2. 前驱症状有发热、咳嗽、全身不适、食欲不佳、流涕、咽痛、头痛及结膜炎等。

3. 发疹前 5～7d,枕后、耳后、腋窝、腹股沟淋巴结肿大,有触痛,但无化脓。于数日内自行消退,但也可持续数周。

4. 前驱症状后 1～2d,出现大小不一的淡红色斑疹、斑丘疹或丘疹。最早见于面部,迅速向下扩展到躯干及四肢,但手掌、足跖部大都无皮疹。第 2 日,面部皮疹消退,躯干皮疹部分融合,但四肢皮疹散在不融合。第 3 日,躯干皮疹消退。第 4 日,四肢皮疹也开始消退。疹退后,一般不留痕迹;严重者,可见糠秕样脱屑。

5. 可伴有口腔黏膜疹,为散在分布于软腭及腭垂(悬雍垂)等处的玫瑰色斑疹。或出血性红点、瘀点,如针尖或稍大。

6. 孕妇在妊娠 4 个月之内感染本病,可发生流产、死产、早产或胎儿畸形。

7. 白细胞总数减少,淋巴细胞在最初 1～4d 减少,以后逐渐增多。有时可见浆细胞增多。血沉在患病1周内加快。

【鉴别诊断】

1. 猩红热　前驱期约1d,突然发热及咽痛,颜面部潮红,口周苍白,杨梅样舌,皮肤皱褶处形成深红色线条。发疹日期持续2～4d,先见于颈、胸、腋下,后遍及全身,为红色点状,压之褪色,密集成片略呈鸡皮状。典型而严重脱屑,常见于手足。

2. 麻疹　前驱期2～4d,有发热,眼结膜充血、畏光、分泌物多,口腔黏膜出现Koplik斑,中度到重度的呼吸道症状,发病约4d后发疹,平均3～5d出全。皮疹为紫红到棕红的斑疹和斑丘疹,疹间皮肤正常,先见于耳后及面部,逐渐扩展至躯干、四肢、手掌及足底。

3. 婴儿玫瑰疹　夏季多发,患儿突然发高热39～40℃,3～4d后,体温突然降至正常,面颈部、胸部等处出现细小而密集的玫瑰色斑丘疹,1～2d皮疹全部消失。

【治疗方法】

1. 一般治疗　风疹通常症状很轻,不需要特殊治疗。症状较显著时,可卧床休息,并给予退热、止痒及止咳等对症处理。

2. 中医治疗

(1)辨证施治:①风热郁肺证,治以疏风清热、宣肺透疹,方用银翘散加减。②热毒炽盛证,治以凉血解毒,方用透疹凉解汤加减。

(2)中成药:①板蓝根冲剂10g,口服,3/d;②抗病毒口服液10ml,口服,3/d;③银黄口服液10ml,口服,3/d;④清开灵胶囊。

(3)外治疗法:瘙痒时,可用三黄洗剂或炉甘石洗剂外搽。

【预防与护理】

1. 隔离患儿,勿与其他幼儿接触,出疹后应隔离5d。

2. 污染的日常用品及房间,采取通风及日晒等方法消毒。

3. 发热期间,患儿应卧床休息,吃易消化的食物。

4. 孕妇接触风疹病人后,于接触感染1周内应注射成人血清

20～40ml、胎盘球蛋白或丙种球蛋白。1岁至青春期人群需预防接种风疹疫苗。

第十一节　巨细胞病毒感染

巨细胞病毒感染是感染人类巨细胞病毒的一种全身综合征。主要发生于婴儿，表现为肝脾大、黄疸及皮内出血。多为宫内感染，亦可为后天获得。中医学文献无明确记载。

【诊断要点】

1. 潜伏期　感染后排毒，往往持续数周、数月甚至数年，然后感染转为潜伏。

2. 临床表现　巨细胞病毒感染的临床表现与个体免疫功能和年龄有关，症状与体征多种多样。表现为黄疸、肝脾大、间质性肺炎、视网膜炎、痉挛、脑钙化、小头、神经运动迟缓及精神障碍、皮肤瘀斑或全身性斑丘疹，偶出现全身性丘疹、结节性皮疹。多数病人在几天或几周内死亡或遗留严重的神经障碍，常见的是耳聋。成人可表现为持续发热，似单核细胞增多症的血象改变及肝功能障碍。

3. 实验室检查

(1)从涎液、尿液、生殖道分泌物、乳汁和白细胞中分离出病毒，尿沉渣及咽部涂片可见含有特异性包涵体的“巨大细胞”，同时免疫荧光检查抗体呈现4倍以上增加或持续抗体滴度升高，将有助于诊断。

(2)当病毒血症时，可用葡聚糖液提取外周血单个核细胞，制成涂片，加CMV单克隆抗体，采用酶联免疫吸附或荧光染色，检测细胞内抗原。

(3)应用免疫印迹法和分子杂交技术直接从尿液、各种分泌物中检测CMV抗原和DNA。

【鉴别诊断】　传染性单核细胞增多症：不规则发热、肝脾大、淋巴结肿大、咽痛、颈部淋巴结肿大、周围血液单核细胞显著增多，并出现10％或更多异形淋巴细胞。血嗜异性凝集试验阳性，第2～3周出现高峰。血清学检查可测出EB病毒抗体。

【治疗方法】 尚无特效治疗。

1. 一般治疗

（1）抗病毒制剂：可选用阿昔洛韦、更昔洛韦、膦甲酸钠等。

（2）免疫调节药：可选用抗巨细胞病毒的免疫球蛋白制剂、干扰素及转移因子等。

2. 对症治疗 略。

3. 中医治疗

（1）辨证施治：①湿热蕴结证，治宜清热利湿，方用茵陈蒿汤加减；②热毒内陷证，治宜清热解毒，凉营开窍，方用犀角（水牛角代）地黄汤加减；③肝肾阴虚证，治宜补益肝肾，方用六味地黄汤加减；④肺脾气虚，治宜补益脾肺，方用参苓白术散加减。

（2）中成药：①双黄连口服液10ml，口服，3/d；②银黄口服液10ml，口服，3/d；③抗病毒口服液10ml，口服，3/d；④安宫牛黄丸1粒，高热时服用；⑤六神丸5～10粒，口服，1～3/d。

【预防与护理】

1. 注意休息。

2. 加强营养。

第十二节 麻 疹

麻疹是由麻疹病毒引起的急性传染病。临床以发热、咳嗽、鼻塞、流涕、畏光、流泪，口腔黏膜斑及全身皮肤红斑、丘疹为其特征。本病冬春多见，传染性极强，易流行，但病后有持久免疫力，再次发病者较少。属中医学“麻疹”范畴。

【诊断要点】

1. 多见于6个月到5岁的小儿。

2. 潜伏期 8～12d，有被动免疫者可延至 20～28d，可有低热。

3. 起病类似上呼吸道感染，有发热、咳嗽、流涕、结膜充血、怕光等卡他症状，小儿尚有呕吐、腹泻等。发病第 2～3 日口腔颊黏膜可见科氏斑(Koplik spots)，为白色或淡蓝色斑点，周围有红晕，可持续 2～3d。一般于发病第 4 日皮肤出现皮疹，从耳后颈部开始迅速蔓及全身，至足底及掌部有皮疹，说明已出齐。皮疹为充血性斑丘疹。有时融合成片，但疹间皮肤正常。出疹时体温最高，待出齐后开始下降，随之症状也逐渐好转。疹退顺序，也由耳后开始至四肢。恢复期皮肤有糠秕样脱屑，并留有棕褐色色素沉着。

4. 成人患麻疹发热体温高，中毒症状重，科氏斑不典型，常伴发支气管肺炎，但病死率低。

5. 年幼体弱、营养不良及免疫力低下者，皮疹不易发透，易并发肺炎、喉炎、心肌炎、心功能不全、脑炎等。

6. 实验室检查：血白细胞总数低，淋巴细胞增多。鼻咽部分泌物可以找到华-弗巨细胞。对不典型病例，可以从鼻咽部分泌物中分离病毒，或检测双份血清抗体，增加 4 倍以上有助于诊断。

【鉴别诊断】

1. 风疹　前驱期短，全身症状轻，无黏膜斑，皮疹散在，色稍淡，1～2d 即退，无色素沉着及脱屑。

2. 幼儿急疹　多见于婴幼儿，突发高热数日，热退时出散在玫瑰色皮疹为其特征。

3. 猩红热　发热、咽痛 1～2d，全身出猩红色针尖大小皮疹，疹间皮肤也发红，疹退后伴大片脱皮。白细胞数增多，以中性粒细胞为主，咽拭子培养可获 A 组 β 溶血性链球菌。

4. 肠道病毒感染　皮疹无特异性，可为斑丘疹、疱疹、瘀点，常伴咽痛、肌痛、腹泻及无菌性脑膜炎。

5. 药疹　有近期服药史，皮疹多样，停药后皮疹不再发展而逐渐消退。

【治疗方法】

1. 对症支持治疗　①高热时可给小剂量退热药,或物理降温;②咳嗽剧烈时予以镇咳药等;③体弱病重者可早期给丙种球蛋白肌注,少量多次输血或血浆;④进食少者适当补液及支持疗法;⑤抗病毒治疗,可选用利巴韦林、阿昔洛韦等;⑥对于2岁以下患儿,可用大剂量维生素A治疗。

2. 并发症治疗

(1)肺炎:按一般肺炎处理,继发细菌感染选用抗菌药物,重症可考虑短期应用肾上腺皮质激素。

(2)喉炎:选用1～2种抗菌药物蒸汽吸入,一日数次,以抗炎、稀释痰液。重症可口服泼尼松或地塞米松静脉滴注。喉梗阻进展迅速者,应及早考虑气管插管或行切开术。

(3)心血管功能不全:心力衰竭时及早应用毒毛花苷K(毒毛旋花子苷K)或去乙酰毛花苷(毛花强心丙)治疗,可同时应用呋塞米(速尿)利尿。控制补液总量和速度,维持电解质平衡,循环衰竭按休克处理。

(4)脑炎:重点在对症治疗。高热者降温,惊厥时用止惊药,昏迷者加强护理。目前对亚急性硬化性全脑炎无特殊治疗。

3. 中医治疗

(1)辨证施治:①前驱期,治以辛凉透表,方用宣毒发表汤或升麻葛根汤加减。②出疹期宜清热解毒透疹。用清热透表汤,重病用三黄石膏汤或犀角(水牛角代)地黄汤,虚弱肢冷者用人参败毒饮或补中益气汤。③恢复期宜养阴清热,可用沙参麦冬汤或竹叶石膏汤。

(2)中成药:①双黄连口服液10ml,口服,3/d;②银黄口服液10ml,口服,3/d;③抗病毒口服液10ml,口服,3/d;④安宫牛黄丸1粒,高热时服用;⑤清开灵冲剂。

(3)外治疗法:前驱期外用透疹药(生麻黄、芫荽子、西河柳、紫浮萍)放入布袋中煮沸后在床旁蒸熏,或稍凉后以药汁擦面部、四肢，以助出疹。

【预防与护理】

1. 病人应卧床休息。

2. 单间隔离至疹后 5d，有并发症者延至 10d。

3. 居室空气清新，保持适当温度和湿度，衣被不宜过多，眼、鼻、口腔、皮肤保持清洁。

4. 饮食宜富营养易消化，并应多饮温开水。不必忌口，恢复期尚应加餐。

5. 对易感人群实施计划免疫预防麻疹。发现麻疹病人应立即做疫情报告，在麻疹流行期间，应大力宣传病人不出门，医药送上门，易感儿不出门，对可疑者应隔离观察。

第十三节　传染性红斑

传染性红斑又称第五病、掌掴样红斑，是由细小病毒 B19 引起的传染性疾病。临床以面部蝶形水肿性边界清楚的红斑，逐渐向躯干、四肢蔓延，呈花纹状或网状斑丘疹，具流行性，全身症状轻微或无特征。好发于 4－12 岁儿童，春夏季多见。中医学属“丹痧”范畴。

【诊断要点】

1. 好发于 4－12 岁儿童，春夏季多见。

2. 潜伏期为 5～14d。

3. 皮疹首先出现在面颊部，呈水肿性蝶形红斑，边界清楚，似掌掴样，不发生于口唇周围。2～4d 后，在躯干、臀部及四肢出现对称性边界清楚的花边状或网状斑丘疹。6～10d 后红斑消退，皮疹消退次序和出疹次序相同。皮疹消退后不脱屑。

4. 颊和生殖器黏膜可发生暗红色斑疹。

5. 全身症状无，偶有轻微发热，有时出现咽痛、呕吐、眼结膜及咽部充血。

6. 血常规白细胞正常或略低，淋巴细胞和嗜酸性粒细胞增加。

7. 聚合酶链反应检测 DNA 和 IgM、B_{19} 抗原。

【鉴别诊断】

1. 猩红热　本病呈急性病容，临床表现咽痛、高热、皮疹为弥漫性红斑，口周有苍白圈、草莓舌及愈后脱皮等征象，帕氏征阳性。

2. 风疹　上呼吸道卡他症状较明显、发热、麻疹样皮疹，耳后、枕后淋巴结肿大。

3. 麻疹　高热，上呼吸道卡他症状明显，皮疹为斑丘疹，皮疹之间有正常皮肤，早期颊黏膜可见科氏斑。

【治疗方法】

1. 一般治疗　对症治疗，无需特殊处理。局部用炉甘石洗剂止痒保护。

2. 中医治疗

(1)辨证施治：①风热郁肺证，治以疏风清热、宣肺透疹，方用银翘散加减；②血热证，治以清热凉血，解毒透疹，方用透疹凉解汤加减。

(2)中成药：①板蓝根冲剂 10g，口服，3/d；②银黄口服液 10ml，口服，3/d；③抗病毒口服液 10ml，口服，3/d。

(3)外治疗法：可用三黄洗剂外搽，每日 3 次。

【预防与护理】

1. 患病期间，需要隔离至皮疹消退为止。

2. 忌食辛辣、鱼腥发物。

第十四节　幼儿急疹

幼儿急疹又称婴儿玫瑰疹，或第六病，为病毒感染引起的婴幼儿急性发热发疹性皮肤病。其特征为发热 3～5d 后突然热退疹出，皮疹为玫瑰红色斑丘疹。

【诊断要点】

1. 多见于 2 岁以内幼儿。

2. 突然高热，3～5d 后体温突然下降，热退时皮疹出现。

3. 皮疹为玫瑰红色斑丘疹，周围红晕，直径 1～5mm，散在或融合，类似麻疹及风疹。经 1～2d 皮疹消退，不留痕迹。多见于颈项、躯干上部、面及四肢。一般不发生在鼻颊、膝下及掌跖。

4. 患儿一般状态尚好；除高热、食欲欠佳外，少数患儿发热期可有倦怠、恶心、颈淋巴结肿大及惊厥。

5. 发病初 1～2d 白细胞增多，但后期白细胞减少，尤其中性粒细胞很低，而淋巴细胞增加，可高达(0.7～0.9)$\times 10^9$/L[正常参考值(0.2～0.5)$\times 10^9$/L]；热退后，在几天内白细胞数恢复正常。

【鉴别诊断】

1. *麻疹* 上呼吸道卡他症状重，病初口腔黏膜有科氏斑，发疹和发热可同时存在。

2. *风疹* 出疹前已发热，颈后、枕后淋巴结肿大。

3. *药疹* 有服药史，末梢血淋巴细胞不高。

【治疗方法】

1. *一般治疗* 对症处理，可给予炉甘石洗剂外搽。

2. *中医治疗*

(1)辨证施治：①肺胃蕴热证，治以疏风清热，方用银翘散加减；②血热证，治以清热凉血解毒，方用化斑解毒汤加减。

(2)中成药：①板蓝根冲剂 10g，口服，3/d；②银黄口服液 10ml，口服，3/d；③抗病毒口服液 10ml，口服，3/d。

(3)外治疗法：可用三黄洗剂外搽，每日 3 次。

【预防与护理】

1. 患病期间，需要隔离至皮疹消退为止。

2. 注意保暖，卧床休息。

3. 多饮温水，饮食以流食为宜，忌食辛辣、鱼腥发物。

第十五节 传染性单核细胞增多症

传染性单核细胞增多症是一种因感染EB病毒引起的急性单核巨噬细胞系统增生性疾病。病程常具自限性。临床上以不规则发热,有脾、淋巴结肿大,腰痛,周围血液单核细胞显著增多,并出现异常淋巴细胞为主要特征。本病分布广泛,多呈散发性,亦可引起流行。属中医学"瘟病""瘟疫"范畴。

【诊断要点】

1. 潜伏期5～15d,多数为10d。

2. 可有全身不适、头痛等前驱症状。

3. 发热,膜性扁桃体炎,咽腭部出现瘀点,全身淋巴结肿大,肝脾大。约10%的病例出现皮疹,呈多形性,有斑丘疹、猩红热样皮疹、结节性红斑、荨麻疹等。偶呈出血性。多见于躯干部,较少波及肢体,常在起病后1～2周出现,3～7d消退,不留痕迹,未见脱屑。比较典型者为黏膜疹,表现为多发性针尖样瘀点,见于软、硬腭的交界处。

4. 少数出现神经系统、肾炎、肺炎,心肌炎及紫癜等症状。

5. 实验室检查:末梢血中淋巴细胞增加,有10%或更多异形淋巴细胞。血嗜异性凝集试验阳性,第2～3周达高峰。血清学检查可测出EB病毒抗体。

【鉴别诊断】

1. *巨细胞病毒病* 该病肝、脾大是由于病毒对靶器官细胞的作用所致,传染性单核细胞增多症则与淋巴细胞增殖有关。巨细胞病毒病中咽痛和颈淋巴结肿大较少见,血清中无嗜异性凝集素及EB病毒抗体,确诊有赖于病毒分离及特异性抗体测定。

2. *急性淋巴细胞性白血病* 骨髓细胞学检查有确诊价值。

3. *急性感染性淋巴细胞增多症* 多见于幼儿,大多有上呼吸道症状,淋巴结肿大少见,无脾大;白细胞总数增多,主要为成熟淋巴细胞，异常血象可维持 4～5 周；嗜异性凝集试验阴性，血清中无 EB 病毒抗体出现。

4．其他　尚应与甲型病毒性肝炎和链球菌所致的渗出性扁桃体炎鉴别。

【治疗方法】

1．一般治疗　主要为对症治疗，疾病大多能自愈。①急性期特别是并发肝炎时应卧床休息；②咽部、扁桃体继发细菌感染时可选用抗生素，一般以青霉素 G 为妥，疗程 7～10d；③病情严重有并发症的病例可短期使用肾上腺皮质激素；④随时警惕脾破裂发生的可能，一旦发生，应迅速补充血容量、输血和进行脾切除；⑤伴口腔部白斑病的艾滋病患者、慢性进行性 EB 病毒感染者可选用阿昔洛韦、喷昔洛韦、伐昔洛韦(万乃洛韦)等抗病毒药治疗。

2．中医治疗

(1)辨证施治：①热犯肺卫证，治以疏风清热，方用银翘散加减；②热入气分证，治以清气化热，方用白虎汤加减；③热伤营阴证，治以清营透热，凉血生津，方用清营汤加减；④气阴两虚证，治以益气养阴，清热和胃，方用竹叶石膏汤加减；⑤热毒夹湿证，治以清热解毒化湿，方用甘露消毒丹加减。

(2)中成药：①双黄连粉剂或清开灵针剂静脉滴注；②生脉饮 5～10ml，口服，3/d，适用于发热后期；③紫雪散 1.5～3g，口服，2/d，适用于热入气营，高热不解。

(3)外治疗法：有皮疹者可外用炉甘石洗剂涂搽。

【预防与护理】

1．病人应卧床休息。

2．居室空气清新，保持适当温度和湿度。衣被不宜过多，眼、鼻、口腔、皮肤保持清洁。

3．饮食宜富营养易消化，并应多饮温开水，恢复期尚应加餐。

4．病人恢复后病毒血症可能长达数月，故如为献血人员，其献血期限至少必须延至发病后 6 个月。

第十六节　病毒性肝炎的皮肤表现

肝炎病毒可分为甲型、乙型、丙型、丁型、戊型及庚型，临床除引起肝脏损害外，部分病人可出现皮肤损害。属中医学“黄疸”“胁痛”“癥瘕”等范畴。

【诊断要点】

1. 病毒性肝炎病史。

2. 皮肤表现多为瘙痒、肝掌、黄疸、蜘蛛痣、黄斑瘤、毛发与指甲改变、扁平苔藓、荨麻疹等。

3. 实验室检查：肝炎病毒抗体检测阳性，肝酶异常，肝脏超声等异常。

【治疗方法】

1. 针对病毒性肝炎治疗。

2. 皮肤症状对症治疗。

一、小儿丘疹性肢端皮炎

主要特征为肢端红斑型丘疹，浅部淋巴结肿大，无黄疸型肝炎。有学者认为本病与HBsAg有关。

【诊断要点】

1. 好发于四肢远端伸侧，躯干少见。

2. 为暗红或葡萄酒样红色扁平丘疹，不痒，边界清楚，孤立散在不融合，下肢可为紫斑样。皮损经3～4周后可逐渐消退，留有暂时性褐色色素沉着和糠秕样鳞屑。

3. 全身浅部淋巴结肿大，不痛，于腋窝、腹股沟处明显，可持续2～3个月，可有轻度发热。

4. 一般在皮疹同时或皮疹后1～2周发生肝炎。表现为肝大、肝功能异常，但无压痛或自觉症状。

5. 实验室检查：①SGPT和SGOT增高；②血清HBsAg

阳性。

【治疗方法】 有一定的自限性。仅做对症处理，可外用皮质激素制剂，如丁酸氢化可的松软膏、炉甘石洗剂或润滑剂，如尿素软膏。血清 HBsAg 阳性者可口服阿昔洛韦。

二、乙型肝炎抗原血症

急性乙型肝炎：10%～20%可发生荨麻疹、红斑、斑丘疹、多形红斑、猩红热样红斑、白细胞碎裂型血管炎、红皮病及紫癜，同时可伴关节痛。

慢性活动性肝炎：可在躯干、四肢发生炎症性丘疹，中心化脓、结痂、萎缩，形成特征性痘样瘢痕。此外可发生红斑、痤疮、红斑狼疮样改变，局限性硬皮病、膨胀纹、紫斑、指（趾）甲下与甲根部出血，以及结节性多动脉炎等。

【治疗方法】 按乙型肝炎采用综合治疗。

1. 一般治疗

(1)对症治疗：①维持水、电解质和酸碱平衡；②防治出血；③防治肝性脑病和急性肾衰竭；④继发感染者，应选用对肝损害小的广谱抗生素；⑤极度烦躁不安者，给予小剂量地西泮（安定）。

(2)抗病毒治疗：可选用阿糖腺苷、阿昔洛韦。

(3)免疫调节药：可选用泼尼松、强力宁、秋水仙碱、猪苓多糖等治疗。

(4)改善肝细胞功能的药物：可选用葡醛内酯（肝泰乐）、奥拉米特（阿卡明）、辅酶Ⅰ（辅酶 A）、维丙胺（维丙肝）、肌苷等治疗。

2. 中医治疗

(1)辨证施治：①湿热蕴结证，治以清热利湿，方用茵陈蒿汤或茵陈五苓汤加减；②热毒内陷证，治以清营凉血解毒，方用犀角（水牛角代）地黄汤加减；③肝肾阴虚证，治以补益肝肾，方用一贯煎加减；④肝气郁滞证，治以疏肝理气，方用逍遥散加减；⑤气虚血瘀证，治以益气活血，消痞化积，方用八珍汤合鳖甲煎丸加减。

(2)中成药:①双黄连口服液10ml,口服,3/d;②银黄口服液10ml,口服,3/d;③抗病毒口服液10ml,口服,3/d;④安宫牛黄丸1粒,高热时服用;⑤板蓝根冲剂10g,口服,3/d。

(3)外治疗法:可外搽炉甘石洗剂、三黄洗剂等。

【预防与护理】

1. 适当休息,急性期或慢性肝炎活动期应卧床休息,病情好转后劳逸结合。

2. 给予高能量、高维生素饮食,有肝性脑病倾向者应限制蛋白质,有水肿者应限制钠盐。

3. 禁茶酒,避免使用对肝有损害的药物。

第十七节　柯萨奇病毒疹

柯萨奇病毒疹(Coxsackie virus eruption)是由柯萨奇病毒引起的传染病性疾病。柯萨奇病毒分A、B两组,A组主要使新生鼠产生骨骼肌损害;B组能引起中枢神经系统及内脏损害。与皮肤病有关的常见损害主要以柯萨奇病毒A_9、柯萨奇病毒A_4、柯萨奇病毒A_{16}、柯萨奇病毒B_1、柯萨奇病毒B_2、柯萨奇病毒B_3、柯萨奇病毒B_5多见。好发于儿童,流行于夏秋季节,主要通过消化道和呼吸道传播。属中医学“温病”的范畴。

【诊断要点】

1. 发病前多有发热、厌食、咽炎、鼻炎等前驱症状,皮疹多发于面颈、躯干,甚至泛发全身。

2. 多在发热的同时出现红斑、斑丘疹、风团、水疱、紫癜等,皮疹形态多样,有风疹样、玫瑰糠疹样、水疱样、麻疹样或猩红热样红斑等。

3. 部分病例会出现脑炎、肺炎、心肌炎、心包炎、腹膜炎、肝炎、睾丸炎、疱疹性咽峡炎等。

4. 皮疹1～2周消退,退后不留痕迹,或留下褐色色素沉着。

5. 脑脊液、心包液、胸腔积液、疱液、血液做病毒分离，亦可做活检标本、咽拭子、直肠拭子、粪便等进行细胞培养，可分离出病毒。

【鉴别诊断】

1. 麻疹　前驱期2～4d，有发热，眼结膜充血、畏光、分泌物多，口腔黏膜出现Koplik斑，中度到重度的呼吸道症状，发病的4d后发疹，平均3～5d出全。皮疹为紫红到棕红的斑疹和斑丘疹，疹间皮肤正常，先见于耳后及面部，逐渐扩展至躯干、四肢、手掌及足底。

2. 风疹　前驱期短，全身症状轻，无黏膜斑，皮疹散在，色稍淡，1～2d即退，无色素沉着及脱屑。

3. 猩红热型药物疹　有近期用药史，有一定的潜伏期，无杨梅舌、帕氏线、环口苍白圈，停药后皮疹不再发展而逐渐消退。

【治疗方法】

1. 一般治疗

(1)全身治疗：①抗病毒药物，可选用干扰素、阿昔洛韦、更昔洛韦、利巴韦林等；②维生素类药物，可服用B族维生素、维生素C等；③若出现呼吸系统、神经系统或循环系统症状，给予对症处理。

(2)局部治疗：以吸湿、干燥和预防继发感染为原则，可外搽涂炉甘石洗剂、1%～5%阿昔洛韦软膏、1%喷昔洛韦软膏等，如继发感染，可外用红霉素软膏、莫匹罗星软膏。

2. 中医治疗

(1)辨证治疗：①热毒盛，治以清热解毒，给予五味消毒饮合导赤散加减；②湿热盛，治以清热祛湿，龙胆泻肝汤加减治疗；③热盛伤阴，可给予竹叶石膏汤加减治疗。

(2)中成药：①板蓝根颗粒10g，口服，3/d；②抗病毒口服液10ml，口服，3/d；③清热解毒口服液10ml，口服，3/d；④清开灵软胶囊口服。

(3)外治疗法：外用三黄洗剂或炉甘石洗剂外搽。

【预防与护理】

1. 讲究卫生，避免接触被污染的物品或食用不清洁的食物。

2. 易感儿童注意保护，对可疑者应隔离观察。

3. 进食易消化的食物，忌食肥甘厚味及辛辣之物，注意补充水和营养。

4. 保持局部清洁，促进水疱干燥结痂，防止继发感染。

5. 保持房间通风，对所污染物品进行消毒。

第十八节　手足口病

手足口病是由数种肠道病毒引起的，最常见的是柯萨奇病毒 A_{16} 型，以在手、足、口腔等部位发生小水疱为特征的传染病性疾病。好发于学龄前儿童，尤其多见于 4 岁以下儿童，主要经粪-口和(或)呼吸道飞沫传播，亦可经接触患者皮肤、黏膜疱疹液而感染。属中医学“时邪”“温病”或“湿温”的范畴。

【诊断要点】

1. 潜伏期一般 2～10d，平均 4～7d。

2. 好发于手部、足部、口腔，也可发于膝前、臀部，甚则泛发全身。

3. 大多急性起病，多在手、足、口腔黏膜和臀部出现斑丘疹、疱疹，疱疹周围出现丘疹或小水疱，水疱内有少许液体，周边红晕；5d 左右由红变暗，7d 左右消退，一般不易复发。

4. 一般没有痛痒等自觉症状，部分病例出现发热症状，严重者会出现呼吸系统、神经系统、循环系统等症状。

5. 水疱疱液、粪便、咽部分泌物可分离出病毒。

【鉴别诊断】 *口蹄疫* 由柯萨奇病毒 A 组病毒所致，潜伏期 2～18d，主要侵犯猪、牛、马等家畜，由病畜传染，发于牧民、兽医及儿童，成人牧民多见，四季均可发病。水疱易破形成浅表性溃疡，有痒痛感或烧灼感，可有发热、头痛等全身症状。轻者自愈，重者可致死亡。

【治疗方法】

1. 一般治疗

(1)全身治疗:①抗病毒药物,可选用阿昔洛韦、更昔洛韦、干扰素、利巴韦林等;②维生素类药物,可服用 B 族维生素、维生素 C 等;③若出现呼吸系统、神经系统或循环系统症状,给予对症处理。

(2)局部治疗:以吸湿、干燥和预防继发感染为原则,可外搽涂炉甘石洗剂、1%～5%阿昔洛韦软膏、1%喷昔洛韦软膏等,如继发感染,可外用红霉素软膏、莫匹罗星软膏。

2. 中医治疗

(1)辨证治疗:①风热犯肺,治以疏风宣肺,清热解毒,桑菊饮或银翘散加减;②湿热盛,治以清热祛湿解毒,甘露消毒丹加减治疗;③热盛伤阴,可给沙参麦冬汤或竹叶石膏汤加减治疗。

(2)中成药:①板蓝根颗粒 10g,口服,3/d;②抗病毒口服液 10ml,口服,3/d;③清热解毒口服液 10ml,口服,3/d。

(3)外治疗法:三黄洗剂或复方黄柏液外洗。

【预防与护理】

1. 讲究卫生,避免接触被污染的物品或食用不清洁的食物。

2. 保护易感人群,隔离患病儿童。

3. 进食清淡饮食,忌食肥甘厚味及辛辣之物,注意补充水和营养。

4. 保持局部清洁,促进水疱干燥结痂,防止继发感染。

5. 保持房间通风,对所污染物品进行消毒。

第6章　细菌性皮肤病

第一节　脓　疱　疮

脓疱疮又称接触传染性脓疱疮，为一种常见的由凝固酶阳性的金黄色葡萄球菌、溶血性链球菌所引起的化脓性皮肤病。以浅在性脓疱和蜜黄色脓痂及瘙痒为特征。接触传染，蔓延迅速，多见于儿童，好发于夏秋季，属中医学“黄水疮”“滴脓疮”的范畴。

【诊断要点】

1. 好发于暴露部位如颜面及四肢等处，常继发于湿疹、痱子。

2. 皮损初为散在性红斑或丘疹，很快变为水疱，米粒至黄豆大小。迅速化脓浑浊，周围绕以炎性红晕。脓疱开始丰满紧张，数小时或1～2d后脓液浑浊下沉，呈半月状。此时，疱壁薄而松弛，易于破裂，露出糜烂面。干燥后形成黄色痂皮。

3. 自觉有不同程度瘙痒。

4. 一般无全身症状，但皮损广泛而严重者，可有发热、畏寒及全身不适等症状。

5. 可并发淋巴结炎、肾炎及败血症。

6. 实验室检查，血象中白细胞总数及中性粒细胞升高。

【鉴别诊断】

1. *水痘*　多见于冬春季，发疹时常伴有发热等全身症状，皮损主要为绿豆至黄豆大小较一致的水疱、丘疹，全身泛发，向心性分布，常侵及黏膜。

2. *天疱疮*　主要发生于成人，皮损为大小不等的圆形或不规则形大疱，疱液清亮，无蜜黄色痂皮，尼氏征阳性。

3. 丘疹性荨麻疹　以风团样红斑上出现丘疹或水疱为特征，好发于躯干及四肢。皮损成批出现，反复发作，有奇痒。

【治疗方法】

1. 一般治疗

(1)全身治疗：①抗生素或磺胺药(如青霉素)及头孢菌素类。青霉素过敏者，口服红霉素或螺旋霉素、喹诺酮类；对重症病人，最好做脓液培养加药物敏感试验，以选用高效的抗生素。②止痒药，西替利嗪等口服。

(2)局部治疗：以杀菌、消炎、止痒及干燥为原则。方法是：①疱壁未破者，外搽 10%硫黄炉甘石洗剂；或呋喃西林氧化锌糊剂。②有较大脓疱者，先用消毒针刺破疱壁，再用干净棉球吸干脓液；脓液已结痂选用 0.5%新霉素溶液、0.1%依沙吖啶液或 1∶5000 高锰酸钾液外洗或湿敷，2%甲紫溶液外搽。③无渗出、脓疱已结痂者，选用环丙沙星软膏、5%氯化氨基汞(白降汞)软膏、复方新霉素软膏、红霉素软膏，5000U/g 的杆菌肽软膏或莫匹罗星软膏外搽。

2. 中医治疗

(1)辨证施治：①湿热证，治以清暑解毒化湿，方用清暑汤加减；②脾虚证，治以健脾渗湿，方用参苓白术散加减。

(2)中成药：①牛黄消炎丸 10 粒，口服，3/d；②六神丸 5～10 粒，口服，1～3/d；儿童酌减。

(3)外治疗法：①渗出较多者，选用蒲公英、地丁、黄芩、千里光、黄柏、明矾煎水外洗或湿敷；②局部糜烂者，先用明矾溶液洗去脓痂，再将冰硼散撒于患处；③脓痂厚者，选用青黛、黄柏、苍术研细末或黄柏、生地榆研细末，植物油调匀外涂。

(4)其他治疗：①鲜丝瓜叶适量洗净，拧汁涂搽患处；②龟甲、川黄连、红花研细末，花椒油调匀外涂。

【预防与护理】

1. 讲究个人卫生，勤洗澡，勤换衣。

2. 有痱子或瘙痒性皮肤病者，应避免搔抓，及时治疗。

3. 婴儿室、托儿所及幼儿园如发现本病患儿应立即隔离，对居住环境进行消毒。

第二节　深脓疱疮

深脓疱疮是由β型溶血性链球菌所致的一种溃疡性脓疱疮，好发于小腿。常见于营养较差及久病体弱者。属中医学“脓窝疮”的范畴。

【诊断要点】

1. 以小腿为多见，也可见于股部、腰部及臀部等处。皮损数目不定，常为数个至数十个。

2. 初起为粟粒到豌豆大红斑或水疱，迅速变为绿豆至豌豆大小的脓疱，周围绕以红晕，逐渐扩大、加深，并形成溃疡。溃疡边缘整齐，表面覆有污褐色脓痂。重症者，由于溃疡不断扩大，痂皮厚积呈蛎壳状。剥离痂皮，可见遗留瘢痕及色素沉着，若病人抵抗力很弱，可形成深部穿通性溃疡并伴有出血，甚至坏疽，常伴有肺炎、败血症而死亡。

3. 自觉疼痛，常伴有局部淋巴结肿大，一般无全身症状。但皮损广泛而严重者，可伴有发热及不适等全身症状。有时可继发急性肾炎。

【鉴别诊断】

1. 脓疱疮　损害表浅，虽有水疱、脓疱及结痂，但不形成溃疡，愈后不留瘢痕。

2. 疖　好发于面、颈项、背等处，初起为毛囊性炎症性丘疹，渐成炎性结节，炎症显著，跳痛明显，有中心脓栓，脓液及坏死组织排出后，炎症浸润很快吸收。

【治疗方法】

1. 一般治疗

(1)全身治疗：①抗生素，头孢唑林或氟氯西林等口服或肌内注射；过敏者可选用喹诺酮类、大环内酯类。②维生素、铁剂等。

（2）局部治疗：以消炎、杀菌、收敛与干燥为目的。①保持疮面清洁，早期脓疱未破时，可外用 10％鱼石脂软膏、红霉素软膏、莫匹罗星软膏、氯霉素软膏、诺氟沙星软膏等；②脓液多或脓痂厚者可采用 0.1％高锰酸钾溶液、0.1％依沙吖啶溶液及 0.75％硼酸溶液浸洗或湿敷，待脓液减少、创面清洁后，再外搽上述抗生素软膏；③溃疡较深者，予 1∶2000 小檗碱或庆大霉素生理盐水纱布换药，每日 1～2 次。

（3）其他疗法：①免疫疗法。病程迁延者，可用自家菌苗注射。②物理治疗。紫外线、红外线或超短波、氦-氖激光均可促进溃疡愈合，预防复发。

2. 中医治疗

（1）辨证施治：①风热夹湿证，治以疏风清热，利湿解毒，方用消风散合银花解毒汤加减；②热毒证，治以清热解毒，佐以利湿，方用黄连解毒汤合萆薢渗湿汤加减。

（2）中成药：①牛黄消炎丸 10 粒，口服，3/d；②六神丸 5～10 粒，口服，1～3/d；③牛黄解毒丸 1 丸，口服，3/d。

（3）外治疗法：①无糜烂、脓疱未破者，中药青蒿、鱼腥草、黄柏、大黄、金银花、土茯苓、冰片煎水外洗，或外搽三黄洗剂或九一丹掺红油膏盖贴。敷药前先将脓疱挑破。②有糜烂者，先用上述中药煎水外洗，然后用青黛膏外涂。

【预防与护理】

1. 增加营养，增强机体抵抗力，注意皮肤卫生，积极治疗诱发疾病。

2. 病人所用的日常用品进行煮沸或日光暴晒。

第三节　葡萄球菌性烫伤样皮肤综合征

葡萄球菌性烫伤样皮肤综合征又称新生儿剥脱性皮炎。是由凝固酶阳性、噬菌体Ⅱ组71型金黄色葡萄球菌导致，以全身皮肤红肿、大片剥脱像烫伤样暴露出无皮区域为特征的急性皮肤病。属中医学“溻皮疮”的范畴。

【诊断要点】

1. 多见于1—5岁婴幼儿，偶见于成人。

2. 突然发病，初在口或眼睑、口腔周围及颈部，为局限性潮红，迅速向躯干及四肢蔓延，2～3d内，全身皮肤为弥漫性猩红色。尼氏征阳性，表皮极易剥脱，露出鲜红色的湿润面，呈烫伤样外观，或出现水疱、大疱和脓疱样损害。口唇周围可见放射状皲裂。

3. 口腔、鼻腔黏膜及眼结膜亦可受累，出现口炎、鼻炎及角膜溃疡等。

4. 常伴有发热、厌食、呕吐及腹泻等全身症状，其并发症可有支气管炎、败血症及蜂窝织炎，经过急剧，病死率极高。

5. 组织病理学在表皮浅层剥离部位可见表皮上部有裂隙，通常接近于角质层。正在剥离或已经剥离的上皮含有嗜伊红坏死变性细胞，而下部的表皮则含嗜碱性粒细胞。

【鉴别诊断】

1. *新生儿脓疱疮*　皮损以脓疱为主，无表皮棘层松解现象，即尼氏征阴性。

2. *脱屑性红皮病*　多发生于出生后2～4个月婴儿，皮损常开始于头皮和躯干，呈脂溢性皮炎样表现，进而全身皮肤发红伴有细小灰白色鳞屑。

3. *非金黄色葡萄球菌型中毒性表皮坏死松解症*　主要发生在成人，大多为药物过敏所致，皮损呈多形性，类似多形性红斑。有轻度或中度的皮肤触痛，仅皮损处尼氏征阳性，组织病理学为表皮全层坏死，表皮下水疱。

【治疗方法】

1. *一般治疗*

(1)全身治疗：应及早使用抗生素，抗生素的选择最好参照药物敏感试验的结果，同时注意维持水、电解质平衡，补充营养。

(2)局部治疗：以选用无刺激的收敛、消炎及杀菌药物为原则，常用复方新霉素软膏、1%新霉素或 10%次没食子酸铋、氧化锌油等外用或用 1%聚维酮碘溶液、1∶2000 小檗碱液湿敷，清洁换药，皮损较局限者可选用莫匹罗星、利福平软膏等。

2. 中医治疗

(1)辨证施治：①热伤证，治以清热凉血解毒，方用内疏黄连汤加减；②胎毒证，治以清热化毒生皮，方用全蝎生皮散加减。

(2)中成药：①牛黄消炎丸 10 粒，口服，3/d；②清开灵口服液 10ml，口服，3/d，或注射液 10～20ml 加入液体静脉滴注，1～2/d；③双黄连粉剂 1～3g 加入液体静脉滴注，1～2/d。

(3)外治疗法：外用稻米粉；口唇、眼角糜烂者，选用甘草浓煎取汁，以棉签蘸药汁擦口唇或湿敷眼角。

【预防与护理】　隔离患儿，细心护理，注意保温，预防并发症。

第四节　毛　囊　炎

毛囊炎为金黄色葡萄球菌或表皮葡萄球菌侵入毛囊口所致的化脓性炎症。多发于有毛部位。可为原发性，也可为继发于某些皮肤病。属中医学“发际疮”的范畴。

【诊断要点】

1. 好发于有毛发及易摩擦部位，特别是头皮、后颈及背部。经常接触油脂或沥青者，颜面及四肢亦常受累。

2. 皮损为针尖到粟粒大小红色的毛囊性丘疹或小脓疱，中间有毛发穿过，周围绕以红晕，散在分布。

3. 局部微痒或略痛，一般无发热等全身症状。

4. 瘙痒性皮肤病、糖尿病或抵抗力低下常为本病的诱因，诱因未除时可反复发作。

【鉴别诊断】

1. 毛囊性脓疱疮　多发于毳毛部位，以四肢伸侧较多，脓疱较大，分泌物较多，易结成厚痂。

2. 疖肿　炎症浸润较深，红肿疼痛明显，中心有脓栓形成。

3. 寻常型痤疮　多见于青年男女，皮损呈多形性，有黑头粉刺，好发于颜面、上胸及背部等皮脂腺丰富部位。

【治疗方法】

1. 一般治疗

(1)全身治疗：①多发者，酌情给予磺胺药或抗生素及B族维生素类药；②反复发作，病程迁延者，除积极寻找有无糖尿病、贫血等全身性疾病外，可应用调节免疫药物如胸腺素、转移因子或自血疗法以增强机体免疫力。

(2)局部治疗：以止痒、杀菌及消炎为原则，可选用2.5%碘酊溶液、1%新霉素、莫匹罗星软膏、林可霉素液或10%硫黄炉甘石洗剂外搽。

(3)早期可应用紫外线、超短波等治疗。

2. 中医治疗

(1)辨证施治：①湿热蕴毒证，治以清热除湿、活血解毒，方用五味消毒饮加减；②正虚毒凝证，治以益气养阴、托里解毒，方用托里散加减。

(2)中成药：①六神丸5～10粒，口服，3/d；②牛黄消炎丸10粒，口服，3/d；③牛黄解毒丸1丸，口服，3/d。

(3)外治疗法：①中药外洗，苍耳子、明矾、生大黄及冰片煎水外洗；②颠倒散洗剂或三黄洗剂外搽；③先以三黄消毒液清洗皮损区，再将红色消毒膏外贴。

【预防与护理】

1. 祛除诱发因素，注意皮肤卫生，避免搔抓。

2. 忌食辛辣等刺激性食物。

第五节　疖与疖病

疖是由葡萄球菌侵入毛囊深部和毛囊周围所引起的急性化脓性感染。多发而反复发作者称为疖病。多发于炎热季节。属中医学“疖”的范畴。

【诊断要点】

1. 好发于面、颈项、背及臀部等部位。

2. 初为毛囊性丘疹,渐增大为红色硬结,局部红、肿、热、痛。以后结节渐成脓变软,中央顶端出现白色坏死性脓栓。破溃后,排出脓液和脓栓而渐愈,愈后留有瘢痕。

3. 附近淋巴结肿大、压痛,重者可有发热、头痛及全身不适等症状。

4. 严重及多发性疖病,血中白细胞总数可增多,中性粒细胞增高。慢性复发性疖病,常伴发于糖尿病、肾炎、贫血或其他导致机体抵抗力低下的疾病。

【鉴别诊断】

1. *脓疱疮*　多见于儿童,好发于颜面及四肢等暴露部位,损害以脓疱为主,破后结痂,传染性强。

2. *毛囊炎*　为浅在的针头大小的毛囊性脓疱,自觉瘙痒或灼痛,炎症浸润不深,无中心脓栓。

3. *假性疖肿*　好发于小儿头皮,常与红痱、脓痱伴发,似疖,但无脓栓。

【治疗方法】

1. *一般治疗*

(1)全身治疗:①应予以足量有效抗生素或磺胺药,必要时可取脓液做培养加抗生素敏感试验,以选用有效的抗生素。②对疖病,应积极治疗基础疾病为先;其次可选用自家菌苗或葡萄球菌混合菌苗皮下或肌内注射,也可应用锌制剂(如甘草锌)及免疫增强剂(如胸腺素、转移因子)等。

(2)局部治疗:①未成脓者,可选用2%碘酊溶液、10%鱼石脂软膏、红霉素软膏、新霉素软膏、诺氟沙星软膏、莫匹罗星软膏等外搽;②脓已成熟时,切开排脓。

(3)物理疗法:①早期可采用紫外线、红外线或超声波治疗;②慢性反复发作者,可采用紫外线照射。

2. 中医治疗

(1)辨证施治:①热毒证,治以清热解毒、疏风促溃,方用仙方活命饮加减;②阴虚毒伏证,治以养阴解毒,方用六味地黄汤合梅花点舌丹加减;③气虚毒伏证,治以益气托毒,方用托里消毒散加减。

(2)中成药:①牛黄消炎丸10粒,口服,3/d;②安宫牛黄丸1～2丸,口服;③牛黄上清丸9g,口服,2/d。

(3)外治疗法:①未溃者,选用如意金黄膏、玉露膏外敷;②脓成熟者,切开排脓;③溃后以九一丹少许外掺疮口,外盖黄连膏纱布。

【预防与护理】

1. 加强锻炼,增强机体抵抗力,注意个人卫生,勤洗澡,勤换衣服。

2. 及时治疗各种瘙痒性疾病及慢性消耗性疾病。

3. 忌饮酒类及勿食辛辣刺激性食物。

第六节　痈

痈为多个相邻的毛囊和皮脂腺的急性化脓性感染,或为多个疖肿相互融合所形成的皮肤深层的脓皮病。以患部红肿显著、范围较广、疼痛剧烈、有蜂窝状脓头及全身症状较严重为特征。多见于老年人,好发于皮下组织致密部位。属中医学“有头疽”的范畴。

【诊断要点】

1. 多见于体弱、贫血、免疫功能低下及患糖尿病的老年病人。

2. 好发于皮下组织致密部位，如颈后发际及腰背部。

3. 初起皮肤呈急性弥漫性暗红色浸润硬块，紧张发亮，境界不清，迅速向四周及深部发展，形成坏死、化脓、破溃，表面可见多个脓栓或溃孔状如蜂窝。严重者，整个患部组织坏死、溶解，塌陷形成火山口状深而大的溃疡。脓液及坏死组织排出后，红肿及疼痛减轻。组织缺损处，肉芽组织逐渐生长，愈后形成瘢痕。

4. 早期有寒战、发热、全身不适及食欲下降等全身症状。严重者，可发生败血症，危及生命。

5. 血中白细胞总数及中性粒细胞升高。

【鉴别诊断】

1. 疖　损害较浅，红肿范围较小，每个损害破溃时只有1个脓栓而不形成蜂窝状。

2. 蜂窝织炎　往往有皮肤或软组织损伤及局部化脓性感染病灶的病史，局部呈弥漫性红肿、浸润，境界不清，表面无多个脓头。

【治疗方法】

1. 一般治疗

(1)全身治疗：①早期应用足量、有效的抗生素。必要时取脓液做细菌培养加药敏试验，以选用高效的抗生素。②加强支持治疗。

(2)局部治疗：①早期可选用2%碘酊溶液、10%鱼石脂软膏、50%硫酸镁溶液或75%乙醇外涂或湿敷；②局部炎症显著，脓已成熟，行切开排脓术，随后每日换药。

(3)物理治疗：患处紫外线或红外线照射。

2. 中医治疗

(1)辨证施治：①初期及溃脓期，治以和营托毒、清热利湿，方用仙方活命饮加减；阴虚火毒炽盛者，方用竹叶黄芪汤加减，气血两虚不能托毒者，方用托里消毒散加减。②收口期，气血两虚，治以调补气血，方用十全大补汤。

（2）中成药：①牛黄解毒丸 1 丸，口服，3/d；②牛黄消炎片 10 片，口服，3/d；③清开灵口服液 10ml，口服，3/d。

（3）外治疗法：①初期，用金黄膏加千捶膏外敷。②溃脓期，用八二丹、金黄膏外敷；如脓水稀薄灰绿，改用七三丹；若腐肉阻塞，脓液积蓄难出而有波动感时，可做十字形切开引流。③收口期，用白玉膏加生肌散外敷；若疮口有胬肉高凸，用平胬丹或剪除胬肉，再用生肌收口药。

【预防与护理】

1. 病人应卧床休息，忌饮酒及辛辣食物。

2. 增强机体抵抗力，勤洗澡、勤换衣。有糖尿病、毛囊炎及疖应及时对症治疗。

第七节　蜂窝织炎

蜂窝织炎是由金黄色葡萄球菌、溶血性链球菌侵入皮下、筋膜下、肌间隙或深部结缔组织而引起的一种急性化脓性炎症。以起病急、扩散迅速、范围广泛、局部红肿热痛、边界欠清、伴有寒战及发热等全身症状为特征。属中医学“痈”的范畴。

【诊断要点】

1. 好发于下肢、足、背、颜面、外阴及肛周等部位。

2. 临床表现由于不同的致病菌毒性不同、发病部位及深浅不同而有轻重之别。病变较浅，患部呈现弥漫性红肿，皮肤紧张较坚实，中央炎症显著。以后，化脓变软、溃破、排出脓液及坏死组织。由葡萄球菌引起者，脓液较稠，链球菌引起者，脓液较稀。病变位置深者，红肿多不明显，有深部压痛，常伴有淋巴结炎、淋巴管炎、坏疽、转移性脓肿，甚至败血症。

3. 伴有高热、寒战及全身不适等全身症状。

4. 实验室检查，血中白细胞总数及中性粒细胞升高。

【鉴别诊断】

1. 接触性皮炎　有接触史，皮损发生在接触部位，边界清楚，皮疹疹形一致而呈多形性，局部灼热瘙痒，血中白细胞总数多不升高。

2. 丹毒　皮损为鲜红色水肿性红斑，境界清楚，表面紧张灼热疼痛，不化脓，好发于下肢及颜面部。

【治疗方法】

1. 一般治疗

(1)全身治疗：①早期应用高效、足量抗生素，如青霉素及头孢菌素等；②补充足量维生素，如维生素 C、复合维生素 B 等；③酌情给予解热止痛药，如索米痛等。

(2)局部治疗：可用生理盐水或 50％硫酸镁溶液湿敷，然后敷以 10％鱼石脂软膏包扎。已成脓者，必须切开引流。

(3)物理治疗：局部可用紫外线及超短波照射。

2. 中医治疗

(1)辨证施治：①初期，治以疏风清热、行瘀活血，方用仙方活命饮加减；如热毒较盛者，方用消毒散加减。若发于上部，方用牛蒡解肌汤或银翘散加减，发于下部者，方用五神汤或萆薢化毒汤加减。②成脓期，治以透脓，方用透脓散加减。③溃后期，血虚者，方用四物汤加减；气虚者，方用四君子汤加减；气血两虚者，方用八珍汤加减。

(2)中成药：①牛黄解毒丸 1 丸，口服，3/d；②牛黄消炎丸 10 粒，口服，3/d；③清开灵口服液 10ml，口服，3/d；④牛黄醒消丸 3g，口服，1/d。

(3)外治疗法：①初期，用金黄散或玉露散外敷，或用千捶膏、太乙膏掺红灵丹或阳毒内消散外贴；②成脓，切开排脓；③溃后，用八二丹或九一丹，并用药线引流。脓尽，以生肌散掺入疮口中，并用太乙膏或生肌玉红膏盖贴。

【预防与护理】

1. 注意休息，在下肢者，抬高患肢，并减少活动。

2. 忌食辛辣、鱼腥发物。

第八节 丹 毒

丹毒是乙型β溶血性链球菌感染所引起的皮肤和皮下组织内的淋巴管及周围软组织的急性炎症。以局部红肿热痛伴头痛及发热等全身症状为特征，好发于下肢及颜面部。属中医学“丹毒”“流火”的范畴。

【诊断要点】

1. 好发于小腿及面颊部，小儿易在腹部发生。

2. 皮损出现前常有头痛、发热、畏寒、食欲减退及全身不适等前驱症状。

3. 局部出现大片的鲜红色水肿性斑片，表面光滑发亮紧张，边缘清楚，间有水疱、大疱发生。有灼热触痛。局部淋巴结肿大。

4. 常见的诱发因素：小腿丹毒由足癣继发感染，面部丹毒由鼻黏膜、耳部、咽部感染损害所引起。

5. 反复发作者，可产生局部象皮肿，尤以小腿多见。

6. 实验室检查，血中白细胞总数及中性粒细胞增多，血沉加快。颜面部必要时做X线摄片以排除鼻窦炎（副鼻窦炎）。

【鉴别诊断】

1. 接触性皮炎　有接触刺激物病史，皮损发生在接触部位，有明显瘙痒。损害边缘鲜明，皮损疹形一致，病人无全身症状。

2. 小腿癣菌疹　损害多为多片状红斑和小丘疱疹，各片间隔有正常皮肤，患者颜面、趾侧多有红斑、水疱出现，结合有活动性足癣病灶、癣菌素试验阳性等可以区别。

3. 类丹毒　有接触家畜、鱼类或屠宰工作中受伤史，损害通常发生于手部，为紫红色斑，不化脓，不易发生水疱。往往没有明显的全身症状。猪丹毒杆菌培养和接种试验阳性。

4. 蜂窝织炎　患处有触痛及红肿，但境界欠清，中央红肿显著。化脓溃破后排出脓液和坏死组织，肿痛减轻。

【治疗方法】

1. 一般治疗

(1)全身治疗：首选大剂量青霉素及耐青霉素酶类药物；过敏或耐药者，可选用红霉素、林可霉素(洁霉素)或喹诺酮类抗生素。在皮损消退后仍需继续使用上述抗生素 1 周左右，以免转变为慢性丹毒。

(2)局部治疗：①下肢丹毒应抬高患肢；②选用 50%硫酸镁溶液、0.1%依沙吖啶(利凡诺)溶液湿敷；③10%鱼石脂软膏、莫匹罗星软膏外涂；④积极寻找并治疗原发病灶。

(3)物理疗法：可用超短波、红外线及音频电疗等；慢性复发丹毒可做紫外线照射。

2. 中医治疗

(1)辨证施治：①风热化火证，治以疏风消肿、泻火解毒，方用普济消毒饮加减；②肝脾湿蕴证，治以清肝泻热、利湿解毒，方用柴胡清肝汤合化斑解毒汤加减；③温热化火证，治以清热利湿、活血解毒，方用五神汤合桃红四物汤加减；④日久形成象皮肿者，治以清热除湿、活血通络，方用当归拈痛汤加减；⑤毒邪内攻证，治以清热凉血、解毒护心，方用清瘟败毒饮合安宫牛黄丸加减。

(2)中成药：①牛黄解毒丸 1 丸，口服，3/d；②牛黄消炎片 10 片，口服，3/d；③牛黄醒消丸 3g，口服，1/d。

(3)外治疗法：①敷贴法，可选用如意金黄散麻油调敷，或用鲜仙人掌、马齿苋、冬青叶及大青叶捣烂外敷。头面肿胀甚者，可用银花露、玉露散湿敷。②砭镰法，红肿疼痛剧烈者，局部皮肤消毒后，以三棱针轻浅砭刺皮肤放血。

【预防与护理】

1. 祛除诱因，勿抠鼻子，勿用锐器掏耳，积极治疗足癣、甲沟炎、足跟皲裂、湿疹及鼻窦炎等。如有皮肤破损，应及时处理，防止感染。

2. 卧床休息，忌食辛辣、鱼腥发物。

3. 下肢丹毒，应抬高患肢，形成象皮肿者可用弹力绷带缠缚。

第九节 化脓性汗腺炎

化脓性汗腺炎的发病起源现在仍有争议，既往认为是大汗腺，现今提出毛囊闭锁及汗孔闭塞、金黄色葡萄球菌的感染是局部发病的根本原因。好发于腋窝及会阴部、乳房及周围，多见于青春发育期的女性。属中医学“腋痈”的范畴。

【诊断要点】

1. 好发于腋下、腹股沟，以腋窝多见，也可发生于外阴、肛周及乳晕等处。

2. 初起为豌豆大小的硬结，后渐增多扩大，高出皮面，显著红肿伴以疼痛，以后化脓，形成有波动感的半球状脓肿，无中心脓栓。溃破流脓，也可互相融合形成乳头状增殖，最终溃破，形成蜂窝状瘘管，流出黏稠脓液。瘘管可深达数厘米，长久不愈。愈后常形成增生性瘢痕。

3. 常伴有发热及全身不适。继发淋巴结肿大，患肢活动受限。

4. 病程迁延，反复发作。多自一侧开始，对侧亦可发生。

【鉴别诊断】

1. 疖肿　为深部感染。疼痛明显，有脓栓形成，脓液多，病程短。

2. 淋巴结炎　结节较大、坚实，炎性浸润较深，附近有化脓性病灶。

【治疗方法】

1. 一般治疗

(1)全身治疗：①早期急性发作者，可选用抗生素或磺胺药；顽固病例在及时、足量使用抗生素前提下短期合用泼尼松可控制病情。②妊娠期妇女,酌情选用雌激素、黄体酮治疗。③维 A 酸制剂口服,如异维 A 酸。

(2)局部治疗:①3%聚维酮碘、0.1%依沙吖啶或 0.5%新霉素溶液湿敷;注意保持局部清洁,必要时可剃去毛发。②皮质类固醇激素加普鲁卡因适量局部封闭对部分病例有效。③未溃破者可外用 10%鱼石脂软膏、莫匹罗星软膏;成熟的脓肿应切开引流。④对反复发作者,可手术切除患部皮肤和皮下组织,并予以植皮,或行浅层 X 线照射。

2. 中医治疗

(1)辨证施治:①肿疡者,治以散血清肝,方用柴胡清肝汤加减;②溃疡者,治以托里排脓、理气散结,方用八珍汤加减,遗留硬结不化,加服小金丹或散结灵,还可酌服香贝养营汤。

(2)中成药:①牛黄解毒丸 1 丸,口服,3/d;②龙胆泻肝颗粒 10g,口服,3/d;③牛黄醒消丸 3g,口服,1/d;④雷公藤总苷片。

(3)外治疗法:①未溃者,如意金黄膏外敷;②成脓者,切开排脓;③溃后硬结不化,酌用红升丹掺在阳和解凝膏中外贴。

【预防与护理】

1. 注意个人卫生。必要时剃去局部毛发。

2. 禁食辛辣、鱼腥发物。

第十节　甲　沟　炎

甲沟炎是甲周组织急性、亚急性或慢性炎症。以局部红肿、化脓或结痂伴有明显疼痛为特征。属中医学“沿甲疔”“代指”的范畴。

【诊断要点】

1. 多数先发于甲一侧,局部皮肤组织红肿疼痛、化脓,可沿甲皱襞蔓延至甲根或对侧甲沟形成半球状脓肿,变为甲周炎或甲下脓肿。甲下有黄色脓液积聚,甲与基底分离。

2. 慢性者,病程长。甲沟有轻度红肿、疼痛、甲小皮剥脱,少量脓液沿甲沟流出。甲的边缘和甲沟处变黑,且可逐渐产生结节状或蕈状突出的炎症肉芽组织,不时分泌出脓液,容易擦伤出血。部分甲被损坏,甲变形缩小,甲上有纵嵴或横沟,甲下有脓液潜行。严重时甲可以完全松动、脱落。

3. 一般无全身症状,但如未及时处理,可伴有恶寒、发热及食欲减退等全身症状。

4. 实验室检查。有时可出现白细胞计数及中性粒细胞增高。

【鉴别诊断】

1. 疱疹性瘭疽　多发生于手指近指甲处,开始为单个水疱,不久即发生成群的水疱。疱内容物浑浊呈脓汁样,疱破后形成糜烂和结痂,自觉疼痛。疱液细胞学检查发现病毒。

2. 甲胬肉　指甲较趾甲为常见,常开始于1个指甲扩展至其他指甲。甲皱的表皮向前长,与甲床融合,病甲遂分成两部分,逐渐缩小,以致完全消失。最后代之以瘢痕组织。

3. 嵌甲　甲的边缘嵌入甲皱襞,甲皱襞处红肿疼痛,甚至化脓。久之可致局部肉芽肿形成,以大趾最常见。

4. 逆剥　为甲旁表皮剥裂而成刺状细条,尖端游离并指向指尖,另一端仍与皮肤相连,容易引起出血和感染。

【治疗方法】

1. 一般治疗

(1)全身治疗:①抗生素如青霉素、红霉素、麦迪霉素及螺旋霉素等;②白色念珠菌引起者,可酌情选用氟康唑或伊曲康唑等。

(2)局部治疗:①早期根据致病菌不同,外涂咪康唑、益康唑、克霉唑霜或莫匹罗星、碘酊、依沙吖啶、金霉素、红霉素及新霉素软膏;若为铜绿假单胞菌,可外用多黏菌素;也可外用鱼石脂软膏。②若有脓液积聚时,可沿甲沟做一纵行切口,排出脓液。若甲下已有脓肿或由嵌甲所致,应做部分或全部甲拔除。

(3)物理治疗:视病变可做紫外线或红外线治疗。

2. 中医治疗

(1)辨证施治:①初期,治以清热解毒,方用五味消毒饮加减;②成脓期,治以解毒止痛,方用仙方活命饮加减;③溃后期,治以清解余毒兼以调气血,方用四妙散加减。

(2)中成药:①牛黄消炎片 10 片,口服,3/d;②牛黄解毒丸 1 丸,口服,3/d;③牛黄醒消丸 3g,口服,1/d。

(3)外治疗法:①初期,可选用玉露膏、如意金黄散外敷。②成脓期,切开排脓;甲下积脓者,部分或整个指甲拔除,拔甲后以玉红膏纱布包扎换药。③溃后期,可选用九一丹、八二丹或玉红膏换药至愈。

【预防与护理】

1. 避免手过度浸泡于水中,洗手后甲沟处应擦干。注意甲卫生。手指、甲损伤后及时处理。

2. 忌食辛辣、鱼腥发物。

第十一节　急性淋巴结炎

急性淋巴结炎是由金黄色葡萄球菌或链球菌等化脓菌沿淋巴管侵入淋巴结所引起的急性化脓性炎症。多继发于其他化脓性感染病灶。常见于颈部、腋窝和腹股沟部。中医学称本病为“痈”。

【诊断要点】

1. 常继发于其他感染病灶。多见于颈部、腋窝及腹股沟部。

2. 受累淋巴结肿大、疼痛、压痛,可伴有皮肤潮红,局部温度高。可形成脓肿。

3. 重者可有发热、食欲差等全身症状。

4. 白细胞计数及中性粒细胞增多。

【治疗方法】

1. 一般治疗

(1)全身治疗:①复方磺胺甲噁唑(复方新诺明)2 片,2/d;

②诺氟沙星胶囊 0.1g,3/d;③病情较重者,进行细菌培养、药敏试验,静脉注射有效抗生素。

(2)局部治疗:①炎症早期,50%硫酸镁溶液湿敷患部,或超短波治疗,每次 8～15min,每日 1 次;②成脓期,切开排脓、引流。

2. 中医治疗

(1)辨证施治:①风热痰毒证,治以散风清热、化痰消肿,方用牛蒡解肌汤加减;②肝脾血热证,治以清肝解郁、消肿化毒,方用柴胡清肝汤加减;③湿热蕴结证,治以清热利湿解毒,方用五神汤合萆薢渗湿汤加减;④湿热瘀滞证,治以和营祛瘀,清热利湿,方用活血散瘀汤合五神汤加减;⑤热胜肉腐证,治以清热和营、托毒透脓,方用透脓散加减。

(2)中成药:①安宫牛黄丸 3g,发热时服用;②牛黄解毒片 4 片,口服,3/d。

(3)外治:①初起,金黄散冷开水或麻油调敷患处;②成脓期,切开排脓;③溃后,脓未尽用八二丹药线引流,脓尽改用生肌散。

【预防与护理】

1. 注意休息,加强营养,补充维生素。

2. 注意患部清洁,忌搔抓或接触生冷水。

第十二节　下疳型脓皮病

下疳型脓皮病是一种以硬性无痛性浅表性溃疡为特征的化脓性皮肤病。病因尚不清,现多认为因外伤后感染所致,一般发生于成人。属中医学“疳”的范畴。

【诊断要点】

1. 好发于颜面及生殖器部位。

2. 初起为小丘疹、脓疱或硬结节,破溃后形成硬性表浅性溃疡,边缘呈堤状,基底面有多少不等的浆液性分泌物。愈后有表浅性瘢痕,可复发。

3. 病损多单发，无自觉症状，附近淋巴结肿大，有压痛。

4. 暗视野检查螺旋体及梅毒血清试验均阴性。

【鉴别诊断】 须与梅毒性下疳、脓疱疮、原发性皮肤结核、基底细胞癌、鳞癌等相鉴别。

【治疗方法】

1. 一般治疗

(1)全身使用抗生素。

(2)局部治疗：可选用莫匹罗星软膏、环丙沙星软膏、红霉素软膏等外用。

2. 中医治疗

(1)辨证施治：①热毒证，治以清热解毒，方用五味消毒饮加减；②湿热下注证，治以清热化湿，方用龙胆泻肝汤加减。

(2)中成药：①牛黄解毒片 4～6 片，口服，3/d；②安宫牛黄丸或六神丸口服；③雷公藤总苷片。

(3)外治：早期予金黄散外敷；破溃后可予红升丹、提脓丹等提脓祛腐，生肌膏生肌收口。

【预防与护理】

1. 勿搔抓患部，勿接触冷水。

2. 宜进清淡饮食。

第十三节 面部脓皮病

面部脓皮病是发生于面部的化脓性皮肤病。病因不清，多见于 20 岁左右的青年女性。属中医学“疖”的范畴。

【诊断要点】

1. 好发于青年女性。

2. 突然在面部发生脓肿、囊肿、窦道，局部呈鲜红或紫红，如不治疗，可持续数月。愈后留有瘢痕。

3. 脓液培养有凝固酶阳性葡萄球菌。

【鉴别诊断】 痤疮　黑头粉刺的存在即可与之区别，再者痤疮皮损除侵犯面部外，胸背部也常受侵犯。

【治疗方法】

1. 一般治疗

(1)酌情选用抗生素或磺胺药，可试服异维A酸。

(2)局部治疗：①早期热敷；②窦道可切开排脓。

2. 中医治疗

(1)辨证施治：①热毒证，治以清热解毒，方用五味消毒饮加减；②脾胃湿热证，治以清热化湿通腑，方用清胃散合茵陈蒿汤加减；③血瘀痰凝证，治以活血化瘀，化痰散结，方用桃红四物汤合二陈汤加减。

(2)中成药：①牛黄解毒片4～6片，口服，3/d；②安宫牛黄丸或六神丸口服。

(3)外治：①早期予以金黄散外敷；②窦道可给予红升丹、提脓丹等祛腐生肌。

【预防与护理】

1. 勿搔抓患部，勿接触生水。

2. 宜进清淡饮食。

第十四节　麻　　风

麻风是由麻风分枝杆菌所引起的一种慢性传染病。主要侵犯皮肤和周围神经。抵抗力低下者，中晚期可累及深部组织和内脏器官。属中医学“大麻风”“乌白癞”“疠风”的范畴。

【诊断要点】

1. 潜伏期　一般为2～5年，但也可短至数月，长达十几年。

2. 临床类型　按5级分类法分为下列5型。

(1)结核样型(TT)：皮损局限，数目少，一般只有1～2块，表现为浅色斑、红斑或由毛囊性丘疹组成的环状或片状损害，边缘清楚，表面干燥有鳞屑。尺神经、耳大神经、眶上神经或腓总神经等粗大、质硬。浅感觉（触觉、痛觉、温觉）障碍，汗闭。还可发生勾手、垂足及兔眼等，无脱屑及明显内脏损害。

(2)偏结核样型界线类(BT)：皮损为斑片与斑块，多发，边界清楚，有的可见"空白区"，形成内外界均清楚的环状皮损；有的呈卫星状分布，不对称。周围神经干粗大，质较硬，多发，可发生神经功能障碍。眉毛一般不脱落，可有轻微黏膜、淋巴结、眼或内脏受损，但少见。

(3)中间界线类(BB)：皮损形态多样化，有浅色斑、红斑、斑块、结节浸润性损害等。边缘有的清楚，有的不清楚，可见"空白区"。内缘清，外缘不清。有的呈多环形靶样。皮损分布广泛，数目较多，但不对称。周围神经干粗大、质较软，不对称。可出现黏膜、淋巴结、睾丸、眼或内脏损害。

(4)偏瘤型界线类(BL)：皮损有斑片、斑块、浸润、丘疹和结节等，颇似瘤形，边缘不清，皮损数目多，分布广泛，不完全对称，周围神经受累较多，粗大神经较软而均匀，感觉障碍出现较迟。病久者眉毛部分脱落，黏膜损害出现早而明显。中晚期常有淋巴结、睾丸、眼及内脏等损害。

(5)瘤型(LL)：皮损多，分布广泛对称，边缘模糊不清，无"空白区"，以弥漫性浸润性红斑及结节为主，可呈"狮面"面容。周围神经干粗大、对称，但质地较软。除浅感觉障碍外，产生运动障碍与畸形。眉毛对称性脱落，黏膜损害出现早而明显。中晚期常有严重的淋巴结、器官及内脏损害。

此外，未定类麻风为上述各类麻风的早期表现。皮损呈浅色斑或红斑，数目少，边界可清楚或不清楚。有时在皮损附近可触及粗大的皮神经，可有轻度感觉障碍。

3. *麻风反应* Ⅰ型为迟发型变态反应：皮损红肿、浸润，局部发热；受累神经粗大、疼痛、触痛，常见于TT及BB类型。Ⅱ型为免疫复合物型变态反应：出现结节红斑、多形红斑样皮损，神经粗大、压痛，有发热、头痛、关节痛、淋巴结肿大及白细胞升高等，常见于 LL 及 BL 类型。

4. 组织病理学　TT 为真皮内结核样肉芽肿结构，表皮内有炎症细胞侵入，基底层常被破坏，银染色神经小分支常被破坏，抗酸染色阴性。BT 为表皮下有狭窄的或不完整的“无浸润带”，真皮内以上皮肉芽肿为主，淋巴细胞较少，抗酸染色可见少量抗酸杆菌。BB 为表皮下有明显的“无浸润带”，真皮内以组织细胞浸润为主，或兼有 TT 及 LL 两型特点，抗酸杆菌染色阳性。BL 为表皮下“无浸润带”明显，真皮内以泡沫细胞浸润为主，抗酸染色可见大量的抗酸杆菌。LL 为真皮内广泛的泡沫细胞浸润，淋巴细胞极少，可见大量抗酸杆菌。

5. 实验室检查

(1)皮肤涂片查菌：TT 为阴性；BT 为阳性(＋～＋＋＋)；BB 为阳性(＋＋～＋＋＋＋)；BL 为强阳性(＋＋＋＋～＋＋＋＋＋)；LL 为强阳性(＋＋＋＋～＋＋＋＋＋＋)，未定类多为阴性或为弱阳性。取材部位尤应注意，除常规部位如耳垂、眶上、下颌外，尚须在确定有活动性皮损 2～3 处取材。

(2)麻风菌素晚期反应结果：TT 为阳性或强阳性；BT 为弱阳性或可疑阳性；BB 为阴性；LL 为阴性，未定类或阴性或阳性。

(3)特异性血清学检查：①荧光麻风抗体吸收试验(FLA-ABS)，用于检查抗麻风杆菌特异抗原的抗体；②放射免疫试验(RIA)，用于检查抗麻风杆菌的细胞壁抗原的抗体；③酶联免疫吸附试验(ELISA)，用于检查抗麻风杆菌细胞壁衍生的酚糖脂-1(PGL-1)抗原的抗体；④抗麻风菌单克隆抗体(MeAb)的免疫诊断试验。

综上所述：①感觉障碍是麻风最常见和较早期的症状，可见于皮损部位，也可见麻木闭汗区。②周围神经粗大是麻风的一个重要特征，也是诊断的重要依据。但除麻风外，有些正常人及少数其他疾病患者，也可伴有神经粗大，应注意鉴别。③在皮肤内查见麻风杆菌是诊断麻风的可靠依据，但查菌阴性不能排除麻风。④病理组织检查阳性是肯定麻风诊断及分型的主要手段之一，但局部病理检查阴性却不能完全排除诊断。尚须检查其他部位。麻风诊断，必须符合上述 4 项诊断要点 2 项以上，方可成立。

【鉴别诊断】

1. 白癜风　与麻风的继发性色素减退斑相似，但白癜风为色素脱失斑，白斑周围色素加深，一般无自觉症状，局部无感觉及发汗障碍，组胺试验及发汗试验正常。

2. 皮肤黑热病　面部、躯干及四肢均可发生黄红色的斑和结节，有光亮，类似瘤型麻风，但不麻木，神经不粗大，有黑热病史，常有脾大，结节内刮取组织涂片，可查到利什曼小体。

3. 肉样瘤　与结核样型麻风易混淆，但临床上无感觉障碍及神经粗大，组织病理是由上皮样细胞形成的结节，淋巴细胞较少。

4. 多形性红斑　易与瘤型麻风反应的多形性红斑混淆，但此病为急性炎症性红斑，呈水肿状，有痒感或烧灼感，无感觉障碍，查麻风杆菌阴性。

5. 结节性红斑　易与瘤型麻风反应的结节性红斑相混淆，但无其他瘤型麻风的症状。

6. 股外侧皮神经炎　此病在大腿外侧下 2/3 部位出现蚁行感、烧灼感、刺痛及麻木等感觉异常，但神经无粗大，无皮损及其他麻风症状。

7. 脊髓空洞症　此病有分离性感觉障碍，即仅有痛温觉障碍而触觉存在。感觉障碍呈节段性，无皮损，神经不粗大。

8. 非麻风性多发性神经炎　感觉、运动及营养障碍可同时发生，但无皮损及神经粗大。

9. 进行性增殖性间质性神经炎　本病常有家族史，可伴发阿-罗瞳孔、突眼、眼球震颤及共济失调等症状，神经粗大而无压痛。

【治疗方法】

1. 一般治疗

(1)全身治疗:抗麻风药早期、及时、足量、足疗程规则治疗,疗效较好。常用药物有氨苯砜、醋氨苯砜(二乙酰氨苯砜)、利福平及氯法齐明(氯苯吩嗪)。此外,氨硫脲、硫安布新(丁氨苯硫脲)、乙硫异烟胺、丙硫异烟胺、乙胺丁醇、磺胺间甲氧嘧啶(长效磺胺)及链霉素等也都有程度不等的疗效。常用标准化疗方案如下。

多菌型麻风 MDT 方案:成人剂量,利福平 600mg,每月 1 次,监服;氯法齐明(氯苯吩嗪)300mg,每月 1 次,监服;500mg,每日自服;氨苯砜(DDS)100mg,每日自服;儿童(10－14 岁)剂量,利福平 450mg,每月 1 次,监服;氯法齐明 200mg,每月 1 次,监服,及 50mg,隔日 1 次,自服;氨苯砜,50mg/d,自服。治疗期限至少 2 年,如可能应治疗到细菌阴转。

少菌型麻风 MDT 方案:成人剂量,利福平 600mg。每月 1 次,监服;氨苯砜 100mg,1/d,自服 6 个月。儿童剂量应按体重适当减少。治疗期限应持续至利福平监服 6 个月。

对麻风反应的治疗,除严重的麻风反应外,不必停用原用的抗麻风病药物,可用皮质类固醇激素、沙利度胺(酞胺哌啶酮)、氯法齐明、雷公藤、昆明山海棠、普鲁卡因、秋水仙碱、环孢素(环孢菌素A)、维生素类、抗组胺类、氧氟沙星(氟嗪酸)及诺氟沙星(氟哌酸)等。

免疫疗法:静脉内注射周围血淋巴细胞或特殊性转移因子。在双侧三角肌区及背上部真皮内注射热灭活的麻风杆菌。

(2)局部治疗:①对麻风足底溃疡,抗感染、扩创和清除死骨,溃疡处可用杀菌剂和保护剂如 3%硼酸溶液、0.5%～1%腐殖酸钠溶液、1∶4000～8000 高锰酸钾溶液或 0.1%依沙吖啶液等湿敷,或 2%甲紫软膏外用。②对尺神经或腓神经疼痛剧烈者,可进行神经鞘膜松解术或剥离术,或做神经移位术;对畸形者,可行外科矫形术;眉毛全脱者,可做植眉术。

2. 中医治疗

(1)辨证施治:①实证,治以祛风理湿、温经通络及活血解毒,方用万灵丹加减;②虚证,治以扶正祛邪、清营解毒,方用补气养荣汤加减;③虚实夹杂证,治以养血活血、化瘀通络,方用扫风丸或苦参散加减;④实热证,热在少阳者,治以和解少阳,方用小柴胡汤加减;热在里之证,治以清泄阳明之热,方用石膏解毒汤加减;⑤阴虚内热证,治以养阴清热解毒,方用甘草石膏汤或玉竹四物汤加减;⑥虚寒证,治以温阳散寒,益气活血,药用生黄芪、元参、石斛、苦参、苍耳、丹参、鸡血藤、附片、龙眼肉及生甘草。

(2)外治疗法:①足底溃疡可选用冬青膏外敷;其他处溃疡,先用苦参汤洗涤溃疡,并用狼毒制成糊剂涂于患处,或用七三丹、红油膏外敷,腐脱新生后改用生肌散、红油膏外敷。②二味拔毒散外搽。

(3)针灸疗法:口眼歪斜,取颊车、地仓、阳白、四白穴;手指拳曲,取阳溪、合谷、中渚、阳池、腕骨及后溪穴;肘间刺痛取极泉、少海、支正及养老穴;下肢刺痛取委中、承山、昆仑、阳陵泉、中封、风市及绝骨穴。施泻法,1～2d 针刺 1 次,留针 30min。

【预防与护理】

1. 积极发现麻风病人,开展有关麻风防治的宣传教育,进行治疗性预防、药物预防及免疫预防。

2. 加强营养,禁止饮酒,忌房事,居室须注意空气清新及阳光充足,建立合理生活制度,参加适当劳动,防止和矫正手足的挛缩和畸形。

3. 对瘤型麻风病人,必须实行隔离收容治疗。

第十五节　皮肤结核

皮肤结核是由结核杆菌直接侵犯皮肤或其他脏器的结核病灶内的结核杆菌经血行或淋巴系统传播到皮肤组织所引起的皮肤损

害。由于结核杆菌的毒性、入侵的途径及机体免疫力不同，临床上有不同的类型。属中医学“鸦啖疮”“梅核丹”等的范畴。

【诊断要点】

1. 临床特点

(1)寻常狼疮：多见于儿童及青年。好发于面部，尤以鼻和颊部为常见，其次为臀部和四肢，亦可累及黏膜。基本损害为针头至黄豆大结节，质软，极易用探针刺入，称为“探针贯通现象”；经玻片压诊，呈“苹果酱”色或褐色，可向外周扩展，或相互融合成片，边缘清楚，可自行吸收或溃烂，愈合后形成萎缩性瘢痕。在瘢痕上又可出现新的结节。局部无痒痛感。在面部可导致眼、鼻及唇部残毁性破坏。部分病人伴内脏结核。病程为慢性，进行性。可数年至十余年不愈。在长期狼疮病变处可并发皮肤癌。结核菌素试验为强阳性反应。

(2)疣状皮肤结核：多见于成年男性。好发于手指及手背，其次是足和臀部。初发多为单一的疣状小结节，逐渐增殖、扩展，呈环状或线形。中心增生时呈疣状或乳头瘤样，边界明显，外周有红晕，形成“三廓现象”。表面可有裂隙，压之有脓液排出，其中可找到结核杆菌。中心消退时形成萎缩性瘢痕。结核菌素试验为弱阳性反应。

(3)瘰疬性皮肤结核：多见于儿童，好发于颈侧，其次为腋下、腹股沟及上胸部等处。初起为皮下结节，质硬，可自由活动，以后结节增大，并与其皮肤粘连，呈红色，继而变紫、变软、穿破、溃烂或形成瘘管。溃疡边缘呈潜行性，愈后产生不规则的瘢痕。邻近发生的结节，经过同样病程，并且相互连接呈带状分布。结核菌素试验常为阳性。

(4)溃疡性皮肤结核：好发于口腔、外生殖器及肛门等身体自然开口部位，故又称为腔口结核性溃疡。初起为红色水肿性小结节，很快破溃形成溃疡，呈圆形或不规则形。边缘呈潜行性，基底为高低不平的苍白肉芽组织。有脓性分泌物，可查到结核杆菌。

溃疡慢性,有自发痛和触痛。间有发热等全身症状。结核菌素试验常为弱阳性或阴性反应。

(5)丘疹坏死性结核疹:多见于青年,皮损疏散分布在四肢伸面,有群集倾向,尤以关节部位为多。皮损为位于真皮深处的坚实结节,黄豆大小或更大,以后突出皮面,呈青红色或紫色。中央可发生小脓疱,坏死,干涸后表面覆有黏着性褐色厚痂。去除痂皮后,中央呈凹陷性小溃疡,可逐渐自愈,留有萎缩性瘢痕及色素沉着。病程慢性,常成批发生,尤以春秋季为甚。结核菌素试验为强阳性。

2. 组织病理学　以真皮内结核样肉芽肿性结节为其特点,中央为上皮样细胞及朗汉斯细胞所组成的结节,周围绕以较为致密淋巴细胞浸润。在结节中央可见程度不等的干酪样坏死,但亦可无坏死。在寻常狼疮时表皮常萎缩变薄,疣状皮肤结核则表皮呈乳头瘤样或假上皮瘤样增生,而丘疹坏死性结核疹时表皮常有坏死及溃疡。

3. 实验室检查　结核菌素试验阳性反应表示受试者曾有结核菌感染。在成人中的临床意义不大,若呈强阳性反应,则往往说明有活动结核感染灶。另外年龄愈小,则其意义亦愈大。胸透、胸片及痰液等检查,可发现肺及其他脏器的结核病变。

【鉴别诊断】

1. 寻常狼疮　与盘状红斑狼疮、结节病、结节性梅毒疹及结核样型麻风相鉴别。

(1)盘状红斑狼疮:颜色鲜红,表面附着有黏着性菲薄鳞屑,毛囊口扩散,内含角质栓,无狼疮结节。

(2)结节病:结节病的结节较狼疮结节坚实,有浸润感,一般不发生溃疡。结核菌素试验阴性。

(3)结节性梅毒疹:梅毒性结节发展较快,可呈匍行状排列,质硬如软膏,铜红色,常破溃、溃疡呈凿孔状,愈后结瘢痕,梅毒血清反应阳性。

(4)结核样型麻风:结节较狼疮结节稍硬,患处感觉障碍为其特点。有周围神经粗大及肢体麻木畸形。可出现营养性溃疡。

2. 疣状皮肤结核　与寻常疣、疣状扁平苔藓、疣状痣及着色真菌病相鉴别。

(1)寻常疣:为非炎性疣赘,无粟粒脓肿,周围无炎性浸润,有自限性,愈后不形成瘢痕。

(2)疣状扁平苔藓:主要发于下肢伸侧,病灶干燥,无粟粒脓肿及瘢痕形成,剧烈瘙痒,颜色紫红或褐黄。

(3)疣状痣:皮损可排列成条状,自幼发病,随年龄而增长,无炎症反应。

(4)着色真菌病:好发于小腿及足部,炎症较著,有外伤史。分泌物中易查到着色真菌的孢子。

3. 瘰疬性皮肤结核　与放线菌病、化脓性汗腺炎及孢子丝菌病相鉴别。

(1)放线菌病:患部坚硬,为一片大而深的浸润块,破溃后流出带有"硫黄色颗粒"的脓液,真菌培养阳性。

(2)化脓性汗腺炎:为腋窝部红色、疼痛性结节,破溃后形成瘘管。

(3)孢子丝菌病:为孤立的结节或溃疡,沿淋巴管成串状排列,脓液培养为孢子丝菌。

4. 溃疡性皮肤结核　与三期梅毒溃疡、急性女阴溃疡及基底细胞癌相鉴别。

(1)三期梅毒溃疡:边缘有堤状隆起及暗红色浸润,形状整齐,多呈肾形,质坚硬,梅毒血清反应常为阳性。

(2)急性女阴溃疡:经过急性炎症较著,可自愈,但易复发。溃疡呈漏斗状。常并发结节性红斑及滤泡性口腔炎,分泌物中可查到粗大杆菌。

(3)基底细胞癌:溃疡基底部有多数珍珠样小结节,边缘卷起。触之较硬,有典型组织病理学改变。

5. 丘疹坏死性结核疹　与毛囊炎及痘疮样痤疮相鉴别。

(1)毛囊炎:皮损为炎症性毛囊性脓疱,无中心坏死,病理改变为毛囊上部有以中性粒细胞为主的急性炎症浸润。

(2)痘疮样痤疮:即坏死性痤疮,为沿前额发际发生的无痛性毛囊性丘疹及脓疱,无深在性浸润,为一种毛囊炎性损害,常有中央坏死,愈后留有凹陷性瘢痕。而前者多分布于四肢伸面,尤以关节部位为多。

【治疗方法】

1. 一般治疗

(1)全身治疗:①抗结核药物治疗,作为首选的杀菌剂有异烟肼、利福平及其衍生物如利福喷汀、链霉素及吡嗪酰胺。作为次选的制菌剂有乙胺丁醇、对氨水杨酸钠及卷曲霉素。目前,一般提倡在最初治疗时,最好选用疗效好、病人易耐受的 3 种药物,联合治疗 1～3 个月,继之再联用药治疗 5～9 个月,最后剩单一药物维持至痊愈,各疗程视病情及疗效而定,总疗程至少半年。②维生素 D_2,常与其他抗结核药物合用,对寻常狼疮有效;维生素 B_6 与异烟肼同用。

(2)局部治疗:①寻常狼疮和疣状皮肤结核可外搽 5%～20% 焦性没食子酸软膏;有溃疡、窦道者,可先用聚维酮碘溶液或高锰酸钾溶液湿敷后,外涂 5%异烟肼软膏、利福平软膏、15%对氨水杨酸钠软膏。②皮损局限者,可考虑手术切除或电烙疗法。

2. 中医治疗

(1)辨证施治:①阴虚痰热证,治以养阴清肺、解毒除痰,方用大补阴丸或六味地黄汤加减;②气阴两虚证,治以理气散结、益气护阴,方用香贝养营汤加减;③痰瘀互结证,治以除痰养阴,化瘀散结,方用海藻玉壶汤加减。

(2)中成药:①内消瘰疬丸 10g,口服,3/d;②散结灵 10g,口服,3/d;③夏枯草膏 10g,口服,3/d。

(3)外治疗法:①皮损未破溃,可选用蛇蜕膏、黑布膏或金素膏等外敷患处或狼毒洗剂摇匀外涂;②形成溃疡时掺七三丹敷贴,或东方一号药膏外贴。形成潜行疮口时,做扩创术,术后再用上药敷贴。

【预防与护理】

1. 加强卫生宣传教育,积极参加体育锻炼,增强体质,注意营养。

2. 定期行肺部和其他部位健康检查,早期发现结核病灶,及时治疗。

3. 卡介苗接种,适用于结核菌素试验阴性者,以增强机体对结核病的免疫力。

第十六节　皮肤炭疽

皮肤炭疽是由炭疽杆菌感染所引起的一种严重的人畜共患的急性传染病。以暗红色血疱及周围软组织红肿显著、伴有严重全身症状为特征。多见于疫区,可呈地方性流行。病人多为与畜类接触的牧民及屠宰或处理畜产品的工人。属中医学“疫疔”的范畴。

【诊断要点】

1. 潜伏期 1～7d,平均为 3d。

2. 好发于手、手臂、头、颈及肩背等外露部位。

3. 皮损初为红色炎性丘疹或皮下结节,无疼痛、触痛,有轻度痒感,迅速变为脓血性大疱,周围组织水肿发硬,大疱溃破后形成表浅凹陷溃疡,上覆以黑痂,周围有环形紫红色水疱。

4. 局部淋巴结红肿疼痛,常伴有发热、头痛及关节疼痛等全身症状。重者可致败血症及脑膜炎而危及生命。

5. 疱液及血液涂片可见排列成链形的革兰染色阳性的炭疽杆菌,脓液培养可见有芽胞的炭疽杆菌,动物接种阳性。组织切片见有荚膜的革兰阳性杆菌。

【鉴别诊断】

1. 疖　无暗红色血疱及周围组织水肿发硬，可有疼痛及触痛，顶端化脓，中心有脓栓脱出，排出脓血中无炭疽杆菌。

2. 丹毒　为局部水肿性红斑，颜色鲜红，边界清楚，局部灼热，触痛明显且可反复发作。

【治疗方法】

1. 一般治疗

(1)全身治疗：①炭疽杆菌对青霉素敏感且很少耐药，故青霉素作为首选，对青霉素过敏及少数耐药者，可酌情选用氯霉素、新霉素、四环素及磺胺药；②病情严重者应给予各种支持疗法，必要时并用皮质类固醇激素；③病情严重者可用抗炭疽血清注射。

(2)局部治疗：皮肤炭疽的局部严禁切开及挤压以防扩散，选用抗生素软膏，如莫匹罗星软膏、新霉素、金霉素软膏及磺胺类软膏外涂，或高锰酸钾溶液湿敷。

2. 中医治疗

(1)辨证施治：①初期，治以解毒消瘴、行气和营，方用仙方活命饮加减，佐服蟾酥丸或玉枢丹；②中期，治以解毒清热、利湿消肿，方用五味消毒饮加减，佐服蟾酥丸或玉枢丹；③后期，治以清解余毒，方用四妙散加减。

(2)外治疗法：①初期，发于头面及颈部，可选用玉枢丹、六神丸研碎，醋调外敷，发于前臂等处，可选用天仙子、如意金黄散外敷；②中期，可用10％蟾酥合剂、玉露散及银花露调敷患处，或用三棱针刺破疮面2～3处，外掺麝香少许，或掺阴毒内消散；③后期，疮面外掺生肌散或九一丹，盖贴黄连膏。

【预防与护理】

1. 隔离病畜，并对病畜栏舍进行严格消毒，病死的动物要焚烧或深埋，不准食用。

2. 应及时发现和隔离治疗病人，对其衣物用具和分泌物，要严格消毒。

3. 对职业接触的工作人员，应及时注射炭疽疫苗。

第十七节　类　丹　毒

类丹毒是由猪丹毒杆菌感染所引起的传染性皮肤病。其皮损形似丹毒。常见于从事肉类、渔业的工作人员。属中医学“伤水疮”范畴。

【诊断要点】

1. 常有轻微外伤史。

2. 潜伏期2～7d，平均2d。

3. 皮损以局限型最常见，好发于手指、手腕部及足背，多为单侧。初起为红点，继而扩大为紫红色肿胀斑，边缘清楚，稍微高起，中央较平，可有水疱或大疱，从不化脓、溃破。自觉痒痛，一般无全身症状。弥漫型及败血症型少见。皮损呈弥漫及全身分布，常伴有发热及关节症状。

4. 病程2～3周。

5. 实验室检查，皮损组织液培养，镜检可见革兰阳性短杆菌，有败血症时，血培养阳性。

【鉴别诊断】

1. 丹毒　皮损为鲜红色水肿性红斑，界清、灼痛及触痛明显，好发于小腿及颜面，全身症状明显，无职业接触史。

2. 蜂窝织炎　多见于颜面及躯干部，皮损为弥漫性红肿，疼痛明显，伴高热、寒战及全身不适等严重全身症状。

3. 多形红斑　无外伤及职业接触史，除靶样红斑外，尚可见丘疹、紫癜、水疱等皮疹，除发于手指及手背外，亦可发于口腔黏膜、外阴等身体其他部位。

【治疗方法】

1. 一般治疗

(1)全身治疗：本病病原菌对青霉素极度敏感，故青霉素为首选药物。对青霉素过敏者,可选用四环素、红霉素、磺胺药及链霉素等。

(2)局部治疗:可选用 10%～20%鱼石脂软膏敷包;3%硼酸液或 0.5%呋喃西林液湿敷。

(3)物理疗法:紫外线照射。

2. 中医治疗　参照丹毒进行治疗。

【预防与护理】

1. 加强对肉类加工人员及渔业人员的卫生宣教工作,加强防护设备和卫生检疫工作。

2. 对病畜肉传染源要做好妥善处理。

3. 食品、屠宰或渔业等工人有手部皮肤破伤时,应及时处理。

第十八节　急性女阴溃疡

急性女阴溃疡是好发于青年妇女外阴部的一种非性病性、非接触传染性的良性溃疡,病因不明,或与革兰阳性粗大杆菌有关。一般发病急剧,倾向复发,常并发阿弗他性口炎及结节性红斑,酷似软下疳。属中医学“阴蚀”的范畴。

【诊断要点】

1. 发病前先有轻重不等的前驱症状如全身不适、乏力及白带增多等。

2. 好发于女阴各部,尤以小阴唇内侧、阴道前庭、尿道口附近及前后联合处为多,少数亦可见于外阴部皮肤。

3. 临床上分为 3 型

(1)坏疽型:溃疡深,数目少,有黏着性膜,愈后结瘢痕,自觉剧痛,常伴发热等全身症状。

(2)软下疳型(性病型):最常见,经过较缓,外观很像软下疳,溃疡呈圆形、椭圆形或不定形,大小及数目不定,边缘锐利不整齐,其下有穿凿现象,触诊柔软,表面附有灰白色脓性分泌物,周围有明显炎性浸润，自觉疼痛剧烈。

（3）粟粒型：溃疡小，数目多，自针帽至米粒大，多为圆形或不规则形，大小往往始终不变，少有融合。溃疡中心凹陷较深，周围有炎性浸润，表面有少量脓液，基底有黄色脓苔。自觉症状轻微。

4. 病程一般 1～2 周可痊愈，但有的可呈复发性。

5. 实验室检查：溃疡分泌物中可查到革兰阳性的粗大杆菌。

【鉴别诊断】

1. 软下疳　有不洁性交史，分泌物中可查见软下疳杜克雷嗜血杆菌，愈后不复发。

2. 贝赫切特综合征（白塞病）　除阴部有溃疡外，可伴有口腔复发性溃疡、眼部症状如虹膜睫状体炎、前房蓄脓、视网膜炎或脉络膜炎等，针刺反应阳性，经过缓慢，常反复发作。

3. 阴部疱疹　为多数聚集水疱，不形成溃疡，男女皆可发病。

【治疗方法】

1. 一般治疗

（1）全身治疗：①补充大量的维生素 B 及维生素 C；②坏疽型需选用抗生素，如四环素、罗红霉素及类固醇激素；③组胺球蛋白肌内注射有一定疗效；④雷公藤总苷片。

（2）外治疗法：可用 1∶5000 高锰酸钾溶液坐浴，或硼酸溶液湿敷，然后以 2％硝酸银溶液外搽，再外敷 1％硝酸银软膏、莫匹罗星软膏。

（3）物理治疗：可局部进行热疗、紫外线及氦-氖激光照射。

2. 中医治疗

（1）辨证施治：①湿热证，治以泻火利湿杀虫，方用龙胆泻肝汤合芦荟丸加减；②阴虚证，治以养肝滋肾、清热化湿，方用知柏地黄丸合萆薢渗湿汤加减。

（2）外治疗法：①初期，脓水淋漓不尽，痛痒相兼，可选用苦参汤、芎归汤及蛇床子汤等煎水外洗；②疮面溃烂，脓腐渐少，疼痛不重时，酌情选用银杏散，纱布或丝棉包裹，做成栓剂外用；③溃疡脓腐脱尽，新肉生长迟缓时，外掺月白珍珠散，再贴敷黄连膏或生肌玉红膏。

【预防与护理】 卧床休息，经常保持阴部清洁，注意营养，解除精神负担。

第十九节　猩　红　热

猩红热为 A 组 β 型溶血性链球菌感染引起的急性传染病。此种细菌可产生酿脓性外毒素，又称红疹毒素。以发热、咽峡炎、全身弥漫性鲜红色皮疹为特征。主要发于 1—10 岁的儿童，好发于冬春季节，多由飞沫经呼吸道传染。属中医学“丹痧”“烂喉痧”“疫喉痧”“烂喉丹痧”等范畴。

【诊断要点】

1. 潜伏期一般 1～7d，平均 2～5d。

2. 突然起病，出现高热、头痛、咽痛、恶心、呕吐，婴儿可有惊厥。扁桃体红肿，可有灰白色易被擦去的渗出性膜，软腭黏膜充血，有点状红斑及散在性瘀点。

3. 发病初期，出疹之前即可见舌乳头红肿肥大，突出于白色舌苔之中，称为“白色杨梅舌”。3～4d 后，白色舌苔脱落，舌色鲜红，舌乳头红肿突出，状似杨梅，称“红色杨梅舌”，同时伴有颌下淋巴结肿大。

4. 病后 1d 发疹，依次于颈、胸、躯干、四肢出现细小密集的红斑，压之退色，约 36h 内遍及全身。肘窝、腋窝、腹股沟等皱褶处，皮疹更加密集而形成深红色或紫红色瘀点状线条称“帕氏线”。由于两颊及前额充血潮红，但无皮疹，口鼻周围呈现特征性口周苍白，称“环口苍白圈”。

5. 皮疹出现 48h 内，疹达高峰，皮疹呈弥漫性猩红色，重者可有出血疹。皮疹持续 2～4d 后,皮疹按出现顺序消退。起病第 7～8 天开始脱屑,全身性,尤其后掌、足跖为大片脱皮,像手套、袜套状。重者有脱发。

6. 并发症:化脓性并发症有扁桃体周围脓肿、颈淋巴结炎、鼻窦炎、中耳炎、乳突炎等;中毒性并发症有心肌炎、心内膜炎等;变态反应性并发症,在病后 2～3 周出现,如急性肾小球肾炎、风湿热等。

7. 白细胞计数增加,多数达(10～20)$\times 10^9$/L,中性粒细胞增加达 80%以上,核左移,胞质中可见中毒颗粒及杜勒(Dohle)小体,嗜酸粒细胞初期不见,恢复期增多。

8. 咽拭子及其他分泌物培养,可分离出 A 组 β 型溶血性链球菌。

【鉴别诊断】

1. 麻疹　前驱期 2～4d,有发热,眼结膜充血、畏光、分泌物多,门腔黏膜出现 Koplik 斑,中度到重度的呼吸道症状,发病的 4d 后发疹,平均 3～5d 出全。皮疹为紫红到棕红的斑疹和斑丘疹,疹间皮肤正常,先见于耳后及面部,逐渐扩展至躯干、四肢、手掌及足底。

2. 风疹　前驱期短,全身症状轻,无黏膜斑,皮疹散在,色稍淡,1～2d 即退,无色素沉着及脱屑。

3. 猩红热型药物疹　有近期用药史,有一定的潜伏期,无杨梅舌、帕氏线、环口苍白圈,停药后皮疹不再发展而逐渐消退。

【治疗方法】

1. 一般治疗

(1)全身治疗:①抗生素,青霉素为首选,青霉素过敏者,可选用红霉素、克林霉素、四环素、头孢类或阿奇霉素等。②对症治疗,高热可用退热药或用物理降温等方法。年长儿咽痛可用生理盐水漱口或杜灭芬含片。③若出现心肌炎、休克等症状,给予及时处理。

(2)局部治疗:可外搽涂炉甘石洗剂。

2. 中医治疗

(1)辨证治疗:①风热袭肺,治以辛凉透表,解毒利咽,给予银翘散加减;②热入营血,治以清营解毒,透热养阴,清营汤加减治疗;③气阴两伤,治以益气养阴生津,可给予竹叶石膏汤合沙参麦冬汤治疗。

(2)中成药:①牛黄解毒片 2 片,口服,3/d;②黄连上清片 3 片,口服,3/d;③板蓝根颗粒 10g,口服,3/d。

(3)外治疗法:外用三黄洗剂外搽。

【预防与护理】

1. 注意休息,患儿隔离,保持房间通风。

2. 忌食肥甘厚味及辛辣之物,宜高热量、高蛋白流食。

3. 保持口腔清洁,切忌搔抓皮肤。

4. 对患儿接触过的食品、物品等进行消毒。

第二十节　红　　癣

红癣是由微小棒状杆菌侵犯皮肤角质层所引起的一种慢性、传染性皮肤病。好发于腹股沟及腋窝等皮肤皱褶部位,以边界清楚、红棕色及稍有鳞屑的斑片为特征。多见于中年男性。属中医学“丹癣”的范畴。

【诊断要点】

1. 好发于皮肤皱褶部位,如腹股沟、腋窝、乳房下、臀间及趾缝等处。

2. 皮损为边界清楚、红棕色的斑片,表面光滑,有极细皱纹,上附有少量细微鳞屑,边缘不高起,无丘疹、水疱及炎性变化。

3. 一般无自觉症状。

4. 发展很慢,治疗不彻底容易复发。

5. 实验室检查,刮取鳞屑制片用乳酸酚棉蓝染色,可查见微小棒状杆菌，滤过紫外线检查可见珊瑚色荧光。

【鉴别诊断】

1. 花斑癣　鳞屑斑分布于胸背及上臂等处，滤过紫外线检查为棕黑色荧光，真菌检查为圆形糠秕状小孢子菌。

2. 股癣　患处炎症显著，边缘往往高起有丘疹及水疱，滤过紫外线检查阴性，真菌检查阳性。

【治疗方法】

1. 一般治疗

(1)全身治疗：首选红霉素。其他广谱抗生素，如氯霉素及四环素族药物均有效。青霉素无效。

(2)局部治疗：①红霉素软膏及碘酊等外搽；②抗真菌制剂如3%～5%水杨酸乙醇、酮康唑软膏、复方间苯二酚搽剂、咪康唑、克霉唑霜、复方苯甲酸软膏及硫黄水杨酸软膏外搽；③2%夫西地酸钠软膏外涂患处，有时可获得满意疗效。

2. 中医治疗　无须内治，酌情选用2号癣药水及颠倒散外搽。

【预防与护理】　注意个人卫生，在治疗过程中经常换药和消毒内衣。

第7章 真菌性皮肤病

第一节 花 斑 癣

花斑癣是由马拉色菌（糠秕孢子菌）所引起的一种慢性无症状的浅表性真菌病。以色素减退或加深的糠秕状脱屑斑为特征。好发于躯干等出汗多的部位，多见于夏秋炎热季节。属中医学“紫白癜风”的范畴。

【诊断要点】

1. 好发于躯干部，以上胸部及背部最常见，逐渐蔓延至颈前、肩部，甚至面部、腹部和下肢。

2. 皮损为粟粒、黄豆至蚕豆大小的圆形或类圆形斑疹，上覆以细薄的糠秕状鳞屑，黄褐色或深褐色，侧面观察可见光泽，无炎症，基底常见色素减退。呈毛囊性分布。

3. 无自觉症状或局部有轻度瘙痒。夏重冬轻，常多年不愈。

4. 皮损鳞屑直接检查可发现糠秕孢子菌，滤过紫外线灯照射下显示黄褐色荧光。

【鉴别诊断】

1. 玫瑰糠疹　皮损炎症明显，呈褐红或黄红色，圆形或椭圆形，覆领圈样糠秕状鳞屑。长轴与皮纹平行，边缘明显呈锯齿状，先有母斑，后有子斑。瘙痒剧烈。无传染性，真菌检查阴性。

2. 白癜风　皮肤上境界明显的色素脱失斑，呈纯白色，边缘色素增加，无自觉症状，好发于全身各部位皮肤。

3. 脂溢性皮炎　多见于皮肤脂溢体质，好发于皮脂腺丰富部位，如颜面及头皮等处。瘙痒较剧，炎症显著，表面鳞屑呈油腻性。

真菌检查阴性。

【治疗方法】

1. 一般治疗

(1)全身治疗:全身泛发久治不愈,可酌情选用氟康唑或伊曲康唑内服,疗程均须14d以上,与脂餐同服为宜。

(2)局部治疗:①20%~40%硫代硫酸钠与1%稀盐酸合用外搽。②10%冰醋酸、5%水杨酸乙醇、50%丙二醇溶液外用。③联苯苄唑霜、1%克霉唑软膏、2%咪康唑霜、特比萘芬软膏、益康唑霜或酊剂外搽。④酮康唑香波,洗澡时外用至腰部,起泡约保留10min后洗去,每天1次。愈后每周1次,以防复发。或硫化硒洗剂晚睡前外用患处,晨起洗去。

2. 中医治疗

(1)内服药:本病以外治为主,对于顽固者,治以祛风化湿、杀虫止痒,方用万灵丹或防风通圣丸。

(2)外治疗法:可酌情选用密陀僧散、汗斑搽剂、陀柏散及五香散外搽。

【预防与护理】 注意卫生,勤洗澡、勤换衣,内衣、内裤宜煮沸消毒或日晒消毒。

第二节 头 癣

头癣是由一些发内型或发外型的小孢子菌或毛癣菌引起的头皮和头发的感染。多见于儿童,具传染性。属中医学“白秃”“秃疮”“蛀发癣”的范畴。

【诊断要点】

1. 临床特点

(1)黄癣:典型者有三大临床特征,菌痂、萎缩性瘢痕及断发。初起为毛囊口炎性丘疹,后形成小脓疱,干后结成黄痂,如碟状。除去黄痂,其下为鲜红湿润糜烂面,有鼠臭味,若不及时治疗,可破坏毛囊，形成萎缩性瘢痕，造成永久性秃发。

(2)白癣：多发于儿童。初为头皮毛发处出现一至数个红色小丘疹，渐成灰白色鳞屑斑点，逐渐扩大形成圆形斑，斑上毛发失去光泽，外围绕以白色菌鞘，多在距头皮 3～5mm 处折断。皮损常呈“卫星状”分布，枕部淋巴结多可触及。

(3)黑点癣：多见于儿童，成人亦可发病。皮损类似白癣为大小不等的白色鳞屑斑，但病发一出头皮表面即折断，不形成菌鞘。残留的断发桩形成黑点状。病程较长，可至成年不愈。毛囊也可破坏形成瘢痕。

(4)脓癣：白癣和黑点癣有时可并发脓癣，表现为毛囊及毛囊周围炎，炎症剧烈，深入皮下，常相互融合成暗红色，边界清楚的圆形或椭圆形脓肿，表面软，有波动感。患处毛发极易拔出，切开常无明显脓液而多为血性物。

2. 实验室检查

(1)滤过紫外线灯：黄癣在灯下呈暗绿色荧光，白癣呈亮绿色荧光，黑点癣无荧光。

(2)直接镜检：取病发或皮屑做 10%氢氧化钾涂片，镜下可见真菌的菌丝及孢子。

(3)培养检查：将病发接种在沙氏培养基上，2 周后长成菌落，可明确菌种。

【鉴别诊断】

1. 脂溢性皮炎　头皮部皮损常呈局限性，炎症较著，表面有较多糠秕状、油腻性鳞屑，毛发稀疏，无断发及菌鞘，瘙痒较著，见于成年人，真菌检查阴性。

2. 寻常型银屑病　头部及发际皮损为多层银白色鳞屑斑，基底呈暗红色浸润，毛发呈束状，不易折断，身体其他部位有银屑病皮损，真菌检查阴性。

3. 头部脓疱疮　以脓疱及脓性厚痂为主，无断发，患儿项、肩部多可见绿豆大红色湿润糜烂面，部分可见典型脓疱疮皮损。真菌检查阴性。

【治疗方法】

1. 一般治疗

(1)全身治疗:可酌情选用特比萘芬、伊曲康唑、氟康唑等。服药3周后镜检复查真菌,以后每10～14d复查1次,连续3次阴性方可认为治愈。

(2)局部治疗:①每日晨起全头部外用硫黄软膏或其他抗真菌药物如复方苯甲酸软膏、10%水杨酸软膏、1%～3%克霉唑软膏、2%达克宁霜等,并用塑料布包裹。每晚用肥皂洗头1次,洗后外搽2%碘酊溶液。连续用药1～2个月,每10d理发1次。②拔发疗法,适用于皮损面积较小的病人,用镊子拔除病灶部毛发,范围超过病灶部,每周拔发1次,连续3～4次。

2. 中医治疗

(1)内服药:以外治为主,内服药可试服防风通圣散。

(2)外治疗法:以杀虫止痒为原则,并配合拔除病发。①5%～10%明矾液外洗;②肥油膏、雄黄膏、硫黄膏或一扫光外用,3～7d后拔除病发。

【预防与护理】 注意个人卫生及公共卫生,集体单位如学校、幼儿园等,发现病人后要注意隔离,毛巾、脸盆及梳子等洗浴物品要分开,家庭中有发病者要考虑是否由家中喂养的小动物如猫、狗等所致,并同时治疗患病动物。

第三节 须 癣

须癣是面、颈、胡须部位皮肤和须毛的皮肤真菌感染,属中医学"癣"的范畴。

【诊断要点】

1. 胡须区皮肤环形或多环形损害,边缘丘疹、水疱、脓疱,中央脱屑,受累部胡须枯黄无光泽、折断、松动易拔除。

2. 有深部毛囊性脓疱、结节、脓肿或脓癣样损害，胡须松动折断、脱落，拔出后见毛根部黄白色脓样，压之有脓液溢出，有秃毛区和瘢痕。

3. 皮屑和脓液直接检查可见菌丝。

4. 接种于沙氏琼脂培养基室温培养有皮肤真菌生长。

【鉴别诊断】　须疮　局部红肿热痛明显，胡须松动但不折断，培养有细菌生长，且好发于上唇近鼻处，而须癣多发于下颌部。

【治疗方法】

1. 一般治疗

(1)全身治疗：感染广泛，可酌情选用伊曲康唑、氟康唑等。

(2)局部治疗：①拔除病须；②选用酮康唑洗剂、联苯苄唑霜、5％硫黄软膏、复方苯甲酸软膏、10％水杨酸软膏、1％～3％克霉唑软膏等，合并细菌感染者宜加用莫匹罗星软膏、磷酸克林霉素溶液外用。

2. 中医治疗　以外治为主，以杀虫止痒为原则，并配合拔除病须。①5％～10％明矾水外洗；②选用肥油膏、雄黄膏、硫黄膏或一扫光外用。

【预防与护理】

1. 重视个人卫生。

2. 避免接触患病动物。

3. 不去理发店刮须。

第四节　体　　癣

体癣是发生在光滑皮肤上的浅表真菌感染。以圆形或类圆形边缘稍隆起的红斑及中央常自愈为特征。多发于颜面、颈部、躯干及四肢。夏季发作，冬季好转，多见于青壮年。属中医学“圆癣”“金钱癣”的范畴。

【诊断要点】

1. 好发于颜面、颈部、躯干及四肢。

2. 皮损为圆形或类圆形红斑，指甲至各种钱币大小，数目不定。皮损中央常自愈。边缘稍隆起呈活动性，有炎性丘疹、水疱及鳞屑等。皮损可形成环形，亦可互相融合成多环形损害，或中央发生新的皮损而形成同心环形。

3. 自觉剧烈瘙痒。

4. 实验室检查，皮屑镜检及培养发现浅表真菌。

【鉴别诊断】

1. 玫瑰糠疹　颈以上不发病，皮损为椭圆形，覆领圈样糠秕鳞屑，色黄红，边缘呈锯齿状，长轴与皮纹平行，常先有母斑，后有子斑，真菌检查阴性。

2. 脂溢性皮炎　好发于皮脂腺丰富部位，如颜面、头皮、上胸部及背部。皮损为红斑、丘疹，上有油腻性鳞屑，瘙痒剧烈，真菌检查阴性。

3. 银屑病　好发于四肢伸侧及关节，皮损为淡红色浸润斑，上覆有多层银白色糠秕状鳞屑，有薄膜及点状出血现象，真菌检查阴性。

【治疗方法】

1. 一般治疗

(1)全身治疗：对全身泛发者，可酌情选用特比萘芬、氟康唑、伊曲康唑等口服。

(2)局部治疗：可选用联苯苄唑霜、克霉唑、益康唑、酮康唑、达克宁霜、复方水杨酸软膏、1%特比萘芬和2%环吡酮胺乳膏，每日局部涂搽1～2次，持续用药至损害消退后1周。

2. 中医治疗

(1)内服药：一般不需内治。

(2)外治疗法：①可酌情选用癣药水1号、2号或青黛膏、硫黄膏外搽；②若皮损呈糜烂时，则应选用青黛散，待糜烂消失后再搽癣药水。

【预防与护理】

1. 有手足癣、股癣、甲癣及头癣的病人应及时治疗。

2. 讲究个人与公共卫生，衣服、被褥应定期在日光下晾晒，尽量不用公共脸盆、浴盆及浴巾等。

3. 一些影响机体抵抗力的药物，如皮质激素及免疫抑制药等，应尽量避免使用。

第五节　股　　癣

股癣为发生于臀部、腹股沟、会阴部和肛周的皮肤真菌病。多发于夏季，男性多于女性。属中医学“阴癣”的范畴。

【诊断要点】

1. 好发于腹股沟皱褶部位，其次为股、阴囊皱褶、会阴部及肛门周围等处。

2. 皮损先为少数丘疹、丘疱疹，渐扩大为边缘清楚、稍隆起的红斑，上覆以少量鳞屑。皮损初为红色，渐变为褐色或正常皮肤色，中心自愈，边缘向周围扩大，炎症较著，上有小水疱、糜烂及痂皮等，可形成环状。

3. 局部剧烈瘙痒，常因搔抓而继发湿疹样变，日久反复发作，皮损变粗糙而增厚，呈苔藓样变。

4. 夏季发作，冬季缓解或消失。

5. 实验室检查，边缘皮屑真菌检查阳性。

【鉴别诊断】

1. 红癣　缺乏炎症，初为不甚规则的大片淡红色斑，久则呈暗红或褐红色斑，表面干燥而见细小皱纹，覆极微细鳞屑，边缘无丘疱疹，可有瘙痒，镜检无真菌而为微小棒状杆菌，多见于糖尿病患者。

2. 摩擦红斑　多见于婴儿和肥胖的成人，为腹股沟皮肤长期不断相互摩擦，再加上汗液浸润所致，局部潮红、肿胀，重者可糜烂、渗出，但边缘一般无丘疱疹，镜检无真菌。

3. 神经性皮炎　发作性剧烈瘙痒，慢性炎症，皮肤不红，边缘无丘疱疹，无明显隆起，皮肤粗糙，苔藓样变，病程较长，镜检无真菌。

【治疗方法】

1. 一般治疗

(1)全身治疗：以局部治疗为主，若病久难愈、病情较重者，可选用伊曲康唑、特比萘芬、氟康唑等口服。

(2)局部治疗：注意保持局部干燥，用药同体癣，注意勿用过于刺激的药物。

2. 中医治疗

(1)内服药：一般以外治为主，但瘙痒较重，有糜烂渗液者，治以除湿止痒，方用二妙散加减。

(2)外治疗法：①可酌情选用阴癣油，阴癣药水 1 号、2 号，癣药水 1 号及癣药膏 1 号外搽；②局部潮湿多汗或有少量渗出者，可外扑湿毒药粉、花蕊石散；③皮损肥厚，有苔藓样变者，可用枯矾、黄柏、五倍子及乌贼骨各等份，共研细末外扑或鲜骨碎补切片，蘸药粉外搽；④藿香、虎杖、大黄、苦参、蛇床子、百部、黄精、枯矾、侧柏叶及羊蹄根等煎水外洗或用苦参汤煎水外洗。

【预防与护理】

1. 注意卫生，勤洗澡、勤换衣裤，保持腹股沟及阴部等的清洁。

2. 积极治疗手癣、足癣、甲癣及体癣。

3. 禁用热水烫洗局部皮损，禁用刺激性较强的药物。

第六节　手　足　癣

手足癣为指(趾)间及掌跖面的皮肤浅表真菌感染。根据其发病部位又可区分为足癣和手癣，足癣的患病率远较手癣为高。在我国南方尤为常见。分属中医学“脚湿气”“鹅掌风”的范畴。

【诊断要点】

1. 临床特点，手足癣常见下列 3 型。

(1)水疱型：皮损多见于手掌面、足缘、跖部及指(趾)侧部位。初起为成群或散在的针头大小的水疱，不易破裂，干燥后疱顶表皮脱落，形成环状鳞屑。新的损害陆续出现，互相融合，形成多环状。边缘较清楚。

(2)鳞屑角化型：多见于手掌及足跟部等处。皮损表现为脱屑、角质增厚及皮肤粗糙干裂，裂口深者可引起疼痛及继发感染。

(3)浸渍型：指(趾)间皮肤浸渍发白，常因剧痒搔抓摩擦后而引起表皮擦烂，露出潮红糜烂面，可引起淋巴管炎及丹毒等继发感染。

2. 由于病程慢性经过，常因搔抓引起感染，或用药不当，易发生湿疹样变或过敏性癣菌疹。

3. 实验室检查，皮屑真菌检查阳性。

【鉴别诊断】

1. 慢性湿疹　皮损呈多形性，境界不清，倾向湿润，真菌检查阴性。

2. 汗疱疹　多发于手足多汗者，为突然发生的深在性水疱，散在或成群，对称分布，但多在掌面及指侧缘，夏秋较剧，往往自行消退，真菌检查阴性。

【治疗方法】

1. 一般治疗

(1)全身治疗：①对顽固性者，可选用伊曲康唑、特比萘芬、氟康唑等口服；②合并细菌感染，应选用抗生素治疗；③合并湿疹样变或变态反应(癣菌疹)，应同时应用抗组胺药和抗真菌药。

(2)局部治疗：根据皮损类型不同而不同。①水疱型。先用3％硼酸溶液或 1∶2000 的醋酸铅浸泡，然后选用下列药物外搽，

2%酮康唑乳剂、1%特比萘芬、1%～3%克霉唑软膏、1%益康唑软膏及达克宁霜等。②鳞屑角化型。可选用油膏类药物如复方苯甲酸软膏、10%水杨酸软膏或6%乳酸软膏外搽。对于角化增厚伴皲裂明显者，可用30%～40%尿素软膏封包，待角化变薄后再使用抗真菌药，每日1～2次，坚持4周以上。③浸渍型。先用0.1%的依沙吖啶溶液或3%硼酸溶液局部湿敷，然后再外扑足癣粉，如1%联苯苄唑粉。待皮损干燥后，再改用抗真菌的霜剂或软膏。④合并湿疹样变或变态反应者，先按湿疹皮炎治疗。⑤合并细菌感染者，局部先用0.1%依沙吖啶溶液或3%硼酸溶液湿敷，或外用新霉素软膏、莫匹罗星软膏等抗生素制剂待感染控制后再用抗真菌制剂。

2. 中医治疗

(1)辨证施治：一般不需内治，若病情较重或持久者，可内服药治疗。①血虚生燥生风证，治以养血润肌祛风，方用当归饮加减；②风湿证，以祛风除湿，方用三妙丸加减；③湿热证，治以清热利湿消肿，方用萆薢渗湿汤加减。

(2)外治疗法：①皮损以水疱为主，选用干葛根水洗剂、漏芦汤等水煎外洗；②皮损以丘疱疹、鳞屑为主，选用浮萍醋、藿香浸剂外搽；③皮损以浸渍腐白为主，选用石榴皮水洗剂，同时外扑花蕊石散或龙骨散；④皮损以糜烂、红肿及渗出合并染毒者，选用黄丁洗剂外洗、湿敷，然后用青黛散或真君妙贴散油调糊状外涂；⑤皮肤枯厚、皲裂作痛，选用二矾散熏洗，若有皲裂、出血选用风油膏、润肌膏、大枫子油及红油外涂。

(3)水针疗法：取三阴交、太溪、内关、合谷穴，用50%当归注射液刺入穴位。每日2次，7次为1个疗程。

【预防与护理】

1. 注意卫生，不穿公共拖鞋，不用公共浴盆、浴巾等。足部多汗者，鞋袜要勤洗勤晒，保持干燥。

2. 彻底治愈自身癣病，家庭中患有癣病者应同时治疗。

第七节　甲癣与甲真菌病

甲癣是由皮肤癣菌感染甲板所引起的甲病，甲真菌病是由皮肤癣菌以外的真菌所引起的甲病。现将二者均统称为甲真菌病。属中医学“灰指甲”的范畴。

【诊断要点】

1. 常单个起病，逐渐累及其他指(趾)甲。

2. 常伴发其他癣病如手、足癣，亦可单独发生。

3. 常由指(趾)甲甲板远端开始，逐渐向甲根部方向发展。甲板底层肥厚，失去光泽呈灰白色、灰褐色或浊黄色，甲板易断，表面凹凸不平，甲板也可与甲床分离，甲下堆积一些角化性鳞屑，或表现为甲沟炎、甲床炎，甲周围红、肿、胀，但无明显痛感，有时可见少量积脓。

4. 实验室检查，刮取碎甲及甲下碎屑检查，镜下可见真菌菌丝。真菌培养阳性。

【鉴别诊断】　本病须与银屑病甲病、先天性厚甲、先天性白甲症、湿疹、硬皮病、脊髓空洞症、雷诺现象、连续性肢端皮炎及剥脱性皮炎等的甲病变相鉴别。这些疾病的甲病多波及多个指(趾)甲，呈对称分布，有原发性疾病的临床表现。甲癣与甲真菌病常先起于1个指(趾)甲，真菌检查有助于鉴别。

【治疗方法】

1. 一般治疗

(1)全身治疗：酌情选用抗真菌药如特比萘芬、伊曲康唑及氟康唑等口服。

(2)局部治疗：①40%尿素软膏封包脱甲，病甲软化后加以清除，或刀刮，或手术拔除。②联苯苄唑软膏、3%咪康唑酊、5%阿莫罗芬甲涂剂、30%冰醋酸、10%水合肼及复方苯甲酸、复方水杨酸软膏或环吡酮胺软膏或霜剂等，酌情选用外搽。搽药前均要将病甲甲板刮薄，涂药时注意保护周围皮肤。

2. 中医治疗

(1)内服药：一般以外治为主，若病久肝血亏虚，血不荣爪，治以补养肝血，酌情选用补肝汤或当归补血汤，或逍遥散加减。

(2)外治疗法：①浸泡疗法。可选用醋泡方、灰指甲浸泡剂、鹅掌风浸泡剂等浸泡，甲软化后，用刀刮去污物。②涂甲疗法。可选用环吡酮胺甲涂剂、阿莫罗芬甲涂剂、40％冰醋酸溶液；复方土槿皮酊、甲癣方或鲜凤仙花捣烂如泥状，涂敷病甲，涂药前须将病甲甲板刮薄。③拔甲疗法。病甲毁坏或合并嵌甲者，可选用拔甲膏贴在病甲上，病甲清除后再搽灰指甲药水1号或2号，至新甲长出。

【预防与护理】

1. 甲癣与甲真菌病顽固难治，须坚持长期治疗，治疗甲癣的同时要治疗手、足癣等其他癣病。

2. 注意个人与公共卫生，尽量避免用共用拖鞋、浴巾及浴盆，避免指(趾)甲外伤。

第八节　叠　瓦　癣

叠瓦癣是由叠瓦癣菌引起的多环性同心圆形的皮肤癣菌病。好发于光滑的皮肤，男性多见，以青壮年为多。属中医学“花癣”的范畴。

【诊断要点】

1. 好发于面颈、躯干部及臀部，日久可扩延至四肢，甚至泛发于全身。很少侵犯掌跖，不侵犯毛发和甲板。

2. 原发性皮损为丘疹或斑丘疹，呈淡红色或皮肤色。逐渐扩大，中央破裂，形成由竖起鳞屑构成的鳞屑环，游离缘呈同心形。以后环继续扩大，中央出现新的丘疹，继续破裂扩大成鳞屑环。如此反复，形成许多同心圆形、涡纹状鳞屑性损害。

3. 瘙痒剧烈。长期搔抓可使局部皮肤浸润肥厚。同心圆皮损不明显,但鳞屑多,边缘清楚。

4. 实验室真菌检查阳性。

【鉴别诊断】　体癣　夏重冬轻,皮损为红斑、丘疹或丘疱疹,鳞屑位于损害边缘,呈圆形或环状,较易治愈。

【治疗方法】

1. 一般治疗

(1)全身治疗:皮损广泛者,可酌情选用特比萘芬、伊曲康唑或氟康唑内服。

(2)局部治疗:①局部外用1%特比萘芬软膏、维A酸软膏、复方苯甲酸软膏或搽剂;②外阴等处用复方间苯二酚搽剂或咪康唑霜外搽。

2. 中医治疗

(1)内服药:一般以外治为主,但久病奇痒,治以祛风利湿、清热杀虫止痒,方用疏风清热饮加减。

(2)外治疗法:可酌情选用顽癣必效方或顽癣方外洗。

【预防与护理】　病人的衣裤、床单、被褥及毛巾等应定期消毒,防止再感染。

第九节　掌　黑　癣

掌黑癣是一种浅表性无症状的角质层真菌感染,其临床特征为棕色至黑色无鳞屑的斑疹。属中医学“癣”的范畴。

【诊断要点】

1. 常发生于手掌及手指部,也可波及跖、颈及胸部等处。

2. 皮疹为无主观症状的斑疹,既不高起,又无鳞屑,边界清楚,单个,开始多呈淡棕色,后渐向周围扩展而变暗黑色。

3. 真菌检查可查到菌丝、孢子。

【鉴别诊断】　与恶性黑色素瘤、掌部交界痣、炎症后的色素沉着等相鉴别,一般只要查菌找到菌丝或孢子即可鉴别。

【治疗方法】 局部用角质分解剂，如维A酸、复方苯甲酸软膏、2%水杨酸软膏、3%硫黄软膏、2%碘酊溶液等。

第十节 马拉色菌毛囊炎

马拉色菌毛囊炎过去称为糠秕孢子菌性毛囊炎，是由马拉色菌引起的毛囊炎症性损害。好发于汗腺丰富部位，多见于夏、秋季节。中医文献无明确记载。

【诊断要点】

1. 好发于背、胸部。

2. 多见易出汗之年轻病人。

3. 皮损为孤立散在的红色毛囊性红色丘疹或脓疱，互不融合，表面有光泽，常伴发花斑癣。无黑头、白头可见。

4. 皮损鳞屑直接检查可见马拉色菌的孢子和芽胞。

5. 组织病理检查：皮脂腺、毛囊内及其周围有大量花斑癣菌孢子。

【鉴别诊断】 *痤疮* 多发于青年男女，好发于面部、上胸及背部等皮脂腺发达部位，损害为散在性黑色粉刺、丘疹、脓疱、结节等，对称分布，皮损鳞屑镜检真菌阴性。

【治疗方法】

1. 一般治疗

(1)全身治疗：①氟康唑150mg，顿服，连续2～4周；②伊曲康唑100mg，顿服，每月连服7d，连服2个月。

(2)局部治疗：①2.5%硫化硒洗剂、复方间苯二酚搽剂或20%～40%硫代硫酸钠与3%稀盐酸合用外搽；②选用联苯苄唑软膏、10%冰醋酸、1%克霉唑软膏、2%咪康唑霜、特比萘芬软膏、环吡酮胺霜等外用。

2. 中医治疗

(1)内服药：一般不需内治。

(2)外治疗法:可酌情选用癣药水 1 号、2 号或硫黄膏外搽。

【预防与护理】　衣物清洁消毒,防止再感染。

第十一节　念珠菌病

念珠菌病是由念珠菌属,特别是白色念珠菌所引起的急性、亚急性或慢性炎症,可侵犯皮肤黏膜和内脏器官。属中医学"鹅口疮""代指""夹口疮"等的范畴。

【诊断要点】

1. 皮肤念珠菌病,根据皮损特点,可归纳为下列主要表现。

(1)指(趾)间浸渍:多见于第 3～4 指间,或第 2～4 趾间。表皮浸渍发白,边界清楚。表皮剥脱后露出红色糜烂面,常见于经常下水者。

(2)皱襞擦烂:主要见于颈、腋窝、乳房下、腹股沟及臀沟等处。皮损为红斑及糜烂,外周可散见红色小丘疹,以肥胖多汗及糖尿病者多见。

(3)红痱样丘疹:主要见于肥胖儿童的上胸背或会阴部,好发于夏季。皮损为绿豆大扁平红色丘疹、边缘清楚,上覆一层圈样薄鳞屑。

(4)甲沟炎和甲床炎:甲沟红肿,甲板高低不平,但不化脓也无痛感,以经常在水中工作的人多见。

2. 黏膜念珠菌病,以口腔和女阴最常见。

(1)鹅口疮:口腔黏膜、舌及口角出现白色薄膜,揭除白膜后可见基底有红色糜烂渗出。长期应用广谱抗生素和免疫功能低下者易患本病。

(2)阴道炎及龟头炎:在糖尿病病人及孕妇发病率高,阴道黏膜可见白色薄膜附着,有白色或黄色凝乳状渗出物,黏膜红肿、糜烂,自觉瘙痒剧烈。龟头炎常由配偶的阴道炎传染所致。龟头及冠状沟可有浅红色糜烂、白色乳酪状斑及薄壁的粟粒大或更小的脓疱。

3. 系统性念珠菌，可累及内脏各系统，但以消化道及呼吸系统最常见，应结合临床表现，排除其他疾病的可能。借助真菌直接检查，多次培养确诊。

4. 实验室检查，根据病变部位收集标本如刮取鳞屑及假膜，拭擦分泌物，留取痰、尿、大小便及血和脑脊液直接涂片检查发现真菌菌丝或成群芽胞，有诊断价值。真菌培养可确定菌种，但若取材于念珠菌正常分布区，则需反复培养多次(3次以上)阳性才有诊断意义。其他如X线及脑脊液检查，可助诊肺及脑的念珠菌病。念珠菌败血症的诊断需反复血培养阳性。

【鉴别诊断】

1. 皮肤念珠菌病　应与体癣、手足癣、脂溢性皮炎、尿布皮炎、化脓性甲沟炎及湿疹等相鉴别。除根据临床表现外，患部取材直接镜检及培养可做鉴别。

2. 黏膜念珠菌病　须与黏膜白斑及扁平苔藓等相鉴别。除根据临床表现外，主要根据真菌检查。

3. 系统性念珠菌病　应与真菌病、结核、肿瘤及其他慢性细菌感染等相鉴别。除根据临床表现外，须借助于实验室检查，如真菌检查等做出鉴别。

【治疗方法】

1. 一般治疗

(1)全身治疗：适用于重症系统性念珠菌病及顽固不愈的皮肤黏膜损害，常用药物有两性霉素B、伊曲康唑、咪康唑、氟康唑、制霉菌素、氟胞嘧啶及特比萘芬等，酌情选用。

(2)局部治疗：适用于皮肤及黏膜念珠菌病。常用复方间苯二酚(雷琐辛)涂剂及咪唑类药，如克霉唑、益康唑、咪康唑和联苯苄唑等及制霉菌素。①口腔黏膜糜烂者，可外用甲紫溶液及制霉菌素洗剂、1%克霉唑液外搽或含漱；②阴道病变可用制霉菌素、益康唑栓剂或2%咪康唑霜外涂；③角膜念珠菌病可选用5%那他霉素及 0.025%多黏菌素液滴眼；④皮肤潮湿浸渍可用复方硫酸铜液及 1∶8000 高锰酸钾液等浸泡，干燥后选用抗真菌药外用；⑤甲沟炎可选用 1%联苯苄唑霜、2%咪康唑霜、3%克霉唑霜及复方间苯二酚涂剂外搽；⑥龟头炎可外搽 1%甲紫或制霉菌素液、咪唑类等药物。

2. 中医治疗

(1)辨证施治：①实热上攻证，治以清热解毒、泻实火，方用泻黄散加减；②湿热证，治以清热利湿解毒，方用龙胆泻肝汤加减；③血热证，治以清热凉血解毒，方用犀角地黄汤加减；④气阴两虚证，治以益气滋阴，方用清热养阴丸加减。

(2)外治疗法：①生于口周或口内者，可先用银花甘草汤煎汤擦洗口腔，再以冰硼散涂搽患处；②生于女阴者，可选用蛇床子、土茯苓、苦参煎水外洗；③生于皮肤者，可选用癣药膏 2 号外涂。

【预防与护理】

1. 祛除诱发因素，加强营养，给予高营养及高维生素饮食。合理、正确地应用抗生素、皮质类固醇激素及免疫抑制药。

2. 注意皮肤及口腔卫生。

第十二节　癣　菌　疹

癣菌疹是皮肤真菌病原发病灶中的真菌抗原经血行传播，使机体对其发生变态反应，在原发病灶以外的部位所产生的继发性损害。多见于夏秋季节。属中医学“脚丫毒”等的范畴。

【诊断要点】

1. 病人有活动性癣病病灶，如手足癣，真菌检查阳性。

2. 皮损突然发生，多种多样，有汗疱疹样、丹毒样、湿疹样及猩红热样红斑，也可为多形红斑样或结节红斑样、游走性静脉炎及荨麻疹样等，其中以汗疱疹样及丹毒样红斑最常见。

3. 局部皮损处瘙痒，可伴有低热及全身不适等全身症状。

4. 皮损有自限性,癣病病灶消退,皮损亦随之消退。

5. 实验室检查,癣菌素试验强阳性,癣病病灶真菌检查阳性,继发皮损处真菌检查阴性。

【鉴别诊断】

1. 汗疱疹　好发于手掌、足底和手指(趾)的侧面,皮损为成批发生的水疱,无红斑,对称分布,癣菌素试验阴性。

2. 丹毒　好发于下肢及颜面部,皮损为鲜红色的水肿红斑,边界清楚,形较大,局部灼热疼痛,伴发热及畏寒等全身症状。外周血象白细胞总数及中性粒细胞升高。

3. 湿疹　皮损呈多形性、对称性,边界欠清,癣菌素试验阴性。

【治疗方法】

1. 一般治疗

(1)全身治疗:①选用抗组胺药物,如氯苯那敏(扑尔敏)、赛庚啶、氯雷他定、盐酸西替利嗪、美喹他嗪(波丽玛朗)及盐酸吡咯吡胺等口服;②皮损严重者,可静脉注射葡萄糖酸钙、维生素C及硫代硫酸钠等;③全身症状严重者可选用皮质类固醇激素(如泼尼松或地塞米松)与抗生素(如青霉素、红霉素)等联合用药。

(2)局部治疗:①对癣病病灶,外用药宜温和,避免刺激病灶而加重病情,可选用抗真菌制剂,如联苯苄唑、特比萘芬霜、1%~2%克霉唑霜、1%益康唑药水、2%酮康唑霜及达克宁霜外搽;②对继发性皮损,以安抚、止痒及抗过敏为原则,可根据皮损形态酌情选用炉甘石洗剂、曲安西龙(去炎松)尿素霜、地塞米松霜及复方康纳乐霜等外搽。

2. 中医治疗

(1)辨证施治:①湿毒证,治以清热利湿止痒,方用三妙丸加减;②血热证,治以清热凉血解毒,方用赤小豆当归散加减。

(2)外治疗法:①皮疹以丘疹为主,痒剧者选用1%薄荷三黄洗剂;②渗出、糜烂明显者,选用黄丁洗剂湿敷后,以五石散干扑或植物油调涂；③红斑、肿胀明显者，选用大黄散或三黄散植物油调敷患处。

(3)针刺疗法：取穴合谷、曲池、三阴交、太溪，手法为泻法，每日 1 次。

【预防与护理】

1. 注意个人与公共卫生。

2. 局部勿用刺激性药物，以免加重皮损。

第十三节　孢子丝菌病

孢子丝菌病是由申克孢子丝菌所引起的一种以慢性肉芽肿为主的慢性感染性皮肤病，多见于青壮年及农民。

【诊断要点】

1. 常有外伤史。

2. 好发于四肢和面部，偶尔累及口腔、咽喉、眼、气管、肺、骨骼、关节及中枢神经。

3. 皮损初为皮下结节，渐与皮肤粘连呈暗红色，继而软化、破溃，流出少量稀薄脓液，愈后可有瘢痕，此称初疮。损害固定在初疮处，不沿淋巴管蔓延，称固定型孢子丝菌病。若继初疮之后，损害沿淋巴管扩展，形成条状分布的结节、斑块和溃疡，在面部常表现为半环状或放射状，称淋巴管型孢子丝菌病。损害区淋巴管可粗大，但淋巴结不肿大。

4. 皮肤外播散型孢子丝菌病，少见，症状无特征性，可为眼孢子丝菌病、肺孢子丝菌病、孢子丝菌关节炎及孢子丝菌脑膜炎等。

5. 组织病理学表现为慢性肉芽肿改变，找到星状体有诊断价值。

6. 实验室检查，直接镜检常难以发现病原体，只有靠皮肤刮屑、活检组织或分泌物培养才可发现致病菌。

【鉴别诊断】

1. 皮肤结核　在临床上较难区分，主要靠真菌培养来鉴别。

2. 着色真菌病　芽生菌病、球孢子菌病、副球孢子菌病、结节病、足菌肿、放线菌病、土拉伦斯菌病及脓皮病也须与本病相鉴别，除临床特别有所不同外，应以找到致病菌为主要根据。

【治疗方法】

1. 一般治疗

(1)全身治疗：10％碘化钾溶液是治疗的首选药物，其他药物有氟胞嘧啶、两性霉素 B、咪康唑、特比萘芬、伊曲康唑及氟康唑等酌情选用。

(2)局部治疗：①0.2％碘加 2％碘化钾水溶液湿敷或外搽 5％～10％碘化钾软膏；②2％球红霉素二甲亚砜制剂或 0.2％～0.4％软膏外搽；③局部损害可考虑切除治疗。

(3)物理疗法：局部温热疗法，对孤立小片损害有一定效果。

2. 中医治疗

(1)辨证施治：①湿热痰浊证，治以清热化痰、和营散结，方用五神汤加减；②气血凝滞证，治以理气活血、通营散结，方用香贝养营汤加减。

(2)外治疗法：未溃者，选用金黄膏外敷；已溃者选用九一丹擦疮面，外贴玉红膏。

【预防与护理】

1. 预防外伤，皮肤如有破伤，可外涂碘酊并观察病情发展。

2. 病人换下的敷料应烧毁。

第十四节　着色真菌病

着色真菌病是由不同种的着色真菌引起的皮肤和皮下真菌病，偶尔可侵犯脑组织及其他脏器。好发于四肢远端等暴露部位，病程迁延不愈，可致肢体残废，少数感染中枢神经系统可致死亡。

多发于夏季，以男性及农民为多。

【诊断要点】

1. 常有皮肤外伤史。

2. 好发于四肢远端暴露部位，如小腿下 1/3 部及足部，其次为臀、颈及前臂等处，颜面及躯干部也可发生。

3. 皮损初为丘疹，发展缓慢，表面过度角化，渐扩大或多个融合成结节样、肿瘤样、菜花样及斑片样等。挤压损害时可排出淡白色奶酪样或脓性分泌物，有特殊臭味，易引起继发感染。日久，由于肥厚瘢痕，可致淋巴管受压阻塞，引起象皮肿，或瘢痕收缩引起肢体挛缩等致肢体畸形。

4. 经过极缓慢，自觉瘙痒或疼痛，一般无全身症状。

5. 实验室检查，直接检查可见圆形、厚壁成群的棕色孢子，有诊断价值。培养可以确定菌种。

【鉴别诊断】

1. *疣状皮肤结核*　损害虽呈疣状增殖，但有粟粒样脓肿，周围有褐红色浸润，中央往往残留网状瘢痕，真菌检查阴性。

2. *孢子丝菌病*　皮损虽有呈疣状者，但多数为结节，线状排列，多见于手及前臂，真菌检查及皮肤试验有助于鉴别。

3. *结节溃疡性三期梅毒*　损害颜色呈铜红色，性质坚硬、浸润明显，不呈疣状增殖，有不洁性交史，梅毒血清试验常呈阳性，真菌检查阴性。

【治疗方法】

1. *一般治疗*

(1)全身治疗：两性霉素 B，目前仍为治疗本病最有效的药物，与氟胞嘧啶联合用药疗效更佳。其他药物有酮康唑、噻苯达唑、伊曲康唑及氟康唑等酌情选用。必要时测定菌株对药物的敏感性，以选用有效药物。

(2)局部治疗：①外用抗真菌药，如 0.25％两性霉素 B 溶液损害内注射或外搽，10％～30％冰醋酸液外搽，10％氟胞嘧啶软膏封包;②局部温热疗法,可选用蜡疗、电热或热水浸泡等,只要病人能耐受,温度可逐渐升高,保持温度时间越长越好;③局部切除是最彻底的治疗手段,一般手术切除后植皮。还可以用电灼及冷冻等方法治疗。

2. 中医治疗　可参照皮肤结核及孢子丝菌病的中医治疗。

【预防与护理】

1. 皮肤有外伤不应随便用土止血,应清洁包扎,涂紫药水或红药水。

2. 及时发现和治疗病人,如有可疑损害,应及早诊断,及早治疗。

第8章 寄生虫及动物引起的皮肤病

第一节 虫咬皮炎

虫咬皮炎系指某些昆虫刺伤皮肤,其涎液或毒液侵入皮肤引起的皮肤炎性反应。以有虫咬史、自觉奇痒及灼痛为特征。常有季节性,且以夏季多见。常见的有虱、螨、隐翅虫、桑毛虫及羌螨等昆虫所致的皮炎。

【诊断要点】

1. 皮损多见于暴露部位,但由跳蚤及臭虫引起的多在覆盖部位。

2. 皮疹以丘疹、风团或瘀点为多见,亦可出现丘疱疹或水疱。皮损中央常可见刺吮点,散在分布或数个成群。

3. 自觉奇痒,烧灼或痛感。

4. 常因搔抓引起继发感染或局部淋巴结肿大。

5. 常有虫咬史或找到害虫。常有季节性,以夏季多见。

【鉴别诊断】 *单纯性痒疹* 与虫咬皮炎相似,但皮损初起为小米至绿豆大小淡红色或皮色、质硬坚实的丘疹,且数目较多,主要分布在四肢近端、腰、胁下等,与虫咬皮炎不同。

【治疗方法】

1. *一般治疗*

(1)全身治疗:①内服抗组胺药物,如赛庚啶、氯苯那敏、氯雷他定等;②变态反应重时可予小剂量糖皮质类固醇激素治疗;③继发感染可酌情选用抗生素。

(2)局部治疗：以杀虫、止痒及消炎为主。①皮质类固醇软膏，如丁酸氢化可的松乳膏；2%冰片、5%明矾炉甘石洗剂及艾叶油等外搽。②20%氨水外搽，重型水疱明显者以0.02%呋喃西林或3%硼酸液湿敷。

2. 中医治疗

(1)辨证施治：①热毒证，治以清热解毒，方用五味消毒饮加减；②风毒证，治以祛风解毒，方用消风散加减。

(2)外治疗法：①雄黄解毒散与百部酊混匀外涂，或用鲜芦荟蘸雄黄解毒散外涂；②百部、蛇床子、苦参、黄柏等药煎水外洗；③南通蛇药片等蛇药解毒片以冷开水或食醋等调成糊状外搽；④鲜菊叶、三七或半边莲等捣烂外敷。

(3)其他治疗：①红外线照射，可起到杀虫止痒作用；②伏龙肝(灶心土)以米醋调敷；③20%三季红酊20ml、甘油20ml、氢化可的松注射液20ml、水55ml，混合均匀外用，出现刺痛即停用。

【预防与护理】

1. 加强卫生宣传教育，注意个人卫生，消灭害虫。

2. 虫接触人体皮肤时，切勿在皮面上将虫拍死或捏碎。

3. 忌用乙醇、碘酊等消毒剂或刺激剂。

第二节　虱　　病

虱病是寄生在人体的虱叮咬皮肤后所引起的一种瘙痒性皮肤病。以发现虱或虱卵，局限性瘙痒为特征，可因接触而互相传染。根据虱的形态、习性和寄生部位的不同可分为头虱、阴虱及体虱3种，可传播回归热、流行性斑疹伤寒及战壕热。

【诊断要点】

1. 好发于头部、阴部或接近衣缝处，偶尔见于睫毛处。

2. 常为局限性瘙痒，并出现抓痕、血痂、丘疹、荨麻疹、毛囊炎及色素沉着。有时可在内衣裤找到血迹或铁锈色虫卵。

3. 自觉瘙痒,程度轻重不等。

4. 无全身症状。

5. 局部搔抓后可引起表皮剥蚀,继发湿疹或毛囊炎等。重者继发脓疱疮及淋巴结炎。

6. 在内衣或毛发上可发现虱或虱卵。头虱卵黏附于发干;体虱寄居产卵于衬衣及被褥皱褶;阴虱常黏附于皮肤或毛干,常夫妻同患。

7. 有接触传染史,家族中或室友中有相同患者。

【鉴别诊断】

1. 疥疮　多发生在指缝间、股内侧、腕屈侧、腹部及外生殖器等部位,原发皮损为针尖大丘疹、丘疱疹,色微红,发亮,夜间剧痒,丘疹之间可见疥虫隧道,男性阴囊、阴茎可见到疥疮结节。

2. 皮肤瘙痒症　仅见抓痕及血痂,找不到虱及虱卵,亦无虱叮咬后的红斑和风疹块。

【治疗方法】

1. 一般治疗

(1)全身治疗:以对症处理为主,有继发感染者可予抗生素治疗。

(2)局部治疗:以杀虫、止痒为原则。①林旦霜、40%百部酊及10%DDT 等外涂,头虱、阴虱应在治疗前剪剃毛发,内衣、衬裤及被褥等要煮洗或熨烫;②1%汞酯及 25%苯甲酸苄酯乳剂、5%~10%硫黄软膏等涂搽;③皮肤损害可用 10%硫黄炉甘石洗剂涂搽。

2. 中医治疗

(1)常不需内服中药。

(2)外治疗法:百部用白酒(1∶2)浸泡 1 周后涂搽。

(3)其他治疗:①用食醋或 10%醋酸涂搽有虱卵的头发;②煤油与植物油等量混合,取 20ml 涂搽头皮,用手揉搓并用毛巾包扎。

【预防与护理】

1. 加强卫生宣传教育，勤洗澡、换衣、理发，养成良好的个人卫生习惯。

2. 发现阴虱和头虱时应将阴毛和头发剃掉并焚烧。发现体虱应将脱下的内衣煮沸消毒。

3. 积极治疗，忌用力搔抓以避免继发脓皮病、淋巴结炎等。

第三节　隐翅虫皮炎

隐翅虫皮炎亦称线状皮炎，是隐翅虫的毒液接触人体皮肤引起的线条状、点状或片状损害。以发病表浅及灼痛为特征。好发于夏季夜间。病因为隐翅虫虫体内的一种强酸性毒液沾染皮肤引起急性皮炎。

【诊断要点】

1. 好发于颜面、颈部、上肢及下肢等暴露部位。

2. 皮疹为红斑、脓疱，呈点状、条状及片状，尤以条状者多见。皮损色鲜红微肿，其上可有条状或不规则排列小脓疱，极似皮肤被竹签刮伤后继发感染所致形态。

3. 自觉有剧烈灼痛及灼痒感。

4. 皮损范围广、炎症较显著者，常伴头痛、头晕及发热等全身症状。浅表淋巴结可肿大。

5. 有的可侵犯眼结膜和鼻及口角黏膜，形成糜烂面。

6. 8—9 月间发病较多，病人多于第 2 日起床后发现皮疹。

7. 一般 1～2 周痊愈，愈后遗留色素沉着或色素减退斑。

【鉴别诊断】

1. 接触性皮炎　有接触史可寻，多为境界明显的水肿性红斑可出现大疱。

2. 湿疹　损害界限不清，皮疹多形性、对称性，一般不呈条索状分布。自觉症状以瘙痒为主。

3. 脓疱疮　多发于儿童，为大的脓疱、脓痂，不形成条索状损害。

【治疗方法】

1. 一般治疗

(1)全身治疗：①全身症状重者，可用抗组胺药，如氯苯那敏、赛庚啶、氯雷他定等；②皮损广泛者可用小剂量皮质类固醇激素治疗；③有明显感染者，可酌情选用抗生素类药物治疗。

(2)局部治疗：以杀虫、收敛、干燥、消炎为原则。①发现后尽早用肥皂水洗净，然后涂皮康霜、恩肤霜软膏等皮质类固醇激素霜剂；②若红肿明显或有糜烂者，可选用 1%明矾液、3%硼酸溶液、0.1%依沙吖啶液、5%碳酸氢钠液、10%氨水、1∶5000 高锰酸钾溶液等湿敷，后涂炉甘石洗剂；③若有脓疱者可涂莫匹罗星软膏、2%甲紫或搽 10%硫黄鱼石脂糊剂。

2. 中医治疗

(1)中药内服：金银花、野菊花、蒲公英、黄芩、甘草各适量，水煎，每日 1 剂，分 2 次内服。

(2)外治疗法：①鲜马齿苋捣烂敷于患处；②黄柏、玄明粉，煎水，冷后湿敷；③半边莲干品，加水，煎煮半小时，浸洗或湿敷患处。

(3)其他治疗：①季德胜蛇药片以凉开水搅拌成糊状，涂于患处；②红外线照射或磁疗均有消炎作用。

【预防与护理】

1. 搞好环境卫生，清除杂草及垃圾，适当应用杀虫剂。

2. 房间安装纱门、纱窗防止害虫侵入。

3. 发现有虫落在皮肤上，不要用手捏或拍击，应将其拨落在地。

第四节　桑毛虫皮炎

桑毛虫皮炎又称刺毛虫皮炎，是由桑毛虫幼虫的毒针刺伤人体皮肤、毒液注入皮内而引起的炎症反应；其次经毒毛污染的衣物间接引发损害。多见于江南蚕桑、果园地区。每年6－10月份为盛发季节。属中医学“射工伤”范畴。

【诊断要点】

1. 好发于颈部、上胸部、上背部及上肢屈侧等露出部位，6－10月份多见。

2. 皮疹为绿豆大至黄豆大鲜红水肿性斑片或风团，中央常可见刺吮点，亦有表现为丘疱疹或风团、水疱者。皮疹可数个至数百个，重者可弥漫全身。

3. 自觉奇痒难忍，尤以夜间入睡时更甚。

4. 一般无全身症状，重者可以有恶心、呕吐。

5. 毒毛侵入鼻腔或吸入，可引起支气管炎及哮喘等。

6. 用直接检查法和透明胶纸粘取法，可从皮损中检出毒毛。

【鉴别诊断】

1. 松毛虫皮炎　除皮损外常伴手、足、膝、踝等关节红肿、疼痛。镜检可见松毛虫毒毛。

2. 接触性皮炎　有接触史，皮疹境界清晰，为水肿性红斑，找不到毒毛。

【治疗方法】

1. 一般治疗

(1)全身治疗：口服氯苯那敏、氯雷他定等抗组胺制剂及泼尼松。

(2)局部治疗：以去除毒毛、止痒、消炎为原则。①用胶布反复粘贴患处，以去除毒毛，同时用肥皂水冲洗患处，然后外用苯酚(石炭酸)炉甘石洗剂；②一滴灵洗剂(20%三季红酊20ml、甘油20ml、氢化可的松注射液20ml及水55ml，混合均匀)外用，刺痛即停；③外用皮质类固醇软膏，如丁酸氢化可的松软膏。

2. 中医治疗

(1)中药内服：白茅根、生地黄、大青叶、龙胆草、车前草、生石膏、黄芩、六一散，共煎水，每日 1 剂，分 2 次内服。

(2)外治疗法：①鲜马齿苋捣烂外敷；②鲜芦荟蘸雄黄解毒散外搽；③白芷煎汤，冷却后外洗。

(3)其他治疗：①伏龙肝（灶心土）、米醋调敷；②鲜菊叶、三七或鲜半边莲或鲜棉花桃的果肉，捣烂外敷。

【预防与护理】

1. 因地制宜，及时消灭桑毛虫。

2. 在有毛虫的树下，宜穿戴防护衣帽，扎紧袖口裤脚。

3. 附近有桑毛虫发生时，如遇大风应关闭门窗，防止毒毛侵入。

第五节 松毛虫皮炎

松毛虫皮炎是接触松毛虫体上的毒毛而引起的急性皮炎。以常伴发关节炎为特征。多见于江南蚕桑、果园地区，好发于夏秋季节。属中医学“杨虫”的范畴。

【诊断要点】

1. 好发于颈部、上胸部、上背等露出部位，每年 6－10 月盛发。

2. 皮疹于接触毒毛后数分钟出现，为鲜红水肿性斑丘疹或风团，少数为丘疱疹。

3. 自觉奇痒，夜间尤甚。

4. 常在接触后数日内出现趾、指、膝、腕、肘、踝等关节的疼痛、肿胀。严重者伴有发热、乏力等全身症状。若继发感染，可造成关节强直、骨髓炎或败血症。

5. 可并发眼炎、结膜炎、巩膜炎等。

6. X 线检查可见被侵关节骨质疏松、骨小梁模糊，呈虫蚀状或鼠咬状。血沉、抗“O”及白细胞计数多在正常范围。

【鉴别诊断】

1. 桑毛虫皮炎　仅有皮炎表现，不伴关节损害。

2. 类风湿关节炎　无毒毛接触史，无皮损，血沉、抗“O”等检查异常。

【治疗方法】

1. 一般治疗

(1)全身治疗：给予氯苯那敏、氯雷他定等抗过敏治疗，关节炎急性期给予短期泼尼松、曲安西龙等口服；耳郭炎可口服螺旋霉素、罗红霉素或青霉素肌内注射。

(2)局部治疗：以消炎止痒、抗过敏为原则。①反复多次用胶布贴敷患处，以拔除毒毛；②局部外搽1%薄荷或炉甘石洗剂；③关节周围用泼尼松龙封闭，外敷10%硫磺鱼石脂软膏；④眼炎可给予四环素可的松眼药水。

2. 中医治疗

(1)中药内服：蒲公英、野菊花、大青叶、紫花地丁、重楼(蚤休)、花粉、赤芍，水煎，每日1剂，分2次内服。

(2)外治疗法：①鲜马齿苋捣烂外敷；②鲜芦荟蘸雄黄解毒散外搽；③关节肿胀或出现肿块，可外敷如意金黄散或消炎散。

【预防与护理】

1. 积极做好消灭松毛虫的工作。

2. 做好个人防护，避免接触毒毛。

3. 患处尽量避免搔抓。

4. 关节炎慢性期，应做好功能锻炼。

第六节　螨虫皮炎

螨虫皮炎又称荨麻疹样螨皮炎、谷痒症，系由螨类接触引起的皮肤病。以丘疹、瘙痒及病程自限性为特征。好发于夏秋温暖潮湿季节，农村常见。

【诊断要点】

1. 好发于臀部、腿部、胸部及背部。

2. 皮疹为玫瑰色丘疹，顶端有水疱，亦可为中心有瘀点的红斑、丘疹样损害。1 周左右皮疹可消退，遗留色素斑。

3. 自觉剧痒，夜间更甚。

4. 可出现头晕、头痛、全身不适、呕吐、关节痛及腹泻等全身症状。

5. 可并发哮喘、眼结膜充血及淋巴结炎。

6. 血中嗜酸性粒细胞增多，白细胞增高，尿中出现蛋白。病原虫检查可找到螨虫。

【鉴别诊断】

1. 疥疮　有典型好发部位，无谷类、子棉等接触史，不出现荨麻疹样损害，可查出疥虫。

2. 荨麻疹　与季节关系不大，皮疹突然发生，系风团样损害，消退快，查不到病原体。

3. 水痘　多在春季发生，儿童多见，有接触传染史。出疹前先有发热，无谷物等接触史。

4. 药物性皮炎　有服药史，无谷物接触史，无集体发病情况，和职业及工作性质无关。

【治疗方法】

1. 一般治疗

(1)全身治疗：给予抗组胺类药物口服。继发感染者，给予抗生素。

(2)局部治疗：以止痒为原则。①杀灭螨虫的外用药如 10% 硫磺软膏、含 5%萘酚的硫磺软膏或 1%六氯苯霜外涂；②氧化锌洗剂、炉甘石洗剂、丁酸氢化可的松乳膏、氟氢可的松乳膏外搽；③薄荷脑、苯酚、氧化锌洗剂或炉甘石洗剂加到 100ml，混合外用；④5%樟脑乙醇或 20%蛇床子乙醇外搽；⑤硫磺浴或碳酸氢钠浴。

2. 中医治疗

(1)中药内服：荆芥、防风、刺蒺藜、生地黄、苦参、苍术、蝉蜕，水煎,每日1剂,分2次内服。

(2)外治疗法:①百部、蛇床子、苦参煎水外洗;②松香、百部、艾叶、雄黄、胡芦巴、木香、石菖蒲及冰片等,将上药碾细,过筛,每20g装1布袋,1袋放内衣口袋,1袋放于床上。

(3)其他治疗:①甲萘酸2g,沉降硫磺2.6g及凡士林30g,混合制成药膏,涂于患处;②旋转磁场治疗亦有消炎、消肿、散瘀和止痛作用。

【预防与护理】

1. 室内保持清洁,勤洗澡、勤换衣。

2. 居室或仓库喷洒杀虫剂。污染的衣物、用具应暴晒、煮沸或洒杀虫剂。

3. 工作前涂用防护膏。

4. 避免过度用力搔抓。

第七节 疥　　疮

疥疮是由疥虫寄生在人体皮肤表皮层内所引起的慢性传染性皮肤病。以发生于指间等褶皱部位、不发于头面部及常集体发病为特征,接触传染。

【诊断要点】

1. 好发于指间、腋前缘、脐周、阴部及大腿内侧。仅儿童可波及头面。有接触传染史,常见于集体感染。

2. 皮疹为米粒大红色丘疹,有水疱及隧道,男性阴囊、阴茎可为绿豆至黄豆大结节。

3. 夜晚瘙痒剧烈,白天轻微。

4. 一般无全身症状。

5. 可因日久搔抓继发化脓感染、湿疹样变、脓疱疮、疖肿、蜂窝织炎、淋巴管炎或淋巴结炎,少数并发肾炎、剥脱性皮炎。

6. 水疱及隧道等皮损处可找到疥螨。

【鉴别诊断】

1. 痒疹　好发于四肢伸侧近端、腰背部，皮损多为米粒大，淡红或肤色，群集，但指间腕屈侧多无皮疹，无夜间剧痒、白天一如常人的特点。病程缓慢，多是儿童期开始发病，无传染性。

2. 湿疹　为红斑、丘疹、水疱等多形性皮疹，对称分布，无一定好发部位，无传染接触史。

3. 丘疹性荨麻疹　为散在纺锤形丘疹、丘疱疹及水疱，易反复发作，虫咬后易发生。

4. 皮肤瘙痒症　主要为皮肤瘙痒，损害为继发皮损，如抓痕、血痂等，发无定处，缺乏丘疹及水疱等原发皮疹，无集体发病的特点。

5. 虱病　主要发生于躯干，皮损为继发性，在衣缝中可找到虱及虱卵。

【治疗方法】

1. 一般治疗

(1)全身治疗：①抗组胺药口服，如赛庚啶、西替利嗪等；②继发感染者给予抗生素口服。

(2)局部治疗：以杀虫止痒为原则。①10%(儿童用 5%)硫磺软膏外搽，全身搽膏一遍，每日早、晚各 1 次，连用 3d 后第 4 日再洗澡更衣；②30%丙体 666 乳剂(每周使用不能超过 30g)、25%苯甲酸苄酯乳剂或 5%β-萘酚乳剂、10%克罗米通乳剂，按前法使用；③疥疮结节可用康宁克通针加入利多卡因针局部封闭，每周 1 次；或外用皮质类固醇软膏，配合维 A 酸软膏，每天 2 次；亦可试用液氮冷冻。

2. 中医治疗

(1)中药内服：荆芥、防风、刺蒺藜、苦参、苍术、黄芩、生地黄、蝉蜕，水煎，每日 1 剂，分 2 次内服。中成药：大黄䗪虫丸、桂枝茯苓丸。

(2)外治疗法：①苦参、百部等煎水外洗；②百部的乙醇浸泡液每日搽 2～3 次；③豚脂、硫黄粉、古月粉混合成膏，外用。

(3)其他治疗:①25%硫黄、3%水杨酸软膏于洗澡蘸药自上而下用力反复擦药,第 2 日洗澡、换衣。如 2～3 周后复查未愈再重复 1 次。②苯甲酸苄酯、硬脂酸及三乙醇胺加水,混匀外用。

【预防与护理】

1. 注意个人卫生,勤洗澡、勤换衣。

2. 不与患病者同居,病人衣物应煮沸消毒。或在阳光下暴晒。

第八节 匍 行 疹

匍行疹又称移行性幼虫疹、潜行疹。系由钩虫、蝇蛆、丝虫及颌口虫的幼虫移行人的皮肤后向前掘进引起的线状损害。以浅在性、线状损害为特征。好发于夏季及热带地区,以儿童多见。

【诊断要点】

1. 好发于暴露部位,如面部、四肢及手足等。有接触猫、犬等动物排泄物或吃生肉史。

2. 皮疹为丘疹、丘疱疹或红斑,随后出现淡红色曲折线状或条索状损害,单发或多发,可形成硬结。

3. 自觉间歇性刺痛或瘙痒。

4. 一般无全身症状。

5. 可继发感染或因搔抓而湿疹化。

6. 血中嗜酸性粒细胞常增高,活检找到蚴虫。

【鉴别诊断】

1. 疥疮　无季节性,多见于指缝等皮肤皱褶部位,夜间瘙痒剧烈,常集体感染。

2. 皮肤瘙痒症　皮损为继发性,无丘疹、红斑,查不到蚴虫。

【治疗方法】

1. 一般治疗

(1)全身治疗:内服噻苯达唑,按 25～30mg/kg 计,早、晚 2 次分服,连服 2～3d。

(2)局部治疗:以杀虫止痒为原则。①地塞米松乳剂薄膜封包;②液氮或二氧化碳局部冷冻,每次 1min,使局部发白为止;③噻苯达唑软膏外用,每日 4 次;④氯仿数滴注射于幼虫所在处。

2. 中医治疗

(1)中药内服:防风、荆芥、牛蒡子、苦参、苍术、石膏、生地黄、蝉蜕等药各适量,水煎,每日 1 剂,分 2 次内服。

(2)外治疗法:①苦参、百部、黄柏、川椒、乌梅、明矾等煎水外洗;②野菊花、苦参、生甘草、苍耳子、花椒、地肤子、大风子、鹤虱等,水煮沸,去渣取汤,熏洗患处,早、晚各 1 次;③百部、槟榔、苦参、蛇床子、苦楝皮、大黄各适量制成酊剂外搽。

(3)其他治疗:①大风子肉适量,加凡士林调匀涂搽,每日 2～3 次;②白的鲜石菖蒲全草 150～200g,洗净煎水外洗患处。

【预防与护理】

1. 避免接触被猪、犬排泄物污染的泥土。

2. 避免赤足在泥土上行走,勿食生鱼、生肉。

3. 避免用力搔抓。

4. 保持患处清洁。

第九节　尾蚴皮炎

尾蚴皮炎是由血吸虫尾蚴钻进皮肤引起的局部炎性反应。本病以有疫水接触史,病程具自限性为特征。病人多为农民。中医学亦称之为“鸭怪”。

【诊断要点】

1. 好发于与疫水接触部位,以小腿伸侧为主,陷于泥地的足部不发病。

2. 皮损初起为红点,后发展成水肿性丘疹或丘疱疹,散在分布,被抓破者常形成脓疱。

3. 自觉剧痒,夜间尤甚。

4. 重者出现发热、腹泻及腹痛等全身症状。

5. 可并发淋巴结肿大。

6. 血中白细胞总数及嗜酸性粒细胞增高。

【鉴别诊断】

1. 接触性皮炎　无疫水接触史，常出现水疱。

2. 疥疮　无疫水接触史，皮损多发于指缝等皮肤皱褶处，有隧道及疥虫。

【治疗方法】

1. 一般治疗

(1)全身治疗：给予抗组胺药口服；继发感染者给予口服抗生素；积极治疗血吸虫病。

(2)局部治疗：以消炎、止痒为原则。①1%薄荷炉甘石洗剂外洗；②樟脑粉外扑。

2. 中医治疗

(1)不需中药内服。

(2)外治疗法：①野菊花、金银花各适量，煎汤外洗；②三黄洗剂、清凉膏外搽，2～3/d；③土花椒、食盐各少许，水煎后外洗患处，2/d。

(3)其他治疗：①射干适量，加水，煮 1h 后过滤再加食盐，外搽，2/d；②明矾、食盐各适量，温开水冲化，临睡前浸泡。

【预防与护理】

1. 加强粪便管理，消灭钉螺和尾蚴。

2. 加强个人防护，流行区下水劳动前，外涂 15%邻苯二甲酸丁酯保护膏。

3. 避免搔抓。

第十节　丝　虫　病

丝虫病是由于丝虫寄生在人体淋巴系统而引起的一种慢性传染病。以淋巴结炎、丹毒样皮炎、精索炎为特征，经蚊虫传播，多流行于我国东南沿海和江南地区。

【诊断要点】

1．好发于一侧或两侧下肢及阴部。男性青壮年多见。

2．早期即急性期常见淋巴结炎、淋巴管炎、丹毒样皮炎及精索炎、睾丸附睾炎。晚期则出现乳糜尿、乳糜腹水、下肢象皮肿及睾丸鞘膜积液。乳房皮下可见大小不一的结节。

3．淋巴管发炎有轻压痛及灼热感；肿大睾丸疼痛，精索压痛；皮下结节有轻压痛及发痒等感觉。

4．常有畏寒、发热、头痛、关节及肌肉酸痛等全身症状。

5．22:00 后取末梢血涂片，乳糜尿或淋巴积液经离心后沉渣涂片检查均能找到微丝蚴。急性期白细胞及嗜酸性粒细胞显著增高。淋巴结或肉芽肿活检，可查见丝虫。钙化的成虫可由 X 线摄影显出。

【鉴别诊断】

1．*下肢丹毒*　常由足癣等皮肤破损引起，并伴较严重的全身症状。抗炎治疗显效。

2．*急性睾丸附睾炎*　无丝虫接触史，常由感冒、外伤引起，抗炎治疗有效。

【治疗方法】

1．*一般治疗*

(1)全身治疗：枸橼酸乙胺嗪(海群生)，口服，每次 0.2g，3/d，连服 1 周；继发感染者应用抗生素；无继发感染可用复方阿司匹林或泼尼松短期口服。

(2)局部治疗：以消肿、止痛为原则。①形成象皮肿者采用辐射、热烘、绑疗法；②有鞘膜积液及皮下结节症状者可行手术治疗。

2．*中医治疗*

(1)中药内服：①有乳糜尿者，治以清热利湿通淋，方用五淋散加减；②下肢丹毒皮炎，治以清热利湿解毒，方用二妙散加味；③睾丸附睾炎，治以清利肝胆，方用龙胆泻肝汤加减。

（2）外治疗法：①局部红肿、疼痛，可用如意金黄散或铁箍散膏、芙蓉膏外敷。②象皮肿采用鲜乌桕、樟树、松针各等份，生姜适量；海桐皮、片姜黄、汉防己、苍术、蚕沙各等份。任用一方，水煎，趁热先熏患处，待温再浸洗患处。

（3）其他治疗：①针刺大椎、曲池、委中穴，配穴：太阳、合谷、足三里，采用泻法。适用于下肢丹毒皮炎。②耳针，取神门、肾上腺、皮质下、枕部穴位，有清热止痛作用。

【预防与护理】

1. 流行区进行普查、普治，做好防蚊、灭蚊工作。

2. 急性期应卧床休息，抬高或托高患肢。

3. 下肢象皮肿应保持清洁，防止继发感染。

第十一节　蛔　虫　病

蛔虫病是一种蠕虫感染后寄生于肠道，以阵发性脐腹疼痛，反复发作为主要临床表现的寄生虫病。在农村多见，学龄前儿童易罹患。属中医学“虫证”的范畴。

【诊断要点】

1. 阵发性脐周腹痛，常骤然发作，痛无定处，可自行缓解。

2. 可有发热、咳嗽或哮喘，痰中带血，皮肤出现风团，寐中磨牙，流涎，鼻痒。病久面黄肌瘦，神情烦躁，吐出蛔虫或排出蛔虫。

3. 巩膜可见蓝斑，面部出现白色虫斑，唇内侧有白色粟粒状小点，指甲花斑，腹部可触及条索状蛔虫团，时聚时散。

4. 有饮食不洁及吐蛔、排蛔史。

5. 大便镜检可见蛔虫卵。嗜酸性粒细胞可增高。

6. 可出现蛔厥（胆道蛔虫）、肠结（蛔虫性肠梗阻）等并发症。

【治疗方法】

1. *一般治疗*　主要为驱虫治疗。可选用阿苯达唑（丙硫咪唑）、甲苯达唑（甲苯咪唑）、左旋咪唑和噻嘧啶（驱蛔灵）等。发生风团等变态反应应予以非特异性抗过敏治疗。

2. 中医治疗

(1)辨证施治:①虫积肠道,治宜安蛔、驱蛔,可选乌梅丸或化虫丸加减;②脾胃虚弱,治宜健运脾胃,方用香砂六君子汤加减。

(2)中成药:川楝素片,8～10 片,睡前 1 次服。

【预防与护理】

1. 养成良好的卫生习惯。

2. 生吃瓜果、蔬菜要洗净,饭前便后要洗手。

3. 做好水、粪无害化处理。

第十二节 蛲 虫 病

蛲虫病是由寄生在人体小肠内的蛲虫所引起。以儿童为主,肛门或外阴瘙痒为主要症状。属中医学“虫证”的范畴。

【诊断要点】

1. 肛门或外阴部时时作痒,夜间为甚,搔抓难忍。睡眠不安,寐中惊叫。

2. 病久精神不振,食欲减退,腹痛腹泻,消瘦等。

3. 可交叉感染。

4. 夜间在肛门附近可发现乳白色蛲虫卵。

5. 肛门外棉拭法或透明胶纸粘拭法检查发现蛲虫卵。

【治疗方法】

1. 一般治疗

(1)全身治疗:可选用噻嘧啶(驱蛔灵)、恩波吡维铵(扑蛲灵)、司替碘铵(驱蛲净)等驱虫药治疗。

(2)局部治疗:可选用蛲虫膏挤入肛门内,也可每晚睡前在肛周涂 100%鹤风油膏或 2%氯化氨基汞(白降汞)软膏。

2. 中医治疗

(1)辨证施治:①虫扰魄门,治宜驱虫止痒,方用追虫丸加减;

②脾胃虚弱，治宜益气健脾、杀虫止痒，方用参苓白术散加减。

(2)中药灌肠：①生百部 30g，加水 300ml 煎汤，取滤液 50～60ml 保留灌肠，连续 5d；②食醋 20ml 加水 50～60ml 灌肠，连用 3～5d。

【预防与护理】

1. 加强卫生宣传教育，饭前洗手，勤剪指甲。儿童不要用手抓肛门及吸吮手指，勤换衣裤、床单，换下内衣要煮烫。

2. 对儿童集体单位要普查，查出的患儿要及时治疗。

第十三节　滴　虫　病

滴虫病是由阴道毛滴虫引起的一种以阴道炎表现为主的感染性疾病。病人以青、中年女性为主，常通过共用浴盆、浴池、毛巾、游泳池及不洁器械而相互传播，也可通过性接触而感染对方。属中医学“带下”“阴痒”范畴。

【诊断要点】

1. 潜伏期　4～7d。

2. 阴道滴虫病

(1)阴道分泌物增多，呈泡沫状，外阴瘙痒。

(2)阴道及宫颈黏膜红肿，宫颈阴道壁呈特征性草莓状外观。带虫者可无异常表现。

3. 男性滴虫性非淋菌性尿道炎

(1)尿道口轻度红肿，并有少量黏液、脓性或血性分泌物。

(2)可有膀胱炎或肾盂肾炎。

4. 滴虫检查　阳性。

【鉴别诊断】

1. 念珠菌性阴道炎　外阴阴道瘙痒，奶酪样或豆渣样白带，阴道有白色假膜。真菌检查阳性。

2. 细菌性阴道炎　①非化脓性灰白色黏稠分泌物；②阴道分

泌物有鱼腥味，胺试验阳性；③阴道分泌物 pH 升高，为 5～6.5；④分泌物中有线索细胞。

【治疗方法】

1．一般治疗

(1)全身治疗：甲硝唑(灭滴灵)0.2g，口服，3/d，7～10d 为 1 个疗程。

(2)局部治疗：①高锰酸钾溶液冲洗(1∶1000～1∶500)或 1% 乳酸钾溶液冲洗；②乙酰胂胺(滴维净)或曲古霉素栓剂塞入阴道，10～20d 为 1 个疗程；③夫妻同治。

2．中医治疗

(1)辨证施治：①湿热下注证，治以清热利湿，杀虫止痒，方用龙胆泻肝汤加减；②湿毒蕴结证，治以清热利湿，杀虫解毒，方用止带汤加减。

(2)中成药：①妇科千金片 4 片，口服，3/d；②妇炎平胶囊，阴道纳药，每次 1～2 粒，每日 1 次；③苦参片 4～6 片，口服，3/d。

(3)外治疗法：蛇床子、百部、苦参、地肤子各 20g，石榴皮、黄柏、枯矾、土槿皮各 15g，水煎熏洗、坐浴。

【预防与护理】

1．每日更换内裤。

2．消毒洗涤用具。

第十四节　弓形虫病

弓形虫病是由刚地弓形虫引起的一种动物性寄生虫病。可通过胎盘感染，或进食含有包囊的生肉或直接接触病畜(如猫、羊、猪)粪便而受染。中医文献无明确记载。

【诊断要点】

1．有接触传染史。

2．先天性弓形虫病主要表现为脑积水、小头畸形、脑钙化及脉络膜炎、视网膜炎等中枢神经系统症状，常引起胎儿早产或死胎。

3. 获得性弓形虫病表现为泛发性结节或树胶肿，或风疹样、斑疹、斑丘疹、丘疹，或紫癜性损害，或仅淋巴结肿大，或无症状。

4. 内脏及中枢神经系统受损者常发生于接受免疫治疗的病人。

5. 皮损内可找到病原虫。

【鉴别诊断】 *传染性单核细胞增多症* 主要表现为发热、咽峡炎、肝脾淋巴结肿大，部分病人可有斑疹或斑丘疹，末梢血中淋巴细胞血清检查可测出EB病毒抗体。

【治疗方法】

1. *一般治疗* 磺胺类药物和乙胺嘧啶联合治疗。磺胺药每日2～4g，乙胺嘧啶每日50mg，2d后剂量减半，疗程1个月，间隔1个月再进行第2个疗程。孕妇及耐药者可服乙酰螺旋霉素，1g，3/d，20d为1个疗程，或用林可霉素，每日600～900mg。

2. *中医治疗*

(1)辨证施治：①湿热蕴结证，治以清热利湿，方用茵陈蒿汤加减；②热毒内陷证，治以清热解毒，凉营开窍，方用犀角(水牛角代)地黄汤加减；③肝肾阴虚证，治以补益肝肾，方用六味地黄汤加减；④肺脾气虚证，治以补益脾肺，方用参苓白术散加减。

(2)中成药：①双黄连口服液10ml，口服，3/d；②银黄口服液10ml，口服，3/d；③安宫牛黄丸或六神丸口服。

【预防与护理】

1. 注意饮食卫生，不吃生肉。

2. 注意环境卫生。

3. 养成良好的卫生习惯。

第十五节 皮肤黑热病

皮肤黑热病是由利什曼原虫侵犯皮肤或黏膜所引起的慢性皮肤病。多继发于内脏黑热病，以皮肤、黏膜持久结节、皮肤色素加深为特征。主要见于我国长江以北黄河及淮河流域。

【诊断要点】

1. 好发于面部、颈部、胸部及背部等处，以成年男子多见。

2. 皮损初起为淡红色斑丘疹，渐变成结节，柔软，大小不定，长久存在难以消失。

3. 常无任何自觉症状。

4. 少数有乏力、发热、消瘦及贫血等全身症状。

5. 并发肝、脾及淋巴结肿大。

6. 血象白细胞减少，皮损处刮取组织液见黑热病小体。水试验、甲醛凝集试验及黑热病补体结合试验常呈阳性。

【鉴别诊断】

1. *麻风病*　有感觉障碍，浅神经粗大，眉睫毛脱落及麻风菌检查阳性。

2. *白癜风*　无结节出现，白斑中央颜色纯白，周围色素较深。

3. *蕈样肉芽肿*　早期有多型皮损，伴剧痒，常伴全身症状，真皮内可查见有蕈样肉芽肿细胞。

4. *皮肤肉样瘤*　结节深在，浸润明显。常伴肺部损害，损害中查不到原虫。

【治疗方法】

1. *一般治疗*

(1)全身治疗：葡萄糖酸锑钠，静脉或肌内注射，1/d，每次1ml，8d 为 1 个疗程。疗程之间间歇 10～20d，有肝、肾、心损害或出血性疾病时慎用。喷他脒，配为 4％溶液，肌内注射，每次 3～5mg/kg，1/d，10～15 次为 1 个疗程。

(2)局部治疗：以软坚、散结为原则。①小损害可配合液氮或二氧化碳冷冻治疗；②用醋酸泼尼松龙 10mg，每 4 周于结节处注射 1 次。

2. *中医治疗*

(1)中药内服：治以行气散结，方用消瘰丸合秦艽丸加减。

(2)外治疗法:鸦胆子油调敷。

【预防与护理】

1. 彻底治疗,消灭传染源。

2. 避免搔抓。

第十六节　皮肤阿米巴病

皮肤阿米巴病又称皮肤变形虫病,是由溶组织阿米巴侵及皮肤、黏膜而引起的皮肤溃疡。以发生于肛门周围的溃疡且长期不愈为特征。

【诊断要点】

1. 好发于肛门、会阴及其附近部位、臀部和腰部。

2. 皮损初起为一深脓肿,溃破后形成溃疡及糜烂,有脓性、臭味分泌物,中央可坏死,边缘不整、凸起,质地较硬,表面有污褐色痂皮。

3. 自觉疼痛。

4. 一般无全身症状,发病前可出现右下腹痛、腹泻及压痛等痢疾症状。

5. 可并发阴道炎、龟头炎及前列腺炎。

6. 溃疡分泌物、粪便等可查见阿米巴滋养体或包囊。

【鉴别诊断】

1. 肛门周围疣状皮肤结核　无阿米巴痢疾症状,患处疼痛不明显,脓液中阿米巴检查阴性。

2. 尖锐湿疣　患处疼痛不明显,无脓肿溃烂经过,组织阿米巴检查阴性。

【治疗方法】

1. 一般治疗

(1)全身治疗:甲硝唑(灭滴灵),每次 400～800mg,口服,3/d;依米丁每次 0.03g,2/d,肌内注射,10d 为 1 个疗程,心、肾功能不良者禁用；选用新霉素、红霉素、四环素等抗生素；泛喹酮（安痢平）300mg/d，分3次口服，10d为1个疗程；慢性病人还应用喹碘仿、氯碘喹啉或双碘喹啉等。

（2）局部治疗：以杀虫消炎为原则。①甲硝唑药膏外用，每日2～3次；②脓肿形成后宜行穿刺引流。

2. 中医治疗

（1）中药内服：治以清利湿热，方用白头翁汤加减。

（2）外治疗法：①紫皮大蒜5～10g捣烂浸入100ml热水中，纱布过滤，滤液保留灌肠，每晚1次；②苦参、地榆、黄连、王不留行、艾叶、独活等，水煎，先趁热熏蒸，待温再洗涤；③若新肉生长迟缓，表面脓腐脱尽，可外掺银粉散，盖以黄连膏、玉红膏。

（3）其他治疗：①鸦胆子，成人10～15粒/次，捣烂装入胶囊，分3次口服；②白头翁根茎，加水煮5min，分10次口服；③紫皮大蒜，每日1头。

【预防与护理】

1. 不饮生水，勿吃不洁食物，便后洗手。

2. 加强食品卫生管理。

3. 患处应经常清洗，坚持肛门坐浴，尽量保持清洁、干燥。

第十七节　水蛭咬伤

水蛭咬伤时水蛭吸附人体皮肤吸血引起的伤害。以咬伤处流血不止、红斑、风团为临床特征。属中医学“虫咬伤”的范畴。

【诊断要点】

1. 水蛭吸附人体皮肤上。

2. 受伤处流血不止，微痛；或有风团、大疱甚至坏死，偶有变态反应发生。

3. 如进入阴道，可引起阴道出血；幼蛭侵入鼻腔，产生间歇性鼻出血、鼻塞、鼻痛或鼻内蠕动感。

【治疗方法】

1. 烟油或食盐放在水蛭体上，可使其松开吸盘，自行脱落；加热或涂乙醇亦可。

2. 进入鼻腔、阴道：①涂青鱼胆、蜂蜜或香油等；②2%盐酸普鲁卡因溶液加肾上腺素浸湿棉球，塞入鼻腔内，几分钟后即可取出失去活力的水蛭。

【预防与护理】

1. 加强宣教，不饮生水，不在池塘内洗脸。

2. 下田前涂防蚊油、烟油或穿长袜，可预防水蛭咬伤。

第十八节 毒蜘蛛咬伤

毒蜘蛛咬伤是由毒蜘蛛在受惊或防卫时咬伤人体所致的病变。以咬伤处灼热、剧痛、肿胀伴全身中毒症状为临床特征。可分为毒蛛中毒和棕蛛中毒两类。属中医学“虫咬伤”的范畴。

【诊断要点】

1. 皮肤咬伤史。

2. 局部疼痛，肿胀明显。

3. 毒蛛咬伤 2～3h 后可有发热、肌痉挛、腹肌僵硬、头痛、眩晕、恶心、大量汗出、呼吸困难，甚至死亡。

4. 棕蛛咬伤后，8h 内局部明显水肿或大疱，剧痛、坏死，迁延不愈，或出现高热、畏寒，呕吐，关节痛，瘀点、瘀斑或麻疹样皮疹，短期内可死亡。

【治疗方法】

1. 一般治疗

(1)伤后在伤口近端缚止血带，局部切开排出毒汁。

(2)用 1∶5000 高锰酸钾溶液清洗局部，外涂氨水或碘酊溶液，局部可用依米丁及普鲁卡因封闭。

(3)肌痉挛可静注 10%葡萄糖酸钙 10ml，并应用抗组胺药或皮质类固醇激素。

2. 中医治疗

(1)辨证施治：一般不需内治。若全身症状明显，可选用五味消毒饮加减，以清热解毒。伴恶心呕吐加玉枢丹。痉挛者治以清热解毒，祛风镇痉，选用葛根汤加减。神志昏迷者，治以凉血解毒开窍，可选用清热地黄汤。

(2)中成药：季德胜蛇药片 4 片，口服，3/d。

(3)外治疗法：①若在四肢，于咬伤处近心端扎止血带，局部切开用火罐吸出或挤出毒汁，然后用金银花、黄连煎水清洗；②鲜马齿苋捣烂外敷；③季德胜蛇药片局部外搽。

【预防与护理】　加强宣教，做好环境卫生。

第十九节　毒蛇咬伤

毒蛇咬伤常见于我国南方、山区及沿海一带。以局部深大毒牙痕和局部与全身中毒症状为临床特征。夏秋季节发病较多。蛇毒主要分为神经毒、血循毒和混合毒三种类型，分别引起相应症状。

【诊断要点】

1. 毒蛇咬伤史，伤口有一对毒牙痕。

2. 随蛇毒种类不同，临床分为神经毒、血循毒、混合毒三大类。

(1)神经毒：局部仅感瘙痒、麻木，咬后 2～5h 出现全身肌痉挛或瘫痪，上睑下垂、嘶哑、吞咽困难，重者出现呼吸麻痹、瘫痪等。

(2)血循毒：局部剧痛，明显肿胀，伴瘀斑、血疱或组织坏死、溃烂等，附近淋巴结肿痛。有发热、烦躁不安、谵妄、心律失常及各种出血症状，重者出现循环衰竭或肾衰竭等。

(3)混合毒：可出现上述两方面症状。

【鉴别诊断】　无毒蛇咬伤　伤口四行均匀而细小牙痕，无局部和全身症状。

【治疗方法】

1. 一般治疗

(1)尽快结扎、冲洗、扩创。

(2)局部封闭:①0.25%～0.5%普鲁卡因溶液加地塞米松5mg在伤口周围与患肢肿胀上方1寸处做深部皮下环封。宜早期使用。②在咬伤1～4h内以结晶胰蛋白酶1000～4000U加生理盐水或0.25%～0.5%普鲁卡因4～20ml稀释,在伤口周围及局部注射。必要时可重复使用。

(3)注射抗蛇毒血清。

(4)出现休克、呼吸衰竭时应及时采取相应措施,积极抢救。

2. 中医治疗

(1)辨证治疗:①风毒(神经毒),治以活血祛风,方用五虎追风散加减;②火毒(血循毒),治以清热解毒、凉血止血,方用犀角(水牛角代)地黄汤加减;③风火毒(混合毒),治以活血祛风、清热解毒、凉血止血,方用犀角(水牛角代)地黄汤合木萸散加减;④正虚邪恋,治以补益气血,佐以通络,方用当归地黄汤加减。

(2)中成药:①季德胜蛇药片或南通蛇药4片,口服,3/d;②安宫牛黄丸1粒,高热时服用。

(3)外治疗法:①季德胜蛇药片、南通蛇药、上海蛇药等外敷于距伤口半寸的周围;②可选用鸭跖草、半边莲、半枝莲、七叶一枝花、野菊花、马齿苋、八角莲等一种至数种捣烂加食盐少许外敷伤口周围肿胀处;③疮口溃烂有腐肉者,用九一丹换药,腐脱新生,改用生肌散。

【预防与护理】

1. 搞好环境卫生,特别是清除杂草,填塞洞穴,使蛇无藏身之处。

2. 行走山林草地蛇多出没的地方时,可用竹木打草驱蛇,并注意防止蛇在树上咬人,夜间宜用照明用具,注意蛇卧路上被误踩而咬伤。

第二十节　蜂　蜇　伤

蜂蜇伤是由于蜂的毒刺刺入皮肤后引起的局部皮肤或全身的过敏反应，重者可引发过敏性休克、急性喉头水肿、肺水肿、多器官功能衰竭，甚至死亡。常见的蜇人蜂有黄蜂、蜜蜂、蚁蜂、土蜂、细腰蜂等。

【诊断要点】

1. 有蜂蜇史。

2. 被蜂蜇伤后，在被蜇部位周边出现皮肤红肿，感觉瘙痒、灼痛或刺痛，四肢麻木等。

3. 重者表现为皮肤荨麻疹、喉水肿、呼吸困难、心率增快、恶心、呕吐、腹痛、腹泻等，严重者发生过敏性休克，导致循环、呼吸衰竭。另有部分中毒者出现发热、全身疼痛、头痛、烦躁不安、肌肉痉挛等。

4. 严重病例可出现肝肾功能、心肌酶谱、血常规等异常。

【鉴别诊断】

1. *丘疹性荨麻疹*　为散在纺锤形丘疹、丘疱疹及水疱，易反复发作，虫咬后即发生。

2. *接触性皮炎*　有接触史可寻，多为境界明显的水肿性红斑，可出现大疱。

【治疗方法】

1. *一般治疗*

(1)全身治疗：①抗组胺药物，可选用氯苯那敏片、西替利嗪片、依巴斯汀片、地氯雷他定片等；②10％葡萄糖酸钙静脉注射；③病情重者，可给予糖皮质激素静脉滴注，可选用氢化可的松针、地塞米松针、甲泼尼龙针等静脉滴注；④若出现过敏性休克或脏器损害者，要立即抢救或对症处理。

(2)局部治疗:局部以中和毒素、消炎、抗过敏、止痒、止痛为治则。①蜜蜂蜇伤可用弱碱性溶液(如2%~3%碳酸氢钠、肥皂水、淡石灰水等)外敷;黄蜂蜇伤则需要弱酸性溶液(如醋、0.1%稀盐酸等)中和;②局部起丘疹水疱者,给予炉甘石洗剂外搽;③皮疹较重者,给予糖皮质激素软膏,如氢化可的松软膏等外搽;④有脓疱,继发感染者给予红霉素软膏、莫匹罗星软膏或夫西地酸软膏外搽;⑤有糜烂渗出者,给予0.02%呋喃西林或3%硼酸液湿敷;⑥局部疼痛甚者,给予2%普鲁卡因注射液局部封闭。

2. 中医治疗

(1)中药内服:五味消毒饮加减治疗,可给予野菊花、紫花地丁、金银花、蒲公英、荆芥、防风、生地黄、苦参等,每日1剂,早、晚分服。

(2)中成药:口服季德胜蛇药片20片,之后每次10片,每日3次。

(3)外治疗法:①碾碎季德胜蛇药片调生理盐水外敷蜇伤处,每日1次,敷前用生理盐水洗净。②紫花地丁、夏枯草、七叶一枝花、青苔、马齿苋、半边莲等湿敷。

【预防与护理】

1. 有危险的蜂巢要彻底销毁,以免伤人。

2. 平素不要招惹蜂,要避开或者穿好衣帽加强自我保护。

3. 遇到蜂爬到身体上,不要拍打。

4. 有糜烂渗出者,保持局部清洁,防止继发感染。

5. 忌食辛辣刺激之物。

6. 重症患者应严密监护。

第二十一节 蜱虫皮炎

蜱虫皮炎是由蜱虫叮咬所致的炎症性皮肤病。除皮肤症状外,以发热伴血小板减少为主要表现。属中医学“温病”的范畴。

【诊断要点】

1. 有蜱叮咬史或野外活动史。

2. 蜱在叮刺吸血时多无痛感，叮咬后24～48h后可造成局部充血、水肿、急性炎症反应，轻者仅有红斑，中央有一虫咬瘀点或瘀斑，重者瘀点周围有明显的水肿性红斑或丘疹、水疱，还可引起继发性感染，时间稍久可出现较硬的结节，可持续数月，甚至1～2年。

3. 新疆的钝缘蜱叮咬后出现多发性坚硬的结节或出血性损害，约经2周局部瘙痒达高峰，3周后才开始消退。

4. 部分病例可出现蜱咬热，被蜱吸血后1～2d出现畏寒、发热、头痛、腹痛、恶心、呕吐等症状。

5. 有些硬蜱在叮刺吸血过程中唾液分泌的神经毒素可导致宿主运动性纤维的传导障碍，引起上行性肌肉麻痹现象，可导致呼吸衰竭而死亡，称为蜱瘫痪，多见于儿童。

6. 在体表可找到蜱虫。

【鉴别诊断】

1. *接触性皮炎*　有接触史可寻，多为境界明显的水肿性红斑，可出现大疱。

2. *松毛虫皮炎*　除皮损外常伴手、足、膝、踝关节红肿、疼痛。镜检可见松毛虫毒毛。

【治疗方法】

1. *一般治疗*

(1)全身治疗：①抗组胺药物，可选用氯苯那敏片、西替利嗪片、依巴斯汀片、地氯雷他定片等；②局部皮损重者，可给予小剂量糖皮质激素；③有继发感染者，可给予抗生素治疗；④出现蜱瘫痪或蜱咬热要及时抢救。

(2)局部治疗：可外搽涂炉甘石洗剂、复方糠酸莫米松软膏等；如继发感染，可外用红霉素软膏、莫匹罗星软膏；水疱大者，可给予0.02％呋喃西林或3％硼酸液湿敷。

2. 中医治疗

(1)辨证治疗:①风毒盛,治以祛风解毒,给予消风散加减;②热毒盛,治以清热解毒,给予五味消毒饮加减;③湿热盛,治以清热祛湿,龙胆泻肝汤加减治疗。

(2)中成药:①消风止痒颗粒 6g,口服,3/d;②清热解毒口服液 10ml,口服,3/d。

(3)外治疗法:①复方黄柏液湿敷;②复方硫磺乳膏外涂;③百部、蛇床子、苦参、黄柏等煎水外洗;④鲜野菊花、蒲公英或半边莲等捣烂外敷。

(4)其他治疗:①红外线照射可起到杀虫止痒的作用;②2%盐酸利多卡因做局部封闭。

【预防与护理】

1. 注意环境卫生,消灭一切可能存在的蜱。

2. 加强个人卫生和个人防护,进入草地、树林等地活动要将衣裤勒紧,裸露的皮肤可涂驱虫剂。

3. 发现蜱叮咬于皮肤时,要用乙醇涂在蜱身上,使蜱头部放松或死亡,再用尖头镊子取出蜱。不要生拉硬拽,以免拽伤皮肤,或将蜱的头部留在皮肤内。

第二十二节　水母皮炎

水母皮炎系由水母蜇伤所致,又名海蜇皮炎,每年的 6—10 月份为水母皮炎的高发季节,具有明显的地域性和季节性。表现为红肿热痛、表皮坏死,并有全身发冷、烦躁、胸闷、伤处疼痛难忍等症状,严重时可因呼吸困难、休克而危及生命。好发于渔民和海中游泳者,属中医学“虫证”范畴。

【诊断要点】

1. 发生于 6—10 月份水母活动季节。

2. 发病前有下海史或有明显的与海蜇接触史。

3. 初发为局部的刺痒、麻痛或灼热感，因剧痒可影响睡眠，之后局部发生红斑、丘疹或荨麻疹样风团，重者可有出血性损害，并可在 1～2d 内形成水疱或大疱。其典型的皮疹为鞭形(长条形)，也可呈点状或地图状。

4. 若全身多处被刺蜇，则可有倦怠、肌肉痛及不安的感觉，还可出现呼吸促迫、胸闷、口渴、冷汗及不眠等。

【鉴别诊断】

1. 松毛虫皮炎　除皮损外常伴手、足、膝、踝关节红肿、疼痛。镜检可见松毛虫毒毛。

2. 丘疹性荨麻疹　为散在纺锤形丘疹、丘疱疹及水疱，易反复发作，虫咬后即发生。

【治疗方法】

1. 一般治疗

(1)全身治疗：①抗组胺药物，可选用氯苯那敏(扑尔敏)、阿司咪唑(息斯敏)、依巴斯汀、西替利嗪等；②降低毛细血管通透性，维生素 C、葡萄糖酸钙针静脉注射等；③重症者给予糖皮质激素治疗，可选用地塞米松针、甲泼尼龙针、氢化可的松针肌内注射或静脉滴注；若出现呼吸困难、过敏性休克者，给予及时抢救。

(2)局部治疗：可给予 1%稀氨溶液(氨水)、10%碳酸氢钠清洗，局部外涂碘酊、乐肤液(哈西奈德溶液)、氢化可的松乳膏、地塞米松霜等，若出现糜烂渗出者，给予 3%硼酸溶液湿敷。

2. 中医治疗

(1)辨证治疗：①风热证，治以疏风清热解毒，消风散加减；②热毒蕴结证，治以清热祛湿解毒，黄连解毒汤合五味消毒饮加减治疗。

(2)中成药：①消风止痒颗粒 6g，口服，3/d；②大败毒胶囊口服。

(3)外治疗法：①复方黄柏液湿敷；②季德胜蛇药膏外涂；③鲜野菊花、蒲公英或半边莲等捣烂外敷；④三黄洗剂外洗或湿敷局部。

【预防与护理】

1. 海里游泳时，避免接触水母。

2. 水母皮炎流行的海区操作时穿戴防护衣物、手套和靴鞋。

3. 被蜇伤后，切忌用淡水冲洗，以免加重病情。

4. 局部糜烂的皮损，要保持清洁，预防继发感染。

第9章　性传播疾病

第一节　梅　　毒

梅毒是由苍白螺旋体通过性接触等引起的一种慢性、系统性传染病。可以侵犯人体任何组织，早期主要侵犯皮肤与黏膜。晚期除皮肤黏膜外，特别容易侵犯心血管与中枢神经系统。梅毒不但可以通过性行为传播，也可以通过胎盘传染下一代，出现死产、早产或先天性梅毒，即胎传梅毒。属中医学“杨梅疮”或“梅疮”范畴。

【诊断要点】

1. 获得性梅毒(后天梅毒)

(1)一期梅毒：硬下疳，阴部占90%，男性常在冠状沟、阴茎、包皮及肛门等处；女性以大阴唇和小阴唇内侧、阴阜及子宫颈为多。硬结多为单发，性质坚硬如橡胶样，不痛。硬结破坏，形成溃疡(硬下疳)，基底平坦，洁净无脓液，少许渗出物。损害中有大量梅毒螺旋体，暗视野显微镜可以检见。硬下疳出现1周后，附近淋巴结肿大(横痃)，不痛，无粘连，无表皮炎症，不破溃。一般3～4周后，可以自愈，硬下疳3周左右，梅毒血清反应开始呈阳性。一期梅毒传染性很强，早期诊断对防治梅毒具有重要意义，可完全治愈。

(2)二期梅毒：为梅毒的泛发期。①在感染后9～12周发生。②有发热、头痛、骨节酸痛及咽痛等流感样前驱症状。③皮肤损害的一般特征为间歇发疹，不痛不痒，皮损类型可分为斑疹、丘疹及脓疱疹。斑疹性梅毒疹又称玫瑰疹，丘疹性梅毒疹可分大、小型丘疹，发生于皮肤接触面或多汗部位。皮损表面湿润，称为湿性丘疹。发于肛门、女阴部，表面湿润呈扁平隆起，称为扁平湿疣。湿性丘疹及扁平湿疣渗液中有大量梅毒螺旋体，为重要传染源之一。④本期梅毒血清反应当呈强阳性。⑤有的尚可出现梅毒性脱发、颈部白斑、骨关节炎及中枢神经系统损害。

(3)三期梅毒(晚期梅毒)：①一般发生在感染后2年。②三期梅毒的特点为病程缓慢持久，可达数十年；皮肤损害除皮肤黏膜外，内脏(尤其是心血管系统)、骨骼及中枢神经系统均可累及(如脊髓痨、麻痹性痴呆)；皮损数目少，分布不对称，损害中极难查到螺旋体；一般无传染性，但破坏力强，可严重损坏组织器官，形成残废甚至危及生命；血清反应不稳定，阴性率可达30%以上。③皮肤损害类型分别为结节型及树胶样肿。可破溃形成溃疡，破坏性大，毁形严重。

(4)实验室检查：①非特异性梅毒血清学试验2次以上阳性(如RPR、USR、VDRL、TRUST)，特异性梅毒血清学试验阳性(如TPHA、TPPA、FTA-ABS)；②脑脊液VDRL检验可用于判定有无神经梅毒；③梅毒患者经正规治疗随访后，RPR长时间维持在低滴度上，或终身不转阴，称为血清固定。

2. 胎传梅毒(先天性梅毒)

(1)胎传梅毒特点：因系胚胎期血行感染，故不发生硬下疳，无一期梅毒阶段；心血管系统受侵犯少，而感官系统(眼、耳、鼻特别是眼角膜)受累多；影响营养发育者多，特别是骨骼损害多；如未及时治疗，大都出生后6个月内即有弥漫性发疹。

(2)胎传梅毒可分为早期(2岁以下)及晚期(2岁以上)。早期胎传梅毒的皮损与成人二期梅毒疹基本相似，亦出现斑疹、丘疹及脓疱疹等。其特征性改变为口周围呈放射状皲裂。愈后形成放射性瘢痕，有重要诊断意义。梅毒性鼻炎有脓血分泌物堵塞鼻腔，患儿呼吸及吮乳困难为先天性梅毒特征之一。骨骼损害为晚期主要症状之一，表现为骨软骨炎、骨膜炎及骨营养障碍，常见有骨痛、巴罗假瘫(Parrot 假瘫)及梭状指。晚期胎传梅毒的皮损与后天三期梅毒相似,可发生结节型及树胶样肿,其特征性的改变为基质性角膜炎、神经性聋、半月形门齿(郝秦生齿,Hutchinson 齿)。为先天性梅毒诊断主要依据,又称 Hutchinson 三征。

(3)实验室检查:梅毒血清学试验阳性。婴儿 RPR 滴度高于母亲 4 倍以上具诊断价值。19S-IgM 检验有确诊价值。

【鉴别诊断】　根据各期的皮损特征,应与下列疾病相鉴别。

1. 一期梅毒　应与生殖器疱疹、软下疳及贝赫切特综合征鉴别。

(1)生殖器疱疹:初起为微凸起红斑,1～2d 后成为簇集性水疱,自觉疼痛,基底不硬,1～2 周可消退,常可复发,由单纯疱疹病毒所致。

(2)软下疳:亦为性病之一,由 Ducrey 杆菌引起,潜伏期短,发病急,炎症明显,基底柔软,溃疡较深,表面有脓性分泌物,疼痛剧烈,常为多发。

(3)贝赫切特综合征:可在外生殖部位发生溃疡,有时较深,自觉疼痛,易复发,常伴有口眼症状,针刺反应阳性。

2. 二期梅毒　应与药疹、玫瑰糠疹及尖锐湿疣相鉴别。

(1)药疹:有服药史,发病迅速,皮损鲜红,伴显著瘙痒,无性接触史及硬下疳史,梅毒血清反应阴性。

(2)玫瑰糠疹:皮疹椭圆形,长轴与皮纹一致,附有糠秕状鳞屑,常可见较大母斑,可有轻重不一瘙痒,淋巴结不大,梅毒血清反应阴性,而梅毒疹典型者可在掌跖面见铜红色斑丘疹,无瘙痒。

(3)尖锐湿疣:由病毒引起,皮损呈菜花或乳头状隆起,基底较细,呈淡红色或污褐色,梅毒血清反应阴性,而扁平湿疣多在肛周,表面扁平,倾向湿润。

3. 三期梅毒　应与慢性小腿溃疡、瘰疬性皮肤结核及基底细胞癌相鉴别。

(1)慢性小腿溃疡:多见于小腿静脉曲张病人。形似梅毒溃疡，但无暗红硬性浸润。不呈马蹄形，抗梅毒治疗无效，梅毒血清反应阴性。

(2)瘰疬性皮肤结核：以颈部多见，溃疡边缘菲薄，或呈潜蚀状，常形成瘘管，分泌稀薄脓液，经过缓慢，治愈后瘢痕呈索条状。抗梅毒治疗无效，梅毒血清反应阴性，结核菌素试验阳性。

(3)基底细胞癌：溃疡边缘坚韧、翻卷、基底肉芽高低不平，易出血，浸润较浅，病理切片易于证明。

【治疗方法】

1. 一般治疗　治疗原则：早诊断、早治疗、规则、足量、足疗程。

(1)全身治疗：抗梅毒治疗方案，早期梅毒(一二期梅毒)可给予苄星青霉素 240 万 U 分两侧肌内注射，每周只注射 1 次，共 3 次。亦可肌内注射普鲁卡因青霉素混悬液，1/d，共 10d，总量 800 万 U。晚期梅毒(三期)可给予普鲁卡因青霉素 80 万 U 肌内注射，1/d，共 15 次。每疗程 1200 万 U，1～2 个疗程(间隔 2 周)，或苄星青霉素每周肌内注射 1 次，每次 240 万 U，共 3 次，总量 720 万 U。

对青霉素过敏者，可口服四环素，4/d，每次 0.5g，连服 15d，总量 30g，亦可用红霉素，剂量同上。多西环素 0.1g，2/d，口服，连续 30d。

吉海反应：此反应为梅毒患者在首次用抗梅毒药物治疗时出现的急性不良反应，如寒战、发热、头痛、全身不适及原发症状加重。故应预服泼尼松避免此反应发生。

(2)局部治疗：经对因治疗后能迅速消除局部皮肤损害，故无须特殊局部处理。

(3)疗后随访：包括临床表现及血清学检查。血清学检查第 1 年每隔 3 个月、第 2 年每 6 个月和第 3 年末时各查 1 次。一期随访 1 年；二期 2 年；三期 3 年。

2. 中医治疗

(1)辨证施治：①痰瘀互结证，治以利气化痰、祛瘀散结，方用海藻玉壶汤加减;②脾虚湿蕴证,治以健脾化湿,方用参苓白术汤合土茯苓合剂;③气阴两虚证:治以益气养阴,方用大补阴丸合生脉饮加减。

(2)外治疗法:①杨梅疮下疳糜烂时,外扑鹅黄散或红升丹,1～2次即愈;②横痃,未溃用冲和膏,已溃用五五丹,脓尽用生肌散。

(3)其他治疗:①针灸疗法,适宜神经梅毒;②毒在巅顶,头痛如劈,可用碧云散搐鼻。

【预防与护理】

1. 严守婚姻法,婚前体检。

2. 可疑梅毒,应及早就医。

第二节　淋　　病

淋病是由淋球菌引起的一种泌尿生殖系统的传染病,主要通过性交传染。临床以尿频、尿急、排尿疼痛和尿道口溢脓为其主要特征。属中医学“浊证”“五淋”范畴。

【诊断要点】

1. 近期(3～5d)有不洁性交史。

2. 尿频、尿急、尿道口溢脓及排尿疼痛,女性伴下腹痛,白带增多。

3. 尿道、阴道、宫颈分泌物涂片,镜下可见多核白细胞内革兰阴性双球菌。

4. 涂片阴性者,可做分泌物淋球菌培养,95%为阳性。

5. 聚合酶链反应,对淋病早期诊断很有价值。

【鉴别诊断】　*非淋菌性尿道炎*　主要是衣原体或支原体感染,潜伏期长(10～20d),尿道炎症状轻微,分泌物稀薄,分泌物涂片未发现淋球菌,高倍镜下可有较多白细胞。

【治疗方法】

1. 一般治疗

(1)全身治疗:抗淋治疗,青霉素为首选。对青霉素过敏者,可口服四环素、红霉素或多西环素(强力霉素)。对耐青霉素淋病,须用大观霉素(壮观霉素)、头孢曲松(头孢三嗪)及氧氟沙星(氟嗪酸)。左旋氧氟沙星 300mg,口服,共 1 次。

(2)局部治疗:以清洁、杀菌为原则。用高锰酸钾溶液 1∶5000~1∶10 000 清洗会阴部和尿道口。龟头有糜烂者,宜涂四环素软膏或莫匹罗星软膏。

2. 中医治疗

(1)辨证施治:①肝经湿热证,治以清热利湿,方用龙胆泻肝汤合五神汤加减;②阴虚火旺证,治以滋阴降火,方用知柏地黄汤合五神汤加减。

(2)外治疗法:①尿道溢脓较多及龟头糜烂者,宜用洁尔阴或肤阴洁溶液清洗,外涂青黛散或锡类散;②慢性淋病性前列腺炎,可定期做前列腺按摩及中草药药浴等治疗。

3. 其他治疗

(1)酢浆克淋汤治疗淋病 200 例,治愈率 75.5%,药用:酢浆草、金丝草、败酱草、白芷、木通、车前子(前仁)、蒲公英、紫花地丁等加减[赵伟强. 新中医,1993,25(3):40]。

(2)加减八正散治疗淋病 48 例[李日福. 辽宁中医杂志,1993,20(2):3]。

【预防与护理】

1. 加强性道德教育,禁止不洁性交。

2. 注意阴部清洁,治疗期忌性交。

3. 注意休息,忌饮酒,病人衣物及用具应隔离并消毒处理。

第三节　非淋菌性尿道炎

非淋菌性尿道炎(NGU)是一种常见的性传播疾病。大多数由沙眼衣原体及解脲支原体、人型支原体引起。临床主要表现为尿道有少量分泌物,瘙痒或排尿时有轻微的灼痛感,女性亦包括女性宫颈炎。发病多为青壮年,其发病率已超过淋病。属中医学“淋证”范畴。

【诊断要点】

1. 不洁性交史。

2. 潜伏期10～20d。

3. 临床表现主要是尿道炎症状,即尿道口刺痛,伴有尿频、尿急。尿道中有透明黏液状分泌物溢出,晨起排尿时易于发现。病势缓慢,迁延难愈。女性尿道炎自觉症状不明显。未经治疗反复发作的病人,可并发附睾炎、前列腺炎、Reiter病;女性阴道炎、输卵管炎及盆腔炎,慢性盆腔疼痛等,并可导致不育。

4. 尿道分泌物涂片中有中性粒细胞5个以上(高倍视野下),淋菌镜检和培养检查阴性。沙眼衣原体检测有细胞培养法、抗原快速检测法和聚合酶链反应法等;解脲支原体培养。

【鉴别诊断】

1. 淋病　淋病的潜伏期较短,仅2～3d。尿道炎症状明显,尿道溢脓;可查见白细胞内革兰阴性淋病双球菌。非淋菌性尿道炎则潜伏期长,尿道炎症状较轻或无,尿道分泌物少,常为稀薄透明黏液。分泌物涂片查不到淋菌。

2. 非特异性尿道炎　由化脓性细菌(如葡萄球菌)、大肠埃希菌等引起的尿道炎,多为继发性感染,与性接触无关。根据病史,容易鉴别。

【治疗方法】

1. 一般治疗

(1)全身治疗:对衣原体及支原体感染均可口服四环素每次0.5g,4/d,共7d,然后每次0.25g,4/d,再服14d,共需21d或多西环素0.1g,2/d,共7~14d;米诺环素0.1g,2/d,共7~14d。孕妇及小儿应选用红霉素治疗,剂量同前。对复发性病人,可用氧氟沙星、多西环素或米诺环素(美满霉素)。

(2)局部治疗:以杀菌、清洁局部为原则。用1∶10 000高锰酸钾溶液外洗局部,局部红肿者,可外涂四环素软膏或红霉素软膏。

2. 中医治疗

(1)辨证施治:①肝经湿热证,治以清热利湿,方用龙胆泻肝汤加减;②湿热蕴结证,治以解毒化湿,方用萆薢渗湿汤合五神汤加减。

(2)中成药:芪苓解浊颗粒剂每次6g,3/d。

(3)外治疗法:①阴部清洁浴洗,常用肤阴洁、洁尔阴等溶液;②并发前列腺炎及盆腔炎等,可用微波仪或前列腺治疗仪治疗。

【预防与护理】

1. 淋病病人治疗时,应加服四环素以防止支原体感染。

2. 注意个人卫生,避免不洁性交。

3. 同时治疗性伴侣。

第四节 尖锐湿疣

尖锐湿疣亦称性病疣或生殖器疣,是由人类乳头瘤病毒(HPV)引起的性传播疾病。临床以阴茎、女阴及肛门发生淡红色或污褐色疣状增生为主要特征。不洁性交及性滥交者较易发生。据统计,本病在我国的发病率仅次于淋病。属中医学“疣”“臊瘊”范畴。

【诊断要点】

1. 潜伏期长短不一,平均3个月。

2. 好发于皮肤黏膜交界处，男性见于包皮系带、冠状沟、龟头、尿道口及肛门，女性见于大小阴唇、阴道口、宫颈及尿道口等处。

3. 典型皮损，初起呈淡红色丘疹，逐渐增大、增多，呈乳头状、鸡冠状或菜花状。表面污褐色，质软，触之出血。局部潮湿、糜烂，分泌物恶臭。

4. 一般无自觉症状，糜烂及潮湿者有痒或痛感。

5. 醋酸白试验阳性。

6. 组织病理检查棘层上方及颗粒层出现空泡细胞。

【鉴别诊断】

1. *扁平湿疣*　系二期梅毒，皮损呈扁平状，分泌物中有大量梅毒螺旋体，梅毒血清反应强阳性。

2. *阴茎癌*　多见于中年后，皮损质坚，呈浸润状生长。病理组织切片检查可确诊。

【治疗方法】

1. *一般治疗*

(1)全身治疗：增强机体细胞免疫力，可用聚肌胞 2ml 肌内注射，隔日 1 次，连用 1～3 个月；γ-干扰素 100 万 U，肌内注射，1/d，连用 10d；转移因子，每次 1～2U，皮下注射，每周 2 次，6 次为 1 个疗程；左旋咪唑 50mg，3/d，连服 3d，11d 后再服 3d；胸腺素片 2mg，1/d，1 个月为 1 个疗程。

(2)局部治疗：以清洁、干燥、去除疣体为原则。①清洁局部用 1∶10 000 高锰酸钾溶液外洗；②包茎、包皮过长应及时治疗，行包皮环切术；③去除疣体可外用冷冻、激光、电灼等治疗。或用氟尿嘧啶软膏、33％三氯醋酸、20％足叶草酯及 5％酞丁安等局部外涂使疣体脱落。

(3)光动力治疗：外敷 5-氨基酮戊酸 3h 后照光。

2. *中医治疗*

(1)辨证施治：①湿热证，治以清热利湿，方用龙胆泻肝汤合五神汤加减；②热毒证，治以清热解毒，方用黄连解毒汤合五神汤加减。

(2)外治疗法：①五妙水仙膏点涂疣体2～3次可使其脱落；②中草药外洗，马齿苋、大青叶、板蓝根、苦参、苍术、蛇床子、露蜂房、香附子，煎水洗浴，1/d，连用10～15d。洁尔阴(市售)局部洗浴，1/d。

(3)其他治疗：鸦胆子去壳，外敷疣体使其脱落。

【预防与护理】

1. 加强性道德教育，禁止淫乱行为。

2. 注意个人卫生，避免不洁性交。

3. 治疗期间，衣物用品应消毒处理，注意性伴侣检查和治疗。

第五节　生殖器疱疹

生殖器疱疹主要是通过性器官接触而感染；单纯疱疹Ⅱ型病毒(HSV-Ⅱ)和(或)单纯疱疹Ⅰ型病毒(HSV-Ⅰ)所致的病毒性皮肤病。临床以生殖器部位发生群集水疱、糜烂及灼痛为其特点。病毒可长期潜居于局部感觉神经节，当机体抵抗力降低、发热、疲劳及情绪改变时即可促使本病发生。在病毒性性病中占第1位，属中医学“阴部热疮”范畴。

【诊断要点】

1. 原发性生殖器疱疹

(1)潜伏期一般10d。

(2)男性好发于龟头及包皮，女性好发于外阴及子宫颈。

(3)皮损特点为局部灼热感，很快出现红斑、成群粟米大小水疱，疱壁薄，易破形成糜烂面，有疼痛。

(4)全身症状有发热、头痛、全身不适和局部腹股沟淋巴结肿大。

(5)病程呈自限性，1～2周可自愈，不留瘢痕。

2. 复发性生殖器疱疹

(1)一般都在原发性生殖器疱疹原处或附近部位。损害开始即为小水疱及脓疱。

(2)多有明显诱因,如发热、月经、性交过频、疲劳及情绪激动等,反复发作。

(3)全身症状不明显,自觉症状(如刺痛、灼热及瘙痒)较轻,淋巴结不肿大。

3. 男性同性恋 HSV-Ⅱ型感染

(1)部位发生在肛门及直肠。

(2)表现肛周小水疱及溃疡面。

(3)自觉局部疼痛、便秘、排脓、里急后重和全身发热不适等症状。

4. 实验室检查

(1)组织培养分离病毒。

(2)电镜证实皮损或分泌物有病毒颗粒。

(3)免疫学方法证实病毒抗原存在。

【鉴别诊断】

1. 固定性药疹 有药物过敏史,红斑上发生大疱,生殖器部位、四肢及躯干均可发生,自觉瘙痒。

2. 软下疳 外生殖器发生数个疼痛性溃疡,基底软,伴有急性腹股沟淋巴结炎,溃疡渗出物涂片可见革兰阴性短棒状杆菌。

【治疗方法】

1. 一般治疗

(1)全身治疗:对疱疹病毒,目前尚无特效药物,可用阿昔洛韦200mg,口服,5/d,共7～10d或伐昔洛韦300mg,2/d,连服7～10d或泛昔洛韦250mg,3/d,连服5～10d。复发性者,除上述治疗外,尚可用阿昔洛韦静脉滴注,5mg/kg,每8小时1次,共5d。还可用γ-干扰素、胸腺素、丙种球蛋白或转移因子等辅助治疗。

(2)局部治疗:醋酸铅溶液1∶2000湿敷,外涂喷昔洛韦软膏。

2. 中医治疗

(1)辨证施治:湿热下注证,治以清热利湿,方用龙胆泻肝汤加减;阴虚内热证,宜用知柏地黄汤加减。

(2)中成药:西洋参 10g,煎水,口服,每周 1 次,3 个月为 1 个疗程。

(3)外治疗法:①水疱明显无糜烂者,可夹破水疱,点涂少量红升丹细末,1 次即结痂而愈;②糜烂明显者,青黛粉调香油外敷局部,1/d。

3. 其他治疗

(1)有发热、全身不适明显者,可用柴胡注射液及板蓝根注射液各 2ml,肌内注射,2/d,连用 7～10d。

(2)中草药外洗方:大青叶、板蓝根、金银花、连翘、马齿苋、苦参、苍术、黄柏、千里光煎水外洗。

【预防与护理】

1. 注意性道德教育。

2. 局部在治疗期间应保持清洁、干燥。衣物用品定期消毒。

3. 增强机体抵抗力,避免疲劳及情绪激动。注意性卫生保健。

第六节　软　下　疳

软下疳是由杜克雷嗜血杆菌引起的一种性传播疾病。临床以外生殖器发生多个痛性溃疡,伴腹股沟化脓性淋巴结炎为主要特征。在经典性病中位居第三,又称第三性病。属中医学“疳疮”范畴。主要通过性交传染,男性多于女性。

【诊断要点】

1. 潜伏期 1～10d,平均 2～3d。

2. 发生部位,男性依次为包皮、冠状沟、阴茎、龟头、包皮系带和肛周;女性依次为阴唇、阴蒂、尿道、子宫颈和肛周。

3. 皮损特点，初起红丘疹，1～2d 中心部位出现脓疱，破溃后形成圆形或椭圆形溃疡，边缘呈锯齿状，内壁向下潜行如穿掘状，直径 1～2cm，深 2～3mm，基底灰黄色污秽分泌物。触及柔软，溃疡周围有炎性红晕，附近有 2～5 个卫星状小溃疡。

4. 症状出现 2 周后，30％病人单侧出现“疼痛性横痃”，继而化脓穿破。2～4 周后可愈，留有瘢痕。

5. 溃疡分泌物中涂片可见革兰阴性短棒状杆菌，或分离培养阳性。

【鉴别诊断】

1. 硬下疳　潜伏期较长，一般仅有 1 个无痛性溃疡，分泌物可检出梅毒螺旋体，梅毒血清反应阳性。

2. 急性女阴溃疡　多见于青年女性小阴唇部位，反复发生小溃疡及疼痛，与性交无关。

3. 生殖器疱疹　为群集小水疱，发作急，破后成表浅性糜烂及有疼痛，可自愈、易复发。

【治疗方法】

1. 一般治疗　遵循及时、足量、规则用药的原则。

(1)全身治疗：红霉素 0.5g，4/d，共 10d；或四环素，每次 0.5g，4/d，共 10～15d；或多西环素 0.1g，2/d，共 14d。阿奇霉素 1g，口服，单次给药；头孢曲松 250mg，肌内注射，单次给药；环丙沙星 500mg，口服，2/d，共 3d。以上方案必要时宜适当延长疗程。

(2)局部治疗：以杀菌、清洁为原则。①高锰酸钾 1∶5000 冲洗患处，外涂红霉素软膏；或鱼石脂软膏。②已化脓的淋巴结不宜切开，应予注射器反复抽脓，再注入磺胺药。

2. 中医治疗

(1)辨证施治：①肝经湿热、火毒蕴结证，治以清热利湿、泻火解毒，方用龙胆泻肝汤合黄连解毒汤加减；②气阴两虚证，治以益气养阴、活血通络，方用八珍汤合桃红四物汤加减。

(2)外治疗法：①大黄甘草汤局部洗涤，痈疮已溃有脓者，银粉散外用;②疳口肉芽晦暗者,紫色疽疮膏外敷,肉芽鲜活者,生肌散外用。

【预防与护理】

1. 注意个人卫生,避免不洁性交。

2. 衣服用品在治疗期间应煮沸消毒。

3. 忌烟、酒,治疗期间禁止性接触。

4. 加强性卫生教育,杜绝性滥交。

第七节　性病性淋巴肉芽肿

性病性淋巴肉芽肿又称第四性病或腹股沟淋巴肉芽肿,是一种由衣原体感染引起的性传播疾病。临床表现以生殖器初疮,腹股沟淋巴结肿大(横痃)、化脓及穿孔形成窦道为其特点。晚期可发生生殖器象皮肿和直肠狭窄等病变,中医学称“横痃”“便毒”或“鱼口”。

【诊断要点】

1. 有不洁性交史,潜伏期1～6周,一般3周左右。

2. 生殖器部位出现过无痛性浅表溃疡。

3. 有腹股沟淋巴结炎症,溃破流出黄色脓液,形成多数瘘管,愈合后遗留瘢痕及瘢痕挛缩导致狭窄(直肠)。

4. 全身有发热、畏冷、头痛、骨关节痛及肝脾大等表现。

5. 血沉增快,慢性时可有高球蛋白血症、白蛋白与球蛋白比例倒置。

6. 弗莱(Frei)试验阳性。

【鉴别诊断】

1. 生殖器疱疹　为浅表性小水疱、糜烂,自觉局部灼热、疼痛,易复发。

2. 软下疳　软下疳引起腹股沟淋巴结炎,局部疼痛和发热明显,化脓时为单房脓腔,穿孔形成软大溃疡。

3. 硬下疳　一期梅毒横痃,肿大但不痛,无化脓,梅毒血清试验阳性。

【治疗方法】

1. 一般治疗

(1)全身治疗:多西环素 100mg,口服,2/d,共 21d;或四环素 500mg,口服,共 21～28d;或红霉素 500mg,口服,4/d,共 21d;或米诺环素 100mg,口服,2/d,共 21d。

(2)局部治疗:以杀菌、抽脓为原则,不宜切开排脓。晚期直肠狭窄,可用直肠扩张器扩张,严重者宜行直肠手术。

2. 中医治疗

(1)辨证施治:①湿毒证,治以清热解毒、利湿化痰,方用五神汤合萆薢渗湿汤加减;②气血两亏、毒滞难化证,宜补益气血、扶正托毒,方用托里消毒饮加减。

(2)外治疗法:①已化脓淋巴结,不宜切开,可穿刺抽脓后,注入治疗药物;②窦道形成,宜祛腐生新,用五五丹药线上药,提脓祛腐;脓尽,用生肌散。

【预防与护理】

1. 注意保持局部清洁干净,以防周围皮肤污染糜烂。

2. 加强营养,避免烟、酒及辛辣食品。

3. 注意性卫生教育,节制性欲,提高机体抵抗力。

第八节　腹股沟肉芽肿

腹股沟肉芽肿又称性病肉芽肿、杜诺凡病。由一种肉芽肿荚膜杆菌引起,主要通过性交传染。其特征为外阴部、腹股沟及肛门等处发生无痛性软溃疡,并增殖,易出血,腹股沟淋巴结不肿大。多见于男性青壮年,大多为黑人,在贫困或卫生条件较差人群中易发病。属中医学“下疳”范畴。

【诊断要点】

1. 潜伏期 2d～3 个月,平均 17d。

2. 好发部位为外生殖器(包皮、龟头及阴唇等处)、腹股沟面、肛门及会阴部。

3. 皮损特征：初为坚硬的丘疹或结节，在逐渐增大过程中，表面破溃，形成进行性、无痛性、边缘清楚隆起的呈牛肉红色的增殖性溃疡。溃疡表面易出血，有恶臭浆液性脓性分泌物。增殖的肉芽组织及基底柔软。溃疡周围可出现多数卫星样损害，局部淋巴结不肿。

4. 溃疡向深部进展，形成持久性瘘管或肥厚性瘢痕，淋巴管受阻，造成外生殖器假性象皮肿。病程迁延数年至数十年，少数可演变为鳞癌。

5. 病理组织切片，可在巨噬细胞内发现1至数十个 Donovan 小体。

【鉴别诊断】

1. 梅毒　一期梅毒硬下疳，一般仅有1个无痛性表浅糜烂，分泌物为浆液，腹股沟淋巴结肿大、不融合、不化脓，梅毒血清学检查为阳性。

2. 性病性淋巴肉芽肿　其原发损害为浅而小的溃疡，很快愈合，腹股沟淋巴结肿大、破溃，形成瘘孔，Frei 试验阳性。

3. 软下疳　发病急，炎症明显，外生殖器呈数个疼痛性溃疡，伴急性腹股沟淋巴结炎，有疼痛、破溃，分泌物涂片可见杜克雷嗜血杆菌。

【治疗方法】

1. 一般治疗

(1)全身治疗：磺胺类、四环素、红霉素、环丙沙星及氯霉素等抗生素类都有效，疗程以3周左右为宜。该病青霉素治疗无效。

(2)局部治疗：①溃疡用1∶5000高锰酸钾液清洁，局部使用四环素软膏或红霉素软膏换药；②已形成肥厚性瘢痕或持久性瘘管应做外科手术。

2. 中医治疗

(1)辨证施治：①湿毒证，治以解毒化湿为主，方用五神汤加减；②气血亏虚证，治以补益气血为主，方用八珍汤加减。

(2)外治疗法：①溃疡脓多者，用三黄溶液外洗，上提脓丹以提脓祛腐，脓尽用生肌散收口；②肉芽隆起色暗不鲜者，平胬丹外撒，去除胬肉，腐肉祛尽，生肌散收口。

【预防与护理】

1. 注意加强性卫生教育，杜绝性滥交。

2. 注意治疗期间衣物用品的消毒处理及伤口换药用品的隔离使用。

3. 治疗期间禁止饮酒及辛辣刺激食物，忌房事。

第九节　艾　滋　病

艾滋病是人体自身免疫防卫系统受到破坏的传染性疾病，由人类免疫缺陷病毒(HIV)侵入人体淋巴系统而致病。因此，艾滋病的中文全称是“获得性免疫缺陷综合征”。英文缩写是 AIDS，译为艾滋病。其临床表现是以 T 淋巴细胞遭受 HIV 的严重破坏，而出现机会感染症和卡波西肉瘤等并发症为特点。病死率极高，迄今为止，未见治愈的病例报道，主要通过性交传播、血液感染(包括血制品与不洁注射器)及母婴传染。同性恋和吸毒者发病率最高，中医学无明确记载，根据其临床表现及各期特征，分别属“瘟疫”“虚劳”“瘰疬”“癥瘕”范畴。

【诊断要点】

1. 有 HIV 感染史，其潜伏期 6 个月至 5 年或更久。

2. 临床表现很复杂，分 3 个阶段。

(1)HIV 感染：感染 HIV 的人 90%可以完全没有临床症状，或仅有慢性淋巴结综合征(有＞1cm 的淋巴结，持续 3 个月以上，查不出其他疾病，病理为非特异性淋巴滤泡增生)。

(2)艾滋病相关综合征：HIV 感染的少数病人发展为该阶段，出现持续性淋巴结病和一定程度的 T 细胞功能缺陷所表现的临床特征。其诊断要点为：①超过 3 个月，有 2 个以上非腹股沟部位的淋巴结病；②发热，体温超过 38.1℃，持续 3 个月；③体重减轻 10%；④持续性腹泻；⑤疲乏；⑥夜间盗汗；⑦辅助 T 细胞<0.4×10^9/L；⑧T_4/T_8<1.0；⑨HIV 抗体阳性。

(3)艾滋病：HIV 感染中极少数病人发展成艾滋病，临床表现以机会感染和少见的恶性肿瘤为特征，因全身衰竭引起死亡。诊断艾滋病的依据(1985 年美国疾病控制中心确定艾滋病定义)：①60 岁以下；②无已知能引起免疫缺陷的原因；③有一种或一种以上的机会感染如卡氏肺囊虫肺炎、播散性组织胞浆菌病、隐孢子虫引起的慢性腹泻、肺和气管的白色念珠菌感染；④肿瘤如卡波西肉瘤、非霍奇金淋巴瘤、机会感染后 3 个月以上的恶性淋巴网状细胞瘤；⑤13 岁以下儿童，虽未出现条件性感染，但有经组织学证实的慢性淋巴细胞间质性肺炎；⑥具有上述任何一种症状，但 HIV 抗体测定阴性，T_4 细胞数或 T_4/T_8 比值正常者可排除患艾滋病的可能，而未经上述检查者则一律按艾滋病论。

【鉴别诊断】 须与传统的卡波西肉瘤鉴别。传统卡波西肉瘤，多发生于老年人，好发于非洲黑人，部位以下肢为主，病情演变一般，存活期在 10 年以上，化疗有效，预后较好。

【治疗方法】

1. 一般治疗 治疗目的是使患者生活质量提高，延长生存期。

(1)全身治疗：①抗 HIV 治疗。尚无特效的病因治疗，目前多采用鸡尾酒式混合疗法，即高效抗反转录病毒治疗法(HAART)：蛋白酶抑制药和反转录酶抑制药联合疗法。如齐多夫定、拉米夫定、奈韦拉平、依非韦伦、英地那韦、沙奎那韦等联合口服。②免疫调节治疗。胸腺素、干扰素、丙种球蛋白、白介素-2 等。③治疗艾滋病相关的并发症。对于其机会性感染的病原体，可选用相应有效的药物。如肺囊虫肺炎用磺胺甲噁唑(复方新诺明)；隐孢子虫肠炎用螺旋霉素，隐球菌用两性霉素 B；白色念珠菌用制霉菌素，单纯疱疹用阿昔洛韦；肿瘤可用放射治疗及化疗。

(2)局部治疗:体表的真菌感染可用抗真菌外用制剂外涂。病毒性疱疹(单纯疱疹或带状疱疹)可用喷昔洛韦软膏外涂。有糜烂渗出者应用 1:5000 高锰酸钾溶液或醋酸铅溶液湿敷或洗浴,外涂莫匹罗星或相应的抗生素软膏制剂杀菌和保护创面。

2. 中医治疗

(1)辨证施治:艾滋病病情错综复杂,变证迭见,因此,随症用药,重在变通。①脏腑虚损证候:肾精不足者补肾填精,方用河车大造丸加减;脾肾阳虚应补益脾肾,温阳祛寒,方用右归饮合理中汤;脾肾气虚则应补脾益肾,方用补中益气丸合金匮肾气丸。肺气虚当益气固表,方用黄芪鳖甲散;脾气虚可益气健脾,方用参苓白术散;肝肾阳虚治以补益肝肾、养阴清热,方用六味地黄汤;肝阳上亢应平肝潜阳、滋补肝肾,方用知柏地黄汤合天麻钩藤饮。②体虚热病证候:气虚外感治以益气解表,方用参苏饮合玉屏风散;阴虚外感治以滋阴解表,方用加减葳蕤汤;邪陷入血当清热凉血、益气养阴,方用清营汤合犀角(水牛角代)地黄汤。③癌瘤证候:痰湿凝聚治以化痰利湿、软坚散结,方用小金丹合海藻玉壶汤;痰瘀凝结,治以活血化瘀、扶正祛邪,方用和营散坚丸。

(2)外治疗法:①结节未溃者,外敷阳和解凝膏;②已有溃烂,脓多宜用提脓丹,脓尽用生肌散;③皮肤瘙痒者,中药苦参汤煎水洗浴。

(3)其他疗法:①针灸疗法。国外已有报道,且有一定疗效。常用足三里、三阴交、气海、命门等穴。②食物疗法。脾虚可食薏苡仁粥;肺虚可食莲子银耳汤,肾亏可食桂圆枸杞汤等。

【预防与护理】

1. 广泛开展艾滋病防治宣传教育。

2. 进行性卫生、性道德教育。严禁嫖娼、吸毒。

3. 加强海关检疫,加强血制品的管理。

4. 严格做好消毒隔离工作。

第十节　生殖器念珠菌病

生殖器念珠菌病主要是由念珠菌在一定条件下所致男女生殖器黏膜或皮肤的急性或慢性损害，包括念珠菌外阴阴道炎及念珠菌包皮龟头炎，主要致病菌为白色念珠菌。感染途径有自身感染、性接触传染和间接接触传染等。属于中医学“带下”“阴痒”范畴。

【诊断要点】

1. 有糖尿病、妊娠、口服避孕药，或不洁性交史、糖皮质激素使用史、长期抗生素使用史而致免疫功能低下者。

2. 男性主要表现为龟头、冠状沟、包皮、阴茎等处瘙痒、潮红、干燥光滑，有散在性小丘疹，甚则起脓疱、糜烂，包皮内侧及冠状沟有白色奶酪样斑片。累及尿道时可有尿急、尿频、尿道灼痛感、尿道口红肿并有白色乳酪样分泌物。

3. 女性主要表现为阴道分泌物增多，白带多且黏稠，呈黄色或乳酪样，略带异味，如奶酪样小块从阴道排出，阴道黏膜覆有灰白色假膜。

4. 局部瘙痒不适感或者刺痒感，或出现水肿。

5. 严重者炎症可以扩展至肛周、外阴、会阴部、大腿内侧及腹股沟等处。

6. 从患处刮取鳞屑或取尿道分泌物做镜检，镜下可见成群的卵圆形孢子和假菌丝，或做真菌培养，见到光滑、湿润、黏液状、奶油状或有皱褶的菌落，镜检可见到成群的芽生孢子和假菌丝。

【鉴别诊断】

1. 滴虫阴道炎　阴道分泌物增多呈泡沫状，有时可呈浆液性或脓性，味恶臭。并可有尿道炎、膀胱炎、宫颈炎，尿道旁腺及巴氏腺感染，偶有肾盂肾炎。可出现排尿困难、血尿及夜尿。阴道检查可见宫颈充血，阴道壁充血，水肿，并有出血点，呈草莓状外观的特征性表现。可查到阴道毛滴虫。

2. 男性非淋菌性尿道炎　症状较淋病轻，表现为尿道瘙痒，不适或排尿困难，可有脓性分泌物，亦可引起膀胱炎、前列腺炎或附睾炎，尿道分泌物可查到滴虫。

【治疗方法】

1. 一般治疗

(1)全身治疗：抗真菌药物，可选用伊曲康唑、氟康唑、咪康唑、酮康唑等。

(2)局部治疗：①2%～4%碳酸氢钠溶液冲洗阴道或坐浴，每日 1 次。②阴道用药。咪康唑栓 400mg，每晚 1 次，共 6d；咪康唑栓 200mg，每晚 1 次，7～14d；克霉唑栓 500mg，3d 后重复 1 次；克霉唑栓 100mg，每晚 1 次，共 7～14d。③抗真菌药外用，如克霉唑、益康唑、酮康唑、联苯苄唑等霜剂外用。

2. 中医治疗

(1)辨证治疗：①湿热下注证，治以清热祛湿，杀虫止痒，龙胆泻肝汤加减；②阴虚火旺证，治以滋阴降火，知柏地黄丸加减治疗。

(2)中成药：①龙胆泻肝丸 6g，口服，3/d；②知柏地黄丸 6g，口服，3/d。

(3)外治疗法：苦参、苍术、黄柏、蛇床子、黄连、茵陈、土槿皮各 30g，煎汤外洗，每日 1 次：黄精 30g，藿香 20g，虎杖 30g，枯矾 15g，苦参 20g，川楝子 20g，百部 20g，大黄 20g，茵陈 20g，煎水外洗或浸洗，并冲洗阴道，每天 1 次。

【预防与护理】

1. 尽可能去除易感因素，积极治疗糖尿病、自身免疫性疾病，合理使用各种广谱抗生素、皮质类固醇激素、免疫抑制药、口服雌激素、避孕药等。

2. 注意保持外阴的清洁，对污染的衣物进行消毒，避免接触被污染的衣物和生活用品。

3. 洁身自爱，避免不洁性行为。

4. 忌食辛辣刺激食物。

5. 性伴同治。

第十一节　细菌性阴道病

细菌性阴道病由于阴道内微生态平衡失调引起的阴道分泌物增多和伴有鱼腥样臭味为典型临床表现的综合征。它的病原学特点是致病性厌氧菌和加德纳菌生长过盛，而兼氧性乳酸杆菌生长受抑制，故称细菌性阴道病。主要由于被污染的接触物、性接触、滥用抗生素及过度清洗等引起。属于中医学“带下病”“阴痒”范畴。

【诊断要点】

1. 阴道分泌物呈灰白色，很黏稠，甚至像面糊状，均匀一致，但不是脓性分泌物，量多少不定。

2. 分泌物中胺含量特别高，故呈鱼腥味，性交时或活动后往往因促进胺释放而使气味加重，分泌物中加入10%氢氧化钾后也可释放出胺味。

3. 阴道分泌物中的pH增高，pH范围5.0～5.5。

4. 阴道分泌物的湿涂片中可检出线索细胞，即革兰染色菌群检测或线索细胞检查阳性。

上述4项标准中，具备3项以上者即可确诊，第4项为必须具备的条件。

【鉴别诊断】

1. 滴虫阴道炎　主要出现泡沫状黄绿色分泌物，检查有滴虫和白细胞增多，瘙痒明显。

2. 念珠菌性阴道炎　出现多量块状豆渣样分泌物，检查发现酵母菌及假菌丝和白细胞增多。

【治疗方法】

1. 一般治疗

(1)全身治疗：①甲硝唑，目前较一致认为有可靠疗效。用法为每次口服0.2～0.4g,每日2～3次。如剂量大或为避免胃肠道反应,可加用维生素B_6,疗程为7～10d;②美帕曲星(甲帕霉素,克霉灵),每次2片,每日2次,共用3d;③甲砜霉素(喜霉素),对多种革兰阳性及阳性菌有效,且对厌氧菌生长有良好疗效,故也可选用,用法为每次10片顿服,或每次服1～2片,每日3次,共用3d;克林霉素(氯洁霉素)300mg,每日2次,连续7d。

(2)局部治疗:5%克林霉素霜5g,每晚1次,阴道给药,共7d;或早晚各1次,共5d;甲硝唑栓500mg,每日1次,阴道给药;甲硝唑泡腾片200mg,阴道给药,每日1次,连用7d为1个疗程。

2. 中医治疗

(1)辨证治疗:①湿热下注,治以清热利湿,龙胆泻肝汤加减;②脾虚湿盛证,治以健脾祛湿止带,完带汤或易黄汤加减治疗。

(2)中成药:①龙胆泻肝丸6g,口服,3/d;②参苓白术散6g,口服,3/d;③四妙丸6g,口服,3/d。

(3)外治疗法:外阴熏洗:苍术、生苡仁、苦参各15g,黄柏10g,布包水煎数分钟,熏洗外阴,每日2次;或苦参、百部、蛇床子、地肤子、明矾、蒲公英、仙鹤草各15g,煎汤熏洗外阴。

【预防与护理】

1. 洁身自好,避免不洁性行为。

2. 对性伴侣进行积极治疗。

3. 讲究卫生,注意保持局部清洁干燥。

4. 注意饮食,忌食辛辣刺激食物。

第十二节　阴道毛滴虫病

阴道毛滴虫病是由阴道毛滴虫感染所致的一种常见的性传播疾病,以阴道恶臭的黄绿色分泌物,并有外阴刺激为症状特征。以性传播为主,也可接触传播,多发于青年女性性活跃者。本病属中医学"阴痒""带下病""淋证"范畴。

【诊断要点】

1. 潜伏期一般 3～28d,平均 7d。

2. 病变部位在泌尿生殖系统,主要是阴道、尿道及前列腺。

3. 白带增多,阴道分泌恶臭的黄绿色泡沫状分泌物。

4. 有外阴刺激症状,外阴及阴道口瘙痒、灼热、性交痛等,若感染波及尿道口则有尿频、尿急、尿痛,甚至血尿。

5. 直接镜检,采用悬滴法于高倍镜下可见到卵圆形的,有鞭毛,可运动的寄生虫;或滴虫培养,比直接镜检更敏感。

【鉴别诊断】

1. 细菌性阴道病　阴道分泌物常伴鱼腥样气味,pH＞4.5 同滴虫病相似但细菌性阴道病患者一般无外阴刺激症状,阴道不充血,分泌物为稀薄而均匀一致的灰白色不呈黄绿色泡沫样,胺试验阳性,镜检线索细胞阳性。

2. 念珠菌性阴道炎　常有外阴瘙痒和(或)刺激症状,检查可见外阴炎,阴道黏膜潮红,阴道分泌物呈奶酪样凝块或豆渣样,pH＜4.5,胺试验阴性,显微镜下可见假菌丝和芽生孢子。

【治疗方法】

1. 一般治疗

(1)全身治疗:①甲硝唑每次 200～250mg,3/d,连服 7～10d 为 1 个疗程;②甲硝唑 2g,一次口服,检查阴性时还应继续治疗 1～2 个疗程;③如果对一次服用 2g 失败者可改用 7～10d 方案或将 7～10d 方案剂量加大为每次 400～500mg。

(2)局部治疗:①0.5%～1%乳酸或醋酸冲洗阴道,然后用甲硝唑阴道泡腾片(每片含 200mg)或乙酰胂胺片[每片含乙酰胂胺(Acetarsol)0.25g,硼酸 0.03g]1 片塞入阴道后穹,1/d 或隔天 1 次,7～10 次为 1 个疗程,连用 2～3 个疗程;②双唑泰栓(含甲硝唑 200mg,醋酸氯己定 8mg,克霉唑 160mg)1 枚,每晚塞入后穹,7d 为 1 个疗程,连用 1～2 个疗程。

2. 中医治疗

(1)辨证治疗:①湿热证,治以清热祛湿,杀虫止痒,龙胆泻肝汤加减;②湿毒证,治以清热祛湿解毒,杀虫止痒,萆薢渗湿汤加减治疗;③脾虚湿蕴证,完带汤加减治疗;④阴虚火旺证,知柏地黄丸加减治疗。

(2)中成药:①龙胆泻肝丸6g,口服,3/d;②四妙丸6g,口服,3/d;③参苓白术散6g,口服,3/d;④知柏地黄丸6g,口服,3/d。

(3)外治疗法:使君子、蛇床子、百部、苦参、苍耳子、地肤子、黄柏、白鲜皮、川椒、仙鹤草各30g,水煎冲洗阴部,每日1次。

【预防与护理】

1. 洁身自爱,避免不洁性交。

2. 讲究卫生,避免接触污染物。

3. 定期检查,性伴同治。

4. 治疗期间,避免性交,保持内裤干净、清洁,透气性好。

第10章　过敏性或变应性皮肤病

第一节　接触性皮炎

接触性皮炎是皮肤或黏膜单次或多次接触外源性物质后，在接触部位甚至以外的部位发生的炎症性反应，表现为红斑、肿胀、水疱，甚至大疱。本病有明确的接触史，祛除病因后可自行痊愈。属中医学“漆疮”“马桶疮”“膏药风”等范畴。

【诊断要点】

1. 有明确的接触史，所接触的物质有刺激性或抗原性。

2. 有一定潜伏期，从接触到发生皮炎短则数分钟，长则数日。接触物的刺激性愈大，则潜伏期愈短。

3. 皮损部位与接触部位基本一致，境界清楚。身体暴露部位发生接触性皮炎的机会较多。

4. 临床多呈急性皮炎改变，如红斑、肿胀、水疱、密集红色丘疹、糜烂及渗出等，但临床以单一皮损表现为主。长期反复接触后可呈慢性皮炎改变，如皮肤局部干燥、脱屑或皲裂。

5. 自觉剧烈瘙痒，有时有灼热及疼痛，全身症状轻微。

6. 有自限性，祛除病因，可痊愈。

【鉴别诊断】

1. *急性湿疹*　病因不明，皮损呈多形性、对称性，多以糜烂渗出为主，境界不清，易反复发作。

2. *丹毒*　无接触史，皮损以局部红肿为主，境界明显，可迅速扩散，自觉疼痛无瘙痒，全身症状重，如发热、畏寒及头痛等，血中白细胞总数及中性粒细胞数均增多。

【治疗方法】

1. 一般治疗

(1)寻找病因:祛除病因后不再接触。

(2)抗组胺类药物:选择其中 1～2 种口服或注射。如氯苯那敏 4mg、赛庚啶 2mg 或苯海拉明 25mg,3/d,口服;盐酸曲普利啶 2.5～5mg,2/d;西替利嗪 10mg,睡前服。

(3)皮质类固醇激素:泼尼松 10mg,3/d,口服,或地塞米松 5～10mg,1/d,静脉滴注。

(4)非特异性脱敏治疗:10%葡萄糖酸钙 10ml、痒苦乐民 10ml 或硫代硫酸钠 0.64g 用 100ml 注射用水溶解后,1/d,静脉注射。

2. 局部治疗　根据不同皮损表现选择适当外用药物和剂型。

(1)急性期皮损:无渗液时,用炉甘石洗剂外涂;有渗液时,用 3%硼酸溶液或 1∶2000 的醋酸铅溶液冷湿敷,每日 2～4 次,每次 15～30min。糜烂者可涂 40%氧化锌油。

(2)亚急性皮损:无渗液时以霜剂或糊剂为主,0.25%地塞米松霜、1%曲安西龙(去炎松)霜或皮炎平霜、氟轻松霜等外涂。有少量渗液时宜用氧化锌糊剂外涂。

(3)慢性皮损:选用皮质类固醇激素软膏或焦油类软膏,如氟轻松软膏、曲安西龙尿素软膏或黑豆馏油软膏等外涂。

(4)伴有感染者,宜酌情加红霉素、夫西地酸或莫匹罗星软膏等。

3. 中医治疗

(1)辨证施治:①毒热夹湿证,治以清热解毒利湿,方用化斑解毒汤加减;②风热壅盛证,治以清热消风,方用消风散加减。

(2)中成药:①栀子金花丸每次 6g,口服,2/d;②二妙丸每次 6g,口服,2/d;③龙胆泻肝丸每次 9g,口服,2/d。

(3)外治疗法:①局部清洗干净,青黛散香油调涂;②中药外洗方，用千里光、生大黄、黄柏、栀子、蒲公英及桑叶煎水，待稍冷后外湿敷；③无渗液者外涂三黄洗剂。

（4）其他治疗：针灸治疗，取尺泽、曲池、合谷、曲泽、委中等穴位。

【预防与护理】

1. 避免再接触致敏物，如因职业关系，应注意防护，必要时调换工种。

2. 治疗期间，不宜用热水或肥皂洗浴，禁止使用刺激性强烈的止痒药。

3. 多饮开水，忌食辛辣、油腻、鱼腥等食物。

第二节　湿　　疹

湿疹是由多种内外因素引起的真皮浅层及表皮炎症。湿疹的原因和诱发的因素常因个体因素和疾病的不同阶段而异，因此不易确定。临床上以瘙痒显著，对称性分布，急性以丘疱疹为主，有渗出倾向，慢性常以苔藓样改变为主及反复发作、易成慢性为其特征。属中医学“浸淫疮”“旋耳疮”“四弯风”等范畴。

【诊断要点】

1. 皮损可发生在任何部位，往往对称分布。

2. 皮疹呈多形性，有红斑、丘疹、丘疱疹、水疱、渗液、结痂、浸润及皲裂等。按其皮损表现特点分为急性、亚急性和慢性湿疹。

（1）急性湿疹：起病急，发展快，皮损广泛而对称，以红斑、丘疹、水疱为主，境界不清，有糜烂和渗出。

（2）亚急性湿疹：多因急性湿疹处理不当所致，皮损以丘疹、鳞屑及结痂为主，仅有少数丘疱疹及糜烂。

（3）慢性湿疹：多因急性、亚急性湿疹反复发作、经久不愈而成。皮损为浸润性红斑、丘疹，明显肥厚，呈苔藓样改变，伴有抓痕、脱屑和色素沉着。

3. 自觉瘙痒剧烈。

4. 特定部位有特殊类型的湿疹，如耳部湿疹、乳房湿疹、阴囊湿疹、手部湿疹、外阴湿疹、肛周湿疹及小腿湿疹等。

5. 组织病理学检查，急性湿疹表皮内海绵形成，真皮浅层毛细血管扩张，周围有淋巴细胞及少数中性及嗜酸性粒细胞。慢性表皮棘层肥厚明显，有角化过度和角化不全。真皮浅层毛细血管壁增厚，胶原纤维可轻度变粗。用单克隆抗体检测，表皮内部朗格汉斯细胞数和真皮内 T 细胞数明显增加，后者主要为辅助性 T 细胞，提示本病可能与细胞免疫有关。

【鉴别诊断】

1. 接触性皮炎　有明显接触史，皮损局限于接触部位，皮损多为单一形态，境界清楚，去除接触物可自愈。

2. 神经性皮炎　皮损多见于颈项、肘、膝的伸侧及尾骶部，典型损害为苔藓样改变，无渗液，瘙痒阵发性加剧。

3. 手癣　皮损界限清楚，常单侧分布，蔓延扩散，可有小水疱和脱屑，有足癣史，真菌检查阳性。

【治疗方法】

1. 一般治疗

(1)全身治疗：①抗组胺类药物，如氯苯那敏、赛庚啶、西替利嗪口服或肌内注射；②非特异性脱敏疗法，10％葡萄糖酸钙、硫代硫酸钠或普鲁卡因静脉给药等；③一般不宜系统使用皮质类固醇激素，只适用于重症原发性湿疹用上药无效时，可用泼尼松或地塞米松口服或静脉滴注；④如伴继发感染宜配合使用抗生素，加红霉素、头孢氨苄或双氯西林(双氯青霉素)等；⑤可给予复方甘草酸苷片(美能片)口服。

(2)局部治疗：可根据外用药原则进行治疗，根据临床各期选择不同剂型和药物。①急性期以溶液为主，可选用炉甘石洗剂，渗出明显时，以湿敷为主，常用 3％硼酸溶液、1∶10 000 高锰酸钾或生理盐水冷湿敷；有糜烂者外涂氧化锌油。②亚急性期可选用糊剂，如氧化锌糊或黑豆馏油糊剂。尚可选用皮质类固醇霜剂，如醋酸地塞米松乳膏(皮炎平)、曲安西龙(去炎松)及氟轻松霜等。③慢性期选用皮质类固醇霜剂或软膏、焦油类软膏,如0.5%地塞米松软膏、0.05%倍氯米松软膏、15%氧化锌软膏及10%黑豆馏油软膏等。对肥厚皮损用上药加塑料膜或玻璃纸封包治疗、曲安奈德(去炎松-A)加普鲁卡因局部封闭治疗。④应用局部免疫调节药物,如0.03%、0.1%他克莫司软膏或1%吡美莫司软膏。⑤湿疹并发感染时,可配合应用抗生素制剂,如百多邦软膏、1%红霉素软膏等。

2. 中医治疗

(1)辨证施治:①湿热证,治以清热利湿,方用萆薢渗湿汤合二妙丸加减;②风热证,治以疏风清热,方用消风散加减;③血热证,治以凉血清热,方用凉血四物汤合消风散加减;④血虚证,治以养血润肤,方用当归饮子或四物消风饮;⑤湿毒证,治以清热解毒,方用消风散合五味消毒饮加减。

(2)中成药:①龙胆泻肝丸每次9g,口服,3/d;②清解片或地龙片,每次5片,口服,2/d,适用于急性者;当归片或乌梢蛇片,每次5片,口服,2/d,适用于慢性者。

(3)外治疗法:①急性湿疹,糜烂渗液明显者,以10%黄柏溶液湿敷或洗浴,糜烂面外涂黄连油或紫草油;无明显渗液者,可用三黄洗剂外涂或青黛散外敷;②亚急性湿疹,青黛粉用香油调涂或三黄洗剂外搽,也可交替用中药苦参汤外洗或熏洗;③慢性湿疹,外涂青黛软膏、润肤膏及银屑病药膏;苦参汤外洗或熏洗。

(4)其他治疗:生地黄注射液或苦参注射液肌内注射,治疗急性湿疹;烟熏法或熏洗治疗慢性湿疹。

【预防与护理】

1. 急性湿疹(包括慢性湿疹急性发作)禁用热水烫洗或使用肥皂等刺激性物品。

2. 注意寻找诱因,减少复发。

3. 忌食辛辣、鱼腥等发物。

4. 应尽量避免搔抓。

第三节　特应性皮炎

特应性皮炎原称遗传过敏性湿疹，是具有遗传史、血清 IgE 高及可伴有哮喘和过敏性鼻炎的慢性复发性、瘙痒性、炎症性皮肤病。中医学根据本病不同阶段表现，称“奶癣”“浸淫疮”“四弯风”或“血风疮”。

【诊断要点】

1. 病人或其家族中常有荨麻疹、哮喘、过敏性鼻炎等过敏性疾病病史。

2. 常于出生 1～2 个月发病，可自然缓解，但常复发。随年龄增长，皮损常由渗出性湿疹向慢性苔藓样转变。婴儿期皮损常好发于面部。儿童期皮损多发于四肢伸侧、腘窝及肘弯等处。至成年期皮损类似神经性皮炎，突出表现为苔藓样改变。

3. 常伴有轻度鱼鳞病样改变，皮肤干燥，掌纹粗重，面色苍白，眼周有黑褐色晕。

4. 瘙痒明显，病程慢性，反复发作。

5. 实验室检查嗜酸性粒细胞增高，血清 IgE 升高，对多种过敏原皮内试验（Ⅰ型）阳性，皮肤有白色划痕征，对乙酰胆碱皮内注射呈缓慢苍白反应，组胺皮试反应减弱。

【鉴别诊断】

1. *湿疹*　皮损呈多形性，无一定好发部位，本人和家族中无哮喘及过敏性鼻炎史。

2. *神经性皮炎*　皮损好发颈后或四肢伸侧，边缘清楚，范围局限呈典型苔藓样改变，多见于成年人。

3. *婴儿脂溢性皮炎*　见于婴儿出生不久，头皮被覆有灰黄色或棕黄色油腻状鳞屑，有时累及眉区、鼻唇沟及耳后等处，瘙痒较轻，无遗传过敏性家族史。

【治疗方法】

1. 一般治疗

(1)全身治疗:①避免接触可能的致病性外界刺激物或致敏原;②非特异性脱敏方法,如抗组胺类药物、钙剂、维生素C口服或注射;③急性期可试用抗纤维蛋白溶酶剂,如6-氨基己酸,对青少年慢性病人可试用胸腺素;④脱敏疗法,如尘螨过敏者,可行尘螨浸液脱敏;⑤注意患儿胃肠道功能的调节、蛋白质饮食的选择。

(2)局部治疗:按特应性皮炎每期的不同表现选用剂型和药物,达到止痒、抗菌、抗炎及润肤的作用。常用皮质类固醇乳剂、黑豆馏油或尿素软膏外涂,醋酸铅溶液及硼酸溶液外洗或湿敷;尤其应注意防治局部金黄色葡萄球菌的感染。此外,还可选用局部免疫调节药,如他克莫司软膏外涂及UVB光疗。

2. 中医治疗

(1)辨证施治:①胎热内蕴证,以婴儿期为主,治以清心导赤、护阴止痒,方用三心导赤散加减;②湿热证,以儿童期为主,治以清热祛湿、扶正止痒,方用除湿胃苓汤加减;③脾虚湿盛证,治以健脾利湿,方用小儿化湿汤;④阴虚血燥证,治以滋阴除湿,养血润燥,方用滋阴除湿汤加减。

(2)中成药:①滋阴补肾片、苁蓉片、地龙片,各5片,内服,2/d,儿童酌减;②导赤丹1丸/d,分两次服;③雷公藤总苷片。

(3)外治疗法:①婴儿期,选用青黛散调香油外涂;②儿童期,选用鹅黄膏或藜芦膏外搽;③成人期,琥珀二乌糊膏或地榆二苍糊膏外涂,或三黄洗剂及肤护膏外涂。

各期均可用中草药浴洗方:苦参、蛇床子、地肤子、千里光、黄柏、大黄、白矾等煎水外洗或泡浴,然后外搽上述各类药物制剂。

【预防与护理】

1. 禁食鱼腥、牛羊肉及海味等发物。

2. 尽量避免搔抓和摩擦,不宜穿化纤衣物和羊毛衣裤。

3. 疾病急性期或进展期需避免接种牛痘等疫苗,无皮疹或稳定期可接种。

4．局部清洁时，不可烫洗或用肥皂洗涤。有结痂时，宜先用香油湿润，然后轻轻去痂。

第四节　自身敏感性皮炎

自身敏感性皮炎为一特殊型湿疹，指在某种皮肤病变基础上，由于处理不当或理化因素刺激，使病人对自身内部或皮肤组织所产生的某些物质过敏而引起。临床以突然发生散在丘疹、丘疱疹及小水疱，呈群集性，可互相融合为特征，属中医学“湿疮”范畴。

【诊断要点】

1．发病之前，在皮肤等部常有湿疹等原发皮肤病呈急性加重病史。

2．皮损呈丘疹、丘疱疹及小水疱，渗出明显，呈群集性，可融合，泛发或对称分布，多在下颌、颈及双上肢末端出现，严重者泛发全身。

3．自觉瘙痒剧烈。

【鉴别诊断】　*接触性皮炎*　有明显接触史，病变局限于接触部位，皮损多呈单一形态，易起大疱，境界清楚，病程短。祛除病因，易治愈。

【治疗方法】

1．*一般治疗*

(1)全身治疗：①选用抗组胺类药物以止痒，如氯苯那敏(扑尔敏)、西替利嗪、咪唑斯汀等；②静脉注射10%葡萄糖酸钙或10%硫代硫酸钠溶液，每次10ml，1/d，10次为1个疗程；③根据药敏结果选用有效抗生素。

(2)局部治疗：首先用2%～4%硼酸溶液或生理盐水等做冷湿敷，每次30～60min，每天2～4次，湿敷间歇或晚间可用40%氧化锌油外涂，渗出减少后改用氧化锌糊膏。

2. 中医治疗

(1)辨证施治:①湿热下注证,治以清热利湿,方选龙胆泻肝汤或萆薢渗湿汤加减;②脾虚湿盛证,治以健脾利湿,方选参苓白术散加减。

(2)中成药:可选用湿毒清、龙胆泻肝丸等。

(3)外治疗法:①马齿苋合剂湿敷,每日 3 次,每次 20～30min;②青黛膏敷患处。

【预防与护理】

1. 避免各种刺激,如热水、肥皂、搔抓等。

2. 避免易致敏和有刺激性的食物,如鱼、虾、浓茶、咖啡、酒类。

第五节　淤积性皮炎

淤积性皮炎又称静脉曲张性湿疹。临床上以小腿红斑和褐色色素沉着,丘疹、水疱、糜烂,反复难愈,后期出现皮肤干燥脱屑及苔藓样变为特征。多发于中老年人。属中医学“筋瘤”“湿疮”范畴。

【诊断要点】

1. 皮损好发于小腿。

2. 以中老年人为多,常伴下肢静脉曲张。

3. 初起为小腿下 1/3 轻度水肿,胫前及踝部红斑和褐色色素沉着,继而出现湿疹化皮疹,可有丘疹、水疱、糜烂、渗液和结痂。反复难愈出现皮肤干燥、脱屑、皲裂、肥厚及苔藓样变等慢性湿疹改变。久之整个小腿皮肤增厚呈棕褐色,由于内踝等处皮下组织较薄,病程较长者可因外伤或感染而形成不易愈合的溃疡。

4. 自觉程度不同的瘙痒。

【鉴别诊断】

1. 湿疹　全身各部位均可发生,以多形损害、渗出倾向、对称及剧痒、易成慢性为特征。

2. 神经性皮炎　多发生在颈、肘、骶尾部，有典型苔藓样变，无多形皮损，无渗出表现。

【治疗方法】

1. 一般治疗

(1)治疗静脉曲张，缓解患肢静脉高压，抬高患肢，避免久站，用弹力性绷带绑扎，必要时可向静脉内注入硬化剂或行曲张静脉根治术。

(2)局部治疗：根据皮损情况选用不同药物及剂型。①红斑、褐色色素沉着或皮肤干燥，外用甘油洗剂或樟脑甘油洗剂。②糜烂，渗液可外用2%～3%硼酸溶液；间歇期外用40%氧化锌油剂或氧化锌糊剂；无渗出时，可选用皮质类固醇霜、软膏或焦油类制剂。③合并感染外用药可酌加抗生素，如新霉素软膏、莫匹罗星软膏等。④溃疡形成时，用生理盐水湿敷清洗后必要时用抗生素软膏，如红霉素软膏、环丙沙星软膏等，应避免使用有刺激性，而致敏的药物。

(3)全身治疗：可口服维生素C、维生素E、芦丁(路丁)及抗组胺类药物等。

2. 中医治疗

(1)辨证施治：①湿热下注证，治以清热利湿，萆薢渗湿汤加减；②湿热瘀阻证，清热解毒，利湿通络，二妙丸加减；③血虚毒滞证，治以养血活血，桂枝当归汤加减。

(2)中成药：①龙胆泻肝丸每次9g，口服，3/d；②清解片每次5片，口服，2/d；③地龙片每次5片，口服，2/d。

(3)外治疗法：①青黛膏或皮脂膏外涂，伴有小腿青筋暴露者，另加用缠缚疗法；②糜烂渗液较多者，用10%黄柏溶液湿敷；③红斑、水疱、渗液不多时可用青黛散外扑。

【预防与护理】

1. 避免长期站立、行走。

2. 忌用热水烫洗或肥皂等刺激性物洗涤。

第六节 尿布皮炎

尿布皮炎是发生在尿布遮盖部位的接触性皮炎，临床以臀部、阴部等尿布包裹部位出现红斑、丘疹、水疱、浸渍、糜烂、渗液为特征。多发于婴儿。属中医学“湮尻疮”范畴。

【诊断要点】

1. 多发于婴儿尿布接触部位。

2. 皮损初起为边界清楚的红斑、肿胀等，与尿布包扎方式一致，以后可出现丘疹、水疱、糜烂，继发感染者可出现脓疱及浅溃疡，局部红肿疼痛，伴腹股沟淋巴结肿大。

【鉴别诊断】

1. 褶烂　发病不限于尿布覆盖部，亦不限于婴儿，多见于肥胖患者及夏季湿热季节。

2. 念珠菌性皮炎　发病不限于尿布覆盖处，皮损为群集红斑、边缘散在性丘疹、脓疱，并有领圈样脱屑，部分患者口腔内合并鹅口疮，皮损处皮屑镜检可查见菌丝和孢子。

3. 婴儿湿疹　多形性损害，倾向湿润，部位不一，边缘不清，瘙痒明显，易反复发作。

【治疗方法】

1. 一般治疗

(1)全身治疗：继发感染可选用抗生素。

(2)局部治疗：以收敛、干燥、预防继发真菌、细菌感染为目的。可外用10%氧化锌软膏或炉甘石洗剂，如有破溃可选用莫匹罗星软膏外涂，每日1～2次，继发真菌感染者外用抗真菌霜剂，如联苯苄唑乳膏。

2. 中医治疗

(1)辨证施治：湿热浸淫证，治以清热解毒利湿，方用银花甘草汤加味。

(2)中成药:①复方黄柏液,外搽患处,每日 3 次;②取新鲜油菜叶捣烂绞汁,将菜叶汁混以少许菜油,调匀后涂于患处,每日 1～2 次。

(3)外治疗法:①外扑,可选用六一散、三石粉或青黛散均匀外扑;②湿敷,渗液糜烂较明显者,用 10%黄柏溶液或马齿苋 100g,煎水待凉后湿敷。

【预防与护理】

1. 保持干燥清洁。

2. 尿布宜选用质地柔软、吸水性强的白色棉布;洗涤用中性肥皂为宜,有条件可用一次性尿布。

3. 腹泻患儿便后应温水清洗涂油保护。

4. 忌用热水烫洗或用力擦拭。

第七节　传染性湿疹样皮炎

本病为自身敏感性皮炎的特殊型,在发生前患处附近有慢性细菌性感染病灶,临床以病灶周围发红、密集小水疱、水疱、脓疱、结痂、鳞屑为特征。属中医学“浸淫疮”范畴。

【诊断要点】

1. 发病前有慢性细菌感染灶,排出大量分泌物。

2. 皮损为病灶周围皮肤发红,密集小丘疹、水疱、脓疱痂和鳞屑等。可随搔抓方向呈线状播散。

3. 自觉剧烈瘙痒。

【鉴别诊断】　继发性脓疱病　继发于湿疹、疥疮、痱子、虫咬皮炎,而传染性湿疹样皮炎则原发病灶多为慢性细菌感染性病灶,因长期不愈、渗液浸渍而成。

【治疗方法】

1. 一般治疗

(1)全身治疗:①选用抗组胺药物止痒;②选用抗生素,如青霉素 240 万 U 静脉滴注，2/d，或大环内酯类；③可给予复方甘草酸苷片（美能片）口服。

（2）局部治疗：①莫匹罗星软膏外用每日 2～3 次；②渗出多可用醋酸铅或硼酸湿敷。

2. 中医治疗

（1）辨证施治：①风热夹湿证，治以疏风清热，利湿解毒，方用消风散合银花解毒汤；②热毒蕴蒸证，治以清热解毒，佐以利湿，方用黄连解毒汤合萆薢渗湿汤加减。

（2）中成药：可选用清解片 3 片，口服，2/d；或三黄丸，每次 4.5g，口服，2/d。

（3）外治疗法：①渗出较多可用蒲公英、野菊花、马齿苋等煎水湿敷；②渗出较少，用三黄洗剂加入 5%九一丹混合摇匀外搽，每日 3～4 次。

【预防与护理】

1. 避免用肥皂热水等刺激。

2. 及时治疗原发感染。

3. 忌食辛辣刺激之品。

第八节　口周皮炎

口周皮炎是指围绕口周的一种慢性炎症性皮肤病。由 Frumess 在 1957 年首先描述，称为光感性皮脂溢出症。以对称分布的丘疹、丘疱疹、脓疱、红斑、鳞屑等，伴有轻度瘙痒及烧灼感为临床特征。好发于育龄妇女，偶见男性和儿童。中医学文献无相关病症的记述。

【诊断要点】

1. 皮疹表现为红斑、丘疹、丘疱疹、脓疱、脱屑等。

2. 好发于口周，对称分布，有典型的皮损圈。

3. 进食、饮酒，或寒冷刺激，日光暴晒后皮疹加重。

4. 自觉瘙痒或灼热感。

5. 多发于 23—35 岁青壮年女性。

6. 皮肤病理显示湿疹样改变等。

【鉴别诊断】

1. 酒渣鼻　侵犯颊、鼻、颏或额部，红斑显著，丘疹和脓疱较大而不群集，有毛细血管扩张，病人年龄偏大。

2. 寻常痤疮　皮疹分布广泛，无红斑，有粉刺、丘疹、脓疱或囊肿、结节，眶周未见皮损。

3. 脂溢性皮炎　皮疹分布皮脂溢出部位，除面部皮肤发疹，头发常受累，且鳞屑偏油性。

4. 接触性皮炎　有明确的过敏接触史，皮疹表现红斑、丘疹、丘疱疹、水疱、大疱，但多局限于接触部位，界限清楚、瘙痒明显。

【治疗方法】

1. 一般治疗

(1)维生素类。维生素 C、B 族维生素，可选用。

(2)局部治疗：①他克莫司软膏或吡美莫司软膏，外用，每晚 1 次。②儿童口周皮炎可外用红霉素和甲硝唑凝胶。

2. 中医治疗

(1)辨证施治：①肺脾郁热证，治以清脾宣肺，凉血止痒，方用凉血五花汤酌加栀子、黄芩、青蒿、生石膏、生地黄、升麻、大黄等；②脾胃火炽证，治以清脾泻火，化湿清热，方用泻黄散酌加黄芩、佩兰、生地黄、升麻、玄参、蒲公英等。

(2)中成药：①龙胆泻肝颗粒每次 6g，口服，3/d；②牛黄解毒片每次 5 片，口服，3/d。

(3)外治疗法：①月石散，用温开水调搽，每日 2～3 次，或炉甘石洗剂外涂，每日 2～3 次，适用于以丘疹、丘疱疹为主者；②颠倒散，用植物油调搽，每日 2～3 次或复方青黛散，香油调搽，每日 2～3 次，适用于以红斑、脓疱为主者。

【预防与护理】

1. 皮质类固醇激素外用制剂不宜使用。

2. 避免使用含氟牙膏及其他化妆品等。

第九节 汗 疱 疹

汗疱疹又称出汗不良性湿疹，为一种发生于手掌、足跖、指(趾)侧、指(趾)间皮肤的复发性水疱性疾病。本病的发病原因尚未完全清楚，多认为是一种内源性皮肤湿疹样反应。与个人体质、自主神经功能紊乱有关，精神因素可能为本病的诱因。以指(趾)侧缘或掌跖部粟粒至米粒大小的深在性水疱，瘙痒为特征。属中医学“蚂蚁窝”“手汗”等范畴。

【诊断要点】

1. 常于春末夏初开始发病，夏季加剧，入冬自愈。常每年定期发作。

2. 好发于手掌、手指侧面及背端，少见于手背、足底。

3. 有瘙痒及灼热感。

4. 多与手足汗症并存。

5. 皮损为多数群集或散在的位于表皮深处的小水疱，稍隆起，水疱内含清澈浆液、发亮，偶可变浑浊，正常肤色，一般不自行破裂，干涸后而成脱皮，露出红色新生上皮，周围皮肤正常，对称发生。

6. 真菌检查阴性。

【鉴别诊断】

1. *水疱型手癣* 常先有足癣再有手癣，多为单侧性，一般不对称，可侵犯指甲引起甲癣，侵犯到手背，引起边缘成弧形的皮损，真菌检查阳性。

2. *接触性皮炎* 有接触刺激物或致敏物的病史。损害为红斑、丘疹、水疱。其边界与接触物质相一致且比较清楚，在水肿性红斑的基础上伴有大小不等的水疱，自觉瘙痒或有烧灼感。

3. 掌跖脓疱病　损害为掌跖部起水疱、脓疱，周围有红斑，为小米至绿豆大小，5～7d后脓疱干涸，结痂，不断出现新疹，反复发作，掌跖皮肤增厚、角化、脱屑，伴有不同程度的瘙痒。本病慢性病程，迁延不愈。疱液细菌和真菌培养均为阴性。

【治疗方法】

1. 一般治疗

(1)全身治疗：①情绪激动或紧张者，应用镇定安静药，如维生素 B_6 和谷维素片，0.1g，3/d，口服。②抗组胺类药物，如氯苯那敏4mg或西替利嗪10mg或氯雷他定10mg等，选择一种或联合两种口服，1/d。③抗胆碱能药物，如阿托品、山莨菪碱、普鲁卡因等。④糖皮质激素，严重时可短期口服泼尼松30mg/d，连服5～7d，病情缓解后逐渐减量至停药。

(2)局部治疗：①早期水疱性损害的治疗以干燥止痒为主，可用1%苯酚炉甘石洗剂或3%～5%水杨酸乙醇或0.5%醋酸铝溶液等外搽。②脱皮时可用糖皮质激素霜剂或软膏、曲安奈德霜、尿素霜等。③反复脱皮、干燥疼痛者可外用2%～5%水杨酸软膏、10%～20%尿素霜。

2. 中医治疗

(1)辨证施治：①湿热内盛证，治宜清热除湿法，方用除湿止痒汤加减；②脾虚湿盛证，治宜健脾除湿法，方用参苓白术散加减。

(2)中成药：①龙胆泻肝丸每次9g，口服，2/d；②湿毒清胶囊每次3粒，口服，3/d。

(3)外治疗法：①皮肤潮湿者可用马齿苋30g冷湿敷；②皮肤干燥者可用黄柏30g水煎，取汁适量温湿敷。

【预防与护理】

1. 避免接触肥皂、碱、洗衣粉、洗涤剂、汽油、乙醇等刺激物质。

2. 保持情志舒畅，避免七情不遂。

3. 不要用手撕脱蜕皮，以防染毒成脓。

4. 多吃有健脾除湿功效的蔬菜、水果，如山药、甘薯、冬瓜、西瓜、赤小豆、南瓜等，少吃辛辣厚味，肥甘酒酪。

第十节　颜面再发性皮炎

颜面再发性皮炎是一种发生于面部的轻度红斑鳞屑性皮肤病，又称为女子颜面再发性皮炎、再发性潮红性落屑性颜面红皮症、颜面颈部糠秕性皮肤炎。本病发病原因尚不明。与化妆品、温热、光线刺激、尘埃、花粉、习惯性便秘、神经精神因素、维生素缺乏和贫血有关。好发于女性，临床以颜面部轻度局限性红斑、细小糠状鳞屑，1 周左右消退，但可再发，自觉瘙痒为特征。属中医学“湿毒”范畴。

【诊断要点】

1. 多见于 30—40 岁女性，其他年龄及男性也可见到。发病季节多为春秋季。

2. 初起于眼睑周围，渐次扩展至颊部、耳前，有的整个颜面部累及，颈部及颈前三角区也可发生，但躯干、四肢等处并不发生。

3. 皮损以轻度局限性红斑、细小糠秕状鳞屑为主。有的可轻度肿胀，一般不发生丘疹、水疱，亦无浸润和苔藓化。

4. 发病突然，自觉瘙痒，经 1 周左右消退，但可再发，反复再发时可有色素沉着。

【鉴别诊断】

1. *颜面单纯糠疹*　颜面皮肤有色素脱失，覆有细小糠秕状鳞屑，无红斑，儿童多见。

2. *面部湿疹*　皮疹多形性，有丘疹或丘疱疹，有渗出或苔藓化倾向，剧烈瘙痒。

3. *接触性皮炎*　有明确接触史，与季节无关。皮损境界清楚，红肿明显或有密集丘疹、水疱，灼热瘙痒明显。

4. 脂溢性皮炎　颜面部红斑上覆油腻性鳞屑或痂皮，可见丘疹，身体其他皮脂溢出部位亦可发生，慢性经过。

【治疗方法】

1. 一般治疗

(1)全身治疗：①抗组胺药物，可口服不良反应小的抗组胺药，如氯雷他定片、西替利嗪片、咪唑斯汀片等，任选一种，10mg，1/d；②维生素类药物，口服 B 族维生素、维生素 C 等，100mg，3/d；③严重者可注射维生素 C、钙剂、硫代硫酸钠等。

(2)局部治疗：①外用无刺激性、作用温和的霜剂，如维生素 E 霜，1/d，或用氧化锌软膏，1～2/d；②有炎性丘疹者可外用 0.75% 甲硝唑凝胶或 1% 甲硝唑霜，也可用红霉素眼膏、金霉素眼膏外搽，2/d。

2. 中医治疗

(1)辨证施治：①风热蕴肤证，治以疏风清热，凉血解毒，方用凉血消风散加减；②肺胃蕴热证，治以清肺泄热，除湿止痒，方用枇杷清肺饮加减；③湿热蕴肤证，治以清热利湿，解毒止痒，方用龙胆泻肝汤加减；④血虚风燥证，治以养血润肤，祛风止痒，方用当归饮子或四物消风散加减。

(2)中成药：①龙胆泻肝丸每次 9g，口服，2/d；②湿毒清胶囊每次 3 粒，口服，3/d。

(3)外治疗法：①红肿明显者，可将马齿苋 30g 煎水冷湿敷，每次 30min，2/d；或用黄芩、黄柏、苦参、地肤子、荆芥等煎水冷湿敷。②干燥脱屑者用野菊花 9g，金银花、连翘、丹参各 15g，煎水湿敷，每次 30min，2/d。③皮肤干燥、瘙痒剧烈者，可用黄连膏外搽。

(4)其他治疗：①针灸，取迎香、印堂、地仓、承浆、颧髎，配合谷、曲池等穴位；②耳尖和背俞穴放血治疗；③冷喷或湿敷脱敏治疗。

【预防与护理】

1. 避免烈日下外出，注意防晒。

2. 外出后及时洗面，忌用热水烫洗，不用化妆品及刺激性强的洗面用品。

3. 忌食辛辣刺激及牛肉、羊肉等发物，忌食芹菜、韭菜、香菜、葱、姜、蒜等辛香之品。

4. 保持心情愉快，避免精神紧张和过度疲劳。多饮水，多吃水果，保持排便通畅。

第十一节　荨　麻　疹

荨麻疹是一种常见的瘙痒性过敏性皮肤病。临床上以皮肤、黏膜突然出现风团，发无定处，时隐时现，剧痒，消退后不留任何痕迹为其特征。慢性者可反复发作，常达数月或数年之久。属中医学“瘾疹”“风疹块”范畴。

【诊断要点】

1. 急性荨麻疹

(1)部位，发无定处。

(2)常有进食某种食物，如鱼、虾、海鲜或某种药物病史，或对寒冷敏感等。

(3)起病急，突然出现大小不等风团，色淡红或苍白，剧痒，皮损时间一般不持续 24h，但反复发生，此起彼伏。

(4)部分病人可累及胃肠道引起黏膜水肿，出现腹痛或腹泻；累及喉头黏膜，则有呼吸困难，甚至窒息。

(5)实验室检查血液常规有嗜酸性粒细胞增高。

2. 慢性自发性荨麻疹

(1)全身症状较轻，常反复发作，超过 6 周以上，且每周发作至少两次者称为慢性，皮损表现为数量较少的风团。

(2)大多数病人找不到病因，治疗比较困难。

3. 临床上一些特殊类型荨麻疹

(1)皮肤划痕征：又称人工性荨麻疹，很常见，往往在搔抓、轻划或打击皮肤后，局部皮肤出现线状风团，即皮肤划痕征阳性。

(2)寒冷性荨麻疹：可分为家族性和获得性两种，前者较为罕见，属一种常染色体显性遗传，婴幼儿期发病，持续终身。于受冷后数小时出现泛发性风团，冰块试验阴性。后者较为常见，可于任何年龄突然发病，遭受冷风或冷水刺激后，数分钟内局部出现瘙痒性水肿或红斑、风团，保暖后缓解。冰块试验阳性。

(3)胆碱能性荨麻疹：即小丘疹状荨麻疹，多在青年期发病。大多数在运动时或运动后不久发生，遇热(热水、热饮)或情绪激动亦可诱发。皮损特点为风团样小丘疹，1～3mm 大小，周围有红晕，多在四肢近端及躯干，有瘙痒。有些病人伴有消化道症状，如腹痛及腹泻。此型可用实验诊断法，即皮内注射盐水稀释的乙酰胆碱 100U，约有 1/3 可诱发风团。

(4)日光性荨麻疹：较少见，暴露于日光部位发生风团、瘙痒和针刺感，是由对中、长波紫外线敏感引起。

(5)血管性水肿：也叫巨大荨麻疹，主要发生于组织疏松的部位，如眼睑、口唇及外生殖器等处，损害为突然发生的局限性肿胀，边缘不清，色苍白或淡红，表面光亮，不痒或仅灼热感。若发生于喉头黏膜，可引起喉头水肿，导致窒息而死亡。

【鉴别诊断】

1. *多形性红斑*　可发生于任何年龄，春秋季多见，好发于四肢伸侧、手足背及掌跖部，亦可累及黏膜。皮损呈多形性，如红斑、水疱、风团及丘疹等。两种以上皮损同时存在，不易消退。典型皮损呈虹膜状红斑或猫眼状，色紫暗或红。

2. *丘疹性荨麻疹*　多见于小儿，与昆虫叮咬有关，多在春秋季发病，好发于躯干及四肢近端。皮损为花生米大小风团样丘疹，中央有水疱，自觉瘙痒，5～10d 消退。

【治疗方法】

1. *一般治疗*　祛除病因，避免诱发因素。

(1)全身治疗：①抗组胺药如 H_2 受体拮抗药、H_1 受体拮抗药，可选用氯苯那敏 4～8mg、西替利嗪 10mg、咪唑斯汀、美喹他嗪 5mg 或盐酸曲普利啶 2.5～5mg，配合维生素 C 0.2g，口服，3/d。皮损广泛瘙痒显著时，可同时给予氯苯那敏 10mg 或苯海拉明 20mg，立即肌内注射；10%葡萄糖酸钙注射液 10ml，静脉注射，1/d。②抗交感神经药，严重荨麻疹伴喉头水肿，呼吸困难或低血压状态时，用 0.1%肾上腺素 0.3～0.5ml，立即肌内或皮下注射(有心血管病的老年人慎用)。③皮质类固醇激素，地塞米松 5～10mg，立即肌内或静脉注射。如有胸闷、呼吸困难者，可同时给予氧气吸入，并注意观察血压变化。如喉头水肿无好转，必要时行气管切开，插管辅助呼吸。对慢性荨麻疹，首选第二代 H_1 受体拮抗药，一种抗组胺药无效时，可首先考虑加倍，或可 2～3 种联用或交替使用。或选配新一代药如咪唑斯汀或西替利嗪。如无效，可与 H_2 受体拮抗药如西咪替丁、雷尼替丁、法莫替丁等联合应用，有协同作用，对传统使用抗组胺药物无效的荨麻疹，多塞平(多虑平)是较好的选用药物。用法：多塞平 25mg，2～3/d，口服。④其他类药，如维生素 C、维生素 E、维生素 K、氨基已酸及氨甲苯酸(止血芳酸)。可给予复方甘草酸苷片(美能片)口服。

其他特殊类型荨麻疹的治疗，对皮肤划痕征用羟嗪、组胺球蛋白有一定疗效；寒冷性荨麻疹首选赛庚啶、多塞平和酮替芬，并宜加用维生素 E。胆碱能性荨麻疹目前首选美喹他嗪、西替利嗪；其他，如溴丙胺太林(普鲁本辛)或山莨菪碱也可选用；血管性水肿，如无喉头水肿及全身反应明显者，可用氨基已酸或氨甲苯酸口服。因感染引起者可适当选用抗生素；免疫抑制药多用于治疗自身免疫性荨麻疹。

(2)局部治疗：以止痒、安抚为主。①外搽炉甘石洗剂；②局部外涂 0.075%地塞米松乳剂。

2. 中医治疗

(1)辨证施治：①风热证，治以疏风清热，方用消风散或银翘散加减；②风寒证，治以疏风散寒，方用麻黄汤或桂枝汤加减；③脾胃湿热证，治以泻热利湿，方用防风通圣散加减；④阴虚火旺证，治以滋阴降火，方用六味地黄汤合青蒿鳖甲汤加减；⑤冲任不调证，治以调理冲任，方用桃红四物汤合二仙汤加减。

(2)外治疗法：①熏洗法，用青樟木或晚蚕沙、楮桃叶各 30～60g，煎汤先熏后洗，每日 1～2 次；②百部酊或三黄洗剂外涂，每日 3 次；③红肿明显或局部肿胀严重者，外敷玉露散或如意金黄散，用茶水调敷，每日 2 次。

(3)其他治疗：①放血疗法，慢性者在耳背静脉用三棱针刺之出血，3d 1 次。②针灸疗法，用体针、耳针或穴位注射。体针：取穴风府、曲池、足三里、合谷，宜泻法，留针 10～15min。冲任不调，营血不足者，取穴血海、公孙，每日或隔日 1 次。耳针：取肺、脾、皮质下、肾和内分泌等穴。穴位注射：适用肺俞、曲池、三阴交等穴，每次交替取 2 穴，各注射复方丹参液等，每穴位注入 0.5～1ml，每周 2 次。③单方验方：荆芥、防风、蝉蜕、乌梅、五味子、丹参，每日 1 剂，水煎分 2 次服。麻黄、蝉蜕、川黄连、当归、生地黄、熟地黄、赤芍、川芎、生甘草，此方对慢性荨麻疹尤为适宜。

【预防与护理】

1. 忌食鱼腥海味、动风发物，如酒、辛辣物、牛羊肉。

2. 服某食物或药物引起者，应禁食禁服此类食物或药物，以防止复发。

3. 抗组胺药常有嗜睡、头晕、口干等不良反应，因此驾驶员及高空作业人员等慎用。

4. 不可单用 H_2 受体拮抗药治疗荨麻疹，临床证明无效，长期应用可对抗雄激素，产生男性乳房女性化等不良反应。

第十二节　丘疹性荨麻疹

丘疹性荨麻疹是儿童及青少年常见的一种风团样丘疹性皮肤病。临床以皮疹发生在叮咬部位，呈风团样反应，直径 1～2cm，圆形或椭圆形，中心有水疱，剧烈瘙痒为其特征。属中医学“水疥”范畴。

【诊断要点】

1. 春夏季发病较多。

2. 皮损多在腰、背及下肢或暴露部位。

3. 起病突然，皮损多为花生仁大小风团样损害，中心可有水疱或丘疱疹，甚至可成大疱。皮疹可成批出现。

4. 剧烈瘙痒，抓破可继发感染。

5. 一般3～7d后皮损可自然消退，留有暂时性色素沉着。

【鉴别诊断】

1. 水痘　多见于冬春季，发疹时常伴发热等全身症状，皮疹主要为红斑、丘疹和水疱，呈向心性分布。口腔黏膜及外阴均可受累，多有流行病史。

2. 荨麻疹　为发无定处的单纯性风团，此起彼伏或忽起忽消。大小不等，形态不一。

【治疗方法】

1. 一般治疗

(1)全身治疗：①口服抗组胺药物，如氯苯那敏4mg或赛庚啶2mg，3/d，或氯雷他定、西替利嗪10mg，1/d；②10%葡萄糖酸钙注射液10ml或痒苦乐民10ml静脉注射，1/d。

(2)局部治疗：①可选用炉甘石洗剂或硫黄洗剂，外涂患处；②皮质类固醇乳剂每日2次，如地塞米松霜、氟轻松霜及皮炎平霜等，局部外涂，每日2次；③有大疱者可用消毒注射器抽吸后，再用上述药物；④水疱糜烂及溶液多者，可用1∶8000高锰酸钾溶液湿敷，外涂甲紫溶液。有感染时，可用莫匹罗星软膏或其他抗生素制剂。

2. 中医治疗

(1)辨证施治：①风热证，治以疏风清热，方用银翘散加减；②湿热证，治以清热利湿，方用龙胆泻肝汤加减。

(2)中成药：清解片成人每次 5 片，6—12 岁儿重减半，6 岁以下服成人 1/3 量，2～3/d。

(3)外治疗法：①三黄洗剂外涂，2/d；②外洗方用千里光、苦参、苍术、黄柏、艾叶、青蒿各 30g，明矾(后下)20g，煎水外洗，1/d；③有糜烂伴感染者，选用青黛调香油外涂。

【预防与护理】

1. 注意个人卫生，勤洗澡、勤换衣。

2. 卧室保持干燥清洁，床单物品应常洗常晾晒。

3. 消灭臭虫、虱、蚤、螨等昆虫。

4. 其他致敏原因，如防止食物过敏，注意调整消化道功能等。

第十三节　药物性皮炎

药物性皮炎又称药疹，是指药物通过各种途径，如注射、口服、吸入、外用等进入人体后引起的皮肤、黏膜急性炎症性反应。重者伴有内脏损害。据临床统计，抗生素、磺胺类、镇静类及解热止痛类药物引起者占药疹的 3/4。属中医学“中药毒”范畴。

【诊断要点】

1. 有用药史。

2. 有一定潜伏期，首次用药 5～20d，重复用药则可在 1～2d 或数小时内发病。

3. 皮疹类型多样，各型药疹都有自己发生、发展规律及各自的临床特点，但除固定性药疹有特征性表现外，药疹均有发病突然、皮疹对称分布、泛发全身及颜色鲜艳的特点。

4. 自觉瘙痒，可伴发热、头痛、恶心及乏力等全身症状。重症时常伴口腔黏膜损害，且可有肝、肾、心脏、关节及造血系统损害。呼吸道可致喉头水肿、呼吸困难或过敏性休克致死。

5. 病程多呈急性，停用致敏药后，轻者 1～3 周自愈，再用该药可复发。

6. 实验室检查，白细胞总数可增多，嗜酸性粒细胞增多，个别情况有白细胞减少。药物过敏试验、皮肤过敏试验阳性，药物激发试验及体外试验等均为诊断提供依据。

【鉴别诊断】

1. 猩红热　无服药史，发病突然、高热及咽痛，全身中毒症状明显，皮肤呈弥漫的针头大小点状红色丘疹、杨梅舌及口周苍白圈为其特点。

2. 麻疹　经8～12d潜伏期，出现流鼻涕、眼部结膜充血，怕光和分泌物增多、口腔黏膜可见科氏斑，2～5d皮疹发全，伴高热；出疹5～7d后体温下降，皮疹自然消退。

【治疗方法】

1. 一般治疗　立即停用致敏或可疑致敏药物，加速药物排泄，多饮水或静脉输液，防止和及时治疗并发症。

(1)全身治疗：①轻型药疹。停致敏药后，可给予抗组胺类药、维生素C或口服小剂量泼尼松(＜30mg/d)，皮疹好转后逐渐减量。②重型药疹。应及时抢救，加强护理，严防继发感染及交叉过敏发生。尽早应用皮质类固醇激素，如地塞米松静脉滴注10mg/d，或氢化可的松200～400mg，静脉滴注，1/d。皮疹减轻，体温下降及症状缓解后始可逐渐减量，并换用口服剂。配合使用抗组胺类药、维生素C及钙剂等。注意水、电解质平衡，补充白蛋白、输血或血浆等支持疗法。注意预防或治疗并发症，如抗感染，防止肝、肾等内脏受损害。

(2)局部治疗：根据皮损的情况选用无刺激性外用药物和剂型。①无渗液的皮损，可选用炉甘石洗剂。②渗出明显，可采用3%硼酸溶液或1∶8000高锰酸钾溶液湿敷；有糜烂面可用氧化锌油。③皮肤干燥、脱屑，可选用皮质类固醇软膏或霜剂。④有大疱时，宜先用无菌注射器抽吸疱液，已有化脓者，脓疱宜剪除疱壁，暴露创面。⑤注意眼、鼻、口腔、肛门及外生殖器黏膜清洁和处理。

2. 中医治疗

(1)辨证施治：①湿热证，治以清热利湿，方用龙胆泻肝汤加减；②风热证，治以祛风清热，方用消风清热饮加减；③血热证，治以清热凉血、解毒利湿，方用犀角（水牛角代）地黄汤加减；④火毒证，治以清营解毒、养阴泻火，方用清营汤合紫雪丹加减；⑤气阴两虚证，治以益气养阴、健脾和胃，方用生脉散合增液汤加减。

(2)外治疗法：①皮疹无渗出，以红斑及丘疹为主，宜外涂三黄洗剂；②皮损有浸淫湿烂者，可用黄柏、黄连、大黄、生地榆煎水湿敷，外涂紫草油或湿润烫伤膏；③皮肤干燥、脱屑可选用青黛膏或黄连膏、湿润烧伤膏。

(3)其他治疗：①针刺疗法，对药物过敏致厥证者疗效显著。针刺人中、少泽、少冲、中冲、涌泉、内关、足三里等穴，也可用耳穴。②口腔糜烂用锡类散。龟头、外阴糜烂及溃疡，选用丹白珍珠散。

【预防与护理】

1. 询问既往药敏史，注意填写药物禁忌卡。

2. 合理用药，了解药物的适应证、禁忌证和毒性反应。对青霉素、血清等药应做皮试。

3. 用药过程中，注意“警告性症状出现”，及时发现药疹的早期症状，及时停药。

4. 加强对药疹皮损的护理，防止继发感染，避用水洗或搔抓。

5. 多饮温开水，忌食鱼腥虾蟹和辛辣发物。

第十四节　激素依赖性皮炎

激素依赖性皮炎是由于皮质类固醇激素使用不当或滥用造成的，临床以皮肤弥漫性红斑、毛细血管扩张、针尖样脓疱、脱屑为特征。多见于长期外用皮质类固醇激素之人。中医学文献无相关病症的记录。

【诊断要点】

1. 半个月以上皮质类固醇激素用药史,并形成依赖。

2. 患处皮肤弥漫性红斑,不同程度表皮变薄发亮,毛细血管扩张。脱屑,皮肤异色,萎缩瘢痕等。

3. 停药后,原发病反跳加重,出现戒断“三联征”,即烧灼、干燥、紧绷。

【鉴别诊断】

1. 药物性皮炎　病前有用药史,发病急骤,有一定潜伏期,皮疹对称,泛发,颜色鲜艳,皮损类型多样,停药后逐步好转,无反跳加重现象。

2. 酒渣鼻　无长期使用皮质类固醇软膏的病史,停用此类药膏亦无反跳加重;眶周、眼部可有相应皮损及损害。

【治疗方法】

1. 一般治疗

(1)全身治疗:①抗组胺药,如氯雷他定片、依巴斯汀片,每晚1粒。②口服多西环素、甲硝唑片、红霉素等。③口服或静脉滴注复方甘草酸苷(美能)。

(2)局部治疗:①立即停止使用皮质类固醇激素软膏,反跳过重及患者不能接受者则逐步撤换为弱效激素,最后停止使用。②3%硼酸溶液冷湿敷或冷喷,并使用保湿剂或氟芬那酸丁酯软膏。③继发螨虫感染者,可选择甲硝唑凝胶外用。

2. 中医治疗

(1)辨证施治:①血热发斑证,治以凉血清热解毒,方选犀角(水牛角代)地黄汤或皮炎汤加减;②血瘀成斑证,治以活血化瘀,方用桃红四物汤加减;③水饮上泛证,治以温中化饮,引热下行,方用苓甘五味姜辛汤加减;④寒热错杂证,治以清胃温脾,方用半夏泻心汤加减。

(2)中成药:①黄连上清片、三黄片、知柏地黄丸视病情选用;②桂枝茯苓丸、大黄䗪虫丸辨证选用。

(3)外治疗法:①以脓疱、红斑为主,选用三黄洗剂、炉甘石洗剂外用;②以表皮变薄发亮、皲裂、脱屑为主,可选用湿润烧伤膏以保护皮肤。

【预防与护理】

1. 慎用或避免长时间外用皮质类固醇激素制剂。

2. 减少恐惧,增强治疗信心。

3. 少食辛辣刺激之品,多食水果、蔬菜。

第 11 章　职业性皮肤病

第一节　工业职业性皮炎

工业职业性皮炎是指在劳动过程中，由于化学性、物理性或生物性等与职业有明显关系的刺激而引起的炎性反应。本病以受化学物质刺激后发病，与职业相关为特点。多见于工人，以夏天多见。

【诊断要点】

1. 有明确的职业性刺激物接触史。

2. 好发于暴露部位。

3. 皮疹临床表现多样，多与接触的有害物质相关。

4. 自觉瘙痒、灼热。

5. 无全身症状及并发症。

【鉴别诊断】　详细询问病史，包括工作性质、皮肤类型、发病与接触物的关系，过去及同工种人有无同样病史，着重检查皮损发生部位及其是否与接触物的范围一致，皮损的形态是否有特征性。

【治疗方法】

1. 一般治疗

(1)脱离致敏环境，必要时更换工种。

(2)全身治疗：口服抗组胺药，如赛庚啶，静脉注射 10%葡萄糖酸钙或硫代硫酸钠，皮损广泛或反复发作可考虑短期使用皮质类固醇激素，如泼尼松 40～60mg，口服，1/d。待皮损好转逐步减量。

(3)局部治疗：以抗过敏、消炎及止痒为原则。①酸碱类引起的灼伤应立即用大量清水冲洗，分别用 2%～5%碳酸氢钠或 2%醋酸、3%硼酸溶液外洗；②炉甘石洗剂或粉剂外洗，外扑；③浸渍发生的褶烂型皮炎，用 12.5％明矾和 3％食盐配成溶液，浸泡或涂搽。

2. 中医治疗

(1)中药内服：金银花、黄连、黄芩、黄柏、龙胆草、白术、茯苓、萆薢、泽泻等各适量，水煎，每日 1 剂，分 2 次内服。

(2)外治疗法：①麻黄、紫花地丁、甘草各 30g，煎洗，湿敷；②马齿苋 120g（鲜品 180g），加水 1500ml，浓煎取汁 300ml 外洗；③出现糜烂者，选用黄连、黄柏、黄芩、槟榔各适量，研末，麻油调敷或青黛、海螵蛸、煅石膏末、冰片，研细末，麻油调匀外搽。

(3)其他治疗：①白鸡毛煎洗，对由生漆引起的皮炎有一定作用；②皮疹出现水疱、渗液，选用青黛散或玉露散，麻油调糊，外涂。

【预防与护理】

1. 找到致病原因，加强防护，改善工作条件或脱离致敏环境。

2. 在暴露部位适当涂搽防护剂。

3. 避免接触致病物质。

4. 避免搔抓。

第二节　稻田皮炎

稻田皮炎是指从事水稻（也包括其他水田）作业过程中所发生的皮肤病。临床一般可分为浸渍糜烂型皮炎、禽兽类血吸虫尾蚴皮炎两类。尾蚴皮炎有专节叙述，本节主要指浸渍糜烂型皮炎。本病是水稻种植地区的常见多发病，属中医学“水渍疮”范畴。

【诊断要点】

1. 本病多见于拔秧、插秧或洪涝灾害时期的农民。好发于手掌和足部，夏季和梅雨季节多发。

2. 皮损为受田水浸渍后表皮发胀松软，发白起皱，重者显露红色糜烂面，在手足背侧可出现似蜂窝状表皮剥离。皮疹 3～4d 达高峰，停止下水田 1 周左右渐退。

3. 自觉轻重不等的瘙痒及痛感。

4. 一般无全身症状。

5. 可并发淋巴管炎或淋巴结炎，以及甲沟炎、甲床炎、化脓性指头炎。

6. 感染严重者，血象白细胞及中性粒细胞计数增高。

【鉴别诊断】

1. 手癣、足癣　无浸渍水田病史，初起见小水疱，瘙痒剧烈，搔抓后糜烂。

2. 尾蚴皮炎　少见于掌跖部，皮损为粟粒大红斑、丘疹或丘疱疹，瘙痒剧烈，抓后出现风团。

【治疗方法】

1. 一般治疗

(1)全身治疗：感染严重时，可口服抗生素。

(2)局部治疗：以干燥、收敛及止痒为原则。①有糜烂时可外用1%～2%甲紫溶液、10%鞣酸软膏；②继发感染时用高锰酸钾溶液浸泡，外用抗生素软膏，如莫匹罗星软膏外涂。

2. 中医治疗

(1)中药内服：治以除湿解毒，方用除湿解毒汤或五味消毒饮加减。

(2)中成药：龙胆泻肝丸9g，口服，2/d。

(3)外治疗法：①石榴皮120g煎水泡洗；②五倍子、射干、蛇床子各30g煎水泡洗；③表皮松软浸渍者外扑枯矾散、祛湿散；④若染毒成疔者选用青黛膏、玉露膏敷贴。

(4)其他治疗：①鲜墨旱莲、鲜马齿苋、韭菜，任选一种捣烂如泥或压榨取汁，外敷或外涂患处；②密陀僧(煅赤，置地下去火性)研细末，先用明矾水洗足，拭干，再用密陀僧粉扑之。

【预防与护理】

1. 减少连续浸水时间。

2. 下田前外涂防护剂，如复方聚乙烯醇缩丁醛防护液或20%松香乙醇；下工后将洗净的手足浸泡于明矾水(12.5%明矾和3%

盐)，然后自然干燥。

3. 保持患处清洁干燥，避免搔抓。

第三节　油彩皮炎

油彩皮炎是由于接触化妆油彩所致的接触性皮炎。以有接触油彩等化妆品病史为特征，类似中医学所述“花粉疮”。某些非油彩类化妆品引起的化妆皮炎亦可列入此病范畴。

【诊断要点】

1. 好发于颜面两颊、两颧、眼周及下颌等应用油彩或其他化妆品部位。

2. 皮损为密集的针头大小丘疹，甚则出现丘疱疹、水疱或糜烂；亦可为散在绿豆至黄豆大红色炎性丘疹，伴有黑头粉刺或毛囊炎。皮损反复发作后可出现局限性红褐、青褐或灰褐色色素沉着斑，边缘境界不清，伴有毛细血管扩张。

3. 自觉轻重不等刺痒及灼痛。

4. 一般无全身症状。

【鉴别诊断】

1. *药疹*　无外用化妆品病史，有服药史，皮损多为泛发，不仅见于颜面部。

2. *丘疹性荨麻疹*　无使用化妆品病史，全身泛发，皮损为中央有水疱的红斑、风团。

3. *黄褐斑*　应与色素型油彩皮炎相区别，依职业、皮损特点不难区别，但两者多夹杂并存。

【治疗方法】

1. *一般治疗*

(1)全身治疗：视症状轻重给予抗组胺及维生素 C 等内服或选用 10％葡萄糖酸钙静注。严重者选用泼尼松等皮质类固醇激素内服或注射，必要时可用有效抗生素以防感染。

(2)局部治疗:以抗过敏、消炎及止痒为原则。①2%～3%硼酸水湿敷;②2%冰片、5%明矾炉甘石洗剂外洗;③有继发感染者用0.1%依沙吖啶溶液湿敷;④痤疮型可用10%硫黄洗剂、0.25%己烯雌酚酊剂或霜剂、夫西地酸软膏外涂患处,2/d;⑤红斑为主,在冷湿敷基础上,短期选用0.03%他克莫司软膏,每晚1次,逐渐减停。

2. 中医治疗

(1)辨证施治:①皮炎型,治以清热化湿,方用清热除湿汤加减;②痤疮型,治以宣肺化热,方用枇杷清肺饮加减;③色素沉着型,治以疏肝解郁、行气活血,方用逍遥散、疏肝活血汤加减。

(2)中成药:①龙胆泻肝丸9g,口服,2/d;②防风通圣散6g,口服,3/d;③逍遥丸9g,口服3/d。

(3)外治疗法:①黄柏、生地榆各30g,加水1000ml煮沸15～20min后,冷却后用以湿敷;②蒲公英、龙胆草、野菊花按上法水煎,湿敷;③马齿苋煎水外洗,2/d;④色素型者应用生白术以陈醋浸泡5～7d后,局部涂搽,2/d,或白薇、白芷、白蔹、白僵蚕、白附子、白鲜皮、白扁豆,每日1剂,煎汤洗涤局部。

(4)其他治疗:①痤疮型者短期服用六神丸,亦可行红蓝光照射。②色素形成者根据辨证服用六味地黄丸、附桂地黄丸等中成药。外用氢醌或积雪苷霜软膏,每晚1次。

【预防与护理】

1. 使用上妆卸妆防护剂。
2. 注意化妆品应用安全。
3. 避免搔抓,痤疮型病人避免挤压,注意面部清洁。
4. 调理情志,减少情绪波动。

第四节　职业性痤疮

职业性痤疮是指在生产劳动中接触矿物油类或某些卤代烃类

引起的皮肤毛囊、皮脂腺系统的慢性炎症损害。由煤焦油、页岩油、天然石油及其高沸点分馏产品与沥青等引起的称为油痤疮；由某些卤代芳烃、多氯酚及聚氯乙烯热解物等引起的称为氯痤疮。

【诊断要点】

1. 有明确的职业接触史。

2. 任何年龄、任何接触部位均可发病。

3. 皮损为毛囊性损害，油痤疮表现为毛孔扩张、毛囊口角化、毳毛折断及黑头粉刺，常有炎性丘疹、毛囊炎、结节及囊肿，较大的黑头粉刺挤出黑头脂质栓塞物后，常留有凹陷性瘢痕。氯痤疮以黑头粉刺为主，伴有毛囊口角化、粟丘疹和草黄色囊肿样皮损，炎性丘疹较少见。

4. 一般无自觉症状，或有轻度痒感、刺痛。

5. 与年龄变化无关，脱离接触皮损可好转至痊愈，恢复接触可复发。

【鉴别诊断】

1. 寻常型痤疮　好发于青春期，发生在皮脂腺发达区，皮肤损害较一致，表现为粉刺、炎性丘疹、毛囊炎、脓疱、结节、囊肿，黑头粉刺少见。

2. 药源性痤疮　常见于服用皮质类固醇激素、溴制剂、碘制剂等药物的患者，发病部位较广泛，前胸后背都可受累，停药自行消失。

【治疗方法】

1. 一般治疗

(1)全身治疗：轻者脱离接触物后不需全身治疗，炎症明显或有化脓感染者可口服抗生素，红霉素 0.25～0.5g/d 或阿奇霉素、米诺环素等，配合维生素 A、维生素 B_6、维生素 E 及锌制剂口服。

(2)局部治疗：工作后及时洗浴，可用温水及中性肥皂水清洗皮肤，以减少油脂附着。可外用 0.01％～0.25％全反式维 A 酸凝胶、霜剂或 0.1％阿达帕林凝胶，也可外用林可霉素、红霉素等抗生素治疗，以及过氧化苯甲酰凝胶等。

(3)物理治疗：可选择使用蓝光、红光治疗仪或者使用光动力疗法治疗，对于形成瘢痕者可选择使用皮肤磨削术或激光换肤治疗。

2. 中医治疗

(1)辨证施治：①肺经风热证，治以宣肺清热，方用枇杷清肺饮加减；②湿热蕴结证，治以清热化湿，方用茵陈蒿汤合三黄丸加减；③血瘀痰凝证，治以活血化瘀，化痰散结，方用桃红四物汤合二陈汤加减。

(2)中成药：①丹参酮胶囊 2 粒，每日 3 次；②暗疮片 2 片，每日 3 次；③牛黄解毒片 5 片，每日 3 次。

(3)外治疗法：①皮损红肿明显者，可外敷金黄膏或玉露膏；②颠倒散茶叶水调涂患处，或用硫黄洗剂、姜黄搽剂、玫芦消痤膏外搽；③中药面膜石膏倒膜术外治。

【预防与护理】

1. 皮脂溢出明显或有严重寻常痤疮患者，不宜从事接触焦油、沥青、高沸点馏分的矿物油、多氯苯、多氯萘、多氯酚及某些溴代芳烃化合物的工作。

2. 加强个人防护，穿不透油的工作服，暴露部位涂抹皮肤防护剂，保持工作服清洁，工作后及时洗浴。

3. 改善生产环境与劳动条件，保持作业环境清洁通风，尽量使生产过程密闭化、管道化，减少有害气体及粉尘向外逸散。

4. 少吃辛辣油腻的食品及甜食，多吃蔬菜水果，保持排便通畅。

第 12 章　物理性皮肤病

第一节　日光性皮炎

日光性皮炎又称日晒伤，是由于日光的中波紫外线照射后，使人体局部皮肤发生的炎症反应。临床以日晒后皮肤发红，甚至起水疱为特征。中医学称为“日晒疮”。

【诊断要点】

1. 好发于面、颈、手臂及胸背等暴露部位。儿童和妇女易发病。

2. 皮损为弥漫性红斑及肿胀，消退时可脱屑，遗留色素沉着。重者可发生水疱。

3. 自觉灼痛、干热。

4. 皮损面较广时可引起发热、头痛、乏力及恶心等不适，甚或有心悸、谵妄或休克。

5. 无并发症，但可诱发多形性红斑及白癜风等病。

【鉴别诊断】

1. 接触性皮炎　有接触史，皮损与接触部位一致，皮肤红肿、瘙痒，常伴大疱。

2. 烟酸缺乏症　除日晒部位外，非暴露部位也有红斑，且常有消化道及精神症状，有饮食偏嗜，部分可见“牛肉舌”。

【治疗方法】

1. 一般治疗

(1)全身治疗：一般不需全身治疗，可给予维生素 B_{12}、维生素 C 及烟酰胺等。较严重者，可短期应用泼尼松。

(2)局部治疗:以消炎、止痛为原则。①用稀释的复方硫酸铝溶液湿敷;②炉甘石洗剂、钙搽剂外搽;③局部涂布2.5%吲哚美辛(消炎痛)溶液;④局部用皮质类固醇气雾剂、霜剂、洗剂或凝胶剂。

2. 中医治疗

(1)辨证施治:①光毒灼肤证,治以清热解毒,凉血疏风,方用青蒿汤合桑菊饮加减;②湿热搏结证,治以清热除湿,凉血解毒,方用清暑汤加减。

(2)中成药:①龙胆泻肝丸9g,口服,3/d;②青蒿蜜丸2丸,口服,2～3/d。

(3)外治疗法:①清凉粉外扑,每日3～5次。②外涂甘草油,然后扑以如意金黄散30g或化毒散1.5g;鲜马齿苋或鲜白菜帮捣烂,调糊状外用。③有水疱及破烂者,选用野菊花、龙葵、楮桃叶、冬瓜皮、青蒿、马齿苋等,每次选3～4味药,水煎取汁,湿敷,每日2～3次。然后再用玉露散,麻油调糊外涂。

(4)其他治疗:①鲜青蒿捣烂,冷开水冲之取汁,内服;药渣外敷患处;②取黄柏、青黛各等份,研细末麻油调成糊状,外涂患处;③β-胡萝卜素,5万U/d,口服。

【预防与护理】

1. 对日光敏感者,尽量避免日光直接照射。

2. 外出时注意遮光或外涂避光防晒剂。

3. 避免搔抓,防止继发感染。

第二节　多形性日光疹

多形性日光疹又称多形性光敏疹,为反复发作的慢性多形性光变应反应。本病以反复发作及皮疹多形为特征,青年女性易发,春夏季症状加重,秋冬季消退或减轻。属中医学“日晒疮”范畴。

【诊断要点】

1. 好发于面部、手背、胸前三角区及前臂等暴露部位。

2. 皮损有红斑、丘疹、结节、水疱、糜烂、结痂或苔藓样变等，常以某一类型为主。临床因此可分为丘疱疹型、丘疹型、痒疹型、红斑水肿型和混合型。

3. 自觉灼热、瘙痒。

4. 一般无全身症状及并发症。

5. 紫外线红斑反应试验常产生异常反应，光斑试验阳性。尿卟啉检查多呈阳性反应。

【鉴别诊断】

1. 湿疹 皮疹发生部位与光线照射和季节关系不大。

2. 多形性红斑 皮损多见于手足，呈虹膜状，春秋季易见，与光线照射无关。

3. 红斑狼疮 具典型皮疹及红斑狼疮细胞、抗核抗体检查阳性，皮损无瘙痒。

4. 种痘样水疱病 多见于儿童，常有家族史，水疱中心多凹陷，呈脐窝样，部分可进展为淋巴瘤。

【治疗方法】

1. 一般治疗

(1)全身治疗：内服氯喹，每次 0.125～0.25g，2/d，见效后可递减至 1/d；沙利度胺(反应停)，50～300mg/d。必要时可内服小量泼尼松。

(2)局部治疗：以消炎、止痒及干燥为原则。①炉甘石洗剂及锌霜外用；②氢化可的松霜或洗剂外涂；③二羟丙酮及萘醌洗剂，2～3/d；④5％二氧化钛霜涂布。

2. 中医治疗

(1)辨证施治：①风热阻肤证，治以疏风清热，方用疏风清热汤加减；②血热挟风证，治以凉血活血，解毒祛风，方用凉血五花汤；③湿热蕴肤证，治以疏风清热，除湿止痒，方用消风散加减；④肝郁血瘀证，治以疏肝活血，方用丹栀逍遥散合桃红四物汤。

(2)中成药：①龙胆泻肝丸 9g，口服，3/d；②青蒿蜜丸 2 丸，口服，2～3/d。

(3)外治疗法：①参照本章第一节“日光性皮炎”；②可根据皮损不同参照皮炎、湿疹等治疗。

【预防与护理】

1. 经常参加户外活动，但应避免强烈日晒。

2. 外用遮光防护剂。

3. 保持局部清洁，预防继发感染。

第三节　慢性光化性皮炎

慢性光化性皮炎是一种慢性、持续性在曝光和非曝光部位出现慢性皮炎改变的光过敏性皮炎。本病是一组以慢性光敏感为特征的病谱性疾病，包括持久性光反应、光敏性湿疹、光敏性皮炎、光线性类网织细胞增生症。

【诊断要点】

1. 好发于 50 岁以上中老年男性。

2. 病情为持久性，日晒后加重，病程持续 3 个月以上。

3. 曝光部位和非曝光部位出现皮炎或湿疹性皮损，可伴有浸润性丘疹和斑块，可见红皮病损害。

4. 最小红斑量测定对 UVB 异常敏感，部分对 UVA 和可见光也敏感，光激发试验和光斑试验可呈阳性。

5. 组织病理改变类似于慢性皮炎和(或)假性淋巴瘤表现。

【鉴别诊断】

1. 湿疹　无明确光敏史，皮损可出现在非曝光部位，分布常对称广泛，最小红斑量测定阴性。

2. 多形性日光疹　有明确的光敏史，疾病呈急性间歇性发作，有较明显的季节性和波动性，多见于中青年女性。光生物学测定一般均阴性，但少数对 UVB 和(或)UVA 也敏感。

3. 暂时性光反应　指外源性光敏性接触性皮炎和光敏性药疹等，在避免光敏物后的 1～2 周内仍有光敏反应，之后能迅速好转痊愈，不存在持久性光反应。对 UVA 暂时性异常敏感，UVB 正常，光斑贴试验阳性。

【治疗方法】

1. 一般治疗

(1)全身治疗：①口服大剂量烟酰胺(1.2～1.5g/d)、维生素 B、β-胡萝卜素。②羟氯喹 0.2～0.4g/d，分两次口服，连续 6～8 周，控制后减半量，维持 6～8 周。③沙利度胺 150～300mg/d，分 3 次口服，病情控制后减量维持 2～3 个月。④瘙痒剧烈时可选用第二代 H_1 受体拮抗药。⑤病情严重者可用泼尼松 30～80mg/d 或硫唑嘌呤 50～150mg/d，分 3 次口服，病情控制后减量维持 3 个月。

(2)局部治疗：①外用糖皮质激素制剂。②外用他克莫司软膏。

2. 中医治疗

(1)辨证施治：可参照多形性日光疹辨证施治。

(2)中成药：①龙胆泻肝丸 9g，口服，3/d；②青蒿蜜丸 2 丸，口服，3/d；③雷公藤总苷片 20mg，口服，3/d。

(3)外治疗法：①轻症者外涂甘草油；②如意金黄散 30g、化毒散 1.5g、鲜马齿苋或鲜白菜帮，调成糊状外用；③蒲公英、野菊花各 50g，黄连、黄柏各 30g，水煎后湿敷，适用于湿疹样皮损。

【预防与护理】

1. 所有确诊患者必须终身采取恰当的有效的防光措施，严格避免日光照射，白天尽量减少外出，尤其上午 10 时到下午 4 时；外出时戴宽檐帽子或撑伞，穿戴具有防护作用的衣服、手套，戴遮阳镜；避免人工紫外线光源(如灭菌灯、日光灯、电焊弧光等)。

2. 外出时涂搽遮光剂，建议选用 PA 值为＋＋至＋＋＋的防晒产品。

3. 避免接触常见的光感性物质，如柠檬油、檀香油等香料；依沙吖啶、亚甲蓝、伊红等染料；四氯水杨酰胺（TSCA）、硫柳汞等防腐剂；避免服用光敏性药物如喹诺酮类、磺胺类、氯霉素类、四环素类抗菌药；氢氯噻嗪等利尿药；水杨酸类抗炎镇痛药；氯磺丙脲、格列吡嗪等降糖药；抗抑郁药和吩噻嗪类抗精神病药等和防止食用光感性食物（如泥螺、竹虱等动物和富含呋喃香豆素的蔬菜植物）。

第四节　植物日光性皮炎

植物日光性皮炎是指患者过多服用或直接接触了具有光敏性植物后，在经受长期日晒后引起的皮肤急性光毒性炎症反应。皮疹好发于面部和手背等暴露部位，表现为局部皮肤红肿、丘疹、水疱、血疱或坏死损害。青壮年女性易发。

【诊断要点】

1. 发病前有食用光敏性蔬菜或接触有关的植物和强烈日光暴晒史。

2. 好发于颜面、手足背部等暴露部位，夏季多见，青壮年女性易发。

3. 皮损为对称性非凹陷性水肿，表面紧张光亮、质较坚实。双眼睑肿胀，不能闭合，口唇外翻，张口受限，皮肤呈弥漫性潮红或紫红色，有瘀点、瘀斑、丘疹、水疱等。重者疱破出现糜烂面、溃疡及坏死。溃疡愈合形成瘢痕，遗留色素沉着。

4. 自觉症状有灼热、胀痛、刺痛或瘙痒，也可有麻木、蚁行感或紧绷感，少数患者可有全身不适，如发热、头晕、头痛、食欲缺乏、恶心、呕吐、腹泻等。

【鉴别诊断】

1. *接触性皮炎*　有明显接触史，皮疹局限于接触部位，发病与日晒和季节无关，与性别无关。

2. 烟酸缺乏症　其皮损也可在日光暴露部位。但肿胀较轻，且发病前常有前驱症状，如全身不适、疲倦、失眠等。除皮疹发生外，有消化道症状及神经精神症状。

3. 日晒伤　为正常皮肤过度暴晒后数小时至十余小时后暴露部位皮肤出现鲜红色斑，于日晒后第 2 天最严重，1 周后即恢复。

【治疗方法】

1. 一般治疗

(1)全身治疗：轻者可内服抗组胺类药物、B 族维生素、维生素 C 和烟酰胺等。严重者可应用糖皮质醇激素，如泼尼松 40～60mg/d，分次口服。静脉输液，酌情应用利尿药，以加速排泄。

(2)局部治疗：与急性皮炎湿疹处理原则相同。肿胀期宜用冷湿敷，可用生理盐水，3%硼酸溶液湿敷。

2. 中医治疗

(1)辨证施治：①风热毒蕴证，治以清热解毒，利湿祛风，方用普济消毒饮加减；②湿热毒蕴证，治以清热除湿，凉血解毒，方用清热除湿汤加减。

(2)中成药：①龙胆泻肝丸 9g，口服，3/d；②青蒿蜜丸 2 丸，口服，3/d。

(3)外治疗法：①急性期肿胀明显者可用柳叶 500g，白矾 10g，冰片 0.5g 煎水湿敷，或用蒲公英、马齿苋、鲜生地黄等煎汤冷敷；②肿消留有紫斑者用清凉膏、紫草油外搽；③有糜烂、溃疡面者外用广丹白及膏、黄连膏外搽。

【预防与护理】

1. 具有特异性过敏体质者，不宜食用某些茎叶着色(尤其是紫红色)的野生或种植的蔬菜，或少量食用后避免日晒 3d 左右，可减少本病的发生。

2. 在吃过野菜后减少外出，特别是要减少直接受到强光照射的机会。凡有过敏史的人，最好不要食用灰菜、芥菜、芹菜、莴苣、油菜、苋菜、蘑菇、木耳等光感性强的食物。

第五节　放射性皮炎

放射性皮炎是因接触和应用各种电离辐射，包括X线、α射线、β射线、γ射线及放射性核素照射时，由于防护不严、用量不当或短时间接受大剂量放射线等而引起的皮肤黏膜的炎症性皮肤病。可分为急性放射性皮炎和慢性放射性皮炎。

【诊断要点】

1. 发病前有接受放射线接触史，损害发生在放射线接触部位。

2. 潜伏期长短不一，与放射线的剂量和各自的耐受性有关，急性者一般1～3周，慢性者数月至数十年不等。

3. 急性者表现为水肿性红斑、水疱、糜烂、渗液、结痂、溃疡，若愈合则遗留色素沉着或色素脱失、皮肤萎缩，也可经久不愈，甚至癌变。慢性者表现局部皮肤干燥萎缩，皮脂腺及汗腺分泌减少，毛发脱失，毛细血管扩张，色素减退或沉着，指甲晦暗、变脆、粗糙、失去光泽，并出现裂纹，甚至脱落，日久形成顽固性坏死性溃疡或皮肤癌。

4. 自觉烧灼、疼痛。严重者可伴全身症状，如头痛、头晕、精神萎靡、食欲缺乏、恶心、呕吐、腹痛、腹泻、出血及白细胞减少，甚至发生败血症而危及生命。

【鉴别诊断】

1. 日晒伤或夏季皮炎　为正常皮肤过度暴晒后数小时至十余小时后暴露部位皮肤出现鲜红色斑，于日晒后第2天最严重，1周后即恢复。

2. 烧伤　有火焰、热水等作用于人体，以皮肤潮红、水疱、破溃或出现焦痂为特征。

3. 神经性皮炎　多发生在颈项、肘、骶尾部，有典型苔藓样变，无多形性皮损，无渗出表现，与情绪及压力相关。

【治疗方法】

1. 一般治疗

(1)全身治疗：①炎症明显者可用糖皮质激素，如泼尼松 20mg，每天 3 次口服，病情控制后可停用。②继发感染时可应用抗生素如阿莫西林、头孢氨苄等。③白细胞下降明显或出血时可予输血、白蛋白等支持治疗。④溃疡疼痛时服用镇痛药，如草乌甲素片等。⑤可予 β-胡萝卜素 15mg，每日 3 次口服；或维生素 E 100mg，每日 2 次口服。

(2)局部治疗：①急性皮损无糜烂时外用 10％硼酸滑石粉、炉甘石洗剂；②皮损糜烂渗出时可用醋酸铝溶液或 3％硼酸溶液湿敷；③继发感染时用 0.1％依沙吖啶溶液湿敷；④溃疡性皮损时可用维生素 B_{12} 溶液或溶菌酶溶液或复方硫酸铜溶液稀释湿敷；⑤慢性皮炎时外用复方维生素 B_{12} 霜外搽；⑥癌前性角化性皮肤外用 5％氟尿嘧啶软膏或 0.025％～0.1％维 A 酸软膏外搽。

(3)其他疗法：慢性放射线皮炎出现角化性皮损者可采用冷冻治疗，继发溃疡者可采用氦-氖激光治疗，已发生癌变的需要手术切除。

2. 中医治疗

(1)辨证施治：气血两虚证，治以益气补血，方用八珍汤或十全大补汤加减。

(2)中成药：十全大补丸 9g，口服，3/d。

(3)外治疗法：①糜烂、溃疡时可用 2％～3％甘草水或地榆煎水湿敷；②干燥时可外用鲜首乌藤糊剂，33％蜂蜜鱼肝油软膏。

【预防与护理】

1. 严格掌握放射治疗的适应证和治疗剂量，密切观察治疗变化，如发现皮炎应立即停止治疗，并定期进行追踪。

2. 严格执行放射工作的操作规程，加强对工作人员的防护措施，定期体检，发现有病变者，应调换到其他工作岗位。

第六节 烧　伤

凡由火焰、热水、蒸汽、电流、放射线、激光、强酸强碱等作用于人体所引起的损伤称为烧伤。临床以皮肤潮红、水疱、破溃或出现焦痂为特征，属中医学“水火烫伤”范畴。

【诊断要点】

1. 有明确的沸水或火焰等损伤史。

2. 按三度Ⅳ级分类法记录烧伤程度及百分比。

(1)一度(红斑)：轻度红、肿、热、痛，感觉过敏，不起水疱，表皮干燥。

(2)二度(水疱)：浅二度，剧痛，感觉过敏，温度增高，有水疱，基底潮湿，显均匀红色，水疱明显。深二度，痛觉迟钝，水疱或有或无，揭去表皮，基底干燥苍白，有小出血点，水肿明显。

(3)三度(焦痂)：感觉消失，无弹力，坚硬如皮革样，蜡白，焦黄或炭化，干燥后可见皮静脉扩张如树枝状。

【鉴别诊断】 火激红斑　因长时间或近距离受火热烘烤后，局部出现以网状红斑为特征的皮肤病。

【治疗方法】

1. 一般治疗

(1)全身治疗：①适当应用止痛药和抗生素预防感染；②若创面污染严重，应给予破伤风抗毒素注射；③若烧伤面积大，必须重视全身治疗，如抗休克、抗感染、增强机体抵抗力等。

(2)局部治疗：①一度烧伤用一般冷敷，无需特殊处理；②二度烧伤需在无菌条件下清创，后置凡士林纱布，外加纱布和棉垫，绷带包扎。

2. 中医治疗

(1)辨证施治：①火盛伤阴证，治以清热解毒，养阴生津，方选黄连解毒汤合增液汤加减。②火毒炽盛证，治以泻火解毒，方用黄连解毒汤合白虎汤酌加金银花、紫花地丁、白花蛇舌草等。③火毒内攻证，治以泻火解毒救逆，方选黄连解毒汤合犀角地黄汤。④阴损及阳证，治以回阳固阴，方选生脉散合参附汤酌加黄芪、丹参等。厥逆重者，可选参附龙牡救逆汤加减。⑤气血两虚证，治以益气养血，方选八珍汤酌加黄芪、制黄精等。⑥阴伤胃败证，治宜养阴益胃，方选益胃散酌加西洋参、石斛、炒枇杷叶、野蔷薇、鲜芦根等。腹胀便溏，加淮山药、炒扁豆、莱菔子等。

(2)中成药：可选用清热解毒之中成药，如黄连上清片、牛黄解毒片等。

(3)外治疗法：①清洗创面，选用2%黄柏溶液，四周正常皮肤选用0.1%苯扎溴铵溶液、络合碘或75%乙醇消毒；②湿敷疗法，选用75%枯矾混悬液、3%黄柏液，将4～8层纱布浸湿，平敷创面或隔日更换纱布；③将紫草油、黄连膏等制成油纱条，贴在创面上，用于四肢及躯干环形小面积烧伤；④浸浴疗法，药用虎杖煎液可用于四肢小创面，严重感染者创面浸浴。

【预防与护理】

1. 加强防火、用电安全宣传教育。

2. 生活用品，如热水瓶等热源须放置在适当地方，谨防小儿弄翻引起烫伤。

3. 做好头面、颈、会阴等特殊部位的护理，保护双眼，观察有无呼吸道灼伤，会阴部要防二便污染。

4. 上肢应悬吊抬高，躯干、下肢受伤，宜卧床休息，长期卧床应预防压疮。

5. 密切观察重度烧伤病人的生命体征。

6. 鼓励病人进食，多食蔬菜、水果、禽蛋、瘦肉，忌食辛辣肥甘食物等。

第七节 火激红斑

火激红斑又称火激网状色素沉着，系长期暴露于高热所致。常因局部长期用炉火取暖或理疗、红外线照射引起。以照射部位出现毛细血管扩张性网状红斑，有时色素增加显著为特征。多见于长期从事高温工作者。与中医学“火斑疮”相似。

【诊断要点】

1. 好发于直接暴露部位，尤多见于小腿伸侧及喜怀揣暖炉者的小腹部。

2. 皮损为毛细血管扩张性网状红斑，其内杂有苍白、紫红斑点，继之以色素沉着，偶可表皮轻度萎缩。停止接触热源，皮损可渐消退。

3. 无自觉症状和全身症状或仅觉瘙痒。

【鉴别诊断】 网状青斑 皮损呈青紫，不红，且与高热接触无关，不能消退。

【治疗方法】

1. 一般治疗

(1)全身治疗：一般不需要。

(2)局部治疗：以祛除病因及止痒为原则。①祛除病因，保护皮肤；②外用缓和洗剂或皮质类固醇激素洗剂。

2. 中医治疗

(1)中药内服：生石膏、黄芩、连翘、炒牛蒡子、当归、荆芥、地骨皮、紫草及红花各适量，水煎，每日 1 剂，分 2 次内服。

(2)外治疗法：①薄荷、苦参、荆芥各适量，水煎取汁，湿敷患处；②出现似溃非溃者，选用黄柏、青黛、煅石膏及飞滑石各适量，研细末，植物油调搽，每日 1～2 次；③清凉油膏或紫草油膏外涂。

【预防与护理】

1. 避免直接暴露于热辐射下。

2. 避免搔抓。

第八节　痱　　子

痱子系外界气温增高时，汗液排泄不良所致。临床以多数密集或散在红色小丘疱疹或小水疱，夏季发病为特征。属中医学“痤痱”的范畴。

【诊断要点】

1. 好发于头面、腋下、颈部等皮肤皱褶处。

2. 皮损为针头大小密集性丘疹和水疱，周围红晕或针头大小白色密集透明小水疱，周围无红晕，后者常发生于肺炎及伤寒病病人。

3. 自觉灼热、刺痒。

4. 一般无全身症状。

5. 可继发擦烂红斑、湿疹样皮炎；婴儿常继发假性疖病或脓疱疮。

6. 继发感染者血象中白细胞及中性粒细胞计数增高。

【鉴别诊断】　*接触性皮炎*　无季节性，皮损局限于接触部位，有接触史。

【治疗方法】

1. *一般治疗*

(1)全身治疗：瘙痒明显可口服抗组胺药，有感染者可口服抗生素。

(2)局部治疗：以清凉、收敛及止痒为原则。①明矾 2g 加水 100ml 溶化温洗后，外涂 2%冰片或 5%明矾炉甘石洗剂，外扑痱子粉；②1%薄荷炉甘石洗剂或 1%薄荷酊外涂；③脓痱可选用 2%鱼石脂炉甘石洗剂外搽。

2. *中医治疗*

(1)中药内服：治以清暑解热，方用清暑汤加减。

(2)外治疗法：①马齿苋煎水温洗后，外扑痱子粉；②痱子草

30g,鲜丝瓜叶15g,水煎取汁,待冷湿敷或沐浴;③脓痱者选用玉露散、鹅黄散植物油调成糊状外涂;④六一散或滑石粉加入少量冰片外扑。

(3)其他治疗:①绿豆适量,小火煮烂,频饮之;②鲜冬瓜皮或鲜西瓜皮,外搽患处;③针刺,取穴神门、肺区、肾上腺、枕部,留针30min,1/d。

【预防与护理】

1. 居住高温环境须通风、降温,衣着宜宽松舒适。

2. 忌食过热及辛辣食品。

3. 忌用热水烫洗患处,避免搔抓。

第九节 夏季皮炎

夏季皮炎为高温下引起的季节性、炎性皮肤病。以仅发于夏季,秋季即自愈为特征。多见于高温环境下工作者,成年人为主,也可发于儿童。属中医学“暑热疮”的范畴。

【诊断要点】

1. 好发于下肢,尤以小腿伸侧为甚。

2. 皮损为密集针头大到粟粒大小的红斑和丘疹,由于搔抓,常伴渗出、结痂及抓痕。

3. 自觉瘙痒、灼热,与气温高低明显相关,同时与湿度关系较大。

4. 一般无全身症状。

【鉴别诊断】

1. 接触性皮炎　无季节性,有接触史,皮损局限于接触部位。

2. 痱子　好发于头面及皮肤皱褶处,瘙痒不明显。

【治疗方法】

1. 一般治疗

(1)全身治疗:剧痒时可酌情给予抗组胺药物。

(2)局部治疗：以消炎及止痒为原则。①炉甘石洗剂外涂；②铝涂剂外洗；③皮质类固醇软膏必要时外用。

2. 中医治疗

(1)辨证施治：①暑热证，治以清暑解热，方用清暑化湿汤加减；②湿阻证，治以清热化湿，方用藿香正气散加减。

(2)外治疗法：①百部酊外搽，2～3/d；②藿香精、苯酚、薄荷脑、50％乙醇各适量，混匀外搽，2～3/d；③针刺，取穴合谷、曲池、足三里、血海，手法施泻法，1/d。

(3)其他治疗：耳针疗法，取穴肺区、神门、皮质下。方法：直刺穴位，留针 30～60min，其间捻转 3～5 次，1/d。

【预防与护理】

1. 经常保持皮肤清洁与干燥，宜穿通风衣裤。

2. 忌用温热水烫洗，避免搔抓。

第十节　冻　　疮

冻疮是由寒冷引起的局限性皮肤炎症损害。以冬季发病，气候转暖后自愈，易复发为特征。多见于儿童和妇女或末梢血液循环不良者。中医学亦称为“冻风”“瘃冻”。

【诊断要点】

1. 对称性，好发于四肢远端，以手背及手指伸侧、足缘及足趾伸侧、耳郭等处多见，亦可发生于面颊。

2. 皮损为局限性淤血性青紫红斑、肿块或硬结，边缘鲜红，触之冰冷，压之褪色。重者可有水疱，破溃后形成溃疡。

3. 自觉局部胀感及瘙痒，遇热更甚，溃后疼痛。

4. 一般无全身症状。

【鉴别诊断】

1. 多形性红斑　有前驱症状，皮疹多形，有特殊虹膜样损害，无瘀血现象，多发于春秋两季。

2. 结节性红斑　好发于小腿伸侧，炎症显著，疼痛剧烈，与寒冷季节无关。

3. 肢端青紫症　见于成年妇女。两小腿青紫，肌肤冷厥，远端着色重，不破溃，无自觉症状，与季节无关，终年不消退。

【治疗方法】

1. 一般治疗

(1)全身治疗：酌给烟酸、芦丁(路丁)、维生素 E、赛庚啶或雷公藤等口服。

(2)局部治疗：以促进血供、软化浸润为原则。①10％樟脑软膏或樟脑乙醇、松节油外用；②70％蜂蜜、30％猪油软膏或辣椒酊外用；③破溃者外用 10％硼酸软膏或 10％鱼石脂软膏，成脓者用 3％硼酸溶液蒸发罨包。

2. 中医治疗

(1)辨证施治：①寒凝血瘀证，治以温经散寒，活血通络，方用当归四逆汤加减；②气虚血瘀证，治以益气活血，温经散寒，方用人参养荣汤加减。

(2)中成药：①人参养荣丸 9g，口服，1～2/d；②八珍丸、十全大补丸各 9g，口服，2/d。

(3)外治疗法：①桂枝 20g，红花 20g，附子 20g，荆芥 20g，紫苏叶 20g，加清水 300ml，煮沸，稍冷后浸泡患部，边浸边搓，每日 3 次。②甘遂和甘草各 9g，加水 1500～2000ml，煮沸后先熏后洗。③当归、红花、川乌、草乌各 9g，透骨草 12g，加水适量；煎沸取汁，先熏后浸泡，同时外搽红灵酒。④已溃腐未脱，用九一丹外敷，待腐脱新生，外用生肌散，外盖生肌玉红膏。⑤已溃者外用紫云膏。

(4)其他治疗：①茄秆、辣椒秆或蕲艾、冬瓜皮、桂皮各 10g，水煎热泡，1～2/d；②鲜生姜捣烂取汁，外搽患处，并加适当按压；③取猪蹄硬壳，烘干，研极细末，麻油调成糊状，外涂溃烂处；④氦-氖激光和红外线照射，或做激光穴位照射，取穴足三里、复溜、血海。

【预防与护理】

1. 冬季注意保暖,同时加强体育锻炼。

2. 皮肤保持干燥,避免长久接触寒冷潮湿。

3. 受冻部位不宜立即烘烤及热水浸泡。

4. 避免搔抓。

第十一节　皲　　裂

皲裂因多发于手足部,又称手足皲裂,系手足部皮肤因多种原因引起的干燥和皲裂表现。本病以手足部皮肤弹力消失或减弱为特征,多见于露天作业者。中医学亦称"皲裂疮"。

【诊断要点】

1. 好发于皮肤角质厚或经常摩擦部位,如指屈面、手掌、足跟及足跖外侧。

2. 皮损为皮肤粗糙增厚,沿皮纹出现皲裂,深者达真皮,伴出血及活动受限。经过徐缓,冬季发生,天暖暂愈。

3. 自觉刺痛或灼痛。

4. 无全身症状。

5. 继发感染可伴淋巴结肿大。

【鉴别诊断】

1. *手足癣*　原发损害为丘疹、水疱,有痒感,可在皮损处找到真菌。

2. *手足湿疹*　原发损害为红斑、丘疹、水疱,伴痒感。

3. *掌跖角化症*　为先天性疾病,不一定冬秋季形成皲裂,有时可常年发病。一般全掌跖角化、干燥、肥厚。

【治疗方法】

1. *一般治疗*

(1)全身治疗:伴发手足慢性疾病者需积极治疗。

(2)局部治疗:以润滑为原则。①10%～20%尿素软膏或10%白及软膏外用;②氧化锌硬膏粘贴皲裂部;③1%尿素外涂;④甘油搽剂外用。

2. 中医治疗

(1)中药内服:当归、熟地黄、茯苓、白芍、薏苡仁、生黄芪、鸡血藤、川芎各适量,水煎,每日1剂,分3次服。

(2)中成药:①十全大补丸9g,口服,2/d;②西代膏6～9g,口服,1～3/d。

(3)外治疗法:①陈皮30g,葱白15g,水煎取汁,趁热浸泡,再外搽润肌膏或大枫子油;②胡椒12g,白酒120ml,煮后,用棉花蘸药酒温涂患处;③取地骨皮、白矾各等份,水煎取汁,浸泡患处,再用蜡羊油炼熟,入轻粉3g,溶后外搽。

(4)其他治疗:①柏树胶及松香各等份,研细末,临用时撒于胶布上,小火微烊化,紧贴患处;②白及粉15g,猪油60g,调成软膏,先用温热水浸泡再外涂裂口处。

【预防与护理】

1. 冬季露天作业者应采取防护措施,保护皮肤。

2. 常用热水浸泡患处,去除厚积角质层。

第十二节　摩擦红斑

摩擦红斑又名间擦疹、擦烂红斑,系发生于皱褶部位的皮肤急性炎症。本病多见于身体肥胖的婴儿和成人,夏日湿热季节好发。中医学称为“汗淅疮”。

【诊断要点】

1. 好发于皮肤皱褶部位,如颈、腋窝、乳房下及阴股皱褶等处。

2. 皮损为潮红、肿胀、表面浸渍,日久失治可形成表皮溃疡或湿疹样变。

3. 自觉瘙痒、灼痛。

4. 一般无全身症状。

5. 继发感染可并发淋巴结炎。

【鉴别诊断】

1. 急性湿疹　原因不明，发无定处，皮疹多形，境界不清，瘙痒剧烈，迁延难愈。

2. 接触性皮炎　有接触史，常有大疱，炎症明显。

3. 股癣　边缘炎症明显，有丘疹、水疱及鳞屑，中心自愈，真菌检查阳性。

4. 尿布皮炎　仅见于婴儿，皮损仅限于臀部及周围接触尿布部位。

【治疗方法】

1. 一般治疗

(1)全身治疗：继发感染者可给予抗生素。

(2)局部治疗：以干燥、消炎及止痒为原则。①有红斑时撒布硼酸滑石粉或痱子粉等；②糜烂者，先用 1∶8000 高锰酸钾溶液或 3%硼酸水清洁局部后扑粉；③落屑期，外用炉甘石洗剂、2%冰片或 5%明矾炉甘石洗剂。

2. 中医治疗

(1)辨证施治：湿热风毒证，治以清热利湿，疏风止痒，方用除湿胃苓汤合消风散加减。

(2)外治疗法：①有红斑者，选用紫草油或甘草油洗涤患处，外扑蛤粉散；②有糜烂、渗出者，先用马齿苋 30～60g，加水 500～800ml，浓煎取汁，湿敷，再涂黄连膏或青黛膏，外扑蛤粉散至愈。

【预防与护理】

1. 保持局部清洁、干燥。

2. 患处经常撒布粉剂，忌用热水烫洗。

3. 避免搔抓。

第十三节　摩擦性苔藓样疹

摩擦性苔藓样疹又名儿童丘疹性皮炎、沙土皮炎，为学龄前儿童在夏秋季节常见的皮肤病，好发于2—12岁的儿童，男多于女，表现为暂时性外伤性非特异性炎症反应，以患儿手背、前臂、肘、膝部出现散在性小丘疹，有时有轻度苔藓样变为临床特征。

【诊断要点】

1. 好发于学龄前儿童，男孩多见，多于夏秋季节发生。

2. 患儿常有玩沙土或接触粗糙物品史。

3. 皮损常对称分布，多局限于手背、前臂伸侧，有时可见于指节、肘、膝等易受刺激摩擦的暴露部位。皮损为粟粒大小的扁平或半球形丘疹，常密集成片，但不融合，覆有微细糠秕样鳞屑，呈轻度苔藓样变，炎症轻微。

4. 一般无自觉症状，有时出现轻度瘙痒感。

5. 本病具有自限性，但若暴露于原刺激后易复发。

【鉴别诊断】

1. *虫咬皮炎*　有昆虫叮咬或外出游玩史，局部皮肤出现风团样皮疹，明显红肿，中心有小出血点，为虫刺的蜇口，伴有刺痛瘙痒。

2. *儿童丘疹性肢端皮炎*　皮疹泛发，绿豆大小，较扁平暗红色丘疹，开始发于下肢，渐扩展至股、臀及上肢伸侧，最后可出现在面部。颈部淋巴结肿大。为乙肝病毒感染所致，可伴有急性无黄疸性肝炎，血清HBsAg阳性。

【治疗方法】

1. *一般治疗*

(1)全身治疗：本病需避免沙土等摩擦刺激，对学龄前儿童应多加看护，减少机械性摩擦的机会，一般不需内治，如有瘙痒不适症状，可口服抗组胺药物，如马来酸氯苯那敏片、西替利嗪片、氯雷他定片等。

(2)局部治疗:①外用炉甘石洗剂或低浓度的角质促成剂的油膏,如 3%黑豆馏油软膏、氧化锌软膏等。②糖皮质类固醇类软膏外用,如丁酸氢化可的松软膏等。

2. 中医治疗

(1)本病无需内治。

(2)外治疗法:羌月乳膏或丹皮酚软膏外搽,每日 3 次。如疗效不显著,可外用弱效激素类药物,如丁酸氢化可的松乳膏,每日 1～2 次,疗程 5～7d。

【预防与护理】 夏秋季节带儿童在室外游玩时,应注意避免外界过多的不良刺激,教育儿童少玩沙土,减少摩擦。

第十四节　鸡　眼

鸡眼系局部长期受挤压或摩擦而致角质增生。以足部局限性圆锥状角质增生性损害为特征,好发于穿紧窄鞋靴、长期行路或足部畸形者。中医学称为"肉刺"。

【诊断要点】

1. 好发于足部,以踇趾胫侧、小趾外侧面、趾关节背面及趾间多见。

2. 皮损为豌豆大小淡黄色圆锥形角质栓,尖端嵌入皮内,境界明显,表面光滑有皮纹,质坚实。

3. 自觉受压后疼痛异常。

4. 无全身症状。

【鉴别诊断】

1. 掌跖点状角化病　掌跖部多发性孤立的圆锥形角质栓,不嵌入皮内,不限于受摩擦部位。

2. 胼胝　角质增生面积广,境界不清,无嵌入深部和疼痛感。

3. 跖疣　跖疣表面削去后显示点状黑色斑点或出血,通常挤捏痛明显。

【治疗方法】

1. 一般治疗

(1)全身治疗:无需全身治疗。

(2)局部治疗:以腐蚀及散结为原则。①鸡眼膏、10%水杨酸、冰醋酸或30%水杨酸火棉胶外贴;②鸡眼挖除术治疗。

2. 中医治疗

(1)不需内服中药。

(2)外治疗法:①地骨皮及红花各等份,研细末,植物油调敷;②鸦胆子仁捣烂外敷;③水晶膏、脚针膏及千金膏等外敷贴;④先用针拨破,再用蟾酥1.5g,温开水溶化,调铅粉3g,涂患处。

(3)其他治疗:①0.5%普鲁卡因1.0~1.5ml穴位注射,在足内侧者取太溪穴,足外侧者取昆仑穴;②用三棱针烧红直刺鸡眼中心,每隔3d 1次,待干燥后结痂脱落即愈;③局麻下电烙或CO_2激光治疗。

【预防与护理】

1. 鞋宜适足,内衬厚软鞋垫。

2. 足有畸形者宜进行矫治。

3. 用热水泡洗双足,刮去软化角质。

第十五节　胼　　胝

胼胝系局部长期受压或摩擦所致的片状角质增生,是机体对刺激的保护性反应,解除诱因后可消退。本病与足畸形或职业有关。属中医学“牛程蹇”的范畴。

【诊断要点】

1. 好发于手足,尤其是足部,常对称发生。

2. 皮损为淡黄色较厚而坚硬的角质增生斑块,中央较厚,边缘不清,表面光滑,皮纹清晰。

3. 一般无自觉症状,严重时有压痛。

4. 无全身症状。

【鉴别诊断】

1. 鸡眼　为嵌入皮内的圆锥形角质栓，正中心核处皮纹消失，疼痛明显。

2. 跖疣　表面粗糙，中心稍凹，皮纹中断，常有黑色出血点。

3. 先天性掌跖角化症　系先天疾病，幼年发病至青年期增厚，呈对称性弥漫性角质增厚。

【治疗方法】

1. 一般治疗

(1)全身治疗：无需服药治疗。

(2)局部治疗：以软坚散结为原则。①25%水杨酸火棉胶或 0.3%维 A 酸软膏外涂；②氧化锌胶布粘贴损害面，每 2～3d 更换 1 次；③定期用手术刀削除。

2. 中医治疗

(1)无需内服中药。

(2)外治疗法：①初起时用金毛狗脊、陈皮各 30g，细辛、香附各 15g，水煎，浸泡患处，每日 2～3 次；②病程日久则剪开，外掺牛角散或生肌散。

【预防与护理】

1. 减少手足过度摩擦或受挤压。

2. 及时矫正足畸形。

3. 温热水经常泡洗，软化角质层。

第十六节　黑　踵

黑踵系足跟后部出现群集的黑色小斑点。本病以发于足后跟，无自觉症状为特征，与局部刺激或损伤有关。青少年多见。

【诊断要点】

1. 好发于足后跟。

2. 皮损为群集性小斑点或呈线状斑，淡蓝黑色，黑褐色或黑色，压之不褪色，境界不清晰。

3. 多无自觉症状，剧烈运动可感轻度疼痛。

4. 无全身症状。

5. 可伴发多汗症。

【鉴别诊断】 *恶性黑色素瘤* 皮损初为豆大结节，迅速增大，呈蕈状或乳头状，表面破溃呈黑色，晚期预后不良。

【治疗方法】

1. *一般治疗* 一般无需治疗，除去可疑病因，即可逐渐消失。

2. *中医治疗*

(1)中药内服：不需内服药。

(2)外治疗法：生天南星磨醋成浓汁，外涂患处，每日 1～2 次。

【预防与护理】

1. 注意保护皮肤，穿着舒适的鞋。

2. 避免剧烈摩擦或外伤。

3. 必要时制动。

第十七节 压 疮

压疮(褥疮)是病人身体局部长期受压后影响血液循环，组织发生营养缺乏而引起的组织坏死。多发生于尾骶、肘、踝、背脊等受压迫部位。临床以皮肤破溃、疮口经久不愈为特征。属于中医学“席疮”范畴。

【诊断要点】

1. 好发于尾骶、背脊、肘、踝等骨突易受压迫及摩擦部位。

2. 多见于昏迷、瘫痪、骨折、大面积烧伤等久病卧床的病人。

3. 初起皮肤上出现褐色红斑，微肿，继而紫暗水肿，坏死溃烂。

4. 继发感染时组织坏死迅速，脓水淋漓，相应部位出现淋巴结肿大。

5．自觉疼痛、瘙痒。

【鉴别诊断】

1．臀痈　臀部肌肉丰厚处范围较大的急性化脓性疾病。位置深，范围大，来势急，无长期卧床史。

2．环跳疽　髋关节急性化脓性疾病，好发于儿童，局部漫肿，关节活动受限，疼痛剧烈。

【治疗方法】

1．一般治疗

(1)全身治疗：一般不需全身治疗，严重者应了解病人有无影响正常愈合的糖尿病及周围血管病等，并需增加维生素和蛋白质等营养物质的补充。

(2)局部治疗：①压疮伤口保持湿润，每日用生理盐水冲洗 1 次；②受压部位发红时，以 2%碘酊溶液轻轻涂一层，不用脱碘，1/d；③红肿，水疱，2%碘酊溶液干后再涂以甘油或液状石蜡，可 4h 或 2h 涂 1 次；④初期可用局部热敷。

2．中医治疗

(1)辨证施治：①气滞血瘀证，治以清热解毒，活血和营，方用活血解毒汤酌加牛膝、枳壳；②蕴毒腐蚀证，治以托里消毒，扶正活血，方用托里消毒散酌加川贝母、白花蛇舌草等；③气血两虚证，治以调补气血，托毒生肌，方用人参养荣汤酌加金银花、紫花地丁等。

(2)外治疗法：①红斑初起，用 10%红花乙醇浸液同时局部按摩每日 2～3 次；②渗液少者，可用白糖胶布疗法、紫草油纱布敷贴；③渗液多者，可用 0.5%小檗碱溶液、枯矾冰片液，或单味清热解毒中草药煎液局部湿敷(如马齿苋、生地榆、川黄柏等)；④脓腐较多而难去者，宜先剪去坏死组织，再用九一丹或八二丹；⑤脓腐已去，疮面红润改用生肌玉红膏等外搽。

(3)其他疗法：艾灸法。①隔姜灸，将姜片置于红肿或似溃非溃疮面上，以艾炷灸，每次 5～6 壮，1/d；②直接灸，疮面腐去，新肉生长缓慢者，将疮面清洗干净后，以艾条温和灸疮面及四周，每次5～10min，1/d。

【预防与护理】

1. 凡重病、久病及瘫痪病人长期卧床者，均应注意定时变换体位。

2. 及时清洁被污染皮肤，保持干燥，受压处垫以气圈、棉垫，避免受压磨损。

3. 发生压疮后应尽早治疗，加强护理。

4. 情志护理。主动热情地给予病人精神上的安慰、开导、鼓励，增强战胜疾病的信心。

5. 饮食护理。给予病人高热量、高蛋白质及富含维生素的食物，如瘦肉、猪肝、豆类等。

第 13 章　神经精神性皮肤病

第一节　瘙　痒　症

瘙痒是许多皮肤病共有的一种自觉症状。临床上将只有皮肤瘙痒而无原发损害者称之为瘙痒症，分局限性和全身性两型。属中医学“风瘙痒”的范畴。

【诊断要点】

1. 全身性泛发者，最初仅局限于一处，逐渐扩展至身体大部或全身。局限性者，发于身体的某一部位，以肛门、男性阴囊及女阴等处多见。

2. 无原发性皮损，由于搔抓可引起皮肤上出现抓痕、血痂、色素沉着、湿疹样变及苔藓样变。

3. 阵发性剧烈瘙痒，瘙痒发作常有定时，此外，尚有烧灼、虫爬及蚁行等感觉。感情冲动、温度变化及衣服摩擦等刺激都可引起瘙痒发作或加重。

4. 临床类型，根据发病部位、季节、年龄及诱发因素等，可分为全身性瘙痒病，如老年瘙痒病、冬季瘙痒病及夏季瘙痒病等；局限性瘙痒病，如肛门瘙痒病、女阴瘙痒病及男性阴囊瘙痒病等。若继发于全身情况，如糖尿病、肝胆病及妊娠等称为症状性瘙痒病。

【鉴别诊断】

1. *虱病*　发于体部、阴部及头部，可找到虱虫或虱卵。

2. *神经性皮炎*　好发于颈、项、骶尾及四肢伸侧，因搔抓迅速出现皮肤苔藓样变。

【治疗方法】

1. 一般治疗　①使用温和的清洁剂;②常规使用皮肤保湿剂;③避免过度清洁及暴力清洁皮肤。

(1)全身治疗:①抗组胺药如氯苯那敏、咪唑斯汀、赛庚啶、氯雷他定、非索非那定、依巴斯汀、盐酸奥洛他定、盐酸依匹斯汀等口服,或选用钙剂、维生素 C 及硫代硫酸钠。若有失眠等神经衰弱症状者,给予镇静催眠药,如地西泮(安定)等。②全身性瘙痒较重者,可选用盐酸普鲁卡因静脉封闭。③对老年性瘙痒病,可酌情选用性激素,男性用丙酸睾酮或甲睾酮,女性用己烯雌酚或黄体酮。其他可选用维生素 B、氨苯砜等。④阿片受体拮抗药:中枢神经系统 U 阿片样受体激活可能诱发瘙痒。U 阿片受体拮抗药纳曲酮、纳洛酮等可有效控制瘙痒。⑤阿片受体激动药:中枢 K 阿片受体激动药可能抑制瘙痒,如布托啡诺、纳呋拉啡已用于瘙痒性皮肤病。⑥抗抑郁药如米氮平、帕罗西汀等。⑦抗癫痫药:如普瑞巴林、加巴喷丁,对感觉异常性特发性瘙痒有效。⑧阿瑞匹坦:神经肽受体 1 拮抗药,可能与抑制 P 物质和神经肽结合有关。可有效缓解难治性瘙痒。⑨沙利度胺对难治性瘙痒有帮助。⑩其他:免疫抑制药环孢素 A、硫唑嘌呤等。

(2)局部治疗:选用镇静止痒力强、刺激性小的药物,常用药有1%～2%苯酚(石炭酸)、2%～3%水杨酸、1%～2%薄荷脑、2%～4%醋酸、5%～20%糠馏油或黑豆馏油、1%麝香草酚、1%达克罗宁、3%～5%苯唑卡因等配成酊剂、洗剂、软膏及霜剂。①根据季节及个体皮肤情况选用不同制剂,夏季用溶液、酊剂、洗剂,冬季皮肤干燥肥厚用软膏及霜剂;②局限性瘙痒可选用皮质类固醇激素的软膏或霜剂,如 0.25%醋酸氢化可的松软膏、地塞米松霜及氟轻松霜;③局部注射疗法,局限性瘙痒可用曲安奈德、地塞米松及普鲁卡因等药物做局部封闭,或用维生素 B_{12}、苯海拉明及异丙嗪等穴位注射。

(3)物理疗法:全身性瘙痒可行紫外线照射、皮下输氧、淀粉浴、糠浴及矿泉浴等。

2. 中医治疗

(1)辨证施治:①血热生风证,治以凉血清热、消风止痒,方用止痒熄风汤加减;②血虚生风证,治以养血消风、润燥止痒,方用养血润肤饮加减;③瘀血证,治以活血化瘀、祛风止痒,方用活血祛风汤加减;④风盛证,治以搜风清热,方用乌蛇祛风汤加减;⑤风湿证,治以祛风除湿、清热止痒,方用全虫方加减;⑥风寒证,治以祛风散寒、调和营卫,方用桂枝麻黄各半汤加减;⑦阴亏证,治以滋养肝肾,方用地黄饮子加减。

(2)中成药:①乌蛇止痒丸每次 10g,3/d;②祛风换肌丸每次 6g,口服,2～3/d。

(3)外治疗法:①周身皮肤瘙痒者,外搽苦参酒、九华粉洗剂及三石水;②皮肤干燥发痒者,外搽润肌膏。

(4)针灸疗法:①针刺疗法,取穴曲池、足三里、合谷、三阴交、血海,施泻法,每日 1 次;②耳针疗法,取穴神门、交感、肾上腺、内分泌、肺区、痒点等区域,单耳埋针,双耳交替,每周轮换 1 次;③耳背放血。

【预防与护理】

1. 祛除病因,忌食辛辣刺激性食物。

2. 避免各种外界刺激,如搔抓、热水、肥皂烫洗。

3. 生活要规律化,加强营养,保证充足睡眠。

第二节　神经性皮炎

神经性皮炎又名慢性单纯性苔藓,是一种常见的慢性皮肤神经功能障碍性皮肤病。以皮肤局限性苔藓样变,伴剧烈瘙痒为特征。属中医学“牛皮癣”的范畴。

【诊断要点】

1. 好发于颈部、项部、四肢伸侧及骶尾部等处。

2. 先有局部间歇性瘙痒而无明显皮损，经反复搔抓或摩擦后出现粟粒至绿豆大圆形或多角形扁平丘疹，密集或散在。呈正常皮色或淡褐色，表面光滑或有少量鳞屑。以后丘疹增多，扩大并融合成片，皮纹加深，边缘清楚，呈苔藓样变。由于搔抓还可见抓痕、血痂或继发感染。

3. 自觉阵发性剧痒，夜间尤甚。情绪激动、局部刺激、饮酒及食辛辣刺激性食物等常可使病情加重或诱发本病。

4. 病程慢性，反复发作。可分为局限性和泛发性两型。

【鉴别诊断】

1. 慢性湿疹　多有糜烂、渗出等急性湿疹的发病过程，以皮肤肥厚粗糙为主，边界欠清楚。

2. 扁平苔藓　为多角形、中央略凹陷的扁平丘疹，呈暗红、紫红或正常皮色，表面有非常细小鳞屑。形成一有光泽的膜。有条状损害，颊黏膜常有灰白色扁平多角形皮损，组织病理有特异性。

3. 原发性皮肤淀粉样变　两小腿伸侧有对称性的圆形丘疹样苔藓样斑块，圆形丘疹，呈半透明状。高粱米至绿豆大小，粗糙而坚硬，组织病理有特异性。

【治疗方法】

1. 一般治疗

(1)非药物性干预：①保持皮肤湿润：薇诺娜、玉泽、可丽金保湿霜等；②凉爽的环境；③避免皮肤刺激；④减少压力；⑤应用Vnna boot绷带或其他封闭性敷料封闭瘙痒局部区域。

(2)全身治疗：①瘙痒剧烈者，可选用抗组胺药，如氯苯那敏、异丙嗪(非那根)、羟嗪、赛庚啶、咪唑斯汀；②泛发者，可行静脉封闭疗法，常用0.25%普鲁卡因、维生素C等；③肿瘤等其他疾病导致瘙痒者，积极治疗原发病，阿瑞匹坦、沙利度胺可能有效缓解瘙痒。

(3)局部治疗：①可选用含各种消炎和止痒等成分的药物，如

10%黑豆馏油膏、1%～3%蒽林软膏、4%甲醛溶液、复方硫黄软膏、苯酚(石炭酸)酊剂及皮炎搽剂等。②皮质类固醇激素软膏、霜剂或溶液,如卤米松、糠酸莫米松、地奈德乳膏等。若采用封包疗效更好;若局部苔藓化、肥厚明显者可先用肤疾宁硬膏贴 3～5d,待薄后再用其他疗法。③局部封闭疗法,可选用皮质类固醇激素,如曲安奈德、复方倍他米松等。也可用普鲁卡因、苯海拉明、2%苯甲醇、山莨菪碱(654-2)等局部封闭。

(4)物理疗法:可酌情选用浅层 X 线、NB-UVB、磁疗、蜡疗及矿泉浴治疗。

2. 中医治疗

(1)辨证施治:①肝郁化火证,治以疏肝理气,清肝泻火,方用龙胆泻肝汤加减;②风湿蕴肤证,治以疏风清热利湿,方用消风散加减;③血虚风灼证,治以养血祛风,润燥止痒,方用当归饮子加减。

(2)中成药:①当归片 5 片,口服,3/d;②乌蛇止痒丸 10g,口服,3/d;③地龙片 5 片,口服,2/d;④丹参片 5 片,口服,2/d;⑤润燥止痒胶囊,3 粒,口服,3/d。

(3)外治疗法:①皮损较薄者,可外搽 2 号癣药水、斑蝥醋、百部酊及川槿皮酊;②皮损较厚者,可外搽皮癣水、黑油膏及藜芦膏等;③皮损泛发者,可选用布帛搽剂外搽。

(4)针灸疗法:①针刺疗法,取穴曲池、外关、血海、三阴交,施泻法,每日 1 次;②梅花针疗法,用梅花针局部皮损轻巧叩刺,以少许渗血为度,每 3～5 天 1 次;③耳针疗法,取穴神门、枕部、肺区、肾上腺、皮质下,针刺留针 30min,1/d。

【预防与护理】

1. 解除思想负担,生活规律化,劳逸结合。

2. 避免饮酒、喝浓茶及食辛辣刺激性食物。

3. 严格避免搔抓、摩擦及热水烫洗。

第三节 痒 疹

痒疹是一组急性或慢性炎症性皮肤病的总称。临床类型分小儿痒疹(又称 Hebra 痒疹)、成人痒疹(又称寻常性痒疹、单纯痒疹)。以小风团样斑丘疹、小丘疱疹皮损,自觉剧烈瘙痒为特征。其致病原因不明确,多认为与变态反应有关,但也认为与虫咬、病灶感染、胃肠道功能障碍、内分泌失调及神经因素有关。常可伴有荨麻疹、花粉症(枯草热)、哮喘及皮肤划痕试验阳性。属中医学“顽湿聚结”“粟疮”范畴。

【诊断要点】

1. 小儿痒疹(Hebra 痒疹)

(1)本病多发于1—3岁幼儿。皮疹好发于四肢伸侧,尤以下肢为甚。重者可遍及全身,但很少累及腘窝及掌跖,腹股沟淋巴结常肿大。

(2)皮疹初发为风团或风团样小丘疹、丘疱疹或扁平斑丘疹,继而为圆形粟粒或绿豆大小丘疹,质较硬,称为痒疹小结节。搔抓日久可形成苔藓样改变。表面有血痂、抓痕和湿疹样改变,留有黄褐色色素沉着。

(3)自觉剧痒,可伴失眠、消瘦和营养不良。

(4)病程缓慢,至青春期可自行缓解痊愈。

2. 成人痒疹(寻常性痒疹或单纯痒疹)

(1)本病多见于成人,女性较多,皮损好发于躯干和四肢伸侧。

(2)以坚实丘疹为主,间有小水疱或结痂,分批、散在出现,反复发作搔抓后致皮肤抓痕、血痂、苔藓样改变和色素沉着。

(3)自觉剧烈瘙痒,可伴淋巴结肿大。

(4)病程倾向慢性。

【鉴别诊断】

1. 丘疹性荨麻疹　多发生于夏秋季,病程短,皮疹为水肿性红色斑丘疹，中央有小水疱，数目少，不伴淋巴结肿大。

2. 疥疮　无一定发病年龄，有接触传染史，蔓延迅速，瘙痒以夜间为主。皮疹多在指间、阴部、股及胸腹部，以丘疹、小水疱为主，可查见疥虫。

【治疗方法】

1. 一般治疗

(1)全身治疗：寻找病因，予以根除。抗过敏治疗，抗组胺类药，如氯苯那敏、氯雷他定、西替利嗪等，配合钙剂、维生素 C 及硫代硫酸钠静脉注射。对有神经精神因素者，可适当服用镇静催眠类药，如地西泮、多塞平等。如重症，皮损广泛者，可予适量皮质类固醇激素，如泼尼松、地塞米松口服。

(2)局部治疗：主要是止痒、消炎及预防感染。常选用炉甘石洗剂、1%麝香草酚酊、1%苯酚、3%水杨酸、10%糠馏油或黑豆馏油软膏。亦可用卤米松、糠酸莫米松、地奈德及哈西奈德溶液等。

2. 中医治疗

(1)辨证施治：①风湿热证，治以祛风除湿清热，方用消风散加减；②血燥证，治以养血润燥，方用四物消风散加减。

(2)中成药：①地龙片或乌蛇片 5 片，口服，2/d；②乌蛇止痒丸 10g，口服，3/d。

(3)外治疗法：①药浴疗法，可行全身药浴，如苦参、蛇床子、千里光、白鲜皮、地骨皮、土黄柏、明矾煎水药浴或糠浴；②局部外涂 10%百部酊、5%硫黄洗剂、1%冰片酊、10%蛇床子酊或一扫光软膏。

(4)其他治疗：自血疗法、针灸、耳针及穴位注射。

【预防与护理】

1. 注意避免虫咬、日晒，讲究个人卫生。

2. 避免热水烫洗，尽量避免搔抓。

3. 注意劳逸结合，精神轻松愉快。

第四节　结节性痒疹

结节性痒疹又称疣状固定性荨麻疹或结节性苔藓，是一种慢性炎症性瘙痒性皮肤病。以好发于四肢伸侧，皮肤表现为结节性损害，剧烈瘙痒为临床特征。多见于成年人，以妇女为多。属中医学“马疥”的范畴。

【诊断要点】

1. 成年女性病人多见，发病前可有昆虫叮咬史，或伴有胃肠功能紊乱及内分泌障碍。

2. 皮损好发于四肢伸侧，尤以小腿伸侧最为显著，亦可见于腰周、臀部。

3. 初起常为局部出现风团样丘疹或丘疱疹，黄豆至蚕豆大小，呈淡红色或红褐色，孤立散在，互不融合，数目不等，几个甚至几十个，逐渐形成半球状坚实结节，顶端角化表现为疣状外观，表面粗糙，颜色呈红褐色或灰褐色，反复搔抓可在结节周围继发抓痕、色素沉着及苔藓样改变。

4. 自觉剧烈瘙痒，尤以夜间为甚，影响睡眠。

5. 病程呈慢性经过，常迁延数年，经久不愈。

【鉴别诊断】

1. 寻常疣　好发于儿童及青年，皮损呈乳头样，高出于皮肤，表面粗糙，角化明显，触之较硬，呈肤色或灰白色，一般无自觉症状，偶有轻微痒感。

2. 疣状扁平苔藓　皮损表现为肥厚性斑块，呈疣状增殖，上覆细薄鳞屑，斑块周围可见散在性褐色或紫红色扁平丘疹。

3. 丘疹性荨麻疹　好发于儿童，表现为风团样丘疹，多呈纺锤形，淡红色，顶端可伴有小水疱，自觉瘙痒，病程较短。

【治疗方法】

1. 一般治疗

(1)全身治疗:①抗组胺药,依巴斯汀 10mg,口服,1/d;西替利嗪 10mg,口服,1/d;氯雷他定 10mg,口服,1/d,也可用西咪替丁 400mg 加入 5%葡萄糖氯化钠注射液 500ml 静脉滴注,1/d。②严重影响睡眠可选用地西泮、羟嗪等镇静催眠安神。③配合维生素 C、钙剂、硫代硫酸钠抗过敏治疗。

(2)局部治疗:①可选用各种剂型的皮质类固醇激素外搽,如丁酸氢化可的松乳膏、地塞米松软膏、丁苯羟酸乳膏、肤疾宁硬膏等;②选用焦油类制剂,如局部涂搽 5%~10%硫黄煤焦油软膏等;③选用腐蚀治疗,可采用碳酸或 50%三氯醋酸涂于结节处,但治疗过程中应谨慎注意保护周围正常皮肤;④可选用皮质类固醇激素局部皮损内注射,常能获得较好疗效。

(3)物理治疗:局部皮损可采用激光、高频电灼及液氮冷冻。

2. 中医治疗

(1)辨证施治:①湿毒瘀滞证,治以除湿解毒,搜风止痒,方用除湿胃苓汤合全虫方加减;②湿滞血瘀证,治以活血化瘀,除湿止痒,方用除湿胃苓汤合桃红四物汤加减;③气血瘀滞证,治以活血化瘀,软坚散结,大黄䗪虫丸加减。

(2)中成药:①血府逐瘀丸 10g,口服,3/d;②大黄䗪虫丸 6g,口服,3/d;③复方丹参片 3 片,口服,3/d。

(3)外治疗法:①结节较小者,可选用五倍子软膏外涂,每日 2~3 次;②结节较大者,可采用雄黄解毒散或黑色拔膏棍加温外贴,或采用温通化瘀膏外敷;③中药地骨皮 30g,白矾 20g,白鲜皮 30g,煎水熏洗,每日 2 次;④放血疗法、拔罐疗法:皮损处放血拔罐;⑤火针:发红的火针迅刺于皮损内。每处皮损可重复 7~8 次。

【预防与护理】

1. 避免昆虫叮咬,避免反复搔抓继发感染。

2. 注意调整饮食结构,改善饮食状态,纠正胃肠道的功能紊乱。

3. 调情志,忌辛辣发物。

第五节 色素性痒疹

色素性痒疹是一种特殊性伴有网状色素沉着的瘙痒性皮肤病。本病病因尚不明了,有人认为发病可能与物理性损伤、衣服摩擦等因素有关。临床上以瘙痒性丘疹伴网状色素沉着为特征。无季节性。属中医学"血风疮"的范畴。

【诊断要点】

1. 发病前可有局部物理性损伤史。

2. 皮损好发于颈项及躯干部,偶尔可发生于额部。

3. 初起常表现为红色或暗红色、黄豆至蚕豆大丘疹,丘疹相对独立散在存在,偶有部分丘疹相互融合成网状,逐渐在丘疹之间出现有特殊网状色素加深斑点,由于瘙痒反复搔抓。在局部皮损及附近可见有血痂,皮肤粗糙及色素沉着。

4. 自觉瘙痒,情绪波动及衣服的摩擦可刺激瘙痒加剧。

5. 本病较为顽固,治疗时间较长。

【鉴别诊断】

1. *Givatte皮肤异色病* 皮肤损害为红褐色或青铜色网状色素斑。常由1～3mm大小的斑疹或丘疹组成,其间夹杂有轻度萎缩性淡白斑和明显的毛细血管扩张,好发于面颊部及颈部,尤以耳后乳突及颈侧明显,一般无自觉症状,偶有瘙痒感。

2. *摩擦黑变病* 常与局部皮肤反复受到强力摩擦和压迫等机械性刺激有关,多限于易受摩擦的骨隆起部位,一般无自觉症状或有轻度痒感。

3. *色素性荨麻疹* 是一种良性皮肤型肥大细胞增生病,皮肤表现为色素性斑丘疹或结节,在斑丘疹上划痕或摩擦后出现风团,一般无自觉症状,可有轻度痒感,多见于儿童。

【治疗方法】

1. 一般治疗

(1)全身治疗:首先给予口服米诺环素,100mg,1/d,效果明显。给予抗组胺药物对症处理,如依巴斯汀、氯雷他定等。抗组胺药物效果不显著时,可酌情使用沙利度胺口服。

(2)局部治疗:可选用皮质类固醇激素制剂,但不主张长期使用,可外用炉甘石洗剂涂患处,每日数次。

2. 中医治疗

(1)辨证施治:①风热证,治以疏风清热止痒,方用消风散加减;②血虚证,治以养血祛风,方用当归饮子加减。

(2)中成药:①银翘片 4 片,口服,2～3/d;②逍遥丸 100g,口服,3/d;③乌蛇止痒丸 100g,口服,3/d。

(3)外治疗法:①中药野菊花、石菖蒲、艾叶、白芥子、白芷各等份,煎水外洗、湿敷患处,每日 1 次;②二白药膏外涂,2/d;③玫芦皮疾灵软膏外涂。

(4)针灸疗法:①取穴心俞、肝俞、神门、丰隆,采用平补平泻法,每日 1 次;②取主穴神门、三阴交、内关、通里,配穴:心俞、厥阴俞、脾俞,采用补法或平补平泻法,每日 1 次,适用于心脾两虚证。

【预防与护理】

1. 注意个人卫生,勤换衣。

2. 衣着宜宽松,避免穿过于紧身的衣服。

3. 保持心情愉快,避免过度精神紧张。

4. 饮食清淡,忌辛辣发物。

第六节　神经官能性表皮剥蚀

神经官能性表皮剥蚀属于自身强迫性疾病,又叫神经性表皮剥蚀,常发生于神经衰弱病人和其他精神病者,是一种自身强迫性抓挖皮肤而致表皮剥脱的神经官能症。以强迫性无意识地抓挖自己的皮肤为临床特征。多见于妇女，属中医学“癫狂”的范畴。

【诊断要点】

1. 好发于面、颈、胸背、四肢等双手能触及的部位。

2. 多见于青中年女性病人，特别是患有神经衰弱或其他精神病者。

3. 病人常想象皮肤上有某种异常，为矫正这种想象的异常，强迫自己用指甲、小刀、镊子或其他物品去抓挖自身皮肤，导致抓痕、表皮剥脱或继发感染或形成瘢痕等皮肤损害。

4. 间歇性发作，病人不隐瞒自伤行为。

5. 剥脱性痤疮为一特殊类型，为某些妇女过度清洁、修饰面容而强迫性掐压颜面轻微细小甚至假想的皮损，以致发生结痂、瘢痕等继发损害。

【鉴别诊断】

1. 人工皮炎　病人对自身造成的皮肤上损害不予承认，否认病史，而神经官能性表皮剥蚀病人不隐瞒自伤行为，承认病史。

2. 寄生虫病妄想　是一种思想障碍性疾病，恐惧寄生虫侵袭，而神经官能性表皮剥蚀为自身强迫性疾病，想象皮肤异常，根据病史不难鉴别。

【治疗方法】

1. 一般治疗

(1)全身治疗：认真询问病史，正确疏导教育，采用心理疗法及暗示疗法，消除病人异常心理状态，纠正其自身强迫性抓挖皮肤的异常心理。酌情选用维生素 B_1 10mg，口服，3/d；谷维素 10mg，口服，3/d；多塞平 10mg，口服，3/d；必要时酌情使用地西泮 2.5mg，口服，3/d；氯氮䓬(利眠宁)5mg，口服，3/d。

(2)局部治疗：选用温和止痒剂如炉甘石洗剂外涂或皮质类固醇制剂，如哈西奈德溶液等外搽，对继发皮损对症处理。

2. 中医治疗

(1)辨证施治：①气郁痰结证，治以疏肝解郁，理气化痰，方用逍遥散加减;②心脾两虚证,治以健脾益气,养心安神,方用归脾丸合甘麦大枣汤加减。

(2)中成药:①逍遥丸 10g,口服,3/d;②归脾养心丸 10g,口服,3/d;③柏子养心丸 10g,口服,3/d;④养血安神胶囊 5 粒,口服,3/d。

(3)外治疗法:①千里光、艾叶、枫球、薄荷各 30g,煎水外洗,每日 1 次;②石菖蒲、艾叶各 30g,煎水外洗,每日 1 次;③青黛黄连膏麻油调涂,每日 2 次。

【预防与护理】

1. 生活有规律,保持乐观向上的心态。

2. 调情志,纠正异常心理状态。

3. 多交流,消除思想负担。

4. 保证足够睡眠。

第七节　拔毛癖、断发癖

拔毛癖属于自身强迫性神经官能症,常见于性情急躁、易冲动病人,有的病人与遗传因素有关,以病人自觉或不自觉地将头发、眉毛、胡须、腋毛或阴毛拔去为临床特征。属中医学“癫狂”的范畴。

【诊断要点】

1. 多为儿童病人,青壮年亦可发病。

2. 受累部位以头顶部及颞部毛发多见,亦可发生于成人胡须、阴毛、腋毛、眉毛、睫毛等。

3. 病人表现为用手或利用物品将自己的毛发强行拔除,拔除毛发再生后仍被反复拔除,脱发处常有残存毛发及断发,有的病人用双手将毛发撕断或用剪刀将毛发剪断,称为“断发癖”。

4. 自觉拔毛时有舒适感。

【鉴别诊断】　斑秃　是一种局限性斑片状脱发,可能与神经精神因素有关，多突然发生，表现为1个或数个边界清楚的圆形或椭圆形脱发区，无拔除毛发病史。

【治疗方法】

1. 一般治疗　对婴幼儿，家长应关心和加强护理，利用玩具分散注意力，对儿童、青少年及成人，可对应性采用心理疗法及暗示疗法，消除紧张情绪，合理安排生活，参加适当劳动，转移其注意力，必要时酌情给予镇静药。

2. 中医治疗

(1)辨证施治：①气郁痰结证，治以疏肝解郁，理气化痰，方用逍遥散加减；②心脾两虚，治以健脾益气，养心安神，方用归脾汤加减。

(2)中成药：①逍遥丸10g，口服，3/d；②归脾养心丸10g，口服，5/d；③柏子养心丸10g，口服，3/d。

【预防与护理】

1. 积极参加文体活动，分散注意力。

2. 加强对患者的关心和爱护，改善急躁情绪。

3. 生活规律，饮食有节。

第八节　咬　甲　癖

咬甲癖常见于神经官能症或有精神分裂症的儿童，以经常咬甲的不良习惯为临床特征。少见于青少年及成人，属中医学“癫狂”的范畴。

【诊断要点】

1. 可见于儿童、青年或成人。

2. 损害发生于一个指甲或多个指甲。

3. 表现为被咬指甲游离缘呈锯齿状，甲板缩短，甲表面无光泽，呈秽暗色，可有横沟或嵴，也可以出现甲下的出血及甲软化、甲萎缩，亦可伴发有甲沟炎。

4. 自觉咬甲时情绪愉悦、舒适。

【鉴别诊断】

1. 甲营养不良　见于儿童，表现为 20 个指(趾)甲同时出现甲板变薄，无光泽，表面有纵嵴，随着年龄的增长，部分病人逐渐好转，无咬甲史。

2. 甲软化症　甲板常软化呈白色半透明状，容易弯曲、破裂的为先天性，可以继发于全身营养不良、甲板病变，病人无咬甲史。

【治疗方法】

1. 一般治疗

(1)全身治疗：纠正病人不良的咬甲习惯，加强对病人的关心和心理疏导，利用玩具等分散其注意力，给予适当的心理疗法及暗示疗法。

(2)局部治疗：可在甲表面及周围涂搽氯喹、氯霉素及黄连，以药物的苦味，使其畏惧，停止咬甲，但应注意药物一旦入口后所能引发的不良反应。

2. 中医治疗

(1)辨证施治：①气郁血虚证，治以养心安神，方用甘麦大枣汤加减；②心脾两虚，治以健脾益气，方用归脾汤加减；③气郁化火证，治以解郁泻火，方用丹栀逍遥散加减。

(2)中成药：①逍遥丸 10g，口服，3/d；②归脾养心丸 10g，口服，3/d；③泻肝合剂 50ml，口服，3/d。

【预防与护理】

1. 加强对病人的关心及照顾，经常进行语言交流，使其放松情绪，逐步改正咬甲习惯。

2. 生活有规律，保证足够的睡眠。

3. 可采用他物转移、分散病人注意力。

第九节　人 工 皮 炎

人工皮炎是指有意识地利用物理或化学手段，自我造成的皮肤损害。本病女性多见，一般都具有癔症性格的特征。目前认为本病是精神性疾病的行为性皮肤病，属中医学“癫狂”范畴。

【诊断要点】

1. 多见于女性，病人多有癔症性格，病人常常隐瞒其损伤皮肤的行为。

2. 多以指甲、刀、剪、钉子等利器损伤皮肤，或以高浓度苯酚及氢氧化钾等化学品灼烧皮肤。

3. 其人为损害的皮疹形态常常是稀奇古怪的，局部可发生红斑、水疱、表皮剥脱、坏死和溃疡等各种损害，也可出现刺伤和割伤后所形成的创面。如因液体化学品灼伤，则可出现化学品在皮肤上流滴时造成的条状或点滴状的损害，手、面、颈、胸等处常易受损伤。

4. 随皮肤损害的轻重而有不同程度的烧灼及疼痛感。

【鉴别诊断】 接触性皮炎 多有明确异物接触史，皮损部位与接触部位相一致，皮损多为单一形态，境界清楚，去除过敏物后可自愈。

【治疗方法】

1. 一般治疗

(1)全身治疗：认真追问病史，正确疏导教育，分析其精神状况，对精神性疾病应及时使用抗抑郁药，如氟西汀、匹莫齐特。

(2)局部治疗：按皮肤病外用药物使用原则选择合适的药物和剂型对症处理。

2. 中医治疗

(1)辨证施治：①气郁痰结证，治以疏肝解郁，理气化痰，方用逍遥散合涤痰汤加减；②心脾两虚证，治以补益心脾，镇心安神，方用归脾汤加减。

(2)中成药：①逍遥丸 10g，口服，3/d；②归脾丸 10g，口服，3/d；③柏子养心丸 10g，口服，3/d。

【预防与护理】

1. 耐心地说服、教育和心理疏导，以纠正患者的心理及精神异常状态。

2. 使患者远离尖锐的器具和开水、刺激性的化学物品等。

第14章　红斑、丘疹鳞屑性皮肤病

第一节　多形性红斑

多形性红斑又称多形渗出性红斑，是一种原因较复杂的自限性炎症性皮肤病。临床以多形性皮疹，具有靶形或虹膜样红斑为其特征。多见于青年女性，春秋季节发病较多。属中医学“雁疮”“猫眼疮”范畴。

【诊断要点】

1. 临床上根据皮损特点分为3型。

(1)红斑-丘疹型：①皮疹呈多形性，以红斑、丘疹为主，为水肿性鲜红斑，中心可呈紫红、虹膜状或靶形；有时中央可出现水疱或小血疱。皮损多为对称分布，好发于四肢，黏膜受累轻或不受累。②自觉瘙痒或灼热，有时有关节疼痛。③病程2～4周，皮疹消退留有色素沉着，可反复发作。

(2)水疱-大疱型：①在红斑基础上出现水疱或大疱，水疱破溃形成糜烂面或浅溃疡。口腔及生殖器等处黏膜常受累。②可伴全身症状、关节痛、蛋白尿或血尿、血沉增快，白细胞总数及嗜酸性粒细胞增多。

(3)重症型(又称皮肤-黏膜-眼综合征或Stevens-Johnson综合征或重症大疱性红斑)：①发病急剧，有前驱症状，如头痛、发热、畏寒、关节痛、咽痛及全身不适，多由药物过敏引起；②皮损为水肿性红斑，迅速出现水疱或大疱，泛发全身，尼氏征阴性，黏膜损害早且广泛(如眼、鼻、口腔、肛门、尿道、呼吸道及消化道)等，水疱溃烂甚至坏死；③实验室检查有血沉增快、白细胞增多，蛋白尿、血尿及尿素氮增高。

2. 组织病理学改变主要表现为表皮下水疱，真皮上部水肿，表皮有明显变性和坏死，血管周围以淋巴细胞浸润为主。

【鉴别诊断】

1. 冻疮　多见于冬季，入春消退，好发于四肢末端暴露部位，不见于黏膜。无靶形红斑，自觉瘙痒，遇热加重。

2. 药疹(多形红斑型)　有服药史，停药经适当处理即可消退。与季节无关，也无一定好发部位。

3. 红斑狼疮　常出现多形性红斑皮损，且好发于青年女性，易误诊。但系统性红斑狼疮，多为颜面蝶形红斑，有明显关节疼痛及全身症状，白细胞减少，抗核抗体阳性，抗 Sm 抗体阴性，狼疮带试验和抗双链 DNA 抗体阳性等。

【治疗方法】

1. 一般治疗　尽可能祛除病因，如抗感染，停用可疑致敏药物。

(1)全身治疗：①因为本病 80%由 HSV 感染引起，仅 10%由动物引起，在无明确药物情况下，应常规使用抗病毒药；②轻症给予抗组胺药、维生素 C、钙剂等内服或注射；③重症病人应加强护理，常规应用皮质类固醇激素，保持水、电解质平衡，适当合理使用抗生素以预防或控制感染。

(2)局部治疗：原则为消炎、收敛、止痒及防止继发感染。①红斑-丘疹型可选用炉甘石洗剂或皮质类固醇激素乳剂；②有渗出、糜烂者应用 3%硼酸溶液湿敷，大疱可在无菌下抽吸疱液；③有重症大疱、糜烂而又广泛者宜隔离消毒，干燥暴露；④注意眼部损害的护理，白天滴眼药水，晚涂四环素可的松眼膏。

2. 中医治疗

(1)辨证施治：①风寒证，治以和营祛寒，方用桂枝汤合当归四逆汤加减；②风湿热证，治以疏风清热利湿，方用导赤散合清肌渗湿汤加减;③火毒证,治以清热凉血、利湿解毒,方用犀角地黄汤合普济消毒饮加减。

(2)中成药:①雷公藤片 3 片,口服,2～3/d;②火把花根片 3～5 片,口服,2～3/d。

(3)外治疗法:①斑丘疹色红无渗液者,三黄洗剂外涂,或黄柏、苦参、明矾煎水外洗;②有糜烂者,外涂青黛油或紫草油;③黏膜损害有糜烂者,注意清洁消毒后外涂撒青吹口散或锡类散。

【预防与护理】

1. 风寒证宜注意保暖,避免寒冷刺激。

2. 注意对重症病人的皮肤护理和口腔、眼部的黏膜护理。

3. 忌食鱼、虾、蟹、蒜及酒类发物。

第二节　银　屑　病

银屑病又称牛皮癣,是一种常见的具有特征性皮损的慢性易于复发的皮肤病。临床上以红斑、鳞屑为主要特征,或与感染、免疫、遗传、环境及精神压力相关。有明显季节性,冬季发病或加剧,夏季自行痊愈或减轻。多见于青壮年。根据临床表现一般分为 4 型,即寻常型、脓疱型、关节病型和红皮病型。属中医学“白疕”的范畴。

【诊断要点】

1. 寻常型银屑病

(1)临床特点:①典型皮损为境界清楚、形态、大小不一的红斑,稍有浸润增厚,红斑表面覆盖银白色层积性鳞屑。轻轻刮去鳞屑,可见一层淡红半透明薄膜,称薄膜现象。刮除薄膜后可见小出血点,称为点状出血现象(即 Auspiz 征)。进行期中,外伤或针孔处常可出现新皮损,称为同形反应(Koebner 现象)。②头皮皮损鳞屑较厚,毛发呈束状,但不脱发。指甲甲板出现点状凹陷似顶针样,变形,肥厚失去光泽。皮肤皱裂部位易造成浸渍皱裂。③皮损以头皮、躯干及四肢伸侧为主，黏膜（如口腔黏膜、龟头黏膜）损害较轻。④初发多在青壮年，病程慢性，有一定季节性，冬重夏轻，可反复发生，也有冬轻夏重者。

（2）病程：一般分 3 期。①进行期：不断出现新皮损且原有皮损逐渐扩大。伴有同形反应，瘙痒明显。②静止期：皮损稳定，经久不消，无新发疹。③退行期（恢复期）：皮损减少、变平，逐渐消退，留有色素减退斑。如经治疗后消退则留有色素沉着斑。

（3）组织病理学改变：主要为显著角化不全，可见 Munro 脓肿，颗粒层变薄或消失，棘层增厚，表皮突延长，深入真皮。真皮乳头呈杆状向表皮内上伸。真皮浅层血管周围淋巴细胞浸润。

2. 脓疱型银屑病

（1）泛发脓疱型银屑病：①皮损特点是在红斑上出现群集性浅表的无菌性脓疱，脓疱如粟粒，可融合成脓湖；②皮疹可泛发于躯干及四肢，口腔黏膜亦可受累，常见沟纹舌；③可伴高热、关节肿痛等全身症状；④病情好转后可出现典型银屑病皮损，病程可达数月或更久，常易复发，预后较差；⑤实验室检查，白细胞增高，血沉增快，可有低蛋白血症及低钙血症。

（2）掌跖脓疱型银屑病（又称局限性脓疱型银屑病）：①皮疹在红斑基础上出现多数粟粒大小脓疱，1～2 周后自行干涸，形成黄色屑痂或小鳞屑，以后又在鳞屑下出现小脓疱，反复发生，逐渐向周围扩展；②皮损好发于掌跖部；③病人一般情况良好，但病情顽固。

（3）组织病理学改变：表皮内海绵状脓疱，疱内多数中性粒细胞。脓疱多位于棘细胞上层。真皮浅层血管扩张，周围有淋巴细胞和组织细胞及少量中性粒细胞浸润。

3. 关节病型银屑病（又名银屑病性关节炎）

（1）典型的关节改变，多侵犯远端指（趾）间关节，常不对称，发生类风湿关节炎样损害。关节红肿疼痛、变形及功能障碍。

（2）常与寻常型银屑病或脓疱型银屑病同时发生，多见于男性。病程迁延，关节炎随银屑病皮损的轻重而变化。

(3)实验室检查类风湿因子阴性，血沉增快，X线检查见类似类风湿关节炎的骨关节破坏。

4. 红皮病型银屑病(又名银屑病性红皮病或银屑病性剥脱性皮炎)

(1)银屑病活动期治疗方法不当或脓疱型消退过程中可转为本型。

(2)表现全身皮肤弥漫性潮红、肿胀和脱屑，在潮红浸润中，可见片状正常"皮岛"为本病特征之一。

(3)可伴发热、畏寒、头痛及关节痛等不适，浅表淋巴结肿大。血象白细胞可升高，低蛋白血症。

(4)本病顽固，愈后易复发。治愈后，可有典型的银屑病损害。

5. 其他

(1)反向银屑病：累及间擦部位(包括腹股沟、会阴、生殖器、臀沟、腋和乳房下区域)无明显鳞屑，抗真菌治疗无效。

(2)甲银屑病：在银屑病患者，甲病变终身发生率达80%～90%。甲病变在银屑病患者中更常见。然而1%～10%的银屑病，甲受累是其唯一表现。表现甲凹，甲板破损半月形甲板区域出现红色斑点白甲病。

【鉴别诊断】

1. 慢性湿疹　多发于屈侧，有剧痒及色素沉着，鳞屑少。无银白色多层鳞屑及薄膜现象，亦无出血现象。

2. 玫瑰糠疹　多发于躯干，为鲜红色斑片，沿皮纹排列鳞屑少，多数在1～2个月可自愈。

3. 脂溢性皮炎　皮损边界不清，头皮常有油腻鳞屑，无典型束状发、日久常有脱发现象。

【治疗方法】

1. 一般治疗

(1)全身治疗：①维A酸类药，如阿维A。②皮质类固醇激素，一般仅用于红皮病型、泛发性脓疱型银屑病且使用其他药物无效者，并需采用联合治疗。③免疫抑制药，如他克莫司、甲氨蝶呤、环孢素（环孢菌素 A）；免疫调节药，如胸腺素、转移因子。④抗生素，如青霉素、红霉素。⑤维生素 A、维生素 B、维生素 C、维生素 D 等。⑥生物制剂，如依那西普、利妥昔单抗、英夫利昔单抗、苏金单抗、阿达木单抗、司库奇尤单抗、乌司奴单抗、依奇珠单抗、古塞奇尤单抗等。

（2）局部治疗：①角质促成剂、5％水杨酸、0.1％～0.4％蒽林、芥子气、0.025％～0.1％维 A 酸、10％～20％尿素，配成软膏或泥膏。②皮质类固醇制剂，如糠酸莫米松、地塞米松、地奈德及哈西奈德等霜剂。曲安奈德（确炎舒松-A）或泼尼松龙混悬液加等量 1％普鲁卡因溶液做皮损区封闭。③维 A 酸类药，如全反式维 A 酸软膏、他扎罗汀软膏。④维生素 D_3 衍生物，如卡泊三醇（达力士）、他卡西醇等。⑤免疫抑制药，如他克莫司软膏和吡美莫司乳膏。

（3）其他疗法：窄谱中波紫外线照射；配合温泉治疗或海水浴。

2. 中医治疗

（1）辨证施治：①风热血热证（常见于进行期），治以疏风清热，凉血化斑，方用消风散合犀角地黄汤加减；②风湿寒痹证（多见于关节炎病型），治以疏风散寒、调营活络，方用桂枝汤加减；③湿热蕴结证（多见脓疱型），治以清热利湿，方用萆薢渗湿汤加减；④火毒炽盛证（多见于红皮病或脓疱病型），治以清热解毒，兼以凉血，方用黄连解毒汤合五味消毒饮加减；⑤血虚风燥证（静止期），治以滋阴润燥，养血祛风，方用养血润肤饮加减；⑥血瘀证，治以活血化瘀，养血润燥，方用桃红四物汤加减。

（2）中成药：①银屑灵冲剂 10g，口服，3/d；②复方青黛丸 10g，口服，3/d；③竹黄颗粒剂 10g，口服，3/d；④雷公藤总苷片，2 片，口服，3/d。

（3）外治疗法：①进行期（脓疱型、红皮病型等），可用安抚保护药，如黄连、黄柏、青黛膏或调麻油外搽。也可用京万红烫伤膏、湿润烧伤膏外搽。②静止或消退期，用一扫光、10％硫黄软膏外搽，牛皮癣药膏或风油膏外搽。③药浴疗法（各型银屑病），浴洗方，侧柏叶、楮桃叶、艾叶、枫球子、千里光、黄柏、地骨皮、狼毒及白鲜皮各 30g，煎水浴洗。

【预防与护理】

1. 少食脂肪和肉类，忌食辛辣及酒类，多食新鲜蔬菜水果。

2. 增强体质锻炼，防止感冒（病毒感染）及精神刺激。

3. 治疗中应注意：服用甲氨蝶呤等药物应每周复查血象，定期检查肝、肾功能。

4. 外用药物原则上从温和无刺激药物开始，浓度由低到高，避免长期大面积外用强效皮质类固醇激素。

第三节　副银屑病

副银屑病又称类银屑病，是一组病因不明的慢性皮肤病。以红斑、丘疹、浸润及鳞屑而无自觉症状为其特征。病程顽固，多不易治疗。可发于任何年龄，但以青年男性为多见。

【诊断要点】　根据临床表现通常分为 3 型，即点滴状、痘疮样及斑片状副银屑病。

1. 点滴状副银屑病

（1）常于青年发病，男性多于女性。

（2）主要分布于躯干、四肢。

（3）皮损为淡红色或褐红色针头至指甲大小，略有浸润的斑丘疹，互不融合，表面细薄鳞屑，不易剥掉，用力刮除鳞屑后无点状出血。

（4）无自觉症状，病程缓慢。

2. 痘疮样副银屑病（又称急性痘疮样苔藓状糠疹）

（1）主要分布于躯干及四肢屈侧，口腔及生殖器也有受累。

(2)发病急，病程短，一般数周至半年可自然消退。

(3)为泛发性淡红色或棕色鳞屑性扁平红斑丘疹、丘疱疹，常有坏死、脓疱、结痂。愈后留下天花样瘢痕，皮疹成批不断出现。检查时可见处于不同阶段的皮损为本病特点。

(4)任何年龄可发病，以青年多见。

3. 斑片状副银屑病

(1)好发于躯干和四肢近侧，两侧对称。

(2)皮损为紫色或黄红色斑块，呈圆形、椭圆形或不规则形，边界清楚，表面有少许鳞屑，硬币至手掌大小。

(3)病程慢性，可达数年至数十年。部分可发展成蕈样肉芽肿。

(4)多中年发病，以男性多见。

(5)无自觉症状。

4. 组织病理学改变　呈急性炎症及灶性坏死，表皮角化不全，棘层内有少许坏死角质形成细胞，基底细胞液化变化。真皮浅层及深层血管周围以淋巴细胞为主的浸润。

【鉴别诊断】

1. 银屑病　鳞屑较厚，呈多层银白色鳞屑，有刮除鳞屑后的薄膜现象和点状出血现象。

2. 扁平苔藓　皮疹为多角形红褐色或正常皮色的扁平丘疹，表面平滑，有蜡状光泽。

3. 玫瑰糠疹　有子母斑，有黄红色糠秕样鳞屑，皮损常沿皮纹排列，病程有自限性。

4. 丘疹坏死性结核疹　皮损多散在分布于四肢伸侧，在关节部位有群集倾向。初多为黄豆大青红或紫红色丘疹，后中央发生脓疱而坏死结褐色厚痂，去痂后形成凹陷性小溃疡，渐自愈后形成圆形萎缩性瘢痕及色素沉着。结核菌素试验阳性。

【治疗方法】

1. 一般治疗

(1)全身治疗：①抗组胺药，如氯雷他定、依巴斯汀、盐酸西替利嗪等，可减轻瘙痒；②维生素 D_2、抗疟药等；③窄谱中波紫外线照射。

(2)局部治疗：外涂皮质类固醇激素霜剂、维生素E霜、维A酸软膏或护肤霜类。

2. 中医治疗

(1)辨证施治：①风寒证，治以祛风散寒、调和营卫，方用桂枝汤加减；②热毒证，治以凉血清热解毒，方用犀角(水牛角代)地黄汤加减；③气阴两虚证，治以益气养阴、清热活血，方用养阴解毒汤合竹叶石膏汤加减。

(2)中成药：①雷公藤总苷片3片，口服，3/d；②竹黄颗粒剂10g，口服，3/d；③六味地黄丸10g，口服，3/d。

(3)外治疗法：①外涂黄柏霜、维肤膏或三黄洗剂；②药浴治疗，千里光、忍冬藤、野菊花、侧柏叶、地骨皮、黄柏、皂角刺及明矾煎水浴洗以清热解毒、祛风止痒。

【预防与护理】

1. 急性期不宜用刺激性强烈的外用药，应避风寒，忌酒及避免辛辣饮食。

2. 慢性期不宜系统用皮质类固醇激素和免疫抑制药。

3. 对斑片状副银屑病病人，应注意随访，以免发展为蕈样肉芽肿。

第四节　单纯糠疹

单纯糠疹又称白色糠疹，是一种原因不明的好发于儿童和青少年面部的表浅性干燥鳞屑性减色斑。多发于春季，属中医学“吹花癣”“桃花癣”“虫斑”范畴。

【诊断要点】

1. 皮疹多发于面部，有时可见于颈部、躯干。

2. 皮疹为圆形或椭圆形淡色斑，边缘较清晰，表面干燥，附有少量细小灰白色糠状鳞屑。斑通常为多发,直径为 1～4cm。

3. 一般无自觉症状,有时有轻度瘙痒。

【鉴别诊断】

1. 白癜风　皮损白斑明显,境界清楚,无鳞屑,可发生于任何部位,周边皮肤色素加深。

2. 体癣　皮损呈环状,周边有炎性丘疹,中心治愈,鳞屑刮取镜检可见真菌。

【治疗方法】

1. 一般治疗

(1)全身治疗:无特殊疗法,可口服复合维生素 B 或多种维生素胶丸。有肠寄生虫时,应做驱虫治疗。

(2)局部治疗:可选择 5%硫黄软膏,泛发者可用酮康唑洗剂洗澡,起泡沫稍保留后冲去;必要时亦可用皮质类固醇霜剂外涂局部。

2. 中医治疗

(1)辨证施治:一般不需内服中药,如有脾虚证,可用参苓白术散加减;蛔虫证则可用苦楝根或使君子汤加减。

(2)中成药:可内服犀角化毒丸或小儿香橘丹。

(3)外治疗法:①雄黄膏、白玉膏、黄柏霜及润肌膏,可任一种外搽,2/d;②苍耳子酒外搽,2/d。

【预防与护理】

1. 有肠道寄生虫者,及时驱虫治疗。

2. 注意加强小儿营养,增强体质。

3. 注意卫生,减少或防止微生物的感染。

第五节　玫瑰糠疹

玫瑰糠疹是一种常见的具有自限性的急性红斑鳞屑性皮肤病。临床以好发于躯干、长轴与皮纹一致的圆形、椭圆形或环形玫瑰色鳞屑斑为其特征。能自愈、罕见复发。多见于青壮年,好发于春秋季,可能与病毒感染有关,属中医学“风癣”范畴。有文献提出玫瑰糠疹是糠疹病毒再激活的一种表现。

【诊断要点】

1. 部分病人有前驱症状,如全身不适、头痛、咽痛、关节及肌肉酸痛等,持续 1～2 周时间。

2. 50%～90%的病人发生在颈部以下、躯干或四肢某部出现 1 个玫瑰色较大(直径 2～5cm)圆形或椭圆形斑,境界清楚,上有糠秕状鳞屑,称母斑或前驱斑。

3. 1～2 周后在躯干部出现多数蚕豆大小椭圆形淡红斑,中心略呈黄褐色,边缘有领圈样薄屑,皮损长轴与皮纹走行一致,称子斑或继发斑。

4. 皮损好发于躯干及四肢近心端。

5. 无自觉症状或有不同程度瘙痒。

6. 病程自限,一般 2～3 个月自愈,很少复发,预后良好。

【鉴别诊断】

1. 银屑病　发病部位不定,但以四肢伸侧及头皮多见,基底为淡红色炎性浸润,覆有多层银白色鳞屑,刮去鳞屑有薄膜反应,除去薄膜可见点状出血。病程长,易复发。

2. 体癣　好发于颜面及躯干,皮损数目少,呈环状,边缘可有丘疹、水疱及鳞屑,可查见真菌。

3. 药疹　有时可呈玫瑰糠疹样型,但有服药史,不出现母斑。经过短促,停药后易于消退。

4. 梅毒　二期梅毒玫瑰疹应与此区别。前者无硬下疳史,后者皮损不痒、梅毒血清试验阳性,二者不难鉴别。

【治疗方法】

1. 一般治疗

(1)全身治疗:①抗组胺类药,如氯雷他定、依巴斯汀,成人每晚 1 粒;②10%葡萄糖酸钙或硫代硫酸钠静脉注射;③较严重的病例，口服阿昔洛韦。

(2)局部治疗：保护及止痒为原则。①皮质类固醇激素霜剂外涂；②可用非激素类中成药膏，如普连软膏、肤痔清软膏等；③尿素软膏。

2. 中医治疗

(1)辨证施治：①风热证，治以疏风清热，方用银翘散加减；②血热证，治以凉血祛风，方用凉血消风散加减；③血燥证，治以养血润燥、消风止痒，方用养血润肤饮加减。

(2)中成药：①板蓝根冲剂 10g，口服，3/d；②抗病毒口服液 10ml，口服，3/d；③消风合剂 50ml，口服，3/d；④雷公藤总苷片；⑤复方青黛丸。

(3)外治疗法：①三黄洗剂外搽，清凉粉外扑，每月 2 次；②药浴疗法，用苦参汤煎水外浴洗。

(4)其他治疗：①物理疗法，紫外线照射 NB-UVB，每日 2～3 次；②糠浴及矿泉浴。

【预防与护理】

1. 忌食辛辣、酒类及腥发之品。

2. 注意皮肤护理、避免搔抓、忌热水烫洗和使用碱性肥皂。

第六节　连圈状秕糠疹

连圈状秕糠疹又称远山病，是一种较少见的轻度角化性皮肤病。以正圆或椭圆形褐色或淡褐色境界明显的鳞屑斑片为其特征。自觉症状轻微，好发于躯干，多见于青壮年。发病原因不明，与营养障碍及遗传等有关。属中医学“蛇皮癣”范畴。

【诊断要点】

1. 好发于躯干，其次为四肢。

2. 皮疹为数个或数十个圆形或椭圆形污褐色斑，境界清楚，直径 2～20cm，无明显炎症，表面有糠秕状或鱼鳞病样鳞屑。斑片可相互融合成花瓣形或多环状。

3. 冬重夏轻，病程缓慢，甚至终身不愈。

4. 一般无自觉症状或微痒。

5. 病理改变为表皮轻度角化过度，伴有真皮血管周围少量淋巴细胞和组织细胞浸润。

【鉴别诊断】

1. 银屑病　斑片多为浸润性炎性，鳞屑为多层银白色，刮屑可见薄膜反应和出血点现象。

2. 体癣　皮损呈环状，周边有炎性丘疹，或小水疱，中央自愈，夏重冬轻，鳞屑镜检可见真菌。

【治疗方法】

1. 一般治疗

(1)全身治疗：内服维生素 A 有一定疗效。

(2)局部治疗：可选用尿素、维 A 酸、糖皮质激素软膏、水杨酸、松馏油及鱼肝油等制剂外涂。

2. 中医治疗

(1)辨证施治：血虚风燥证，治以润肤祛风，方用四物消风散加减。

(2)中成药：①当归膏 10ml，口服，3/d；②养血润肌散 10g，口服，3/d。

(3)外治疗法：①10%硫黄软膏、润肌膏局部外涂；②大风子油、蛋黄油与甘草油调匀外涂；③药浴治疗，用地骨皮、侧柏叶、石菖蒲、大黄、千里光、苦参及蛇床子煎水浴洗。

(4)其他治疗：①紫外线照射；②单方，以猪油 500g，大枣 500g 及黄酒 500ml 炖服，分 3～5d 服完；或每日吃大枣 10 枚。

【预防与护理】

1. 注意加强营养，多食豆类、肝及蛋黄类食物。

2. 注意皮肤护理，应常用温热水洗澡，冬季保护皮肤，可外搽复方甘油搽剂，使皮肤柔软。

第七节　石棉状糠疹

石棉状糠疹又称石棉状癣，是一种发生于头皮、厚积的类似于石棉状的鳞屑性损害，为感染或化学性刺激、外伤所引起的一种特殊反应。好发于儿童和青壮年，预后良好。属中医学“白屑风”“面游风”的范畴。

【诊断要点】

1. 一般局限于部分头皮，亦可蔓延至全头皮甚至颈部。

2. 头皮发生厚层灰白色鳞屑，堆集如板状。状如石棉，黏着于头皮，头发因厚积鳞屑而呈束状，毛发本身不受侵犯，仅暂时性脱发。

3. 皮损基底一般无炎症，如发生湿润、渗液或继发感染时，可呈轻度潮红，并散发难闻臭味。

4. 经过缓慢，常持续多年，预后良好。

5. 组织病理学无特殊改变，毛囊口角质增生，有时可见皮脂腺退化。

【鉴别诊断】

1. *银屑病*　头皮银屑病皮损基底炎症浸润较明显，不倾向湿润，身体他处有银屑病损害，刮屑可见薄膜反应和筛状出血点现象。

2. *白癣*　早期可有丘疹，鳞屑较薄，有高位断发，发干下部有白色菌鞘，真菌检查阳性，滤过性紫外线灯检查显亮绿色荧光。

【治疗方法】

1. *一般治疗*

(1)全身治疗：内服 B 族维生素制剂，如有感染可用抗生素，如四环素或红霉素。

(2)局部治疗：以清洁、抗菌及脱屑为主。①局部可用酮康唑洗剂洗去鳞屑，每日外涂二硫化硒混悬液、5%～10%硫黄煤焦油软膏、5%氯化氨基汞软膏或抗生素软膏；或用复方酮康唑软膏与硫黄软膏交替外用。②有渗液者可湿敷1∶2000醋酸铅溶液或高锰酸钾1∶20 000溶液。

2. 中医治疗

(1)辨证施治：①湿热证，治以祛风、燥湿、清热，方用荆防牛蒡汤加减；②血燥证，治以祛风清热、养血润燥，方用祛风换肌丸加减。

(2)中成药：①金土冲剂10g，口服，3/d；②山楂冲剂1包，口服，3/d。

(3)外治疗法：润肌膏或一扫光外涂；有渗出继发感染时，可用三黄液外洗，青黛散香油调敷。

【预防与护理】

1. 忌食辛辣，少吃油腻和甜食，多食蔬菜水果，保持大便通畅。

2. 局部不用刺激性强的肥皂及洗涤剂洗涤，避免机械性刺激，洗头不宜过勤。

第八节 扁平苔藓

扁平苔藓又称扁平红苔藓，是一种原因不明皮肤和黏膜的慢性炎症性皮肤病，有自身免疫、精神、遗传、感染等学说。以紫红色扁平多角形丘疹、表面蜡样光泽、好发于皮肤与黏膜为特征。病程慢性，多发于成年，男女皆患。属中医学“紫癜风”范畴。

【诊断要点】

1. 皮损可同时侵犯皮肤黏膜，甚或散发全身，但常局限于四肢，以屈侧为主，对称发生。

2. 典型皮损为红色或紫红色、扁平多角形丘疹，针头至扁豆大，边界清楚，表面有蜡样光泽。用放大镜观察，丘疹表面有灰白色斑点，以及互相交错的网状条纹，称威克姆(Wickham)纹，为本病的重要特征，搔抓后可有同形反应。

3. 黏膜可同时受累，以口腔及外阴为主，呈乳白色斑点或白色网状条纹。也可发于毛发、指（趾）甲，毛囊和甲板可破坏，出现秃发、甲裂隙、甲纵嵴等。

4. 病程慢性，常持续多年，可出现许多不同的临床特殊类型，如色素性扁平苔藓、肥厚性（疣状）扁平苔藓、大疱性扁平苔藓、光化性扁平苔藓、毛囊性扁平苔藓、掌跖扁平苔藓及环状扁平苔藓等。

5. 多见于成年人，自觉瘙痒或瘙痒不明显，黏膜损害则有烧灼感。

6. 组织病理学变化为角化过度，颗粒层显著增厚，棘层不规则增生，基底层液化变性，真皮上部单一核细胞浸润带。可见淋巴细胞及散在嗜酸性粒细胞浸润。

【鉴别诊断】

1. 神经性皮炎　多发于颈部，先有瘙痒而后有苔藓样变，无威氏纹，不发生口腔及甲损害。

2. 皮肤淀粉样变　皮损为高粱米大小圆形丘疹，表面粗糙，没有蜡样光泽，多对称分布于小腿伸侧和背部。刚果红试验阳性。

3. 银屑病　浸润明显，有多层银白色鳞屑，刮除鳞屑后可见到点状血点。

4. 玫瑰糠疹　急性泛发的扁平苔藓须与之区别。

5. 结节性痒疹　皮损色素暗褐，表面无 Wickham 纹及同形反应，黏膜未见受累，多有蚊虫叮咬史。

【治疗方法】

1. 一般治疗　大多数皮肤扁平苔藓 1～2 年内缓解，目前尚无特效疗法。

(1)全身治疗：抗组胺类药及镇静药，如氯雷他定、羟嗪等口服。皮质类固醇激素用于急性或重症者，症状缓解后减量。其他可选用沙利度胺、氯喹、异烟肼、阿维 A 及灰黄霉素等。

(2)局部治疗:以止痒、消炎为原则。①皮质类固醇激素制剂外涂,如氟轻松、地塞米松、卤米松软膏;②维 A 酸类;③各类焦油制剂,如黑豆馏油、糠馏油、松馏油、煤焦油;④对肥厚型可用封包疗法或肤疾宁硬膏外贴,小面积皮损可用泼尼松龙加普鲁卡因局部注射。

2. 中医治疗

(1)辨证施治:①风湿热证,治以祛风清热,利湿止痒,方用消风散;②血虚风燥证,治以养营活血、祛风润燥,方用四物消风散;③阴虚火旺证,治以滋阴降火,补益肝肾,方用知柏地黄丸。

(2)中成药:①雷公藤多苷片 2 片,口服,3/d;②火把花根片 3 片,口服,3/d;③知柏地黄丸 10g,口服,3/d。

(3)外治疗法:①泛发瘙痒者,10%三黄洗剂外擦;②皮损肥厚萎缩者,黄柏霜或一扫光外涂;③口腔皮损或阴部损害者,青吹口散涂布患处,或涂布锡类散、西瓜霜及青黛散等;④有足溃疡,用红油膏掺九一丹外敷。

3. 其他治疗　NB-UVB、PUVA 放射治疗或冷冻治疗。

【预防与护理】

1. 忌烟酒及辛辣、刺激性食物。

2. 日常生活规律化,精神愉快。

3. 避免剧烈搔抓和避免用热水、肥皂水烫洗。

4. 治疗慢性病灶。

第九节　光泽苔藓

光泽苔藓是一种病因不明的慢性炎症性丘疹性皮肤病。临床以较多微小如粟粒大发亮的多角形或圆形平顶丘疹为其特征。

【诊断要点】

1. 好发于龟头、阴茎及下腹部,也可见于阴囊和阴唇、胸部及上肢屈侧。

2. 皮疹为粟粒大丘疹，圆顶或平顶，表面有光泽。界限清楚，呈淡红色或正常肤色，群集而互不融合。

3. 多无自觉症状，好发于儿童及中青年。偶有轻度至中度瘙痒。

4. 病程慢性，可以自行消退，又可复发。

5. 组织病理学特征为真皮乳头层有境界清楚局限性浸润灶，以淋巴细胞及组织细胞为主。浸润灶两侧的表皮突向下延伸，呈抱球状，浸润上方表皮萎缩变薄，基底细胞液化变性。

【鉴别诊断】

1. 珍珠样阴茎丘疹　皮疹多发生在冠状沟边缘，环绕龟头呈环状排列。

2. 扁平苔藓　丘疹扁平无光亮，在龟头上常融合成环状或网状，皮肤或口腔常同时发现皮损。

3. 皮脂腺异位症　主要在口腔黏膜，也可见于阴部黏膜，好发于龟头、包皮内侧及小阴唇处，皮疹粟粒大，呈圆形白色或淡黄色丘疹，病理学特点是由成熟的皮脂腺小叶构成。

【治疗方法】

1. 一般治疗　目前尚无特效疗法，有自愈倾向，一般无须处理。

(1)全身治疗：必要时用维生素 A、维生素 D 内服。

(2)局部治疗：可外用曲安西龙尿素软膏、5%间苯二酚软膏、5%水杨酸软膏或 0.1%维生素 A 霜外用。

2. 中医治疗

(1)辨证施治：①肝、肾阴虚证，治以滋补肝肾为主，方用六味地黄汤加减；②湿热证，治以除湿利水、清热解毒，方用除湿解毒汤加减。

(2)中成药：①六味地黄丸 10g，口服，3/d；②知柏地黄丸 10g，口服，3/d。

(3)外治疗法：三黄洗剂外涂，或以五倍子、黄柏、苦参、黄芩、紫花地丁、地骨皮及明矾煎水外洗，五妙水仙膏局部点涂。

3. *其他治疗* 激光或电烙，适用于孤立的少数皮损。

【预防与护理】

1. 增强体质，注意适当补充蛋白质及维生素类。

2. 讲究个人卫生，注意局部清洁。

第十节 念珠状红苔藓

念珠状红苔藓又称苔藓样念珠状病、尖锐红苔藓。是一种泛发性慢性炎症性丘疹性皮肤病。以皮损沿长轴排列呈念珠状为临床特征。有人认为是慢性单纯性苔藓的一种变型；也有人认为是扁平苔藓的一种变型，病因尚不明确。属中医学“癣”的范畴。

【诊断要点】

1. 通常见于中年人，男女均可发病。

2. 皮疹可发生于单侧肢体，亦可分布于两侧，甚至可播散于全身。

3. 皮损表现为粟米大小、半球形坚实丘疹，呈红色或暗色，表面多有蜡样光泽，沿肢体长轴方向呈典型念珠状排列。

4. 可伴有轻度或中度瘙痒。

5. 组织病理学示真皮上部有血管炎、血管壁及结缔组织有破坏性改变，呈急性渗出性炎症性反应，继以纤维变性反应。

【鉴别诊断】 *扁平苔藓* 通常为多角形扁平丘疹，呈紫色，表面有蜡样光泽及细小的白色条纹（Wickham 纹），皮损消退后留有色素沉着。

【治疗方法】

1. *一般治疗* 无特殊治疗方法，一般对症治疗。

(1)全身治疗：给予抗组胺类药物、钙剂、维生素 C 等对症处理。

(2)局部治疗：①可外用皮质类固醇激素，如氟轻松、丁酸氢化可的松、哈西奈德等;②亦可外用煤焦油制剂软膏及海普林软膏;③病变范围较小者,可采用皮质类固醇激素做局部皮下封闭治疗。

(3)物理治疗:可采用液氮冷冻治疗。

2. 中医治疗

(1)辨证施治:①肝郁痰结证,治以疏肝理气,化痰解郁,方用丹栀逍遥散合四物汤加减;②气滞血瘀证,治以活血化瘀通络,桃红四物汤加减。

(2)中成药:①大黄䗪虫丸 6g,口服,3/d;②复方丹参片 3 片,口服,3/d;③桂枝茯苓胶囊,3 粒,口服,3/d。

(3)外治疗法:①黄倍膏外搽皮损处,2～3/d;②地骨皮 30g,白矾 30g,野菊花 10g,水煎,熏洗患处,1/d。

【预防与护理】

1. 饮食清淡,忌辛辣发物。

2. 避免病人过度搔抓,避免继发感染,注意皮肤护理。

第十一节　硬化萎缩性苔藓

硬化萎缩性苔藓又称白色苔藓、白点病、硬斑病样扁平苔藓及 Csillag 病。其发病与遗传、性激素和自身免疫有关,也可能与感染、局部刺激及外伤有一定的关系。以皮肤表现为境界清楚的白色多角形平顶丘疹,表面有毛囊性黑色角质栓,外周有红色或紫色晕轮,后期发生变硬萎缩为临床特征,多发生于女性病人,常累及外阴和肛周皮肤,尤以绝经期前后多见。

【诊断要点】

1. 本病女性多见,尤以绝经期妇女居多。

2. 皮疹可发生于躯干、四肢,但以外阴部多见,并常是唯一的受累部位。

3. 皮损初起呈多角形白色或象牙色扁平丘疹,绿豆大小甚至更大，密集互不融合质硬，表面可有黑头粉刺样毛囊角质栓，丘疹逐渐融合成片，形成斑块，后期发生硬化萎缩，变成羊皮纸样。

4. 发生于外阴部常自觉瘙痒，瘙痒有时较剧烈，也可发生灼热感或疼痛。

5. 女性累及大小阴唇、阴蒂、会阴部，甚至肛门，称女阴干枯症。可形成特殊的“8”字形或“哑铃”形外观。

6. 男性累及龟头、包皮，称闭塞性干燥性龟头炎，可导致包皮、龟头硬化、干燥，甚至继发鳞癌。

7. 组织病理变化表现为角化过度伴角栓，表皮突明显减少或消失伴基底细胞液化变性，真皮浅层胶原纤维早期明显水肿，后期均质化，真皮中部有炎症细胞浸润，以淋巴细胞为主。

【鉴别诊断】

1. *萎缩性扁平苔藓* 损害表现为红色或紫红色扁平丘疹，瘙痒剧烈，硬化不显著，无羊皮纸样变化，组织病理显示，致密浸润在真皮上层而不在中层。

2. *点滴状硬皮病* 为境界清楚的斑状或点滴状水肿硬化性损害，无多角形扁平象牙色丘疹，无毛囊角质栓。

【治疗方法】

1. *一般治疗* 无特效治疗方法，一般对症处理，祛除诱因，尽量减少局部刺激。

(1)全身治疗：①可给予维生素 A、己烯雌酚、氯喹、大剂量维生素 E 等口服；②可考虑口服维 A 酸，对早期临床及组织学病变有明显效果；③抗组胺药物、钙剂对症治疗。

(2)局部治疗：①可外用 2%丙酸睾酮软膏或 10%黄体酮软膏、己烯雌酚软膏；②皮质类固醇激素软膏，如氟轻松、卤米松、倍氯米松软膏，外用患处，对早期皮损疗效较好；③可外搽鱼肝油、维生素 K、维生素 A 软膏，煤焦油制剂亦可外用；④顽固难治可用泼尼松龙或曲安西龙 0.2～0.5ml 加等量 2%利多卡因皮损内注射，每周 1 次，5～10 次为 1 个疗程。

(3)物理治疗：可采用液氮冷冻、CO_2 激光、光动力治疗等。

2. 中医治疗

(1)辨证施治：①下焦湿热证，治以清热利湿，方用五神汤合龙胆泻肝汤加减；②肝郁气滞证，治以疏肝理气，方用逍遥散加减；③肝肾阴虚证，治以滋阴补肾，方用六味地黄汤加减。

(2)中成药：①逍遥丸 10g，口服，3/d；②乌鸡白凤丸 1 粒，口服，2/d；③活血调经散 1 包，口服，3/d；④知柏地黄丸 10g，口服，3/d。

(3)外治疗法：①瘙痒明显者，可予 10%三黄洗剂外搽，百艾洗液外洗；②地骨皮 20g，白矾 20g，补骨脂 20g，青黛 20g，生大黄 30g，水煎坐浴，1/d，10d 为 1 个疗程；③当归注射液局部皮损内注射。

【预防与护理】

1. 生活规律，保持精神愉快。

2. 衣着宽大舒适，避免穿过紧的衣物造成皮肤刺激。

3. 尽量穿棉质内衣裤，勤换洗。

4. 避免搔抓及用碱性较强的肥皂及热水外洗患处。

第十二节　线状苔藓

线状苔藓又称为带状苔藓、苔藓样营养神经疾病，是一种自限性疾病，多发于儿童。以成群苔藓样丘疹，呈带状、线状排列，分布于单侧肢体为临床特征。病因不明，有人认为与脊髓神经功能障碍有关。属中医学“癣”的范畴。

【诊断要点】

1. 本病主要发生于儿童，但亦可见于成人。

2. 皮损常发生于单侧肢体，很少出现双侧，常见于颈旁、四肢，尤以上肢多见。

3. 最初损害为针头至粟米大小，苔藓样丘疹，呈多角形，淡白色或淡黄色，有时也可呈淡红色，顶部扁平，表面有少量灰白色鳞屑，丘疹在数日或数周内增多达到高峰，相邻丘疹可相互融合，沿肢体纵向排列成连续或断续的线状。

4. 病人多无自觉症状，偶有轻微痒痛感。

5. 病程缓慢，有自限性，多在3个月内自行消退，消退后多不留任何痕迹。

【鉴别诊断】

1. *线状扁平苔藓* 皮损表现为紫红色、表面有蜡样光泽及Wickham纹丘疹，瘙痒剧烈，组织病理学改变具有特征性。

2. *线状疣状痣* 多于出生时或出生不久后即出现，并逐渐增多扩大，表现为角化性疣状突起损害，不会自行消退。

3. *带状银屑病* 表现为附有银白色云母状鳞屑的红斑、刮屑试验(＋)、有薄膜现象和点状出血。

【治疗方法】

1. *一般治疗* 因本病具有自愈性，故无需特殊治疗。一般采取对症处理。如瘙痒明显者给予抗组胺类药物口服，亦可考虑给予B族维生素口服。局部可外用皮质类固醇激素制剂外涂。

2. *中医治疗*

(1)辨证施治：①肝郁气滞证，治以疏肝理气活血，方用四石汤加减；②气滞血瘀证，治以活血化瘀理气，方用桃红四物汤加减。

(2)中成药：复方丹参片3片，口服，3/d，儿童酌情减量。

(3)外治疗法：①黄倍膏外搽皮损处，2～3/d；②地骨皮30g，白矾30g，野菊花30g，水煎熏洗患处，1/d。

【预防与护理】

1. 保持精神愉快，避免过度紧张。

2. 清淡饮食，忌辛辣鱼腥发物。

3. 由于本病有自愈性，向病人告明预后，积极看待本病的病情变化及治疗。

第十三节　剥脱性皮炎

剥脱性皮炎又称红皮病，是一种广泛而严重的炎症性皮肤病。主要以全身皮肤弥漫性潮红、脱屑为特征。属中医学“红皮”范畴。

【诊断要点】

1. 一般先发生于面、颈及躯干，以后迅速波及四肢。

2. 典型皮损为身体大部(超过体表 2/3 面积)或全身皮肤弥漫性潮红、肿胀、浸润及脱屑，间擦部位糜烂、渗液。

3. 急性发病前常伴发热及寒战等全身症状。皮损呈鲜红、肿胀及渗液，且有大量脱屑。

4. 慢性发病则皮损暗红，浸润明显，有细小糠秕状脱屑。有毛发脱落及甲营养不良改变，常伴有皮肤严重瘙痒和浅表淋巴结肿大，也可有肝、脾大。

5. 全身由于大量脱屑，蛋白质丢失，体质下降，可继发感染、贫血、心力衰竭及败血症等。

6. 实验室检查：血清总蛋白减少，白蛋白降低而球蛋白增高，血氨比正常人高 3～7 倍，血中嗜酸性粒细胞明显升高，白细胞总数也升高。

【鉴别诊断】

1. *落叶型天疱疮*　开始发病时正常皮肤黏膜上可见大疱，尼氏征阳性，组织病理学可见表皮内大疱、棘细胞松解等特点。

2. *先天性鱼鳞病样红皮病*　在出生后即发生红皮，为遗传性皮肤病，鳞屑遍及全身，粗糙增厚似铠甲。

【治疗方法】

1. *一般治疗*

(1)全身治疗：寻找发病原因，给予相应处理。①如果是药物所引起的，应用皮质类固醇激素，一般采用泼尼松，30～40mg/d，1 周内症状不能控制加大剂量至 60～80mg/d。②选用抗组胺类药物如氯雷他定、盐酸西替利嗪片等，10%葡萄糖酸钙 10ml 或硫代硫酸钠 0.64g 溶于注射用水 10ml 中静脉注射。③有继发感染时应选用有效抗生素。④有水、电解质平衡紊乱者，应纠正水、电解质平衡紊乱，补充营养。

(2)局部治疗：①温水浴或淀粉浴，外涂无刺激性制剂，如低浓度皮质类固醇激素乳剂；②对无渗出间擦部位涂炉甘石洗剂等；③口唇、眼睑干燥时可外涂红霉素眼膏，结膜炎可用妥布霉素地塞米松眼药水，口腔黏膜可使用复方硼砂溶液(朵贝尔液)或过氧化氢(双氧水)清洁口腔。

2. 中医治疗

(1)辨证施治：①热毒蕴结证，治以清热解毒，方用化斑解毒汤加减；②湿热证，治以解毒利湿，方用龙胆泻肝汤加减；③气阴两亏证，治以益气养阴，方用生脉散加减。

(2)中成药：①清热化毒丸 1 粒，口服，3/d；②养血润肤冲剂 1 包，口服，3/d；③知柏地黄丸 10g，口服，3/d；④雷公藤多苷片，2 片，口服，3/d。

(3)外治疗法：①药浴疗法，常用清热解毒，燥湿止痒类中草药：十大功劳、大黄、黄柏、苦参、白鲜皮、忍冬藤、紫花地丁及明矾等煎水浴洗；②青黛粉调香油外涂局部皮损，或京万红烫伤膏外涂皮损区。无渗液者，可用三黄洗剂外涂。

【预防与护理】

1. 卧床休息，病室安静清洁，保持温暖。
2. 给予高蛋白、高热量饮食。
3. 糜烂部位应注意清洁卫生，以防止继发感染。
4. 防止搔抓，避免使用肥皂洗浴，皮屑脱落时，切勿用手撕扯。
5. 注意治疗原发病。

第15章 结缔组织疾病

第一节 红斑狼疮

红斑狼疮是一种自身免疫性疾病，多见于15—40岁女性，临床常见有盘状红斑狼疮和系统性红斑狼疮。皮肤性红斑狼疮病变主要限于皮肤，少有累及内脏器官；系统性红斑狼疮常侵犯全身多系统。少数皮肤性红斑狼疮病人，可因日光暴晒或劳累等因素，发展转化为系统性红斑狼疮。本病属中医学“红蝴蝶疮”“鬼脸疮”“阴阳毒”等范畴。

【诊断要点】

1. 皮肤性红斑狼疮分为急性、亚急性和慢性三种。

(1)好发于暴露部位，如头、颜面及四肢等处。

(2)皮损初发时为小丘疹，逐渐扩大呈暗红色斑块，边缘略高起，附有黏着性鳞屑，将鳞屑剥去，可见毛囊口扩大，并有角质栓嵌入。皮损扩大后呈圆形或不规则形，日久皮损中央萎缩，毛细血管扩张，常有充血和色素沉着，境界清楚。两颊部和鼻部的损害可连接成蝶翼形。

(3)黏膜损害主要在唇部，表现为灰白色糜烂或浅溃疡。头皮损害可呈局限性永久性脱发。

(4)日晒和紫外线照射，可使皮损加重或复发。

(5)自觉症状轻微，可有灼热或痒感。

(6)一般无全身症状，少数病人特别是播散型，可有低热、乏力及关节酸痛等。

(7)实验室检查血象中可有白细胞减少、血沉增快、丙种球蛋白增高、类风湿因子阳性及抗核抗体阳性等。

(8)组织病理学示表皮角化过度、毛囊角质栓塞、棘层萎缩及基底细胞液化变性等。

2. 系统性红斑狼疮

(1)多发生于青年和中年妇女。

(2)对日光和紫外线照射,有较高敏感性。

(3)不规则,不定型发热。

(4)关节痛或关节炎及肌痛。

(5)特征性皮损,如面部蝶形红斑、甲周红斑或指远端甲下弧形斑、指尖红斑和出血或盘状损害。

(6)头发损害可形成狼疮发,其表现为前额发际下降;发变短、长短不齐、干燥、细脆、无光泽及易拔脱,形成散乱外观。

(7)黏膜红斑、糜烂及溃疡。

(8)多器官的受累,尤以肾、心、肺等损害常见。肾损害可发生肾炎或肾病综合征,尿内出现红细胞、白细胞、蛋白质和管型。全身水肿及腹水,严重时出现少尿、无尿而致尿毒症。心脏损害可发生心包炎和心肌炎,出现心前区疼痛或不适、气短、心动过速及心音减弱等,严重时可致心力衰竭。肺损害可发生胸膜炎和间质性肺炎,出现胸闷、咳嗽、气促及呼吸困难等,严重时可致呼吸衰竭。

(9)实验室检查全血象减少、血沉增快、血清丙种球蛋白增高、免疫球蛋白 G 增高、红斑狼疮细胞阳性、抗核抗体阳性、抗双链 DNA 及 ENA(可洗脱的核抗原)阳性、血清补体下降;尿检查有蛋白、管型、红细胞及白细胞。

(10)皮肤组织病理学改变与盘状性红斑狼疮基本相同。

【鉴别诊断】

1. 盘状性红斑狼疮

(1)脂溢性皮炎:有脂溢性鳞屑,易于剥去,无角质栓及毛囊口扩大。

(2)寻常性狼疮:幼年发病,有狼疮结节,易于溃破形成瘢痕,瘢痕上仍可出现结节。

(3)卟啉病：日晒后于鼻尖、口唇及面部出现红斑，边缘不整，境界不清，不出现典型的盘状损害。

(4)剥脱性唇炎：表面有厚痂和鳞屑，容易脱落露出红色而发光的表面，不久又结鳞屑痂皮，唇红缘干燥、皲裂及灼热、疼痛。

(5)酒渣鼻：好发于鼻尖、两颊、眉间和下颏等处，边缘不清，常为丘疹红斑性损害，无角质栓和萎缩斑。

(6)冻疮：冬季发病，春暖消退，皮损为红斑，有轻度水肿，遇热则刺痒，表面无鳞屑。

2. 系统性红斑狼疮

(1)皮肌炎：多始于面部，皮损为实质性水肿性红斑，伴有血管扩张，多发性肌炎症状明显，尿酸含量增加，肌酐排出量下降。

(2)风湿性关节炎：关节肿痛明显，可出现风湿结节，无红斑狼疮特有的皮肤改变，红斑狼疮细胞和抗核抗体检查阴性，无光敏感史。

(3)类风湿关节炎：关节疼痛，类风湿因子阳性。无红斑狼疮特有的皮肤改变，查不到红斑狼疮细胞。

(4)日光性皮炎：日晒后暴露部位皮肤出现弥漫性红斑。重者发生水疱，有灼痛感，无关节痛，无发热及内脏损害，抗核抗体检查阴性。

【治疗方法】

1. 皮肤性红斑狼疮

(1)一般治疗：目前多认为治疗原则是选用药物治疗时由弱到强。

①全身治疗：用抗疟药，羟氯喹 200～400mg/d，同时应戒烟；皮损广泛的播散性病例或病情严重者，可以口服小量皮质类固醇激素，如泼尼松及地塞米松等；其他如维生素 D 等，均可酌情选用。

②局部治疗：以保护局部及避光为原则。一是外用皮质类固

醇激素软膏或霜剂，选用超高效皮质类固醇外用，应与抗疟药联合应用；二是皮损内注射皮质类固醇激素，如曲安西龙（氟羟氢化泼尼松）及醋酸氢化可的松混悬液 3～5mg/ml 注射 0.1ml 等；三是对光敏感而且皮损局限于暴露部位者，可外搽避光剂，如 5%二氧化钛、2%奎宁软膏及 10%氧化锌糊剂等；四是对角化明显者，可用钾肥皂摊于纱布上，贴敷患处数小时，使上皮膨胀，再清除油脂及皮屑，然后贴敷皮质类固醇激素软膏或剥脱泥膏；五是对局限性小片损害，可用冷冻疗法，如二氧化碳雪棒、液氮等。

(2)中医治疗

①辨证施治：肝郁气滞证，治以疏肝理气、活血化瘀，方用清肝活络汤加减；阴虚火旺证，治以滋阴补肾、凉血清热，方用知柏地黄汤加减。

②中成药：昆明山海棠、雷公藤及青蒿等制剂内服。

③外治疗法：对红斑明显，有灼热或痒感者，可选用清凉膏、白玉膏等外搽；对局限性小片损害，可用五妙水仙膏等治疗。

④其他治疗：针刺法，取合谷、曲池、曲泽、迎香、四白等穴位，每隔 15～20min 捻针 1 次，留针 1h。

2. 系统性红斑狼疮

(1)一般治疗：目前治疗原则是选用药物治疗时由强到弱，首先控制病情，稳定后逐步减药。

①全身治疗：应用皮质类固醇激素，如泼尼松或地塞米松等。本病活动期或病情重且伴有重要器官损害者，常用较大剂量。一旦病情稳定后，则采取逐步递减方法。免疫抑制药，如环磷酰胺及硫唑嘌呤等。免疫增强药，如左旋咪唑及胸腺素等。抗疟药物，如磷酸氯喹及硫酸羟基氯喹等。水杨酸类，如吲哚美辛及阿司匹林等。其他如三磷腺苷、大剂量维生素 E 及维生素 C 等，均可配合选用。

②局部治疗：以保护局部、避光为原则。首先选用钙调神经磷酸酶抑制药，如他克莫司软膏、吡美莫司乳膏。外用皮质类固醇激

素，如氟轻松软膏及地塞米松霜剂等。对光敏感，皮损局限于暴露部位者，可外用避光剂型，如 5%二氧化钛及 2%奎宁软膏等。

（2）中医治疗

①辨证施治：热毒炽盛证，治以清热解毒、凉血护阴，方用羚羊角散合化斑汤加减；气滞血瘀证，治以疏肝理气、活血化瘀，方用膈下逐瘀汤加减；毒邪攻心证，治以益气解毒、养心安神，方用天王补心丹加减；心脾积热证，治以凉血清热，方用清解汤加减；风湿热痹证，治以清热和营、祛风通络，方用独活寄生汤合石膏桂枝汤加减；阴虚内热证，治以滋阴清热、益气养血，方用知柏地黄汤加减；气阴两虚证，治以补气养阴，方用补中益气汤合增液汤加减；脾肾阳虚证，治以温补脾肾，方用附子理中汤合济生肾气丸加减；阴阳两虚证，治以滋阴壮阳，方用二仙汤合右归丸加减；痰迷心窍证，治以豁痰开窍、平肝息风，方用天麻钩藤饮加减。

②中成药：雷公藤多苷片 2 片，口服，3/d；火把花根片 5 片，口服，3/d；昆明山海棠 3 片，口服，3/d；知柏地黄丸 10g，口服，3/d；白芍总苷胶囊，2 粒，口服，3/d。

③外治疗法：白玉膏或清凉膏加甘草粉适量，调匀后外搽。生肌玉红膏外涂患部。

④其他治疗：红藤注射液加入 5%葡萄糖液中，静脉滴注；针刺疗法，取风池、间使、足三里、大椎、合谷、复溜、三阴交等穴位。

【预防与护理】

1. 避免日光暴晒，夏日应特别重视避免阳光直接照射，外出时应戴遮阳帽或撑遮阳伞，也可外搽避光药物，以减少阳光照射。

2. 避免受冻，严冬季节，对容易受冻部位，如双耳郭、手足及脸部，应适当予以保护，如戴手套、穿厚袜及戴口罩等，多加保暖。

3. 避免各种诱发因素，对易于诱发本病的药物，如青霉素、链霉素、磺胺及口服避孕药等均应避免使用。同时应避免长期外用有刺激性的药物，以防癌变。

4. 忌食酒类等刺激性食物；有水肿者，应限制食盐；注意加强饮食营养,多食新鲜蔬菜和水果。

5. 注意劳逸结合,防止劳累,适当休息,病情严重者应卧床休息,生活做到规律化。

6. 积极防治感冒和其他体内感染,提倡晚婚,节制生育。

第二节　硬　皮　病

硬皮病是一种皮肤及各系统胶原纤维硬化的结缔组织疾病。以皮肤进行性肿胀、硬化,最后发生萎缩为特征。可发生任何年龄,但以青、中年妇女为多见,男性也可发生。根据临床特点,可分为局限性硬皮病和系统性硬皮病两种类型。局限性硬皮病只局限于皮肤,系统性硬皮病不仅皮肤受累,还侵犯食管、胃肠道黏膜、心、肺、肾等全身多种脏器,伴发全身症状,又称为系统性硬化症。本病属中医学“皮痹”的范畴。

【诊断要点】

1. 局限性硬皮病

(1)好发于前额、颈、肩背、上胸、腹部及四肢等处。

(2)皮损初起呈紫红色,逐渐扩大,表面平滑,有蜡样光泽,以后皮肤变硬,毳毛脱落,局部不出汗。后期皮肤萎缩,色素往往减退,头面部线状硬皮病可伴有间充质源性组织的显著异常。

(3)皮损形态各异,可有点滴状、斑块状及带状等类型损害。

(4)无明显自觉症状,偶有轻度瘙痒和刺痛,但感觉迟钝。

(5)一般无全身症状。皮损泛发者,可合并关节痛、腹痛、神经痛、偏头痛和精神障碍,少数病人偶可转变为系统性硬皮病。

(6)组织病理学示胶原纤维肿胀、增生和硬化,以及小血管内膜增厚,管腔狭窄或闭塞。

2. 系统性硬皮病

(1)初起有雷诺现象,皮损常自手部,尤其是从手指开始,渐扩展至前臂、面及躯干上部等处。常呈对称性弥漫性水肿及硬化,具有蜡样光泽和色素异常，伴有钙化、吞咽困难、毛细血管扩张。

(2)后期皮肤、皮下组织和肌肉萎缩，面部表情丧失呈假面具样，张口、伸舌困难。肘、膝和指关节活动受限，呈屈曲性挛缩。胸部皮肤受累可影响呼吸运动。

(3)多发性关节痛或关节炎，以及肺、食管、心、肾等多系统受累。

(4)实验室检查：血象中有血红蛋白减少，血沉增快，丙种球蛋白增高，类风湿因子阳性；尿检有蛋白、红细胞及管型。抗核抗体阳性。抗 Scl-70 阳性，抗着丝点抗体阳性；抗 RNA 聚合酶Ⅲ(＋)。

(5)皮肤的病理变化与局限性硬皮病相同。

【鉴别诊断】

1. 局限性硬皮病

(1)萎缩性扁平苔藓：有白色点状的皮疹，中间多有微小的凹陷，身体其他处常有典型的扁平苔藓样皮损，自觉瘙痒明显。

(2)斑状皮肤萎缩：皮肤萎缩处柔软，按之空虚或呈空泡样鼓起。

(3)白癜风：为形态不一的色素减退斑，往往四周色素加深，皮肤组织无任何改变。

2. 系统性硬皮病

(1)雷诺现象：无皮肤硬化和骨变化，但部分雷诺现象可能代表硬皮病的最轻型，须边治疗边观察。

(2)成人硬肿病：多从颈部开始，逐渐向两肩和躯干发展，手足很少受累，无雷诺现象及系统病变，而以皮肤深层、筋膜和肌肉的木质样变为特点，有自愈倾向。

(3)皮肌炎：皮损为眼眶周围有水肿性淡紫红斑，伴有多发性肌炎，24h 尿中肌酸量显著增高。

【治疗方法】

1. 局限性硬皮病

(1)一般治疗

①全身治疗:抗凝药,可选用右旋糖酐-40和丹参注射液、双嘧达莫等;免疫调节药,如胎盘组织液;其他,口服阿维A酯、维生素E、甲状腺素片、氯喹及复方磷酸酯酶片等。

②局部治疗:小片损害,可选用普鲁卡因加泼尼松龙或曲安西龙,做局部或皮损内注射,或用玻璃酸酶(透明质酸酶)注射于皮损中央;有轻度瘙痒和刺痛时,可外用氟化皮质类固醇激素制剂,如氢化可的松乳膏、氟轻松软膏及地塞米松霜等;用轻矿物油按摩局部或用石蜡疗法。

(2)中医治疗

①辨证施治:风寒湿邪外袭证,治以祛风除湿,温经散寒,方用独活寄生汤合阳和汤加减;血瘀经脉证,治以活血化瘀,通经活络,方用桃红四物汤加减。

②中成药:复方丹参片3片,口服,3/d;肤康片5片,口服,2/d。薄芝糖肽片3片,口服,3/d;白芍总苷胶囊,2粒,口服,3/d。

③外治疗法:发病初期,选用透骨草、桂枝、红花、石菖蒲、制草乌、伸筋草、川椒,煎水趁热先熏后洗或湿敷;用红灵酒等搽揉患部,或选用川楝子及花椒各适量,食盐炒后布包,趁热时温熨患处;用回阳玉龙膏调在黄蜡内,敷贴患处,或外贴阳和解凝膏。

④其他疗法:针刺法,用毫针由皮损边缘刺入,与皮肤平行穿透皮损,范围大者可以从不同方向进针,分数次进针。梅花针疗法,局部轻轻敲打,1/d。

2. 系统性硬皮病

(1)一般治疗

①全身治疗:皮质类固醇激素,如泼尼松和地塞米松等;血管活性药,如丹参注射液加入右旋糖酐-40内静脉滴注;口服胍乙啶、甲基多巴等;其他,如青霉胺、秋水仙碱、硫唑嘌呤、环磷酰胺及维生素E等,可酌情选用。

②局部治疗:有雷诺现象,可用硝酸甘油软膏外涂患指;指

(趾)末端溃疡,可局部清创后,选用 0.5%新霉素溶液或软膏、红霉素软膏、莫匹罗星软膏外搽,再用油纱布包扎。

(2)中医治疗

①辨证施治:风湿外袭证,治以祛风除湿、通络活血,方用独活寄生汤加减;寒邪外袭证,治以温经散寒、调和营卫,方用当归四逆汤合阳和汤加减;血瘀经脉证,治以活血化瘀、通经活络,方用桃红四物汤加减;久痹犯肺证,治以温肺化痰,方用小青龙汤加减;脾胃虚弱证,治以健脾和胃,方用香砂六君子汤或参苓白术散加减;肾阳不足证,治以宣痹通肾阳、和营通络,方用右归饮加减;心血瘀阻证,治以宣痹通阳,活血化瘀,方用瓜蒌薤白白酒汤加减。

②中成药:雷公藤多苷片 2 片,口服,3/d;火把花根片 3～5 片,口服,3/d;复方丹参片每次 3 片,口服,3/d;肤康片每次 3～5 片,2～3/d。

③外治疗法:药浴疗法可用透骨草、桂枝、红花、丹参、制草乌、石菖蒲、伸筋草、艾叶、海风藤、川椒,煎水后倒入浴盆中温浴。熏蒸疗法,可用地骨皮及芒硝,煎水后趁热先熏蒸,后洗涤。

④其他治疗:可选用中药制剂,如丹参注射液、当归注射液及毛冬青注射液等肌内注射或静脉滴注;软皮丸(川芎、炮姜、桂枝、丹参、桃仁、当归各等份,研末炼蜜为丸)内服;耳针疗法,取肺、内分泌、肾上腺、肝、脾等穴位。

【预防与护理】

1. 应早期诊断,早期治疗,树立与疾病作斗争的信心,避免精神刺激和过度紧张。

2. 注意休息和保暖,避免潮湿,除去体内慢性病灶,防止外伤。

3. 加强体育及功能锻炼,适当休息,做到生活规律化。

4. 给予丰富的饮食营养,多食高蛋白饮食及新鲜蔬菜和水果,勿吸烟。

第三节　皮　肌　炎

皮肌炎是主要发生于皮肤和肌肉的一种非感染性炎性疾病。以皮肤红斑、水肿和肌肉肿胀，疼痛及肌无力为特征，可伴有关节和心肌等多器官损害。本病可发生于任何年龄，但多见于 40－60 岁，女性约为男性的 2 倍。属于中医学“肌痹”的范畴。

【诊断要点】

1. 皮肤症状　初起为双上眼睑水肿性紫红斑，逐渐扩展至额、颧颊、耳前、耳后、颈及上胸部。弥漫性红斑常有轻度色素沉着或点状色素脱失。

2. 肌肉症状　四肢近端肌肉常先受损，以后再累及其他肌肉，出现不同的症状，但主要表现为肌无力、疼痛、压痛、肿胀和功能障碍。

3. 全身症状　可有不规则发热、消瘦和关节痛。

4. 并发症　可并发内脏恶性肿瘤。

5. 实验室检查　血红蛋白减少、白细胞增多、血沉增快、丙种球蛋白增高。血清肌酸磷酸激酶和醛缩酶及天冬氨酸转氨酶(谷草转氨酶)等增高、24h 尿肌酸排泄量增高。肌电图提示肌源性病变。

6. 组织病理学改变　①皮肤:表皮角化，棘层萎缩，基底细胞液化变性，真皮黏液性水肿；②肌肉:肌纤维颗粒性和空泡性变性，横纹消失。

【鉴别诊断】

1. 系统性红斑狼疮　常累及肾和心内膜，有多发性浆膜炎，但无肌酸尿，不累及咽肌、肋间肌和膈肌，抗核抗体阳性率高，红斑狼疮细胞阳性。

2. 重症肌无力　在活动期肌无力加重，休息时减轻，肌内注射新斯的明后，半小时内即可改善症状，且具特有的上睑下垂。

3. 系统性硬皮病　四肢远端，颜面及躯干上部发生非炎症性水肿、硬化，常有雷诺现象，肌肉症状不明显，自觉有紧绷感。

4. 血管萎缩性皮肤异色症　虽有眼睑红肿，毛细血管扩张和皮肤萎缩，但无肌肉损害，有对光敏感史。

【治疗方法】

1. 一般治疗

(1)全身治疗：①皮质类固醇激素，可选用泼尼松或甲泼尼龙等；②免疫抑制药，可选用甲氨蝶呤、硫唑嘌呤及环磷酰胺等；③蛋白同化剂，如苯丙酸诺龙等；④抗疟药物，如氯喹等；⑤其他，如大量维生素 E 及维生素 C 等，均可配合使用。

(2)局部治疗：①对日光过敏，可外用避光剂，如 5%二氧化钛软膏及 10%氧化锌糊剂等；②皮疹干燥，有糠秕状鳞屑，可外搽硼酸软膏、鱼肝油软膏等；③局部小片红斑，可外用皮质类固醇激素软膏，如 1%氢化可的松乳膏、氟轻松软膏及地塞米松霜等。

2. 中医治疗

(1)辨证施治：①寒湿凝滞证，治以温经散寒，活血通络，方用温经通络汤或独活寄生汤加减；②热毒伤阴证，治以清热解毒、凉血滋阴，方用清瘟败毒饮加减；③脾肾阳虚证，治以补肾壮阳、健脾益气，方用肾气丸加减；④心脾两虚证，治以补益心脾，方用归脾汤加减。

(2)中成药：①雷公藤多苷片 2 片，口服，3/d；②火把花根片 5 片，口服，3/d；③知柏地黄丸 10g，口服，3/d。

(3)外治疗法：①熏洗疗法，可用透骨草、桂枝、红花、丹参、石菖蒲、侧柏叶、钩藤、槐花、凌霄花、地骨皮，煎水后趁热先熏后洗患处；②局部皮肤红斑，可选用清凉膏及白玉膏外涂。

(4)其他治疗：①针刺疗法，取合谷、曲池、曲泽、肩髃、足三里、风市、委中及承扶等穴位；②按摩、推拿及锻炼以防止肌肉萎缩；③养生功疗法，可改善全身机体状况，增强抵抗力。

【预防与护理】

1. 注意休息，特别是急性期或病程进展期，应卧床休息，注意保暖，预防感染，避免日晒。

2. 对中年以上病人，须认真地全面检查，早期发现合并的内脏恶性肿瘤，及时处理。

3. 加强饮食营养，给予高热量、高蛋白、高维生素饮食，忌食辛辣等刺激性饮食。

4. 症状改善后，适当进行活动，以减轻肌肉萎缩。

第四节　混合性结缔组织病

混合性结缔组织病是一种伴有抗 U1-RNP 抗体、具有红斑狼疮、皮肌炎或多发性肌炎和硬皮病等特征表现的结缔组织病。以雷诺现象、关节痛或关节炎、肌炎、面部红斑和手部肿胀为特征。女性发病较多，尤以年龄 30 岁左右常见。属中医学“痹证”“皮痹”或“肌痹”等范畴。

【诊断要点】

1. U1-RNP 抗体(＋)，ANA(＋)。

2. 雷诺现象，手部肿胀、硬化，手指尖细或呈腊肠样。

3. 频繁肌痛、关节痛、疲劳、发热，并不呈规则性。

4. 实验室检查：血红蛋白减少、白细胞减少、血沉增快、丙种球蛋白显著增高、抗核抗体呈斑点型阳性、抗核糖核蛋白抗体高滴度阳性。

5. 有三叉神经病变、无菌性脑膜炎、急性关节炎、指/趾坏疽、急腹症、严重的多肌炎、肺动脉高压。

【鉴别诊断】

1. *系统性红斑狼疮*　常累及肾，有发热、典型蝶形红斑、狼疮发及对光敏感，而无雷诺现象及手部肿胀和硬化，无肌酸尿。抗核抗体呈周边型阳性。

2. *硬皮病*　皮肤硬化不仅限于手足、面、臂和腿，而且颈和躯干部亦可累及，抗核糖核蛋白抗体阳性率低。

3. 皮肌炎或多发性肌炎　有肌肉疼痛、压痛和肌无力，但无红斑狼疮和硬皮病的特征性皮损，抗核抗体阳性率低。

【治疗方法】

1. 一般治疗

(1)全身治疗：①皮质类固醇激素可选用泼尼松，能使发热、手肿胀、关节炎及肌炎等症状显著好转；②积雪苷、青霉胺、秋水仙碱或静脉滴注右旋糖酐-40 加丹参注射液，可使皮肤软化；③非甾体类抗炎药物，如吲哚美辛(消炎痛)等可使关节症状缓解；④血管扩张药，如硝苯地平(心痛定)、甲基多巴和妥拉唑啉等，对雷诺现象有帮助。

(2)局部治疗：①对雷诺现象，可选用硝酸甘油软膏外涂患指；②指端糜烂或溃疡，可局部清创后，选用 0.5%新霉素溶液或软膏、红霉素软膏及莫匹罗星软膏外搽，再用油纱布包扎；③对日光过敏，可选用避光剂，如 5%二氧化钛软膏及 10%氧化锌糊剂等外搽；④皮损干燥，有糠秕状鳞屑，可选用硼酸软膏及鱼肝油软膏等外搽。

2. 中医治疗

(1)辨证施治：①寒湿外袭证，治以温经散寒，方用当归四逆汤或独活寄生汤加减；②血瘀经脉证，治以活血化瘀，方用桃红四物汤加减；③脾胃气虚证，治以健脾益气，方用参苓白术散或补中益气汤加减；④肾阳不足证，治以温补肾阳，方用肾气丸或右归丸加减。

(2)中成药：①雷公藤制剂，如雷公藤多苷片 2 片，口服，3/d；②火把花根片 5 片，口服，3/d；③复方丹参片 3 片，口服，3/d；④补阳还五冲剂 10g，口服，3/d；⑤知柏地黄丸 10g，口服，3/d。

(3)外治疗法：①熏洗疗法，可选用透骨草、伸筋草、制草乌、桂枝、红花、丹参、石菖蒲、海风藤、地骨皮、川椒，煎水后先熏后洗。②局部皮肤红斑，可用清凉膏及白玉膏等外搽。③肢端发凉、麻木，可选用红灵酒外搽；有溃疡者，可用红油膏或生肌玉红膏外涂。

(4)其他治疗:①经验方,益母草、丹参、川芎、牡丹皮、桂枝、补骨脂、黄柏、肉苁蓉、灵磁石、玄参、水牛角、甘草,煎汤内服,每日1剂;②针刺疗法,取合谷、曲池、曲泽、足三里、风市、委中等穴位;③推拿、按摩等疗法,对改善肌炎症状,防止肌肉萎缩等,均有一定帮助。

【预防与护理】

1. 注意休息,防止过度劳累,避免精神刺激。

2. 避免日晒,冬天注意保暖,防止受寒感冒。

3. 积极防治体内其他感染,提倡晚婚,节制生育。

4. 加强营养,生活规律化,适当进行体育活动,增强身体抵抗力。

第五节　重叠结缔组织病

重叠结缔组织病又称重叠综合征,是一种与免疫功能紊乱有着密切关系的结缔组织病。以同一病人在同一时间内患有两种以上结缔组织病,或先有一种结缔组织病,以后转变为另一种结缔组织病为特征。临床上常见以系统性红斑狼疮、系统性硬皮病及皮肌炎之间为主的重叠,其中尤以系统性红斑狼疮和系统性硬皮病为重叠基础。本病发生率约为各种结缔组织病的5%,多见于中年女性。属中医学"阴阳毒""痹证""皮痹""肌痹"等范围。

【诊断要点】

1. 以系统性红斑狼疮和系统性硬皮病为主的重叠,开始为典型的系统性红斑狼疮症状,以后出现皮肤硬化、吞咽困难及张口、伸舌困难等表现,即具有系统性硬皮病的特征。

2. 以系统性红斑狼疮和皮肌炎为主的重叠,除典型的系统性红斑狼疮症状外,还有肌肉疼痛、压痛、肌无力、肌萎缩及肌硬结等表现。

3. 其他如系统性红斑狼疮与类风湿关节炎重叠。除系统性红斑狼疮的症状外，以风湿结节、关节炎、关节变形和强直多见；与结节性多动脉炎重叠，多见末梢及中枢神经系统症状、肺部症状及腹痛等；与栓塞性血小板减少性紫癜重叠，除紫癜外，中枢神经系统症状明显。

4. 实验室检查：有血沉增快、免疫球蛋白增高、抗核抗体阳性，血清天冬氨酸转氨酶和肌酸磷酸激酶增高。肌电图可显示神经控制失调和原发性肌病两方面的表现。

【鉴别诊断】

1. *系统性红斑狼疮*　除系统性红斑狼疮的症状外，不具有系统性硬皮病的特征，也无近端肌力低下、肌萎缩及肌硬结等表现。

2. *皮肌炎和多发性肌炎*　以近端肌肉疼痛、压痛及肌无力等为特征，不具有系统性红斑狼疮和硬皮病的特征性损害，抗核抗体阳性率低。

3. *系统性硬皮病*　以四肢、颜面及躯干部皮肤硬化为特征，有吞咽困难及张口、伸舌受限等表现，发病前常先有雷诺现象，而无典型的系统性红斑狼疮表现。

4. *类风湿关节炎*　主要以指、趾、腕、踝等小关节病变为主，不具有系统性红斑狼疮、系统性硬皮病及皮肌炎的特征性皮损。

【治疗方法】

1. *一般治疗*

(1)全身治疗：可参见各有关病种酌情处理。一般首选皮质类固醇激素治疗，如泼尼松或地塞米松等。其他类药物，如氯喹、秋水仙碱、吲哚美辛、甲基多巴、三磷酸腺苷及大剂量维生素 E、维生素 C 等，均可酌情选用。

(2)局部治疗：可参见有关病种的局部治疗酌情处理。①有系统性红斑狼疮的典型皮损，可外用皮质类固醇激素，如氢化可的松乳膏、氟轻松软膏或地塞米松霜剂等。也可外涂避光药物，如 5% 二氧化钛软膏及 10% 氧化锌糊剂等。②有雷诺现象、肢端麻木、刺痛，可选用硝酸甘油软膏外搽。③皮肤红斑、干燥、有糠秕状鳞屑，可选用润滑剂外涂，如糠馏油软膏及鱼肝油软膏等。

2. 中医治疗

(1)辨证施治：①肾阴不足证，治以滋肾养阴，方用六味地黄汤加减；②肾阳虚损证，治以温补肾阳，方用右归饮加减；③阴阳俱亏证，治以平补阴阳，方用还少丹加减。

(2)中成药：①六味地黄丸 10g，3/d；②知柏地黄丸 10g，口服，3/d；③肤康片 3～5 片，口服，3/d。

(3)外治疗法：①药浴疗法，选用透骨草、红花，丹参、桂枝、石菖蒲、制草乌、艾叶、海风藤、川椒、伸筋草，煎水后倒入浴盆中温浴；②有皮肤局部红斑，可选用清凉膏及白玉膏外搽；③肢端苍白、冰凉或青紫，可选用红灵酒外涂。

(4)其他治疗：①中药制剂，可选用复方丹参注射液、当归注射液及毛冬青注射液等肌内注射或静脉滴注；②针刺疗法，主穴选肾俞、命门、气海，配穴选足三里、合谷、三焦俞、三阴交；③耳针疗法，取肺、内分泌、肾、肾上腺、肝、脾等穴；④按摩、推拿等疗法，可改善机体状况，对促进肌力恢复，防止肌肉萎缩等有一定帮助。

【预防与护理】

1. 避免日晒，防止受寒和过度疲劳，注意休息。

2. 积极防治感冒和其他感染，加强营养，不可贪食或偏食。

3. 树立与疾病作斗争的信心，避免精神刺激，适当进行体育活动，增强机体抵抗力。

第六节　嗜酸性筋膜炎

嗜酸性筋膜炎又称嗜酸细胞增多性弥漫性筋膜炎、Shulman 综合征等，是一种少见疾病，以筋膜发生弥漫性肿胀、硬化为特征。男性与女性的发病比例为 2∶1，发病季节以秋季为主。属中医学“痹证”的范畴。

【诊断要点】

1. 秋冬季多见，男性发病多于女性。

2. 好发于四肢，也可累及躯干。病变首发部位以小腿下端居多，面部及指(趾)很少累及。

3. 发病前常有剧烈的肌肉运动或外伤、受寒、过劳史。

4. 急性发作，皮损初为弥漫性肿胀，继之硬化，皮肤表面凹凸不平，内侧面如同橘皮样外观，严重者，皮肤和皮下组织与其下肌肉、骨紧紧相连，不能移动，出现肢体活动受限，关节屈曲性挛缩。雷诺现象少见。

5. 内脏损害较少见，且表现轻微。可有关节肌肉酸痛乏力或发热。

6. 实验室检查：周围血象中嗜酸性粒细胞增高，多克隆性高球蛋白血症，血沉增高，红细胞和血小板计数可轻度减少，ANA 阳性率达 30.8%，肌电图显示肌性损害。

7. 组织病理学示深筋膜炎症、水肿、胶原纤维增生、变厚，伴有淋巴细胞、浆细胞和组织细胞浸润，嗜酸性粒细胞呈散在或簇集或有血管周围浸润，病变可侵犯真皮，表现为硬皮病样改变，表皮一般无明显改变。

【鉴别诊断】

1. *系统性硬皮病*　以女性多见，发病前无劳累史，有指(趾)的硬化，雷诺现象常见，内脏损害多见，较重，周围血嗜酸性粒细胞不增高。

2. *硬肿病*　起于颈部，逐渐发展至躯干、上肢。下肢很少累及，皮损呈非凹陷性水肿，组织病理学示真皮增厚，胶原纤维肿胀，有大量酸性黏多糖基质，一般激素治疗无效果。

3. *全身性黏液性水肿*　表情淡漠呆板，面部水肿，舌大发音不清，鼻宽唇厚，皮肤干燥苍白，皮温低，呈非凹陷性肿胀，毛发稀疏脱落，实验室检查基础代谢率低。^{131}I 吸收率低，显示甲状腺功能减退，用甲状腺素制剂治疗效果好。

【治疗方法】

1. 一般治疗

(1)全身治疗:①皮质类固醇激素,泼尼松 30～60mg/d,口服,病情稳定后逐渐减量。②免疫抑制药,可选用硫唑嘌呤,50mg/d。③抗疟药物,氯喹 0.25g/d,症状控制后减量维持。④有报道西咪替丁(甲氰咪胍)0.8g/d,或雷尼替丁 0.45g/d,口服有效。作用机制尚不清楚。⑤非甾体类抗炎药,吲哚美辛(消炎痛)每次 25mg,口服,3/d,以缓解肌肉、关节疼痛。⑥可考虑右旋糖酐-40 加丹参注射液静脉滴注,1/d,4d 为 1 个疗程。

(2)局部治疗:①皮肤干燥,有糠秕状鳞屑,可外搽硼酸软膏、鱼肝油软膏;②可外用皮质类固醇激素,如氢化可的松软膏、氟轻松软膏、哈西奈德软膏等。

2. 中医治疗

(1)辨证施治:①脾虚湿盛证,治以健脾除湿,方用除湿胃苓汤加减;②湿热阻滞证,治以清热祛湿通络,方用宣痹汤加减;③气滞血瘀证,治以活血化瘀通络,方用桃红四物汤加减;④肝肾亏虚证,治以补益肝肾,方用六味地黄汤加减。

(2)中成药:①肤康片 3～5 片,口服,3/d;②血府逐瘀丸 10g,口服,3/d;③复方丹参片 3 片,口服,3/d;④雷公藤多苷片 10～20mg,口服,2～3/d。

(3)外治疗法:①千里光、白矾、乌梅、伸筋草、石菖蒲等量,煎水熏洗,每日 1 次;②皮损范围小者,局部如意金黄散外敷,每日 2 次;③肤康霜外涂患处。

(4)其他治疗:①针刺疗法,取穴足三里、三阴交、血海、承山、委中等;②适当推拿,按摩,防止关节挛缩变形。

【预防与护理】

1. 保持心情愉快,生活节律有序。

2. 避免过度劳累及外伤,注意保暖防寒。

3. 加强肢体锻炼,积极配合治疗。

第七节　干燥综合征

干燥综合征是一个主要累及外分泌腺体的慢性炎症性自身免疫病。临床上分为原发性和继发性，前者有干燥性角膜结膜炎和口腔干燥，不伴有其他结缔组织病，后者则伴发其他结缔组织病。本病女性多见，主要表现为干燥性角膜结膜炎、口腔干燥症或伴发类风湿关节炎等其他风湿性疾病。临床除有唾液腺和泪腺受损功能下降而出现口干、眼干外，尚有其他外分泌腺及腺体外其他器官受累而出现多系统损害的症状，其血清中存在多种自身抗体和高免疫球蛋白。属中医学“燥证”范畴。

【诊断要点】

1. 症状与体征

(1)口腔症状

①持续 3 个月以上每日感到口干，需频频饮水，半夜起床饮水等。

②成人期后有腮腺反复或持续性肿大。

③吞咽干性食物有困难，必须用水辅助。

④有猖獗性龋齿，舌干裂，口腔往往继发有真菌感染。

(2)眼部症状

①持续 3 个月以上的每日不能忍受的眼干。

②感到反复的“沙子”吹进眼内的感觉或磨砂感。

③每日需用人工泪液 3 次或 3 次以上。

(3)其他：有阴道干涩、皮肤干痒、临床或亚临床型肾小管酸中毒或上述其他系统症状。

2. 辅助检查

(1)眼部

①Schirmer(滤纸)试验(＋)，即≤5mm/5min(正常人为＞5mm/5min)。

②角膜染色(+),双眼各自的染点>10个。

③泪膜破碎时间(+),即≤10s(正常人>10s)。

(2)口腔

①唾液流率(+),即15min内只收集到自然流出唾液≤1.5ml(正常人>1.5ml)。

②腮腺造影(+),即可见末端腺体造影剂外溢呈点状、球状的阴影。

③唾液腺核素检查(+),即唾液腺吸收、浓聚、排出核素功能差。

④唇腺活检组织学检查(+),即在$4mm^2$组织内有50个淋巴细胞聚集则称为一个灶,凡示有淋巴细胞灶≥1者为(+)。

(3)尿pH多次>6则有必要进一步检查肾小管酸中毒相关指标。

(4)周围血检测可以发现血小板低下,或偶有溶血性贫血。

(5)血清免疫学检查

①抗SSA抗体:是本病中最常见的自身抗体,见于70%的患者;

②抗SSB抗体:据称是本病的标记抗体,见于45%的患者;

③高免疫球蛋白血症:均为多克隆性,见于90%患者。

(6)其他:如肺影像学、肝肾功能测定则可以发现有相应系统损害的证据。

【鉴别诊断】

1. 系统性红斑狼疮　多见于年轻女性,主要累及皮肤黏膜、骨骼肌肉、肾及中枢神经系统,同时还可以累及肺、心脏、血液等多个器官和系统,血清中可检测到多种自身抗体和免疫学异常,抗dsDNA抗体、抗Sm抗体阳性。

2. 类风湿关节炎　以慢性、对称性、多滑膜关节炎和关节外病变为主要临床表现,好发于手、腕、足等小关节,反复发作,呈对称分布,很少出现抗SSA和抗SSB抗体。

【治疗方法】

1. 一般治疗 主要是采取措施改善症状，控制和延缓因免疫反应而引起的组织器官损害的进展及继发性感染。

(1)全身治疗：①糖皮质激素。病情稳定者，应避免糖皮质激素治疗。合并各种结缔组织病者为糖皮质激素应用的指征。可以用泼尼松 30～40mg/d，分次口服，缓解后递减剂量，尽早撤除激素。如需要维持治疗，以隔日用药为妥。②免疫抑制药。常用的有环磷酰胺、硫唑嘌呤。环磷酰胺 100～200mg/d，硫唑嘌呤为 100～200mg/d。缓解后如需要维持治疗，应选择最小维持剂量。治疗期每周观察外周血象，如白细胞总数低于 $4.0\times10^9/L$ 或血小板低于 $100\times10^9/L$ 时应停药。③可使用免疫激活药，如转移因子、辅酶 Q_{10}、左旋咪唑和胸腺素等。

(2)局部治疗：①干燥性角膜炎的治疗，用 0.5%羧甲基纤维素滴眼以形成人工泪。对尚保存部分泪腺功能的患者，用电凝固法闭塞鼻泪管，可使有限泪液聚积，缓解干燥症状。②口腔干燥的治疗，可用液体湿润口腔，缓解症状，如溴己新口服及 3%的碳酸氢钠液含漱。伴有念珠菌感染，可局部用制霉菌素。③鼻腔干燥，可用生理盐水滴鼻。

2. 中医治疗

(1)辨证施治：①燥邪犯肺证，治以清肺润燥，方用桑杏汤加减；②肺胃阴虚证，治以滋阴润肺，益胃生津，方用百合固金汤合益胃汤、玉女煎加减；③肝肾阴虚证，治以养阴清热、生津润燥，方用杞菊地黄丸合一贯煎加减；④脾胃气虚型，治以健脾益气，方用参苓白术散加减；⑤气阴两虚证，治以益气补虚，养阴生津，方用六味地黄丸合参苓白术散加减；⑥血瘀血虚型，治以活血化瘀，方用桃红四物汤加减。

(2)中成药：①六味地黄丸，9g，口服，3/d；②百合固金丸，9g，口服，2/d；③参苓白术散 9g，口服，3/d；④雷公藤多苷片，20mg，口服，3/d。

(3)针刺治疗：可选合谷、曲池、颊车、外关、足三里、三阴交、太溪、承浆、阴陵泉等穴位。对口干明显的针曲骨、归来、关元；双眼干涩、视力下降，针四白、鱼腰、合谷；口干津少，针地仓、颊车、足三里。施平补平泻手法，每日针1次，10次为1个疗程。亦可配合按摩，如合谷、大陵、内关、外关、颊车、阳溪、阳谷等穴。

【预防与护理】

1. 宜吃清淡、多汁、多维生素的新鲜瓜果蔬菜，应避免饮酒、吸烟，避免进食过咸、过酸、辛辣、刺激性食物。

2. 注意口腔卫生，早晚刷牙(宜选用软毛牙刷)，饭后漱口清除食物残渣，并定期做口腔检查。

3. 可使用加湿器来改善环境湿度，室内相对湿度控制在50%～60%，温度保持在18～21℃，可以缓解呼吸道黏膜干燥。使用人工泪液，减少眼部不适。要少用或不用碱性肥皂，选用中性肥皂。勤换衣裤、被褥，保持皮肤干燥。

第16章 自身免疫性疱病

第一节 天 疱 疮

天疱疮是一种常见的严重的慢性、复发性表皮内大疱性皮肤病。以在正常皮肤或黏膜上成批出现松弛性水疱，易破裂，尼氏征阳性，自觉瘙痒或灼痛为特征。可危及生命。好发于30—50岁的青壮年，男女发病率大致相等。根据临床特点，可分为寻常型、增殖型、落叶型和红斑型4种类型，而以寻常型最为多见。其中寻常型可转化为增殖型，红斑型可发展成落叶型。本病属中医学"天疱疮""火赤疮"等范畴。

【诊断要点】

1. 寻常型天疱疮

(1)一般先有口腔黏膜损害，皮损多见于头、颈、面、胸、背、腋下及腹股沟等处，并可累及鼻、耳、眼、阴部和肛门等部位。

(2)初起出现大小不一的浆液性水疱，疱壁薄而松弛，疱液初为黄色澄清，无红晕，以后浑浊含有血液。疱壁极易破裂，形成红色湿润糜烂面，结黄褐色痂。不易自愈，不断向周围扩展。外观似脓疱病或脂溢性皮炎继发感染，常有腥臭。

(3)尼氏征阳性。

(4)自觉症状有不同程度的瘙痒或灼痛感。

(5)全身常有畏寒、发热、厌食及乏力等症状。

(6)组织病理学示棘细胞层松解、表皮内裂隙及水疱形成，其表皮内大疱位于基底细胞上方。

2. 增殖型天疱疮

(1)为寻常型天疱疮的一种异型,常发生于免疫力较强或经治疗后,已控制病情的寻常型天疱疮病人,一般发病年龄较轻。

(2)早期损害与寻常型天疱疮相同,但以糜烂面上出现蕈样及乳头瘤样增殖为特点。周围有炎性红晕,表面结成厚痂,常有腥臭。

(3)好发于腋窝、腹股沟、肛门、外阴、乳房下及脐窝等皱褶部位。

(4)尼氏征可为阳性。

(5)病情发展慢,自觉症状轻微,全身可有发热、疲倦及不适等症状。

(6)组织病理学所见与寻常型天疱疮基本相同,但尚见棘层肥厚,表皮呈乳头瘤样增殖。

3. 落叶型天疱疮

(1)开始为小而松弛的水疱,疱壁薄,易破裂,形成浅在性糜烂面。以后水疱较少发生,主要以表皮浅在分离和剥脱为特征,表面有叶状鳞痂,基底潮红湿润。

(2)初发多在颜面、头部、胸部和背部上方。损害日渐扩大,逐渐遍及全身,外观似剥脱性皮炎,自觉灼热及疼痛,间有严重瘙痒。

(3)黏膜损害少见,多呈浅在性糜烂面,症状轻微。

(4)尼氏征强阳性。

(5)病情发展缓慢,全身症状轻重不一,可有畏寒、发热及精神障碍等。

(6)组织病理学示棘细胞层松解,表皮内裂隙及水疱形成,其表皮松解性大疱位于角层下或粒层下。

4. 红斑型天疱疮

(1)皮损主要限于头面、胸及上背部,一般无黏膜损害。

(2)早期面部可出现蝶形红斑,表面有脂溢性鳞屑,除去鳞屑可见浅在性糜烂面。胸、背及四肢等处可见在红斑基础上,出现松弛性小水疱，疱壁薄而易破裂及结痂。

(3)尼氏征阳性。

(4)自觉有不同程度的瘙痒感。

(5)全身症状不明显，病程慢，可自然缓解，但常复发，一般健康不受影响。

(6)组织病理学所见与落叶型天疱疮基本相同。

【鉴别诊断】

1. *大疱性类天疱疮*　多见于老年人，皮损为张力性大疱或血疱，不易破裂，破裂后创面易于愈合，尼氏征阴性，组织病理学检查水疱位置在表皮下。

2. *疱疹样皮炎*　皮疹多形性，有红斑、丘疹、水疱、结痂，水疱呈环形排列，周围红晕明显，不易破裂，好发于两肩、腰骶及四肢伸侧，尼氏征阴性，自觉剧烈瘙痒，可自愈但易反复发作，血嗜酸性粒细胞明显增高，组织病理学检查水疱位于表皮与真皮之间。

3. *大疱性表皮松解症*　幼年发病，为先天遗传性疾病，其特点为水疱多发生在撞击或摩擦部位，如手、足、肘及膝关节等处，常因受机械性损伤后而出现损害。

【治疗方法】

1. *一般治疗*

(1)全身治疗：①皮质类固醇激素为首选药物，宜早期足量使用，如泼尼松及地塞米松等，待症状控制数周后，逐渐减量；②免疫抑制药，如硫唑嘌呤、环磷酰胺、吗替麦考酚酯、甲氨蝶呤、环孢素等药物可单独应用，也可与皮质类固醇激素合用；③免疫调节治疗：静脉大剂量免疫球蛋白、血浆置换术或免疫吸附疗法；④单克隆抗体疗法：抗 CD20 抗体利妥昔单抗；⑤支持疗法，给予多种维生素、能量合剂及蛋白制剂，纠正水、电解质紊乱，必要时可输血。有感染者，应及时选用抗生素。

(2)局部治疗：以保护创面、抗菌、消炎、收敛、止痛及预防感染为原则。①皮损面积小，有糜烂，渗出不多，可选用 0.1％依沙吖啶液或0.5%新霉素溶液外洗或湿敷；②皮损泛发、结痂、渗液较多，可选用0.1%苯扎溴铵、1∶10 000高锰酸钾液外洗或湿敷；③黏膜处可外用0.1%新霉素或金霉素甘油涂搽；④口腔糜烂可外用3%达克罗宁液或1%普鲁卡因溶液漱口以止痛，用含激素的漱口水可促进创面愈合，如10ml生理盐水中加入0.5ml倍他米松等，每日4次，每次含漱5min；⑤皮损感染，有脓性分泌物，可选用新霉素软膏、红霉素软膏或莫匹罗星软膏等外搽，或根据细菌培养及药敏试验，外用高敏抗生素。

2. 中医治疗

(1)辨证施治：①热毒炽盛证，治以清热凉血、解毒利湿，方用犀角地黄汤或清瘟败毒饮加减；②心火脾湿证，治以清火健脾、利湿解毒，方用清脾除湿饮；③脾虚湿蕴证，治以清热解毒，健脾除湿，方用除湿胃苓汤合参苓白术散加减；④气阴两虚证，治以益气养阴、和胃解毒，方用益胃汤加减。

(2)中成药：①雷公藤多苷片2片，口服，3/d；②益气养阴口服液10ml，口服，3/d；③火把花根片3～5片，口服，3/d。

(3)外治疗法：①皮损糜烂，渗出不多，可选用青黛散调麻油外涂，也可用清凉膏调甘草粉外搽；②皮损泛黄、糜烂、渗出较多，可选用大黄、黄柏、苦参、蒲公英、黄芩、野菊花、地榆、千里光、白矾，煎水外洗或湿敷；③局部糜烂、结痂，可先用明矾溶液洗去脓痂，再用青黛、黄柏及苍术研细末，麻油调匀后外敷，或将冰硼撒于创面；④口腔黏膜糜烂、破溃，选用金银花、白菊花及麦冬煎水含漱，再用冰硼散、锡类散或青吹口散外吹，或外涂患处。

(4)其他治疗：①渗液较多不止，用青黛散、煅海螵蛸粉及煅牡蛎粉各等份，在患处先用麻油湿润后干扑，或麻油调搽；②滑石粉、绿豆粉各适量，研细末和匀后外扑；③口舌糜烂，可用金莲花片口含，或用西瓜霜片含服。

【预防与护理】

1. 在治疗过程中，需要严密观察使用激素的不良反应。

2. 给予高蛋白、高维生素及低盐饮食。

3. 卧床休息,要经常翻动身体,防止发生压疮。

4. 注意加强眼、口腔及外生殖器等局部损害的护理,病人的衣服及被单,应每日消毒。皮损广泛的严重天疱疮病人,宜按严重烫伤病人一样消毒隔离。

第二节　类天疱疮

类天疱疮包括大疱性类天疱疮,是一种慢性、全身泛发性表皮下的大疱性皮肤病,以红斑或正常皮肤上发生紧张性水疱或大疱,疱壁紧张,不易破裂,尼氏征阴性,有不同程度的瘙痒或灼痛感为特征。病人全身情况一般较好,预后良好。多见于老年人,亦可见于幼儿,偶见于青壮年,性别上无明显差异。本病属中医学“天疱疮”等范畴。

【诊断要点】

1. 好发于老年人,全身皮肤均可出现,但以腹股沟部、腋窝、下腹及四肢屈侧多见。

2. 皮疹为红斑或正常皮肤上发生散在分布的紧张性水疱或大疱,内含浆液,疱壁紧张,不易破裂。破裂后的糜烂面易于愈合。

3. 尼氏征阴性。

4. 黏膜损害少而轻微。

5. 自觉有不同程度的瘙痒或灼痛,无明显全身症状。

6. 组织病理学示表皮下水疱形成,无棘层松解现象。

【鉴别诊断】

1. *寻常型天疱疮*　在正常皮肤或黏膜上出现松弛性水疱或大疱,疱壁薄而松弛,极易破裂,破裂后的糜烂面不易愈合,尼氏征阳性,病情重,可危及生命,好发于青壮年,组织病理学示表皮内水疱及棘层松解。

2. *疱疹样皮炎*　多见于中年人,皮损主要为成群的丘疹和水疱，水疱较小，多呈环状排列，主要发生于四肢伸侧、肩胛及臀部等处，不侵犯黏膜。碘试验阳性。

3. 妊娠疱疹　皮疹发生于妊娠期和产后期，发病前常有发热、寒战、头痛和全身瘙痒等前驱症状。分娩后能自愈。

【治疗方法】

1. 一般治疗

(1)全身治疗：①皮质类固醇激素为首选药物，如泼尼松及地塞米松等；②免疫抑制药物如硫唑嘌呤；③抗生素对轻到中度病情，可单独使用四环素，或四环素联合烟酰胺；④少数病人用氨苯砜及磺胺吡啶等治疗也有效。

(2)局部治疗：以保护创面、干燥、止痛及预防感染为原则。①皮损局限，无继发感染，可选用皮质类固醇激素外用，如 1%氢化可的松软膏、氟轻松软膏及地塞米松霜等外搽；②皮损广泛，有渗液或继发感染，可先用 0.1%依沙吖啶液或 0.5%新霉素溶液外洗或湿敷，再用四环素软膏、红霉素软膏或莫匹罗星软膏等抗生素软膏外涂。

2. 中医治疗

(1)辨证施治：①湿热内蕴证，治以清热利湿，方用龙胆泻肝汤加减；②脾胃气虚证，治以健脾益气，方用参苓白术散加减。

(2)中成药：①雷公藤多苷片 2 片，口服，3/d；②火把花根片 3 片，口服，3/d；③益气养阴口服液 10ml，口服，3/d。

(3)外治疗法：①皮损局限，无渗出或糜烂，可选用黄柏搽剂外涂，再用青黛散外扑；②皮损泛发，有渗液或糜烂，可选用大黄、黄柏、黄芩、苦参及明矾煎水外洗或湿敷，再用青黛散调麻油外搽。

(4)其他治疗：①滑石粉、白及粉及冰片研细末外扑；②水疱破裂后的糜烂面，可用生肌玉红膏外涂。

【预防与护理】

1. 加强营养，给予高蛋白、高维生素及低糖饮食，增强机体抵抗力。

2. 注意休息，保持创面干燥、清洁，经常翻动身体，防止压疮发生。

3. 在使用皮质类固醇激素治疗过程中，要严密观察药物的不良反应，早期预防、早期发现、早期处理。

4. 避免精神刺激，保持心情舒畅，忌食辛辣发物，戒除烟酒。

第三节　疱疹样皮炎

疱疹样皮炎是一种良性复发性大疱性皮肤病，常伴有对谷胶敏感的小肠病变。有红斑、风团、丘疹及水疱等多形性皮损，而以水疱为主要损害，对称分布，剧烈瘙痒，反复发作为特征。多发生于 20－55 岁，儿童一般发生于 5 岁以后。属中医学“蜘蛛疮”“火赤疮”等范畴。

【诊断要点】

1. 好发于肩胛、臀部及四肢伸侧等处，常呈对称分布。

2. 皮疹呈多形性，可有红斑、风团、丘疹、水疱、血疱及脓疱等，但以水疱为主要损害。

3. 水疱常发生于红斑基底上，常呈环形成群排列。水疱紧张、饱满，疱壁较厚，不易破裂。尼氏征阴性。

4. 自觉有剧烈而持久的瘙痒，一般无明显全身症状。

5. 病程较长，呈反复发作与缓解的慢性过程，预后良好。

6. 部分病人对谷胶饮食及碘剂呈变态反应。

7. 组织病理学示表皮下水疱，无棘层松解，真皮乳头顶部有中性粒细胞脓肿。

8. 实验室检查血象中嗜酸性粒细胞增多。

【鉴别诊断】

1. 大疱性类天疱疮　皮损以大水疱为主，无多形性损害，多分布在颈、腋、腹股沟和四肢的屈侧，发病较急。

2. 寻常型天疱疮　皮损以水疱及大疱为主，疱壁薄而松弛，易破裂。尼氏征阳性，常有口腔黏膜糜烂。

3. 多形性红斑　病程短，多在数周内痊愈，皮损好发于手足、前臂、小腿、颜面、颈部及口唇黏膜等处。碘试验阴性。

4. 疱疹样脓疱病　多见于妊娠后期或产后不久的妇女，皮损为在红斑上起针头到绿豆大小的脓疱群，没有水疱是本病的特征。

【治疗方法】

1. 一般治疗

(1)全身治疗：氨苯砜是治疗本病的首选药物，其次为磺胺吡啶、四环素、皮质类固醇激素及抗组胺类药物等。另可配合无谷胶饮食。

(2)局部治疗：以止痒和预防感染为主。①皮损局限：无继发感染，可选用1%樟脑炉甘石洗剂、1%薄荷及苯酚炉甘石洗剂外搽，也可用皮质类固醇激素软膏外涂，如1%氢化可的松乳膏、氟轻松软膏或0.075%地塞米松霜剂等；②皮损广泛，有继发感染者或渗液，可选用碳酸氢钠浴、糠浴，或用1∶10 000高锰酸钾溶液浸泡后，外用1%土霉素锌氧油或1%甲紫锌氧油。

(3)避免吃含有碘剂和溴剂的药物或食物，如紫菜、海带。

2. 中医治疗

(1)辨证施治：①心火亢盛证，治以泻火解毒、疏风止痒，方用芩连解毒汤加减；②脾虚湿困证，治以健脾除湿、疏风止痒，方用参苓白术散加减；③气血两虚证，治以益气养血、滋阴润燥，方用八珍汤加减。

(2)中成药：①竹黄颗粒剂10g，口服，3/d；②健脾除湿颗粒10g，口服，3/d；③益气养阴口服液，10ml，口服，3/d。

(3)外治疗法：①皮损以丘疹及丘疱疹为主，剧烈瘙痒，选用苍肤水洗剂或路路通洗剂；②皮损以水疱及脓疱为主，渗出较多，选用石榴皮水洗剂湿敷，再用青黛散加植物油调匀外涂。

(4)其他治疗：①黄柏、石榴皮、徐长卿及蛇床子煎水外洗；②祛湿散加甘草油调敷，痒甚时可加入适量雄黄解毒散。

【预防与护理】

1. 保持精神愉快，注意身体健康，避免受凉。

2. 尽可能进食无谷胶饮食，禁食紫菜、海带或碘盐等含碘类食物，避免服用含碘和溴剂的药物，以免加重病情。

3. 保持皮肤清洁，避免搔抓，防止继发感染。

第四节　妊娠疱疹

妊娠疱疹又称妊娠类天疱疮，是妇女在妊娠和产褥期发生的一种以水疱为主要损害的瘙痒性皮肤病。临床并不常见，以红斑、丘疹、风团及水疱等多形性皮损，自觉有不同程度的瘙痒为特征。产后易自行缓解；再次妊娠又会复发。一般不影响健康，对母亲预后良好，也不影响胎儿的正常发育。少数胎儿出生后有类似成人的皮损，但数周内可自行消失，并不复发。本病属中医学“蜘蛛疮”“火赤疮”的范畴。

【诊断要点】

1. 多发生于妊娠期或产褥期的妇女。

2. 发疹前一般有全身不适、畏寒、发热及皮肤剧烈瘙痒等前驱症状。

3. 好发于四肢、脐周、腹部、臀部及手足等处。

4. 皮疹为红斑、丘疹、风团及水疱等多形损害，但以水肿性红斑基底上出现成群或环状的紧张性水疱或大疱为特征。尼氏征阴性。

5. 病程慢性，多数病人产后能自行缓解，但再次妊娠又会复发。

6. 组织病理学示表皮下水疱及基底细胞坏死，无棘层松解。

7. 实验室检查血象中嗜酸性粒细胞增高，尿检有蛋白尿及血尿。

【鉴别诊断】

1. 妊娠痒疹　是孕妇常见皮肤病之一，除剧烈瘙痒外，尚有小丘疹而无水疱，主要分布于四肢，躯干较少。

2. 疱疹样皮炎　发病与妊娠无关，妊娠症状反而缓解，用砜类药物治疗有良效。

3. 疱疹样脓疱病　原发疹是脓疱，有严重的高热、畏寒及吐泻等全身症状，常有低血钙。

【治疗方法】

1. 一般治疗

(1)全身治疗：①轻型患者可用抗组胺药和镇静药，如氯苯那敏、西替利嗪、苯海拉明及地西泮等；②中重度患者皮疹严重不能控制时，可考虑用皮质类固醇激素，如泼尼松及地塞米松等；③其他如大剂量维生素C、维生素B_6、黄体酮等，均可酌情选用；④血浆置换用于非常严重的患者。

(2)局部治疗：以止痒、收敛及预防感染为原则。①皮损局限，无感染及渗出，可选用炉甘石洗剂及氧化锌糊剂等外搽，也可用皮质类固醇激素外涂，如1%氢化可的松乳膏、氟轻松软膏及0.075%地塞米松霜剂等；②皮损广泛，有感染及渗出，可先用0.1%依沙吖啶液或1∶10 000高锰酸钾溶液浸泡、外洗，再外用复方新霉素软膏或1%甲紫锌氧油。

2. 中医治疗

(1)辨证施治：①心火炽盛证，治以泻火解毒、疏风止痒，方用芩连解毒汤加减；②阴虚血热证，治以滋阴清热，凉血祛风，方用知柏地黄汤加减；③脾虚湿阻证，治以健脾祛湿、疏络止痒，方用参苓白术散加减；④气血两虚证，治以益气养血、滋阴润燥，方用八珍汤加减。

(2)中成药：①乌蛇止痒丸10g，口服，3/d；②竹黄颗粒剂10g，口服，3/d；③益气养阴口服液10ml，口服，3/d；④穿心莲片5片，口服，3/d。

(3)外治疗法：①皮损以红斑、丘疹及风团为主，剧烈瘙痒，可选用千里光、威灵仙、地肤子及蛇床子外洗，或用黄柏搽剂外涂；②皮损以水疱及大疱为主，有感染及渗液，可先用三黄洗剂或石榴皮水洗剂外洗,再外扑青黛散或六一散,也可用青黛散植物油调匀后外涂。

(4)其他治疗:①石榴皮、败酱草、生地榆、艾叶、白花蛇舌草及七叶一枝花,煎水外洗或药浴;②皮损瘙痒剧烈,水疱密集成群,可用樟脑、冰片、西月石及海蛤粉各适量,研细末,用花椒油调匀涂搽患处。

【预防与护理】

1. 加强营养,注意保持身体健康和心情舒畅,避免受凉感冒。

2. 认真做好产前检查,不可滥用对胎儿有损害的药物。

3. 保持皮肤清洁,避免过度搔抓,防止继发感染。

第五节 线状IgA大疱性皮肤病

线状IgA大疱性皮肤病是一种以皮损直接免疫荧光检查显示基底膜带,有线状IgA沉积为特点的大疱性皮肤病。其病因多数学者认为是自身免疫反应。临床表现类似大疱性类天疱疮和疱疹样皮炎。本病慢性经过,预后良好。临床上分为成人型和儿童型。属中医学"天疱疮""蜘蛛疮"的范畴。

【诊断要点】

1. 成人线状IgA大疱性皮肤病

(1)多见于成年人。

(2)好发于躯干及四肢屈侧。

(3)皮损表现类似疱疹样皮炎,呈多形性。可见水肿性红斑、丘疹及疱壁厚且紧张的小水疱或大疱,可沿红斑边缘呈弧形或环形排列。

(4)尼氏征阴性。

(5)伴轻微瘙痒。

(6)可有口腔黏膜损害。

(7)直接免疫荧光检查,病变皮肤或正常皮肤发现IgA呈线状沉积于表皮基底膜带。

(8)不会自愈。

2. 儿童线状 IgA 大疱性皮肤病

(1)多见于学龄前儿童。

(2)皮损分布广泛,多见于口周、四肢屈侧、腹股沟及外阴部,常呈对称分布。

(3)皮损表现为正常皮肤或红斑上出现张力性水疱或大疱,破后形成糜烂面,易愈合,不留瘢痕,仅留色素沉着。

(4)尼氏征阴性。

(5)伴不同程度瘙痒。

(6)口腔黏膜很少累及。

(7)直接免疫荧光检查;发现 IgA 呈线状沉积于表皮基底膜带。

(8)3～6 年可自愈。

【鉴别诊断】

1. 疱疹样皮炎　皮疹呈多形性,以张力性群集水疱为主,剧痒,直接免疫荧光检查,真皮乳头部有 IgA 颗粒状沉积。

2. 大疱性类天疱疮　表现为张力性大疱,疱壁厚,不易破裂,直接免疫荧光检查,基底膜带有线状 IgG 沉积。

3. 大疱性表皮松解症　多在出生后不久发生,有家族遗传史,于易受压及摩擦部位发生大疱,伴黏膜病变,指甲发育不良、牙齿发育不良及毛发脱落等。

【治疗方法】

1. 一般治疗

(1)全身治疗:①成人型首选氨苯砜,100mg/d,若疗效不显著,则可与皮质类固醇激素联合用药;②儿童型首选泼尼松 1～2mg/(kg·d),分 2～3 次服用,疗效不满意,可以加用氨苯砜联合用药;③部分病人用磺胺吡啶有效;④硫唑嘌呤或环孢素也可联合使用。

(2)局部治疗:①局限且无继发感染者,可选用1%樟脑炉甘石洗剂、1%薄荷及苯酚炉甘石洗剂外搽,也可用皮质类固醇激素软膏外搽;②皮损广泛,有糜烂、渗出者,可选用1%依沙吖啶溶液或1∶10 000高锰酸钾溶液浸泡外洗,再外用复方新霉素软膏、红霉素软膏;③有口腔黏膜损害者,可外用2%硼酸溶液含漱。

2. 中医治疗

(1)辨证施治:①热毒炽盛证,治以清热解毒,方用犀角(水牛角代)地黄汤合黄连解毒汤加减;②心火脾湿证,治以清心泻火,健脾除湿,方用导赤散合除湿胃苓汤加减;③气阴两虚证,治以益气养阴,方用竹叶石膏汤合益胃汤加减。

(2)中成药:①双黄连口服液10ml,口服,3/d;②鱼腥草口服液10ml,口服,2/d;③益气养阴口服液10ml,口服,3/d。

(3)外治疗法:①皮损泛发,糜烂、渗出多者,选用生地榆15g,黄柏30g,马齿苋30g,煎水外洗或湿敷;②皮损糜烂、渗出不多,可选用青黛散,麻油调成糊状搽于患处;③皮肤干燥、结痂,可选用三黄软膏外搽;④有口腔黏膜损害,可选用香菊含漱液含漱后,冰硼散、青吹口散外涂患处。

【预防与护理】

1. 加强营养,给予高蛋白、高维生素饮食,忌辛辣腥发食物。

2. 注意休息,保证充足睡眠。

3. 加强疮面护理,保持局部干燥清洁,防止继发感染。

4. 避免搔抓患处。

第六节　获得性大疱性表皮松解症

获得性大疱性表皮松解症是一种自身免疫性、慢性表皮下大疱性皮肤病。血液循环中有抗Ⅶ型胶原与IgG抗体。其病因和发病机制尚不清楚,无家族史。临床上以外伤及受压部位水疱为临床特征。本病多发生于成年人。属中医学“天疱疮”范畴。

【诊断要点】

1. 多见于40—60岁成年人，男女均可发生。

2. 好发于肢端及四肢伸侧，尤其是小腿的伸侧及指（趾）、肘膝关节伸侧面。

3. 常有轻微外伤及局部摩擦挤压史。

4. 皮损表现为正常皮肤上出现张力性水疱或大疱，疱液清澈，偶有血疱，尼氏征阴性，愈合后留有萎缩瘢痕和（或）粟丘疹。严重病例皮损可泛发全身。

5. 部分病人口腔黏膜可有水疱或糜烂、瘢痕性脱发、指（趾）甲萎缩。

6. 一般无自觉症状。

7. 无家族史。

8. 直接免疫荧光检查示基底膜线状IgG沉积。

【鉴别诊断】

1. 大疱性类天疱疮　多发生于老年人，没有外伤及局部摩擦史，通过1mol/L NaCl分离表真皮基底膜的直接和间接免疫荧光检查及对皮损周围的免疫电镜检查可鉴别。

2. 皮肤迟发性卟啉病　通过检测尿卟啉可鉴别。

【治疗方法】

1. 一般治疗

(1)全身治疗：①皮质类固醇激素，泼尼松20～60mg/d，3/d；②免疫抑制药，甲氨蝶呤、硫唑嘌呤等；③氨苯砜50～100mg/d，可单独使用或配以小剂量皮质类固醇激素；④个别病例报道大剂量免疫球蛋白静脉注射有效。

(2)局部治疗：①皮损局限可外用皮质类固醇激素，有感染外用抗生素软膏，如莫匹罗星软膏；②皮损广泛者，可使用0.1%依沙吖啶溶液或1∶10 000高锰酸钾溶液浸泡外洗，外用氧化锌软膏。

2. 中医治疗

(1)辨证施治：①心火脾湿证，治以清心泻火除湿，方用导赤散合萆薢渗湿汤加减；②脾虚湿阻证，健脾利湿行气，方用参苓白术散加减；③气阴两虚证，治以益气养阴，方用益胃汤加减。

(2)中成药：①雷公藤多苷片 2 片，口服，3/d；②火把花根片 5 片，口服，2/d；③清脾除湿颗粒 10g，口服，3/d。

(3)外治疗法：①皮损局限，无糜烂、感染者，给予黛倍膏外搽，每日 2～3 次；②皮损广泛，无糜烂、感染，可予千里光 60g，生大黄 30g，五倍子 10g，水煎浸泡外洗，青黛散麻油调涂；③皮损广泛有糜烂、渗出，可予野菊花 60g，土茯苓 30g，牡丹皮 30g，生大黄 30g，水煎外洗，青黛散麻油调涂或三黄散麻油调涂。

【预防与护理】

1. 避免外伤及摩擦挤压局部皮肤。

2. 衣物舒适宽松，避免过紧刺激皮肤。

3. 保持局部干燥、清洁，防止继发感染。

第 17 章　无菌性脓疱病

第一节　疱疹样脓疱病

疱疹样脓疱病是一种好发于妊娠妇女的罕见皮肤病。以在红斑的基底上发生浅表性、群集的无菌性脓疱为特征。常伴有系统性病变，全身症状严重，可危及生命，也可引起流产或死胎。本病属中医学“登豆疮”的范畴。

【诊断要点】

1. 主要发生于妊娠期妇女，非孕妇和男性罕见。

2. 皮损好发于腹股沟、脐周、胸及腋部等皱褶部，常对称分布。

3. 原发损害为在红斑基底上发生浅表性群集的针头大小无菌性脓疱，周期性或成批出现，常排列成环状，可互相融合成“脓湖”状。严重者可侵犯全身，有时累及黏膜。

4. 自觉有不同程度的瘙痒，全身有高热、抽搐、腹泻及呕吐等症状。严重时可危及生命，也可引起流产或死胎。

5. 实验室检查：血象中白细胞可增高，但血及脓液培养阴性，常伴有低钙血症。

6. 组织病理学示表皮角化不全及棘层肥厚，内有海绵状脓疱形成。

【鉴别诊断】

1. *妊娠疱疹*　多发于妊娠中期，皮损呈多形性，以水疱为主，有剧痒，病人一般情况良好，不发热，不影响妊娠。

2. *角层下脓疱病*　皮损常同时有小水疱，无全身症状，组织病理学所见为角层下脓疱。

3. 连续性肢端皮炎 常先有指端或足趾外伤感染史，早期的脓疱损害是在肢端。组织病理学所见的海绵状脓疱中以中性粒细胞为主。

4. 脓疱型银屑病 常有银屑病史，或同时有银屑病损害，病理学上除海绵状脓疱外，尚有银屑病改变。

【治疗方法】

1. 一般治疗

(1)全身治疗：主要是对症处理及支持疗法。①根据病情可选用皮质类固醇激素，如泼尼松及地塞米松等；②终止妊娠后可予阿维 A、甲氨蝶呤、环孢素、秋水仙碱及雷公藤等治疗；③抗生素，如甲砜霉素和磺胺类药物；④亦有报道使用益赛普及静脉注射人血丙种球蛋白有效；⑤另外可补充钙剂及促性腺激素等；⑥严重病例可以考虑中止妊娠。

(2)局部治疗：以保护、收敛及抗炎为原则。①皮损局限，可选用皮质类固醇激素软膏外搽，如 1%氢化可的松乳膏及 0.075%地塞米松霜剂等；也可用新霉素糠馏油糊剂等外涂。②皮损泛发，有渗液，可先用硼酸溶液或依沙吖啶溶液外洗或湿敷，再外扑复方氧化锌粉或樟脑扑粉。

2. 中医治疗

(1)辨证施治：①热毒炽盛证，治以清热解毒，方用黄连解毒汤加减；②湿热蕴结证，治以清热利湿，方用龙胆泻肝汤加减；③热入营血证，治以清热凉血，方用清营汤加减；④气阴两虚证，治以益气养阴，方用补中益气汤合增液汤加减；⑤阴阳两虚证，治以滋阴壮阳，方用二仙汤合右归饮加减。

(2)中成药：①益气养阴口服液 10ml，口服，3/d；②竹黄颗粒剂 10g，口服，3/d；③安宫牛黄丸 1 粒，口服，1/d。注意药物对妊娠胎儿的影响。

(3)外治疗法：①皮肤潮红，有脓疱，可用清凉膏外涂，或用黄柏搽剂、三黄洗剂外搽;②皮损广泛,脓疱群集成片,可选用大黄、黄柏、皂角刺、蒲公英、野菊花、鱼腥草、半枝莲、鬼针草,煎水外洗或药浴,再用青黛散以麻油调搽;③皮损干燥、脱屑,可选用甘草油外涂。

【预防与护理】

1. 解除精神负担,注意饮食营养,忌食辛辣发物。

2. 注意身体健康,保持情绪愉快,避免受凉。有高热者,应卧床休息,给予易消化吸收的食品。

3. 保持皮肤清洁,勤洗澡、勤换衣,防止继发感染。

4. 病情严重的孕妇,应即时考虑中止妊娠。

第二节　掌跖脓疱病

掌跖脓疱病是一种仅发于掌跖部的慢性复发性皮肤病,是脓疱型银屑病的局限型。以在红斑的基底上周期性发生深在的成簇无菌性小脓疱,伴角化及脱屑为特征。病因不明,好发于30－50岁的中年人,女性多于男性。常与体内慢性病灶有关。属中医学“田螺疱”的范畴。

【诊断要点】

1. 多自中年发病,体内常有慢性病灶,如扁桃体炎、鼻窦炎(副鼻窦炎)、龋齿或装有金属牙料等。

2. 皮损常发于掌跖中央部分,可逐渐蔓延至掌跖各处及侧面,包括指(趾)的屈面。常对称分布,但甲不受累。

3. 原发损害为在红斑基底上发生深在的小脓疱和水疱,可互相融合成簇。表皮增厚,脓疱可干燥结痂,变成棕色鳞屑而脱落,常呈周期性急性发作,病程较长。

4. 自觉有不同程度的瘙痒或疼痛,无系统性症状。

5. 实验室检查血象中白细胞增高,脓液培养阴性。

6. 组织病理学示棘细胞层内发生单房性脓疱,内含中性粒细胞。

【鉴别诊断】

1. *连续性肢端皮炎*　与创伤或感染有关，起病自一侧的指(趾)末节开始，表现为甲沟炎及甲下脓疱，逐渐向上呈匍行性蔓延。组织病理学所见为海绵状脓疱。

2. *汗疱疹继发感染*　汗疱疹好发于掌跖和手指侧面，为成群菜籽至黄豆大的圆形疱疹，继发感染时可发生脓疱。疱液可查见细菌。

3. *局限性脓疱型银屑病*　常有银屑病史，或同时有银屑病损害，组织病理学所见为表皮内有海绵状脓疱，周围有银屑病的病理改变。

4. *疱疹样脓疱病*　多见于妊娠期妇女，初发于躯体。在红斑上又有小脓疱，指甲可脱落，全身症状较重，恶化者可危及生命。

【治疗方法】

1. *一般治疗*

(1)全身治疗：①首先要注意有无慢性病灶及金属致敏的可能性，如有则应做相应的处理；②可选用抗生素及磺胺类药物，如四环素、甲砜霉素及磺胺吡啶等；③维 A 酸类药如阿维 A 每日 0.5～1mg/kg，控制病情后减量加用 PUVA 治疗效果更好；④秋水仙碱、雷公藤、昆明山海棠也有一定疗效。

(2)局部治疗：①皮损以红斑、脓疱为主者，可选用皮质类固醇激素软膏外搽，或密闭包扎，如 1%氢化可的松乳膏、氟轻松软膏、0.075%地塞米松霜剂，也可用新霉素糠馏油糊剂或黑豆馏油软膏外涂；②皮损以角化及增厚为主时，可选用维 A 酸软膏或水杨酸软膏外搽。

(3)其他疗法：PUVA 治疗、核素或浅层 X 线照射治疗。

2. *中医治疗*

(1)辨证施治：①热毒炽盛证，治以清热解毒，方用黄连解毒汤加减；②湿热蕴结证，治以清热利湿，方用萆薢渗湿汤加减；③阴虚血燥证，治以滋阴润燥，方用养血润肤汤加减；④气阴两虚证，治以益气养阴，方用补中益气汤合增液汤加减。

(2)中成药：①酌情给予雷公藤多苷片2片，口服，3/d；②血府逐瘀丸6g，口服，3/d。

(3)外治疗法：①脓疱成簇、浸淫湿烂者，可用淫羊藿、鹤虱、蛇床子、刺猬皮、石榴皮、半枝莲，水煎外洗；也可用三黄洗剂浸泡或湿敷；②脓疱较少，伴角化、脱屑者，可用黄灵丹以麻油调膏外涂；③宫粉(煅黄)、松香、黄丹、枯矾，共研细末，香油调敷。

【预防与护理】

1. 积极消除体内慢性病灶，如病人有扁桃体炎、鼻窦炎及龋齿等，应积极治疗。装有金属义齿者也应去除。

2. 防止外伤，避免搔抓及不良刺激，预防继发感染。

3. 加强营养，忌食辛辣发物，注意休息。

第三节　连续性肢端皮炎

连续性肢端皮炎又称肢端脓疱病，是一种病因不明的慢性复发性皮肤病。常于创伤或局部感染后发病。以指(趾)部周期性地出现无菌性小脓疱、糜烂、干燥及结痂为特征。好发于中年人，无性别差异。属中医学“镟指疳”的范畴。

【诊断要点】

1. 常自某一指(趾)端开始发病，好发于手指部，常有外伤或感染史。

2. 基本损害为小脓疱，甲下常累及，呈脓性浅溃疡或脓性指头炎的表现，有渗液、糜烂、结痂，并出现新脓疱。如此连续而缓慢地发展，逐渐累及各指及四肢。

3. 主要是累及皮肤，偶可达黏膜，久病者可引起甲破坏、变形及萎缩。

4. 有瘙痒与疼痛感，发作期有发热及畏寒等全身症状。

5. 病程慢性，可反复发作。

6. 实验室检查血象中白细胞可增高，脓液培养阴性。

7. 组织病理学示表皮内有海绵状脓疱，大量中性粒细胞浸润。

【鉴别诊断】

1. 脓疱型银屑病　常有银屑病史或同时有银屑病损害，组织病理学所见为海绵状脓疱，周围有银屑病的病理改变。

2. 疱疹样脓疱病　以女性为多，且多见于孕妇。初发于躯体部，在红斑基底上出现针头大小脓疱，全身症状严重，孕妇常见流产或死胎，病情恶化者可危及生命。

3. 掌跖脓疱病　脓疱见于掌跖部中央，不累及黏膜。

4. 角层下脓疱病　脓疱疱液上部澄清，下部浑浊，无全身症状，泛发黏膜损害，组织病理学所见为角层下脓疱。

【治疗方法】

1. 一般治疗

(1)全身治疗：①首先应寻找和根除感染病灶，可选用抗生素或磺胺类药物，如四环素、红霉素及磺胺吡啶；②维 A 酸类药物如阿维 A；③免疫抑制药：如甲氨蝶呤、环孢素；④生物制剂：肿瘤坏死因子拮抗药如依那西普、阿达木单抗、英夫利昔单抗等；⑤皮疹泛发伴有全身症状，可选用皮质类固醇激素，如泼尼松、地塞米松等。

(2)局部治疗：①皮损以脓疱、糜烂及渗液为主，可先用 0.5% 新霉素溶液、依沙吖啶液外洗或湿敷，再外搽复方新霉素软膏、红霉素软膏或莫匹罗星软膏；②皮损以干燥、结痂为主者，可用新霉素糠馏油糊剂及黑豆馏油软膏外涂，或外用皮质类固醇激素软膏或密闭包扎；③有黏膜损害，可外用 2%硼酸溶液、1%过氧化氢溶液（双氧水）或外搽 1%甲紫溶液、2.5%金霉素甘油涂剂。

2. 中医治疗

(1)辨证施治：①热毒炽盛证，治以清热解毒，方用黄连解毒汤加减；②湿热蕴结证，治以清热利湿，方用萆薢渗湿汤加减；③经脉瘀滞证，治以活血化瘀，方用桃红四物汤加减；④气血不足证，治以补气养血，方用八珍汤加减。

(2)中成药：①雷公藤多苷片 3 片，口服，2/d；②双黄连口服液 10ml，口服，3/d；③补气养血胶囊 3～5 粒，口服，2/d。

(3)外治疗法：①脓疱多、渗水湿烂明显，可选用马齿苋、大青叶、蒲公英、生地榆，煎水外洗或湿敷；②脓疱较多，渗液少，可选用玉露膏外搽，或用龟甲散以麻油调匀后外敷；③皮损干燥、脱屑，可用清凉膏外涂。或用青黛、黄柏及生地榆研细末，用花椒油调匀后涂搽患处。

(4)其他治疗：①土三七茎叶适量，捣烂敷于患处；②五倍子适量炒黑、研细末，用香油调匀涂患处。

【预防与护理】

1. 积极根除感染病灶，如有指(趾)端外伤或感染，应及时处理。

2. 避免一切不良刺激，忌用碱性肥皂或热水烫洗患肢。

3. 加强营养，忌食辛辣发物。避免过度搔抓，保持皮肤清洁，防止继发感染。

第四节　角层下脓疱病

角层下脓疱病是一种慢性、良性、复发性、脓疱性皮肤病，主要累及皱褶部位及肢体屈面，以在红斑基底上周期性发生浅表性小脓疱、水疱，呈环状排列，易干燥、结痂，愈后留有色素沉着为特征。一般情况好，多发于中年妇女，病因不明，一般认为是疱疹样皮炎的异型。属中医学“蜘蛛疮”的范畴。

【诊断要点】

1. 主要发生于 40—50 岁的中年妇女。

2. 皮损好发于腋下、腹股沟、乳房下及四肢近端屈面，面部及掌跖部一般不累及，无黏膜损害。

3. 原发损害为在红斑基底上发生浅表而松弛的小脓疱，偶尔为水疱，很快成脓疱。疱液内上部澄清，下部浑浊。常向外周扩展成环状或成群分布。1～2d 后脓疱破裂，干燥结痂，愈后留有色素沉着。

4. 局部有轻至中度的痒感，无全身症状，一般情况良好。

5. 病程慢性，反复发作与缓解。

6. 实验室检查血象中白细胞可增高，脓液培养阴性。

7. 组织病理学示角层下脓疱，内含中性粒细胞。

【鉴别诊断】

1. *疱疹样皮炎*　损害以群集水疱为主，疱壁紧张，对称分布于四肢伸面、肩胛及骶部，局部剧痒，病理学所见为表皮下水疱。

2. *疱疹样脓疱病*　损害为针尖大浅表脓疱，对称分布于腹股沟、腋部、脐窝、乳房及其他皱褶部位，严重时可侵犯全身，甲与黏膜也可受累，全身症状明显，多发于妊娠妇女。

3. *脓疱性银屑病*　脓疱较深在，每批发疹时常伴有高热及寒战等全身症状，组织病理学所见为海绵状脓疱，并有银屑病的病理改变。

4. *脓疱疮*　多见于儿童，接触传染性强，皮损好发于暴露部位，疱液内可查见葡萄球菌或链球菌，抗生素治疗有效。

【治疗方法】

1. *一般治疗*

(1)全身治疗：①砜类药物如氨苯砜；②磺胺类如磺胺吡啶、长效磺胺，抗生素类如氯霉素、甲砜霉素，均可酌情选择应用；③皮质类固醇激素，如泼尼松、地塞米松；④有报道阿维 A 有效；⑤光化学疗法如 PUVA，窄波 UVB 治疗有效。

(2)局部治疗：①皮损以脓疱、水疱为主，有渗液，可先用硼酸溶液或依沙吖啶溶液外洗，再用氧化锌糊剂或新霉素糠馏油糊剂外搽；②皮损以干燥、结痂为主，可选用黑豆馏油软膏外涂；或外用皮质类固醇激素软膏，如 1%氢化可的松乳膏、0.075%地塞米松霜等。

2. 中医治疗

(1)辨证施治:①热毒蕴结证,治以清热解毒,方用黄连解毒汤加减;②湿热蕴阻证,治以清利湿热,方用龙胆泻肝汤加减;③阴虚血热证,治以养阴清热,方用增液汤加减;④肾阴不足证,治以滋肾养阴,方用六味地黄汤加减。

(2)中成药:①竹黄颗粒剂 10g,口服,3/d;②健脾除湿颗粒 10g,口服,3/d;③益气养阴口服液 10ml,口服,3/d。

(3)外治疗法:①脓疱成群,渗水湿烂者,选用马齿苋、五倍子、紫河车、密陀僧、鱼腥草、生地榆、土黄柏、蛇床子,煎水外洗或湿敷;②脓疱吸收、干涸或结脓痂,可选用青黛、黄柏及生地榆研细末,麻油调匀外敷。

(4)其他治疗:①松树叶适量,煎水洗去脓痂,再涂以清凉膏;②寒水石、黄连、滑石及冰片共研细末,用麻油调匀涂搽患处。

【预防与护理】

1. 保持局部清洁和干燥,防止继发感染。

2. 加强营养,忌食辛辣发物,注意休息。

3. 避免精神刺激,积极治疗体内其他感染病灶。

第18章　营养及代谢障碍性皮肤病

第一节　维生素A缺乏症

维生素A缺乏症又称蟾皮病，是一种因缺乏维生素A引起的营养缺乏性皮肤病。以皮肤干燥、四肢伸面有非炎性棘刺状毛囊丘疹，伴有眼干燥、角膜软化或夜盲为特征。多见于儿童及青少年，男多于女。属中医学“藜藿之亏”“雀目”的范畴。

【诊断要点】

1. 皮肤广泛性干燥，尤以股和上臂伸侧出现较早，逐渐向臀、肩、背及腰等部扩展，而胸、腋、会阴和手足很少累及。

2. 背部和四肢伸侧有密集或分散的非炎性毛囊角化丘疹，毛发干枯、稀疏、易脱落，指(趾)甲出现纵嵴、点状凹陷及变脆。

3. 暗适应能力减退，有夜盲、眼干燥及角膜软化。

4. 实验室检查血浆中维生素A含量不足。

5. 组织病理学示表皮角化过度，毛囊上部有角质形成，汗腺和皮脂腺萎缩。

【鉴别诊断】

1. 毛周角化病(毛发苔藓)　常见于青壮年，好发于四肢伸侧，为散在的指尖大小毛囊角化丘疹，无眼部症状。

2. 小棘苔藓　多见于男性儿童，损害为具有棘刺的毛囊角化丘疹，主要分布于颈、肩及臀部外侧，不伴发眼部症状。

3. 毛发红糠疹　皮损为密集成片的毛囊角化丘疹，掌跖部皮肤角化明显，无眼部症状。

【治疗方法】

1. 一般治疗

(1)全身治疗:①饮食中补充含维生素 A 或胡萝卜素丰富的食物,如奶、蛋、肝、胡萝卜、蔬菜及水果等;②大剂量补充维生素 A,可口服或肌内注射,同时酌情补充其他维生素,如维生素 B_2(核黄素)及复合维生素 B 等。

(2)局部治疗:①皮肤症状可选用 15%尿素脂或维 A 酸软膏外涂;②眼部症状可选用润舒眼膏、玻璃酸钠滴眼液或珍珠明目滴眼液。

2. 中医治疗

(1)辨证施治:①阴虚血燥证,治以滋阴养血,方用养血润肤汤加减;②气血两虚证,治以益气养血,方用八珍汤加减;③肝肾不足证,治以滋补肝肾,方用杞菊地黄汤加减。

(2)中成药:①六味地黄丸 10g,口服,3/d;②杞菊地黄丸 10g,口服,3/d。

(3)外治疗法:①可选用洋甘菊、地骨皮、郁李仁各 30g,五灵脂、谷精草、木贼草、白芍、甘松各 15g,煎水外洗或全身浸泡;②桃仁、杏仁及胡麻仁各适量,捣烂如泥,加入薄荷油搅匀后外搽,或用白杨膏外搽,1/d。

(4)其他治疗:①熟鸡蛋黄加入适量植物油煎熬后涂搽患处;②蓖麻油、桃仁油、茉莉油或玫瑰油适量,加入温水中浸泡全身或搽洗患处。

【预防与护理】

1. 加强营养,食用含维生素 A 或胡萝卜素丰富的饮食,平时多吃水果。

2. 注意锻炼身体,增强体质,如有其他慢性疾病,应积极治疗。

第二节 维生素A过多症

维生素A过多症又称维生素A中毒症,是因大量或长期过量摄入维生素A,导致皮肤、毛发、骨和中枢神经系统的中毒性病变。临床上以恶心、视物模糊、嗜睡、皮肤干燥、脱发及骨和神经系统病变为特征。一般多为意外或误用大剂量维生素A而致急性中毒。长期大剂量补充维生素A,或用大剂量维生素A长期治疗某些皮肤病,则可发生慢性中毒。

【诊断要点】

1. 有大量或长期过量摄入维生素A病史。

2. 急性中毒症状

(1)常在食用中毒剂量后数小时发病。

(2)恶心、呕吐、头痛、视物模糊、嗜睡等。

(3)皮肤脱屑,范围扩展,广泛。

3. 慢性中毒症状

(1)常在长期过量食用维生素A数周或数月后发病。

(2)皮肤干燥、粗厚、脱屑,伴有瘙痒感,口唇干裂。

(3)弥漫性脱发,头发变粗,并累及其他终毛和毳毛。

(4)骨及关节疼痛、压痛,骨质增生,活动受限。

(5)可发生神经炎、头痛、困倦、烦躁、厌食、恶心、呕吐、肝功能损害等。

4. 实验室检查:血浆维生素A含量明显增高。

【鉴别诊断】

1. 维生素C过多症　主要表现为恶心、呕吐、腹泻等胃肠道反应。可引起高尿酸血症,痛风性关节炎发作或肾结石。

2. 维生素D过多症　主要症状为乏力、头痛、食欲缺乏、烦渴多饮、体重减轻、肌张力下降、心动过速和心律失常,日久可出现皮肤和软组织钙化。

3. 维生素E过多症　表现为恶心、呕吐、头痛、视物模糊、皮肤皲裂、乳腺肿大、月经失调、乏力、唇炎、口角炎等。

【治疗方法】 如发生维生素A中毒症状，应停用维生素A和忌食维生素A含量高的食物，如动物肝脏、蛋、奶、胡萝卜等，症状一般在8周内可逐渐消失，无须做特殊治疗。

【预防与护理】

1. 合理和正确补充维生素A，使用维生素A治疗皮肤疾病，症状改善后应逐步减量。

2. 注意调节饮食，对动物肝脏等含维生素A量高的食物，切忌暴饮暴食。

3. 增强体质，积极参加体育锻炼，保持精神舒畅。

第三节　维生素B_1缺乏症

维生素B_1缺乏症又称脚气病，是一种因机体内缺乏维生素B_1而导致神经系统受累的营养缺乏病。临床上以上升性、对称性周围神经炎、四肢肌肉酸痛无力为主要表现，并可累及心脏为特征。多见于以米食为主的地区。饮食不当，淘米和烹煮方法不正确，以及一些慢性、消耗性疾病，均可导致维生素B_1的吸收障碍，而发生本病。

【诊断要点】

1. 上升性、对称性周围神经炎　起病多从下肢开始，自足踝部出现感觉过敏、灼痛、针刺样或蚁行感，下肢皮肤微红。其后损害逐渐向上发展而累及双上肢。

2. 四肢肌肉病变　四肢肌肉出现酸痛，以腓肠肌最著；肌力下降，腱反射减退或消失，并可发生肌肉挛缩。

3. 心血管系统病变　可出现心悸、气促、水肿，心包、胸腔积液或腹水、心脏扩大等，严重者可出现心力衰竭。

【鉴别诊断】

1. 维生素 B_6 缺乏症　主要表现为精神萎靡、嗜睡、忧郁、面部脂溢性皮炎改变,而无四肢肌肉酸痛及心血管系统病变。

2. 维生素 B_{12} 缺乏症　有四肢远端对称性麻木和感觉异常,肢体无力,行动困难等表现,但常伴有贫血、呕吐、腹泻等表现。

3. 病毒性心肌炎　常有心脏扩大、心律失常、心功能减退等表现,但发病前有病毒感染病史,一般无上升性、对称性周围神经炎的症状。

【治疗方法】

1. 一般治疗

(1)全身治疗:①应多食糙米类、麦类和其他含维生素 B_1 丰富的食物;②口服维生素 B_1 每次 5～10mg,3/d,或维生素 B_1 每次 100mg,肌内注射,1/d,同时应注意补充其他水溶性维生素;③严重者立即静脉滴注或肌内注射硫胺素 50～100mg,每 4 小时给药 25～50mg,直到心力衰竭控制后口服 10mg,每日 3 次。

(2)局部治疗:①皮肤红斑,干燥,可用维肤膏外涂,每日 1～2 次;②四肢肌肉酸痛,可用红外线、超短波理疗。

2. 中医治疗

(1)辨证施治:①湿热下注证,治以清热和湿,方用当归拈痛汤加减;②寒湿阻络证,治以温阳通络,方用当归四逆汤加减;③气滞血瘀证,治以理气活血,桃红四物汤加减;④肝肾不足证,治以滋肝补肾,方用六味地黄汤加减。

(2)中成药:①血塞通片 4～6 片,口服,3/d;②六味地黄丸 10g,口服,2～3/d;③龟鹿二仙膏 10ml,口服,2/d。

(3)外治疗法:①四肢远端皮肤感觉异常,可用透骨草、牛膝、姜黄、桂枝、艾叶各 30g,川椒 15g,煎水外洗,1/d;②四肢肌肉酸痛,可用透骨草、徐长卿、石菖蒲、络石藤、海风藤、鸡血藤各 30g,煎水外洗,1/d。

【预防与护理】

1. 注意稻米加工、淘米及烹煮方法，避免维生素 B_1 由淘米、米汤中损失。

2. 多食糙米、麦类、玉米和其他含维生素 B_1 丰富的食物。

3. 积极治疗可导致维生素 B_1 缺乏的慢性、消耗性疾病。

4. 在青春期、妊娠、哺乳、长期发热、甲状腺功能亢进和剧烈劳动等情况下，尤应注意适当补充维生素 B_1。

第四节　维生素 B_2 缺乏症

维生素 B_2(核黄素)缺乏症是因机体维生素 B_2 供给不足而发生的一种以阴囊、舌、唇和口角为主要损害的营养缺乏性皮肤病。以阴囊炎、舌炎、唇炎、口角炎或面部脂溢性皮炎的综合征为特征，病人一般系集体生活者，个人单独发病罕见。中医学对此无确切病名，但可属“肾囊风”“唇风”“口丫疮”等范畴。

【诊断要点】

1. 常有集体发病情况。

2. 阴囊炎为本病主要损害。表现为阴囊一侧或对称性红斑，边缘清楚，或成片的黄豆大小丘疹，常覆以棕褐色薄痂，或有渗液、浸润，间有裂隙，有瘙痒或痛感。

3. 舌炎表现为舌尖或中部发红，早期乳头肥厚，晚期萎缩；裂纹深浅、纵横长短不一，有痛感。

4. 唇炎表现为干燥、脱屑、微肿或发红、糜烂，间有裂隙，稍有痛感。

5. 口角炎表现为糜烂、浸渍或裂隙，有灼痛感。

6. 面部皮肤干燥，缺乏滋润感，或有淡红斑和糠秕状鳞屑等脂溢性皮炎的表现。

7. 实验室检查血浆维生素 B_2 水平降低，24h 尿中维生素 B_2 含量减少。

8. 组织病理学示阴囊皮损处表皮角化，真皮水肿。舌唇等上皮有角化，舌乳头萎缩。

【鉴别诊断】

1. 阴囊湿疹　皮损以红斑、丘疹、渗液为主，有剧烈瘙痒，常反复发作，病程长，无舌炎、唇炎及口角炎。

2. 阴囊瘙痒症　初起无原发性皮损，继则出现明显苔藓样变，瘙痒剧烈，阵发性发作，病程较长。

3. 剥脱性唇炎　以口唇部红肿、痒痛、干燥，日久干裂、溃烂流黄水为特征，无阴囊及皮肤损害。

【治疗方法】

1. 一般治疗

(1)全身治疗：首先应注意调整饮食结构，给予含维生素 B_2 丰富的饮食，如动物肝、蛋类、蔬菜、黄豆、糙米及乳类等。然后，可选择维生素 B_2 10mg 口服，3/d，同时酌情给予其他维生素类和酵母。

(2)局部治疗：①阴囊皮炎，可选用 1∶2000 醋酸铅溶液外洗，或用复方硼酸软膏、氧化锌糊剂外涂；②唇炎或口角炎，可以外用 1%硝酸银溶液或 2%甲紫溶液。

2. 中医治疗

(1)辨证施治：①脾胃失健证，治以健脾和胃，方用参苓白术散加减；②阴虚内热证，治以养阴清热，方用知柏地黄汤加减；③气血亏虚证，以补气养血，方用人参养荣汤加减。

(2)中成药：①六味地黄丸 10g，口服，3/d；②归脾丸 10g，口服，3/d。

(3)外治疗法：①阴囊红斑、丘疹及湿烂，可先用三黄洗剂外洗，再用青黛、黄柏及苍术共研细末，以麻油调搽患处；②唇、口角糜烂、浸渍，可选用黄柏搽剂涂搽患处，或外用锡类散及珠黄散每日 1～2 次，如皮损干燥，有裂隙，可用黄柏霜外涂，每日 1～2 次。

(4)其他治疗：①小檗碱片研细末，加入麻油适量，调匀后外涂患处；②金银花、白菊花、甘草，煎水后含漱。

【预防与护理】

1. 注意改善饮食的烹调方法，调整饮食结构，寻找并除去有关病因。

2. 加强营养，给予含维生素 B_2 丰富的食物，禁饮酒。

3. 加强体育锻炼，增强体质。

第五节　维生素 B_{12} 缺乏症

维生素 B_{12} 缺乏症是一种因机体内缺乏维生素 B_{12} 所致的贫血、神经系统和皮肤黏膜病变的营养缺乏病。临床上以巨幼细胞性贫血、神经障碍、舌炎和皮肤广泛对称性色素沉着为特征。供给不足，胃切除和萎缩性胃炎、胰腺功能不全、肠道疾病及一些慢性、消耗性疾病均可导致维生素 B_{12} 缺乏，而发生本病。

【诊断要点】

1. 贫血，严重者有发热、皮肤巩膜黄染，肝、脾大。

2. 神经障碍，可出现手足对称性麻木和感觉异常，四肢无力，行动困难，共济失调。

3. 精神症状，可出现健忘、易激动、抑郁、淡漠，甚至痴呆。

4. 消化道症状，有呕吐、腹泻等。

5. 舌面初为苍白，继之红绛光滑，舌乳头萎缩，舌面有小疱或溃疡，自觉疼痛。

6. 皮肤有广泛对称性棕色色素沉着，主要位于手掌、手背、腕部、前臂和下肢。

7. 实验室检查：血清维生素 B_{12} 水平低于正常。血象和骨髓象提示大细胞正色素性贫血。

【鉴别诊断】

1. 叶酸缺乏症　主要有巨幼细胞性贫血、唇炎、舌炎、口炎性腹泻、智力退化和精神症状。暴露部位皮肤呈灰褐色色素沉着，并有脂溢性皮炎样皮损。

2. 维生素 B_1 缺乏症 上升性、对称性周围神经炎是其主要特征，常伴有四肢肌肉酸痛、腱反射减退或消失，以及血管系统病变等。

3. 维生素 B_6 缺乏症 颜面部有脂溢性皮炎样改变，并可扩展至身后、阴囊和会阴部，并有唇炎、舌炎、口腔炎和舌乳头肥大。但无巨幼细胞性贫血等表现。

【治疗方法】

1. 一般治疗

(1)全身治疗：祛除病因，改善营养，适量补充维生素 B_{12}，可给予维生素 B_{12} 100μg，肌内注射，1/d，连续 2 周后，改为每周 1 次，连用 4 周。同时可酌情配合其他维生素等治疗。

(2)局部治疗：①皮肤广泛性色素沉着，可外涂 3%氢醌霜或 3%过氧化氢等脱色剂；②舌炎等黏膜损害，可外用四环素混悬液或皮质类固醇制剂。

2. 中医治疗

(1)辨证施治：①心脾两虚证，治以健脾养心，方用归脾汤加减；②虚火上炎证，治以滋阴降火，方用知柏地黄汤加减；③气血不足证，治以补气养血，方用八珍汤加减。

(2)中成药：①归脾丸 10g，口服，3/d；②六味地黄丸 10g，口服，3/d；③驴胶补血冲剂 20g，开水冲服，2/d。

(3)外治疗法：①手足部皮肤有棕褐色色素沉着，可选用紫河车粉、绿豆粉各 50g，白茯苓、白芷、白及各 30g，白附子 15g，煎水外洗后，再用二白药膏外搽；②舌质红绛，有小疱或溃疡，可先用金银花、白菊花各 30g，甘草 15g，煎水后含漱，再外用冰硼散。

【预防与护理】

1. 注意饮食营养，多食含维生素 B_{12} 丰富的肉、兔、虾、蛋、奶等食品。

2. 对胃切除、萎缩性胃炎，肠道疾病等慢性疾病病人，应适当补充维生素 B_{12}，进行预防性治疗。

3. 积极锻炼身体，增强体质，保持精神舒畅。

第六节 叶酸缺乏症

叶酸缺乏症是因机体叶酸不足引起的一种以皮肤发生色素沉着为主要表现的营养缺乏性皮肤病。以暴露部位的皮肤色素沉着，伴有舌炎及唇炎等黏膜损害，或有巨幼红细胞性贫血为特征。一般不易患此病。食欲缺乏、妊娠及某些抗痉挛药物的使用，可导致叶酸不足；剥脱性皮炎可使叶酸大量丧失，均可引起叶酸缺乏症。

【诊断要点】

1. 颜面和手足等暴露部位的皮肤和掌纹处有灰褐色色素沉着，掌跖处可表现为斑点状。

2. 黏膜损害有舌炎或唇炎，患处疼痛、充血或有溃疡，舌面平滑，乳头消失。女阴阴道也可受累。

3. 可发生巨幼红细胞性贫血，伴发脂溢性皮炎。

4. 实验室检查：血象中可呈大细胞性贫血，血清中叶酸含量减少。

【鉴别诊断】

1. 瑞尔黑变病　好发于颜面、颈部、前臂、手背等暴露部位，为片状的灰褐色色素斑，多见于中年妇女，无舌炎或唇炎等黏膜损害，不发生巨幼红细胞性贫血。

2. 地图舌　早期舌面发生扁豆大小红斑，丝状乳头消失，蕈状乳头存在或更显著。损害逐渐扩大融合成地图状，多见于儿童和妇女。不发生皮肤色素沉着。

3. 剥脱性唇炎　损害为口唇部红肿、痒痛、干燥，有裂隙或溃疡。无皮肤色素沉着。

【治疗方法】

1. 一般治疗

(1)全身治疗：给予含叶酸丰富的饮食，如动物肝、肾、蛋类、蔬菜及水果等。另外应选择叶酸口服或肌内注射，同时配合维生素

C、维生素 B_{12} 或复合维生素 B 等治疗。

(2)局部治疗:①皮肤色素沉着,可外用 3%氢醌霜或 5%氧化氨基汞软膏;②舌炎或唇炎等黏膜损害,可外用 1%硝酸银溶液或 4%硼酸软膏。

2. 中医治疗

(1)辨证施治:①肝郁脾虚证,治以疏肝健脾,方用逍遥散加减;②虚火上炎证,治以滋阴降火,方用知柏地黄汤加减;③气血不足证,治以调补气血,方用八珍汤加减。

(2)中成药:①六味地黄丸 10g,口服,3/d;②杞菊地黄丸 10g,口服,3/d。

(3)外治疗法:①颜面及手足部皮肤有色素沉着,可选用洋甘菊、白芷、白及、白石脂各 30g,绿豆粉、紫河车粉各 15g,煎水外洗每日 1～2 次。也可用二白药膏外搽,每日 1～2 次。②舌、唇等黏膜处灼痛、充血,或有溃疡,可先用金银花、白菊花各 30g,甘草 15g,煎水后含漱,或外搽,再外用冰硼散。

(4)其他治疗:①局部皮肤色素沉着,可用鲜黄瓜汁外搽或黄瓜片外贴;②唇、舌溃疡、糜烂,可用西瓜霜片含服。

【预防与护理】

1. 积极治疗原发疾病,婴儿期应合理喂养,及时添加辅助食品。妊娠期妇女应注意营养,多吃新鲜蔬菜和水果。

2. 对慢性贫血病人或长期服用抗癫痫药物者,应给叶酸预防性治疗。

3. 加强体育锻炼,增强体质和抗病能力。

第七节　烟酸缺乏症

烟酸缺乏症又称糙皮病,是由于烟酸缺乏或不足产生的一种以皮肤、胃肠道及神经系统症状为主要表现的营养缺乏病。以从面部、肢端暴露部位产生对称性红斑、黯黑色素沉着、粗厚脱屑等为特征。目前发病率较低，以女性为多，可见于各种年龄，一般好发于春夏季，并有复发倾向。属中医学“癞皮病”范畴。

【诊断要点】

1. 面部和肢端暴露部位皮肤出现边缘清楚的鲜红斑，很快皮肤角化过度、粗糙及变黑。早期舌乳头突起，晚期萎缩，色猩红，可有表浅溃疡。

2. 胃肠道有食欲减退、恶心、呕吐及腹泻等症状。

3. 神经系统有头晕、乏力、失眠、肢端感觉障碍及肌力减退等表现，严重者可发生痴呆、昏迷和谵妄。

4. 实验室检查血液内烟酸含量不足。

5. 组织病理学示表皮角层肥厚伴有角化不全和色素增加。

【鉴别诊断】

1. 接触性皮炎　有接触史，皮炎发生于接触部位，无特殊角化过度和黑色素沉着，无其他系统症状。

2. 光感性药疹　有明确服药史，无特殊角化过度和黑色素沉着，一般无胃肠道和神经精神系统症状。

3. 植物日光性皮炎　有过量食用某种光敏性野菜及日光暴晒史，暴露部位有明显硬肿，常有瘀点或瘀斑，局部灼痛感明显，严重者可出现溃疡。

【治疗方法】

1. 一般治疗

(1)全身治疗：合理调配饮食，给予高蛋白、新鲜蔬菜及含烟酸量较多的食物。另外选择烟酸或烟酰胺口服或注射，对本病有特效。可配合B族维生素类治疗或其他对症处理。

(2)局部治疗：①皮损干燥，变黑，可选用复方硼酸软膏或氧化锌软膏外涂，也可用避光剂外搽，如对氨苯甲酸或二氧化钛软膏；②皮肤粗糙、肥厚，可选用5%柳酸软膏或10%尿素软膏外搽。

2. 中医治疗

(1)辨证施治：①脾胃虚弱证，治以健脾养胃，方用参苓白术散加减；②阴虚血燥证，治以滋阴润燥，方用养血润肤汤加减；③气血两亏证，治以补气养血，方用八珍汤加减。

(2)中成药：①归脾丸 10g，口服，3/d；②参苓白术散 6g，口服，3/d；③六味地黄丸 10g，口服，3/d。

(3)外治疗法：皮损粗糙、变黑及肥厚，可选用洋甘菊、地骨皮、皂角刺、肉苁蓉各 60g，益母草、白及、天冬、麦冬各 30g，煎水外洗，1/d；皮损干燥、脱屑，可用珍珠杏仁膏或黄柏霜外涂，2/d，舌部溃疡、糜烂，可外用青吹口散，每日 1～2 次。

(4)其他治疗：①取新楝树果，去核加猪油，捣烂如泥，外搽；②桃仁及甘草各等份，加入白酒中浸泡后滤渣取液，加适量油摇匀后外搽。

【预防与护理】

1. 注意调整饮食结构，不可偏食，补充含色氨酸和烟酸丰富的食物。

2. 积极治疗其他慢性疾病，在好发季节还应避免日晒。

3. 保持患处皮肤清洁，避免过度搔抓或热水烫洗，防止继发感染。

第八节　维生素 C 缺乏症

维生素 C 缺乏症又称坏血病，是一种体内长期缺乏维生素 C 引起的营养缺乏病。以毛囊角化及丘疹、牙龈炎和毛细血管壁损害产生的皮肤、黏膜渗血、出血为特征。一般不易发生此病。妊娠、发热、慢性消耗性疾病等对维生素 C 需求量增加，如不及时补充，就易患此病。属中医学“牙疳”的范畴。

【诊断要点】

1. 早期表现为四肢伸侧发生毛囊角化性丘疹及螺旋状毛发。皮肤干燥。

2. 牙龈炎表现为牙龈红肿，常有糜烂或溃疡、出血、口腔恶臭。

3. 毛囊周围皮肤有皮下瘀斑及瘀点，或在肌肉、关节等处形成血肿，多发生于小腿后侧、股及臀部。

4. 一般有贫血、水肿、抵抗力下降、极易感染、创口出血和愈合慢等。少数可出现鼻出血、便血、血尿或月经过多等。

5. 实验室检查血象中有血红蛋白减少。空腹血清维生素C的浓度下降。毛细血管脆性试验阳性。

【鉴别诊断】

1. 维生素A缺乏症　皮肤广泛性干燥，躯干和四肢伸侧有毛囊角化性丘疹，并有夜盲、眼干燥症或角膜软化，无皮下瘀斑、瘀点和出血倾向。

2. 毛周角化病(毛发苔藓)　常见于四肢伸侧，为散在的毛囊角化性丘疹，无牙龈炎及皮下瘀斑、瘀点，也无出血倾向。

3. 过敏性紫癜　起病急剧，皮下瘀斑及瘀点好发于双下肢及躯干部，无毛囊角化性丘疹和牙龈炎。

【治疗方法】

1. 一般治疗

(1)全身治疗：补充维生素C丰富的饮食，多食新鲜蔬菜和水果。另外应口服或静脉注射大量维生素C。同时给予其他对症处理。

(2)局部治疗：①皮肤干燥，有毛囊角化性丘疹，可酌情选用复方苯甲酸软膏、维A酸软膏外涂；②牙龈红肿、糜烂或溃疡，可用1%硝酸银溶液外搽或用0.2%甲紫溶液外涂。

2. 中医治疗

(1)辨证施治：①阴虚血燥证，治以滋阴润燥。方用养血润肤汤；②阴虚血热证，治以滋阴清热，方用知柏地黄汤加减；③气血两虚证，治以补气养血，方用八珍汤加减。

(2)中成药：①六味地黄丸10g，口服，3/d；②杞菊地黄丸10g，口服，3/d；③归脾丸10g，口服，3/d。

(3)外治疗法：①皮肤广泛干燥，可选用鲜黄瓜皮、鲜西瓜翠衣各 200g,紫河车粉及珍珠粉各 50g,加入温水中浸泡后做全身沐浴;②牙龈红肿可外搽珍珠散,龈腐流脓、疼痛者,可外用冰硼散,1/d。

(4)其他治疗:①局部皮肤干燥,可外搽珍珠杏仁膏、润肌膏之类;②口腔恶臭,可选用金银花、白菊花各 50g,甘草 10g,水煎后加入适量冰硼散含漱。

【预防与护理】

1. 注意改进烹调方法,多食维生素 C 丰富的食物,如各种新鲜蔬菜和水果。

2. 对维生素 C 需要量增加者,如妊娠、发热、慢性消耗性疾病、早产和人工喂养的婴儿,应注意补充维生素 C。

3. 保持口腔清洁卫生,预防或治疗继发感染,避免创伤。

第九节 维生素 D 缺乏症

维生素 D 缺乏症是一种长期缺乏维生素 D 所引起的营养缺乏病。主要使体内钙磷代谢紊乱而影响骨骼系统,在婴幼儿中引起维生素 D 缺乏病,成人中发生骨软化病。患维生素 D 缺乏病的儿童,以皮肤多汗、烦躁不安、枕部头发稀疏脱落及囟门闭合延迟等,甚则发生骨骼畸形为特征。软骨病者一般无明显皮肤病症。日光照射不足、生长迅速的幼儿、慢性消耗性疾病、饮食不当等,均有可能导致维生素 D 的不足,引起维生素 D 缺乏症。属中医学"五迟""五软"等范畴。

【诊断要点】

1. 有引起维生素 D 缺乏的病史,如长期日光照射不足、慢性消耗性疾病及饮食不当等。

2. 维生素 D 缺乏病表现为头颈和背部常大量出汗、烦躁不安、头部不停转动、枕和项部头发稀疏或脱落,囟门闭合延迟,严重者可发生骨骼畸形等。

3. 软骨病表现为骨骼疼痛、软弱无力、步态蹒跚，手足搐搦，或自发性、多发性骨折等。

4. 实验室检查血清钙、磷降低，碱性磷酸酶增高。

【鉴别诊断】

1. 维生素A缺乏症　以皮肤广泛性干燥、头发干枯、躯干和四肢有密集的毛囊角化性丘疹为特征，有夜盲、眼干燥症或角膜软化，但无骨软化或畸形等骨骼系统病变。

2. 维生素 B_2 缺乏症　主要表现为阴囊炎、舌炎、唇炎和口角炎等皮肤黏膜损害，而无骨软化或畸形等骨骼系统病变。

【治疗方法】

1. 一般治疗

(1)全身治疗：给予含维生素D丰富的食物，如动物肝脏、蛋及牛奶等。同时选择口服或注射维生素D制剂，或服浓缩鱼肝油。并注意补充钙剂。

(2)局部疗法：①日光浴，让尽可能多的暴露部位直接晒太阳或人工紫外线照射；②颈、项及背部多汗，可单纯扑粉，如痱子粉或去汗粉；③骨骼畸形严重者，可于病情静止后行矫形手术。

2. 中医治疗

(1)辨证施治：①脾肾虚弱证，治以健脾补肾，方用扶元散加减；②肾气亏损证，治以补肾益气壮骨，方用补益地黄丸加减。

(2)中成药：①参苓白术散6g，口服，3/d；②归脾丸10g，口服，3/d；③六味地黄丸10g，口服，3/d。

(3)外治疗法：①小儿维生素D缺乏病，2—3岁仍不能行走者，可选用草乌头10g，当归、地龙、木鳖子各20g，紫背草、椒目、葱须、荆芥各30g，煎水后倒入浴盆中洗浴；②成人软骨病，周身疼痛者，可选用艾叶、杜仲、续断、牛膝、姜黄、桂枝各30g，肉苁蓉、透骨草、鸡血藤、狗脊各60g，煎水后倒入浴盆中浸泡全身，1/d。

(4)其他治疗：①龙牡壮骨冲剂，开水冲服；②醋炒鱼骨、炒鸡蛋壳、胎盘粉及白糖，共研细末，开水冲服；③乌贼骨焙干研粉，加入等量白糖，开水冲服。

【预防与护理】

1. 增强营养，给予含维生素 D 丰富的饮食，适当参加户外活动，增加日光照射。

2. 对人工喂养及生长迅速的婴幼儿，应适当补充维生素 D 或鱼肝油，平时让暴露部位尽量多晒太阳。

3. 积极治疗慢性疾病，注意保养身体，防止受凉或呼吸道及肠道感染。

第十节　钙质沉着症

钙质沉着症是指不溶性钙盐沉积于皮肤、皮下、肌肉和其他内脏组织中所产生的疾病。以皮肤坚硬的丘疹、结节或肿块，溃破后排出乳酪色油状砂粒样物质，或有内脏发生钙化为特征。根据临床特点可分为原发性和继发性两大类。原发性钙质沉着症原因尚不清楚，既无组织损伤，又无钙磷代谢紊乱，钙沉积在皮肤、皮下和肌肉组织中。继发性钙质沉着症实质上是一种继发于其他原发病后，影响到钙磷代谢异常钙质沉着症，可引起其他内脏如肾、肺、心血管和胃等组织钙质沉着。本病可发生于各种年龄，无明显性别差异。

【诊断要点】

1. 原发性钙质沉着症

(1)好发于上肢，如手指、腕及肘部等处，常对称分布。也可累及四肢、躯干及阴囊等部位。

(2)皮损为坚硬的丘疹、结节和斑块，开始皮色正常，以后与皮肤粘连即发红、溃破，流出乳酪色油状物质，伤口不易愈合。

(3)组织病理学检查，钙盐微粒用柯萨奇染色示黑色反应。

2. 继发性钙质沉着症

(1)有影响钙磷代谢异常的原发病，如甲状旁腺功能亢进、破坏性骨病、维生素D过量及慢性肾病等。

(2)常易发生肾、肺、心血管和胃等内脏组织钙质沉着或钙化。

(3)皮肤损害为小而坚实的正常皮色小结节,常见于下肢,如腘窝、髂嵴等部位,多对称分布。

(4)实验室检查血清钙或磷水平增高。

(5)X线片可发现和确定深部组织的钙质沉着。

【鉴别诊断】

1. 痛风 硬结主要发生于关节及软骨组织,尤其是耳郭软骨,常伴关节炎。组织病理学显著硬结为尿酸结晶。

2. 皮肤纤维瘤 女性多见,好发于肩、背、臀和股部,损害为单个或多个绿豆大小半球形结节,质地坚实,可增至樱桃大小,表面与皮肤粘连,外缘常有沟状凹陷,组织病理学示纤维组织增生。

3. 脂肪瘤 女性多见,好发于肩、背、颈、乳房或臀部,损害为单个或多个皮下局限性肿块,自绿豆到成人头大,质地柔软,可推动,表面皮肤正常,无自觉症状,组织病理学示由脂肪细胞组成。

【治疗方法】

1. 一般治疗

(1)全身治疗:①原发性损害,可试用皮质类固醇激素、乙二胺四乙酸二钠及磷酸纤维素结合低钙饮食;②继发性损害,积极治疗原发疾病,伴高血钙或高血磷者,应限制钙盐或磷脂(乳类蛋黄)摄入,同时服用氢氧化铝凝胶,以减少磷的吸收。

(2)局部治疗:①局限性损害,可分次分批手术切除;②可在损害处皮肤上做一鱼口状切口,翻起皮瓣,用磨牙钻将钙质敲碎,然后用生理盐水冲洗。

2. 中医治疗

(1)辨证施治:①痰湿结聚证,治以燥湿化痰、软坚散结,方用二陈汤加减；②寒凝气滞证，治以温阳通滞、化瘀散结，方用阳和汤加减；③气滞血瘀证，治以活血化瘀、通络散结，方用桃红四物汤加减；④肺肾阴虚证，治以补肺益肾、软坚散结，方用六味地黄汤加减。

(2)中成药：①六味地黄丸 10g，口服，3/d；②血塞通片 6 片，口服，3/d；③舒筋活血片 4～6 片，口服，3/d。

(3)外治疗法：①皮肤硬结，未破溃者，可选用黑色拔膏棍或稀释拔膏外敷，也可选用补骨脂、鸦胆子(去壳取核)、黄连、冰片、雄黄、轻粉，加入 75％乙醇浸泡后外涂，2/d；②皮肤硬结，已溃破，流出乳酪色油状物质，可先用三黄洗剂清洗创口后，再外敷生肌玉红膏，1/d。

(4)其他治疗：①取鲜矮地茶、鲜十大功劳叶、鲜大蒜各适量，捣汁后外用，2/d；②隔蒜灸疗法，取独头蒜切成薄片，敷于皮损上，以艾绒置于其上灸之。

【预防与护理】

1. 积极治疗有关原发性疾病，不滥用维生素 D 制剂，伴高血钙或高血磷者，应限制钙盐或磷脂的摄入。

2. 合理调配饮食，注意加强营养，积极参加体育锻炼，做到生活规律化。

3. 避免擦伤或碰伤皮肤，防止继发感染。

第十一节　黄　瘤　病

黄瘤病是一种脂质代谢障碍性皮肤病，是潜在性高血脂的一种皮肤表现。以皮肤上出现橘黄色或棕红色斑片、丘疹、结节或肿块，伴发心血管及肝、脾等器官损害为特征。根据临床特点可分为原发性和继发性两大类。原发性黄瘤病主要有家族性和非家族性两种，前者有遗传性，血脂有不同程度异常；后者病例散发，血脂正常。继发性黄瘤病多因其他疾病引起血脂增高或血清蛋白及组织细胞异常等而伴发的黄瘤病。本病可发生于各种年龄，但以中年女性多见。

【诊断要点】

1. 原发性黄瘤病

(1)扁平黄瘤：皮损为针头到扁豆大小的橘黄色圆形或椭圆形扁平或稍隆起的斑块，好发于眼睑(又称睑黄瘤)、颈、躯干、肘窝、腘窝、股内侧、臀部和手掌等处。伴高脂血症。

(2)结节性黄瘤：皮损为花生米到核桃大小的橘黄或黄褐色的丘疹或结节，散在或融合成更大的斑块，好发于肘、膝、髋、踝、臀及跟腱(又称腱黄瘤)等处。可伴高脂血症。

(3)发疮性黄瘤：皮损为突然分批出现的针头到米粒大小黄褐色小丘疹，周围有红晕，好发于臂和腿的伸侧及臀部，也可散发于全身各处。可伴有高脂血症。

(4)播散性黄瘤：临床较罕见，常起病于青少年。皮损为针头到绿豆大小的黄红或棕黄色小丘疹和结节，分布成群，但不融合，好发于颈、腋、腹股沟、肘窝及腘窝等皱褶处，可累及黏膜，侵犯神经垂体(垂体后叶)而致尿崩症，但可自行缓解。一般预后好，血脂正常，又称非家族性正常血脂性黄瘤病。

2. 继发性黄瘤病

(1)多继发于肝、胆、肾、胰腺及糖尿病等疾病。

(2)实验室检查血清中可出现总胆固醇、三酰甘油(甘油三酯)、乳糜散粒及β脂蛋白等增高。

(3)皮损与原发性相同，有各种扁平结节或发疹性黄瘤。

【鉴别诊断】

1. 痛风　皮损主要发生于关节及软骨组织处，为正常皮色的硬结，常伴发关节炎，患处疼痛明显。

2. 钙质沉着症　以皮肤坚硬的丘疹、结节或肿块为特点，并可破溃而排出乳酪色油状物质，创口呈瘢痕愈合。

3. 斑片状类银屑病　损害为边缘清楚，大小不一的黄红色或黄褐色的圆形、椭圆形或不规则形的斑片，覆有黏着性鳞屑，好发于双下肢及躯干部。

【治疗方法】

1. 一般治疗

（1）全身治疗：对高脂血症病人，首先应限制脂质及糖类饮食，同时给予降脂药物治疗，如考来烯胺（消胆胺）、祛脂乙酯及烟酸肌醇（烟酸肌醇酯）等。

（2）局部治疗：局限性皮损，可用激光、液氮冷冻等疗法祛除，或用 30％三氯醋酸点涂烧灼；或肝素钠及平阳霉素注射治疗，个别较大的黄瘤，可用手术切除。

2. 中医治疗

（1）辨证施治：①肝胆湿热证，治以清利湿热，方用龙胆泻肝汤加减；②脾虚湿阻证，治以健脾祛湿，方用参苓白术散加减；③肝肾不足证，治以滋肾养肝，方用六味地黄汤加减。

（2）中成药：①龙胆泻肝丸 6g，口服，3/d；②参苓白术散 6g，口服，3/d；③六味地黄丸 10g，口服，3/d。

（3）外治疗法：①皮疹泛发、数目多而小的损害，可选用生山楂、侧柏叶、首乌藤、虎杖各 60g，丹参、泽泻、杜仲、何首乌各 30g，煎水后浸浴全身，每日 1 次；②皮疹局限，数目少而小的损害，可选用五妙水仙膏点治，或外用脱色拔膏棍。

（4）其他治疗：①有高脂血症者，可选用山楂降脂片口服；②局部可用鲜山楂及鲜虎杖叶适量，捣烂如泥涂搽患处，每日 2 次。

【预防与护理】

1. 注意饮食调理，给予低糖、低脂、高蛋白饮食，多食新鲜蔬菜和水果。

2. 积极治疗原发性疾病，定期测定血胆固醇和类脂质，并予相应的治疗。

3. 加强体育锻炼，保持心情舒畅，增强体质和抗病能力。

第十二节　皮肤淀粉样变性

皮肤淀粉样变性是一种由于淀粉样物质沉着于皮肤组织中引起的慢性皮肤病。以皮肤出现多数黄褐色圆锥形的坚硬丘疹，成念珠状排列，轻度鳞屑，呈苔藓样淀粉样变性，自觉剧痒为特征。一般认为与遗传因素有关，好发于青壮年，男性多于女性。属中医学“松皮癣”的范畴。

【诊断要点】

1. 好发于小腿伸面及上背部，广泛的可涉及上肢伸侧，常呈对称性分布，进展缓慢。

2. 皮损为半球形、圆锥形的黄褐色或浅褐色的坚硬丘疹，针头至黄豆大小，表面粗糙，密集而不融合，常排列成念珠状。

3. 自觉剧烈瘙痒。

4. 组织病理学示真皮乳头层有紫红色淀粉样蛋白沉积。

5. 实验室检查刚果红皮内试验常阳性。

【鉴别诊断】

1. 神经性皮炎　损害为典型苔藓样变，表面扁平，好发于颈项及四肢伸侧。

2. 慢性湿疹　多发于四肢屈侧，皮肤肥厚，色素沉着，常有渗出史。

3. 黏液性水肿性苔藓　瘙痒不明显，丘疹蜡状皮色，组织病理学可见亮蓝色的黏蛋白。

【治疗方法】

1. 一般治疗

(1)全身治疗：可选用阿维 A 酸或阿维 A 酯。

(2)局部治疗：以软化、剥脱为原则。①皮损局限者，可用皮质类固醇激素软膏封包，如 1%氢化可的松乳膏及 0.075%地塞米松霜等；或于皮损内注射皮质类固醇激素，如泼尼松龙及曲安西龙

(去炎松)等。②皮损粗糙、增厚者,可选用 10%间苯二酯水杨酸软膏、10%糠馏油软膏或 10%硫黄煤焦油软膏外涂。③可用冷冻、皮肤磨剥术、CO_2 激光等疗法。

2. 中医治疗

(1)辨证施治:①气滞血瘀证,治以活血化瘀,方用桃红四物汤加减;②脾虚湿阻证,治以健脾祛湿,方用参苓白术散或除湿胃苓汤加减;③血虚风燥证,治以养血祛风、滋阴润燥,方用养血润肤汤加减;④肝肾不足证。治以滋肾养肝,方用六味地黄汤加碱。

(2)中成药:①血塞通片 4～6 片,口服,3/d;②参苓白术散 6～10g,口服,3/d;③六味地黄丸 10g,口服,3/d。

(3)外治疗法:①皮损泛发者,可选用透骨草、石菖蒲、地骨皮、丹参各 60g,红花、桂枝、皂角刺、刺五加、黄精各 30g,川椒 15g,煎水后搽洗患处,1/d;②皮损局限者,可外涂黄柏霜、薄肤膏或外搽醋斑蝥,2/d。

(4)其他治疗:①轻粉、冰片及密陀僧各适量,分别研细末后和匀,以生菜油调成糊状外敷患处;②鲜石榴皮,蘸明矾末,外搽患处;③梅花针疗法,以七星针在患处来回移动进针,以少量出血为度。

【预防与护理】

1. 平时多以温水洗浴,保持皮损区清洁,避免过度搔抓,防止感染。

2. 增加营养性食物,多食新鲜蔬菜和水果,保持大便通畅,忌食辛辣发物。

3. 避免不良刺激,保持心情舒畅,积极参加体育锻炼。

第十三节　卟　啉　症

卟啉症又称血紫质病,是由于遗传或获得性因素诱发所致的卟啉代谢障碍,使过多卟啉沉积在皮肤等组织中,对光敏感产生光毒性反应而引起的疾病。以暴露部位的皮肤损害,或伴有腹部及神经精神症状为主要特征。临床上可分为红细胞生成性卟啉症和肝性卟啉症两大类,前者又可分为先天性和原卟啉症;后者可分为迟发性、急性间歇性和混合性。本病可发生于各种年龄,男女性别无明显差异。

【诊断要点】

1. 先天性红细胞生成性卟啉症　本病较罕见,隐性遗传,常于2—3岁就有明显光敏感性,暴露部位皮肤起红斑、水疱、血疱和大疱,受累部位多毛,糜烂面愈合慢,呈残毁性瘢痕。肢端挛缩、残缺。牙齿呈红色。常伴脾大和溶血性贫血,预后不良,尿中卟啉增加而呈粉红色。

2. 红细胞生成性原卟啉症　常有家族史,显性遗传,大多起病于10岁以内,暴露部位皮肤红肿、灼痛,可起水疱、血疱或紫癜、糜烂,愈合后留有瘢痕。好发于颜面、耳轮和手背等处。反复发作可使皮肤呈蜡样增厚。预后较好。血中原卟啉增加,尿卟啉正常。

3. 迟发性皮肤卟啉症　为最常见的一种类型。多起病于中年,常因药物或饮酒过度及肝病等诱发。表现为面部、手背等暴露部位皮肤光敏感性和脆性增加,易起水疱,轻擦后表皮易剥脱,面部多毛和色素沉着。伴肝大和肝功能异常。尿中卟啉明显增加。

4. 急性间歇性卟啉症　起病于青春期后,女性多见,无明显皮肤表现,主要有腹痛、神经精神症状和尿色异常。

5. 混合性卟啉症　起病于中年,皮肤光敏感明显,暴露部位皮肤起水疱、血疱或大疱,伴有腹痛、恶心、呕吐及神经精神症状和尿色异常。

【鉴别诊断】

1. 大疱性表皮松解症　皮损好发于受压和摩擦部位,尼氏征阳性,无光敏感性,尿中卟啉阴性。

2. 烟酸缺乏症　皮损好发于暴露部位,但以皮肤红斑、角化过度、粗糙及变黑为主,无多毛和尿卟啉,烟酸治疗有明显疗效。

【治疗方法】

1. 一般治疗　首先消除一切诱因,如药物、吸烟、饮酒等。

(1)全身治疗:①先天性细胞生成性卟啉病,口服β胡萝卜素,反复输入压缩红细胞,对顽固的溶血性贫血,行脾切除能改善贫血和皮肤的光敏性,严重者做异体骨髓移植。②红细胞生成性原卟啉症:口服β胡萝卜素、半胱氨酸,可输注羟高铁血红素或输入经清洗过的自身红细胞可缓解病情。③迟发性皮肤卟啉病:放血疗法,每周 1～2 次,每次 450～500ml,一般 4～6 次可使病情缓解,氯喹和羟氯喹有较好疗效,另外其他疗法有铁螯合剂,如去铁胺,也有一定疗效。④急性间歇性卟啉病:急性发作时静脉输注葡萄糖,或静脉滴注血红素制剂。另外对症处理腹痛、失眠、恶心、呕吐、焦虑等症状。⑤混合性卟啉症:β胡萝卜素、斑蝥黄、窄波 UVB 对某些患者有一定疗效。

(2)局部治疗:①皮损不明显者,可选择避光剂,如 3%二羟基丙酮霜或 5%二氧化钛霜外用;②皮损明显,有继发感染者,可选用 0.5%新霉素溶液或 0.1%依沙吖啶液外洗或湿敷,再外搽甲紫溶液,或用莫匹罗星软膏外涂。

2. 中医治疗

(1)辨证施治:①热毒炽盛证,治以清热凉血,方用清瘟败毒饮加减;②湿热蕴结证,治以清热利湿,方用清脾除湿饮加减;③阴虚火旺证,治以滋阴降火,方用知柏地黄汤加减;④气血两虚证,治以益气养阴,方用竹叶石膏汤加减。

(2)中成药:①犀角(水牛角代)散 6～10g,口服,3/d;②龙胆泻肝丸 6～10g,口服,3/d;③六味地黄丸 10g,口服,3/d;④竹黄颗粒剂 10g,开水冲服,3/d。

(3)外治疗法:①皮损以红斑、水疱、血疱或糜烂为主者,可选用金银花、地榆、槐花、大黄、半边莲、半枝莲、仙鹤草、七叶一枝花各 30g,煎水外洗或湿敷,2/d;②皮损以干燥、结痂为主者,可选用青黛散调麻油外搽,或以清凉膏、白玉膏外涂,2/d。

(4)其他治疗:①鲜十大功劳叶适量,洗净后捣烂外敷患处,1/d;②鲜石榴皮适量,煎水外洗或湿敷,1/d。

【预防与护理】

1. 避免阳光暴晒,外出活动时应注意保护暴露部位皮肤,防止日光直接照射。

2. 避免饮酒或用诱发本病的药物,如苯巴比妥、磺胺、灰黄霉素及雌激素等。

3. 加强营养,增强机体抵抗力,积极治疗原发病。

第十四节 黏液性水肿

黏液性水肿是由于黏蛋白的代谢障碍,引起大量黏蛋白沉积于皮肤组织内而形成的各种黏液状态的代谢障碍性疾病。以皮肤坚实的非凹陷性水肿性斑块或结节,呈蜡样光泽,或伴有甲状腺功能异常为特征。根据临床特点,分为全身性黏液性水肿、胫骨前黏液性水肿和黏液水肿性苔藓 3 种类型。本病大多发生于成年人,女性多见。

【诊断要点】

1. 全身性黏液性水肿

(1)皮肤呈非凹陷性肿胀、干燥、粗糙,颜色苍白或蜡样光泽,鼻宽、唇厚。

(2)毛发枯槁、稀疏、脱落,指(趾)甲变脆易裂。

(3)基础代谢率降低、甲状腺功能减退。

2. 胫骨前黏液性水肿

(1)好发于小腿前外侧,开始可为一侧,后累及两小腿伸侧,多呈对称性。

(2)损害为圆形或不规则形的肿胀,坚实、无凹陷性的斑块或结节,其上可见毛囊口扩大的表现。边界清楚,呈蜡样半透明状,表面凹凸不平。

(3)发病前或同时伴有甲状腺功能亢进或突眼症。

3. 黏液水肿性苔藓

(1)常见于面部及四肢伸侧。

(2)皮肤损害为苔藓样丘疹,群集或线状排列,互不融合,呈淡红色或淡黄色,蜡样,间有瘙痒感。

(3)甲状腺功能正常。

【鉴别诊断】

1. 心性或肾性水肿　心脏或肾疾病引起的水肿按之凹陷,同时伴有心、肾的其他症状和临床及实验室检查的异常。

2. 皮肤淀粉样变性　皮损为半球形或圆锥形的坚实丘疹,常密集于小腿伸面,表面有少量鳞屑,自觉瘙痒,病理活检见真皮或皮下有淀粉样沉积物。

3. 局限性硬皮病　皮损为圆形、椭圆形或不规则形及线条状的斑块,表面光滑,有蜡样光泽。局部发硬、萎缩。

【治疗方法】

1. 一般治疗

(1)全身治疗:①全身性黏液性水肿,可选择甲状腺素制剂治疗,如甲状腺素片、L-甲状腺素及 L-三碘甲状腺氨酸等。②胫骨前黏液性水肿,有甲状腺功能亢进或突眼症者,应首先按内科治疗甲状腺功能亢进。其次可酌情选用皮质类固醇激素或免疫抑制药,如泼尼松、苯丁酸氮芥或环磷酰胺等,对消退皮损有一定效果,但须注意不良反应。③对黏液水肿性苔藓尚无有效疗法,可酌情使用皮质类固醇激素或免疫抑制药,如泼尼松及环磷酰胺等。

(2)局部治疗:局限性皮损,可选择皮质类固醇激素,如曲安奈德皮损内注射,或以皮质类固醇激素薄膜密闭封包皮损处;局限性苔藓样皮损,可用浅层 X 线局部放射治疗。

2. 中医治疗

(1)辨证施治:①痰湿结聚证,治以化痰软坚,方用海藻玉壶汤加减;②气滞血瘀证,治以理气活血,方用桃红四物汤加减;③脾肾阳虚证，治以健脾温肾，方用参苓白术散合真武汤加减。

(2)中成药：①血塞通片 4～6 片，口服，3/d；②参苓白术散 6g，口服，3/d；③肾气丸 6g，口服，3/d。

(3)外治疗法：①皮损广泛者，可选用透骨草、丝瓜络、六月雪、白僵蚕、珍珠母、皂角刺、海藻、昆布、红花、牛膝各 30g，煎水外洗或浸泡，1/d；②皮损局限者，可用生肌白玉膏或白杨膏外搽，2/d。

(4)其他治疗：①落得打及蜀羊泉各适量，煎水外洗；②脱色拔膏棍贴敷患处。

【预防与护理】

1. 加强营养，多食新鲜蔬菜和水果，禁用烟、酒及刺激性食品。

2. 保持精神舒畅，积极治疗诱发本病的甲状腺功能减退或亢进及糖尿病等内分泌疾病。

3. 避免患处碰伤或擦伤，防止继发感染。

第十五节　胶样粟丘疹

胶样粟丘疹又称皮肤胶样变性，是皮肤结缔组织的一种退行性改变，以暴露部位皮肤出现带黄色的透明小丘疹、结节或斑片，无明显自觉症状为特征。好发于 15—50 岁的成年人，男性多于女性。发生于儿童者，常于青春期后自然消退。

【诊断要点】

1. 好发于上面部、颈部、耳部及手背等暴露部位。

2. 基本损害为针头到豌豆大小、圆形的浅黄色透明丘疹、结节或斑片，质柔韧，密集成群，但不融合，多不对称。穿刺或划破后可释放出胶样物质。

3. 组织病理学示真皮上层无结构均质性的胶样物质。

【鉴别诊断】

1. 粟丘疹　丘疹呈白色，以针尖挑破后可挤出珍珠样小颗粒。组织病理学示真皮上层有表皮囊肿。

2. 扁平苔藓 丘疹呈红色或紫红色，不透明，疹内无胶样物质，好发于前臂屈侧，自觉剧痒。

3. 汗管瘤 多见于青年女性，主要发生于眼周、前额、颈或前胸等处，损害为针头到豌豆大，呈肤色或褐色、光滑圆形丘疹，质地柔软而有弹性，群集或散在分布。

4. 皮脂腺瘤 皮损为针头至黄豆大、油腻的橘黄色丘疹，常对称分布于面中部的鼻、颊和鼻唇皱褶处。

【治疗方法】

1. 一般治疗

(1)全身治疗：可选择小剂量羟氯喹和大剂量维生素C口服。

(2)局部治疗：少数皮疹可选择冷冻、激光、电解或手术切除等疗法。

2. 中医治疗

(1)辨证施治：①风热痰湿证，治以疏风清热、化痰消肿，方用牛蒡解肌汤加减；②湿热蕴结证，治以清热利湿，方用龙胆泻肝汤加减；③气滞痰凝证，治以理气化痰，方用二陈汤加减。

(2)中成药：龙胆泻肝丸6g，口服，3/d。

(3)外治疗法：皮疹数目不多者，可选择五妙水仙膏或水晶膏点治。

(4)其他治疗：①取苦参子仁适量，研细末，用凡士林调匀成膏后外敷患处；②取鸦胆子适量，捣烂如泥，包敷于皮疹之上。

【预防与护理】

1. 避免日光暴晒及长期接触石油产品，勿过量应用脱色剂。

2. 避免过度搔抓，局部不可滥用腐蚀药物，防止继发感染。

第十六节 痛 风

痛风是由于嘌呤代谢障碍，引起血清尿酸水平升高，尿酸盐沉积于皮下、关节及肾等组织中而出现的代谢障碍性疾病。以皮下出现痛风石、痛风性关节炎、关节畸形、肾结石或肾病变为特征。常于中年以后发病,男性发病率明显高于女性。属中医学“痹证”的范畴。

【诊断要点】

1. 皮损为在耳轮、跖趾关节,以及踝、膝、腕、指等关节处形成痛风石。表现为针头至豌豆大小的坚实小结节,呈黄色或乳白色。发作时具有红、肿、热、痛等急性炎症表现。

2. 病程中皮下结节可破溃,流出石灰样白色含有尿酸钠结晶的物质。

3. 典型症状表现为急性或反复发作的痛风性关节炎,可致关节畸形,或伴有肾结石及肾病变。

4. 实验室检查血尿酸浓度升高;肾功能受损时,血肌酐及尿素氮增高。

5. 组织病理学示皮下有大小不等境界清晰的尿酸盐结晶。

【鉴别诊断】

1. 钙质沉着症　损害为皮肤坚硬的丘疹、结节或肿块,好发于手指、腕及肘等处,常对称分布,自觉症状较轻,血尿酸不高。

2. 类风湿关节炎　主要侵犯指(趾)等小关节为主,表现为关节疼痛、肿胀、变形及功能障碍,无痛风性结节,血尿酸正常,类风湿因子阳性。

3. 丹毒　以皮肤弥漫性潮红、肿胀、灼热及疼痛为特点,好发于小腿及足背部,血白细胞升高明显,中性粒细胞增多,血尿酸正常。

【治疗方法】

1. 一般治疗

(1)全身治疗:可选择促进尿酸排泄药物,如丙磺舒、磺吡酮、苯溴马隆等。抑制尿酸合成药物,如别嘌醇(别嘌呤醇)。同时给予秋水仙碱治疗。其他如保泰松、吲哚美辛及皮质类固醇激素均可配合选用。

(2)局部治疗:局部矿泉水洗浴、透热疗法及周林频谱仪局部照射,可减轻局部症状。少数个别的痛风性结节可选择手术切除。

2. 中医治疗

(1)辨证施治:①湿热蕴结证,治以清热利湿,方用当归拈痛汤加减;②寒湿痹阻证,治以温化寒湿,通络止痛,方用独活寄生汤加减;③气滞血瘀证,治以活血化瘀,方用活血散瘀汤加减。

(2)中成药:①龙胆泻肝丸 6～10g,口服,3/d;②血塞通片 6～8 片,口服,3/d;③舒筋活血片 4～6 片,口服,3/d。

(3)外治疗法:①痛风性关节炎,可选用透骨草 60g,生川乌、生草乌各 10g,鸡血藤、威灵仙、海桐皮、红花、大黄、黄柏、艾叶各 30g,煎水熏洗患处,1/d;②痛风性结节,可用黑色拔膏棍或稀释拔膏外敷患处,1/d。

(4)其他治疗:①取鲜桑树根适量,洗净后煎水熏洗患处,每日 2 次,对痛风性关节炎有较好疗效;②针灸疗法,根据病变部位,以局部取穴与循经取穴相结合。

【预防与护理】

1. 注意调理饮食,少食含嘌呤高的食物,多饮开水。肥胖者应适当控制饮食,禁饮酒。

2. 避免诱因,防止关节损伤,积极防治感染。

3. 急性发作期应卧床休息,局部热敷或冷敷。有肾结石和肾功能受损者,忌用排尿酸药物。

第19章 皮下脂肪组织疾病

第一节 结节性脂膜炎

结节性脂膜炎是发生在皮下脂肪层有炎性浸润的一种皮下脂肪组织疾病，以多发性对称性群集的皮下脂肪层炎性硬结或斑块，伴反复发热，愈后皮肤呈萎缩性凹陷，并可损害内脏为特征。本病较少见，可发生于婴儿到老年的任何年龄，但以30—50岁的妇女为多。属中医学“恶核肿”的范畴。

【诊断要点】

1. 皮损常对称分布于股部和小腿，也可累及上臂、躯干和面部。

2. 基本损害为皮下结节或斑片，初发时皮肤呈水肿性红斑，常与皮肤粘连，有触痛。数周后水肿性红斑消退，留有色素沉着。结节吸收消退后，皮下脂肪萎缩，形成盘状皮肤凹陷。

3. 常有发热、乏力、食欲缺乏、肌肉和关节酸痛等全身症状。

4. 如累及内脏脂肪组织，则可出现相应的症状，病情严重。

5. 组织病理学早期示脂肪细胞退化变性及坏死，并有中性粒细胞浸润；晚期可形成典型嗜脂质肉芽肿。

【鉴别诊断】

1. 结节性红斑 好发于春秋季，结节分布于小腿伸侧面，对称性，不破溃，结节消退后局部皮肤不发生凹陷，全身症状较轻。

2. 硬红斑 结节呈紫红色，位于小腿屈侧，破溃后形成穿掘性溃疡，经过慢性，病理学所见为结核性肉芽肿样变化。

3. 结节性多动脉炎 有多脏器损害症状，皮疹呈多形性，结节常沿血管排列，多发于足、小腿及前臂，但不对称。

【治疗方法】

1．一般治疗

(1)全身治疗：可选择皮质类固醇激素口服或注射，如泼尼松及地塞米松等，常有较好疗效，也可应用氯喹、氨苯砜及吲哚美辛等治疗。控制感染可选用适当的抗生素治疗。

(2)局部治疗：皮损炎症明显，可选用 10%鱼石脂软膏或莫匹罗星软膏外搽；皮损局限，可选择音频、电疗，有一定疗效。

2．中医治疗

(1)辨证施治：①风热袭表证，治以疏风清热，方用牛蒡解肌汤；②湿热蕴结证，治以清热利湿，方用当归拈痛汤加减；③气血失和证，治以调和气血，方用桃红四物汤加减。

(2)中成药：①银翘解毒丸 6～9g，口服，3/d；②龙胆泻肝丸 6～9g，口服，3/d；③血塞通片 4～6 片，口服，3/d。

(3)外治疗法：①皮损局限，结节未溃者，可用冲和膏外敷，1/d；红肿明显可外敷玉露膏，1/d；②结节已溃者，可以红油膏掺九一丹外敷，或以生肌玉红膏外涂，1/d。

(4)其他治疗：①取芙蓉叶适量，捣烂如泥，以生姜汁调敷患处；②鲜大蒜适量，捣烂如泥外敷患处。

【预防与护理】

1．合理调配饮食，加强营养，多食新鲜蔬菜和水果，忌食辛辣发物，戒烟酒。

2．去除体内感染病灶，积极治疗内科疾病。

3．溴剂与碘剂和磺胺、锑剂等可加剧症状，应避免应用。

第二节　类固醇激素后脂膜炎

类固醇激素后脂膜炎是由于大量全身性类固醇激素治疗停用数日后，因皮下脂肪大量聚集而发生的结节性皮下脂膜炎。以皮下坚实结节，表面皮肤正常或充血，伴有痒和压痛感，可消退为特征。一般无全身症状，也不累及内脏器官，多见于儿童发病。

【诊断要点】

1. 皮损发生于长期大量全身性类固醇激素治疗停用后 1 个月左右。

2. 损害为具有压痛的坚硬皮下结节，表面皮肤正常或潮红，有痒感。好发于颊、上臂、躯干和臀部。

3. 一般无全身症状，也不累及内脏，经数周或数月后，可自然消退。

【鉴别诊断】

1. 结节性脂膜炎　皮损为多发性对称性的皮下硬结或斑块，伴有发热等全身症状，有内脏损害，发病前无类固醇激素治疗史。

2. 结节性红斑　结节对称地分布于小腿伸侧，疼痛及红肿明显，发病前无类固醇激素治疗史，常反复发作。多见于青中年女性。

【治疗方法】　本病经 2～3 个月后，结节可自然消退，故一般无须治疗。

【预防与护理】

1. 避免长期大剂量应用皮质类固醇激素，停用时要逐渐减量。

2. 做好皮肤护理，避免过度搔抓，防止继发感染。

第三节　寒冷性脂膜炎

寒冷性脂膜炎是一种由于寒冷的刺激，损伤了局部脂肪组织，引起局限性脂肪坏死所致的皮下脂膜炎。以暴露部位出现境界清楚的皮下结节性损害，局部温度降低为特征。本病发生于寒冷季节，多见于婴儿，也可发生于儿童和老年人，易患冻疮的人或脊髓灰质炎病人的四肢也易发病。

【诊断要点】

1. 好发于面部、手背及四肢等暴露部位，也可见于臀部和下腹部。

2. 遇冷后 2～3d，局部出现境界清楚的皮下结节和斑块，表面皮肤呈青红色或发绀，局部温度降低。

3. 经过 2～3d，皮下结节变软、消退，而不留痕迹。

【鉴别诊断】

1. 类固醇激素后脂膜炎　大剂量全身性类固醇激素治疗停用后，皮下出现结节性损害，伴有痒和压痛感，与寒冷刺激无关。

2. 结节性脂膜炎　损害为对称发生的皮下结节和斑块，局部皮温不低或升高，伴有发热等全身症状，与寒冷刺激无关。

【治疗方法】　如不再受冻，给予保暖后，皮下结节或斑块可自然消退，无需特殊治疗。

【预防与护理】

1. 寒冷季节应注意防冻、保暖，面部和四肢一旦受冻，不可立即加温，以防组织缺氧、坏死。

2. 给予足够的热量和丰富的维生素饮食，禁食生冷食品。

3. 做好皮肤护理，避免皮损擦破或碰伤，防止继发感染。

第四节　播散性脂肪肉芽肿病

播散性脂肪肉芽肿病是一种先天性代谢紊乱所致的婴儿致死性脂质滞留性疾病。以病变主要发生在喉头及附近组织和皮肤红斑、结节性肿胀为特征。本病较罕见，婴儿一般智力较好，但身体发育障碍，由于营养不良和感染，大多死于婴儿期。

【诊断要点】

1. 损害主要以喉头及关节等组织为主，有声音嘶哑、喘鸣、呼吸困难和严重关节畸形。

2. 腕部、指（趾）关节、肘及膝等处出现红斑和黄红色的结节性肿胀。

3. 婴儿一般智力较好，但有身体发育障碍，因营养不良和感染，往往在出生7～22个月死亡。

4. 组织病理学示组织细胞组成的肉芽肿反应。

【鉴别诊断】

1. 皮下脂质肉芽肿　皮损为四肢和躯干散发皮下结节，伴有嗜脂质肉芽肿和囊肿形成，无全身症状和内脏病变，有自愈倾向。

2. 结节性脂膜炎　损害为多发性对称性的皮下结节，并有发热等全身症状，好发于30—50岁的妇女。

【治疗方法】

1. 一般治疗

(1)全身治疗：尚无有效药物治疗。主要以预防和控制感染为主，可选择适当的抗生素治疗。其次可试用皮质类固醇激素或抗肿瘤化疗药物，如泼尼松或地塞米松、氟尿嘧啶或甲氨蝶呤等。

(2)局部治疗：也无有效治疗方法。局部放射治疗可能减轻皮肤结节及喉头等邻近组织的损害，但不良反应大，不易接受。如皮损结节红肿明显，可外涂10%鱼石脂软膏或莫匹罗星软膏。

2. 中医治疗

(1)辨证施治：①风热外袭证，治以疏风清热、解毒消肿，方用清咽消肿饮加减；②肺胃蕴热证，治以宣肺泻热、清胃降火，方用清咽利肺汤加减；③脾肺气虚证，治以补益脾肺，方用补中益气汤合补肺汤加减；④肾气亏损证，治以补益肾气，方用肾气丸加减。

(2)中成药：①银翘解毒丸，3岁以下小儿剂量为3g，口服，3/d；②龙胆泻肝丸，3岁以下小儿剂量为3g，口服，3/d；③肾气丸，3岁以下小儿剂量为3g/d。

(3)外治疗法：①损害以喉头为主者，可用冰硼散或金钥匙外吹患处，每日1次；②关节病变可选择药浴疗法，取透骨草、海风藤、络石藤各30g，乳香、没药、刘寄奴、红花、桂枝、川续断、牛膝各10g，煎水外洗，1/d；③局限性皮肤红斑和结节，可外敷冲和膏或玉露膏,1/d。

(4)其他治疗:针刺疗法,取肾俞、脾俞、膻中、天突、太渊、少商、合谷、三阴交、足三里、复溜等穴,手法为中强刺激。

【预防与护理】

1. 给予足够的营养和水分摄入,应卧床休息,保持室内空气清洁清新,注意口腔咽喉卫生。

2. 积极预防和控制感染,防止病情恶化。

3. 严密观察病情发展,随时做好抢救准备。

第五节　皮下脂质肉芽肿病

皮下脂质肉芽肿病是一种特异性的局限性脂膜炎。其特征为四肢和躯干有不成群的皮下结节,伴有脂肪细胞坏死、嗜脂质肉芽肿和囊肿形成,有自愈倾向,无全身症状和内脏病变。本病较罕见,主要发生于儿童,中年人也可发病,特别是肥胖女性多见。

【诊断要点】

1. 好发于下肢及躯干部,也可累及上肢和面部,常呈对称性分布。

2. 基本损害为扁豆至核桃大的结节或斑块,质坚硬或有弹性,表面皮肤正常或发红,可有轻压痛。

3. 无发热等全身症状。损害可自行消失,表面皮肤不留任何痕迹。

4. 组织病理学示脂肪细胞变性、坏死,有脂质肉芽肿和囊肿形成。

【鉴别诊断】

1. 结节性脂膜炎　皮损为多发性对称性群集的皮下硬结,伴发热等全身症状,愈合后皮肤呈萎缩性凹陷。

2. 硬红斑　好发于小腿屈侧,皮损呈紫红色结节,破溃后形成穿掘性溃疡,慢性经过,愈后遗留瘢痕或局部皮肤萎缩。

3. 播散性脂肪肉芽肿病　病变主要发生在喉头及其附近组织，有声音嘶哑及哮鸣音等，指、腕、肘、膝关节周围有红斑或肿胀损害。

【治疗方法】

1. 一般治疗

(1)全身治疗：本病有自愈倾向，无特殊疗法。如皮损广泛，病程较长，可短期内试用皮质类固醇激素治疗，如口服泼尼松等，也可试服四环素。如伴发感染，可选择其他抗生素治疗。

(2)局部治疗：皮肤结节红肿，有明显炎症者，可用莫匹罗星软膏或10%鱼石脂软膏外涂；范围较小或分散的单个损害，可用手术切除。

2. 中医治疗

(1)辨证施治：①风热袭表证，治以疏风清热、活血消肿，方用牛蒡解肌汤加减；②痰湿瘀结证，治以化痰散结、活血通络，方用二陈汤合桃红四物汤加减；③气滞血瘀证，治以活血化瘀、软坚散结，方用活血散瘀汤加减。

(2)中成药：①银翘解毒丸3～6g，口服，3/d；②龙胆泻肝丸3～6g，口服，3/d；③血塞通片4～6片，口服，3/d。

(3)外治疗法：皮肤结节或斑块，有轻压痛但未溃破者，可外敷冲和膏，1/d，如红肿明显可外敷玉露膏，1/d，皮肤结节有破溃并排出油状样物质，可外涂生肌玉红膏，1/d。

(4)其他治疗：①紫荆皮适量，研细末，以陈醋调敷患处；②生姜适量，捣烂取汁外搽。

【预防与护理】

1. 避免皮肤外伤，防止继发感染。

2. 肥胖病人应适当控制饮食，多食新鲜水果和蔬菜，忌食辛辣发物，避免不良刺激。

3. 保持精神愉快，防止过度疲劳，积极治疗体内其他感染。

第六节　创伤性脂肪坏死

创伤性脂肪坏死是由于各种外伤引起的皮下脂肪坏死。临床上以无痛性皮下结节或斑块，呈离心性扩大并与皮肤粘连为特征。有时轻微外伤即可发病，潜伏期长短不一，多见于女性，以 50 岁左右发病率最高。

【诊断要点】

1. 有明显的各种外伤史。

2. 皮损为无痛性皮下结节或斑块，常为多发，并呈离心性扩大，与皮肤或深部组织有粘连。表面皮肤水肿呈橘皮样外观，颇似癌肿。

3. 皮损可继发溃疡，愈后可遗留萎缩性瘢痕。

4. 好发于胸部、腹部和四肢。

5. 组织病理示皮下脂肪坏死，有炎性细胞浸润，形成脂肪肉芽肿、囊肿或异物囊肿。

【鉴别诊断】

1. *脂肪瘤*　损害为单个或多个皮下局限性肿瘤，质柔软，可推动。组织病理示由成熟脂肪细胞组成。

2. *血管脂肪瘤*　损害为单个或多发的圆球形或分叶状结节，约板栗大小，可活动，质软而有弹性。组织病理示有明显包膜之分叶状脂肪组织肿瘤，有毛细血管增生。

【治疗方法】　宜做手术切除治疗。

【预防与护理】

1. 避免各种外伤，保持心情舒畅。

2. 做好皮肤护理，避免皮损擦破或碰伤，防止继发感染。

3. 积极参加体育锻炼，适当控制体重。

第七节　亚急性结节性游走性脂膜炎

亚急性结节性游走性脂膜炎是一种皮下脂膜炎。其病变主要在皮下脂肪组织小叶间隔毛细血管。以小腿出现皮下结节,互相融合,中央消退,外缘向周围发展成不规则形的环状斑块,无明显自觉症状及全身症状为特征。本病多发生于中年女性。

【诊断要点】

1. 好发于小腿下部及踝部,常为单侧性,少数为两侧性可累及大腿。

2. 损害为1～3cm大小孤立的鲜红或淡红色坚硬结节,互相融合,中央消退变平,外缘向周围发展成不规则的环状斑块。

3. 局部无自觉症状,也无全身症状。

4. 病程慢性,如不治疗可持续较长时间,但也有自行消退者。

【鉴别诊断】

1. 结节性红斑　发病较急,皮损疼痛和压痛显著,常侵犯双侧小腿,春秋季多见。

2. 硬红斑　慢性经过,常有其他部位的结核,损害可破溃,愈后遗留瘢痕或局部皮肤萎缩。

3. 皮肤变应性结节性血管炎　皮下结节常沿静脉分布,局部常有疼痛和压痛,可多年反复发作,一般于春季发病,秋冬缓解。

【治疗方法】

1. 一般治疗

(1)全身治疗:本病对碘治疗敏感,可选用10%碘化钾溶液口服,有较好疗效。

(2)局部治疗:可外用10%樟脑霜或10%鱼石脂软膏涂搽患处。少数皮损经治疗不消退者,可采用外科手术切除。

2. 中医治疗

(1)辨证施治:①湿热蕴阻证,治以清热利湿、活血通络,方用五神汤合桂枝茯苓丸加减；②寒湿阻络证，治以温经散寒，通络化滞，方用阳和汤加减；③气滞血瘀证，治以理气活血、通络化瘀，方用桃红四物汤加减。

(2)中成药：①血府逐瘀胶囊 4～6 粒，口服，3/d；②复方丹参片 4～6 片，口服，3/d；③血塞通片 4～6 片，口服，3/d；④龙胆泻肝丸 9g，口服，3/d。

(3)外治疗法：①局部皮损鲜红或淡红，可外敷玉露膏，1/d；②皮损以结节性损害明显，皮肤不红，可外敷紫色消肿膏，1/d。

(4)其他治疗：①取桃仁适量，捣烂如泥，以醋调外敷患处；②黄柏、苦参、皂角刺、乳香、没药，煎水外洗或浸泡患处；③针刺疗法，取足三里、三阴交、复溜、太冲等穴。

【预防与护理】

1. 积极治疗体内感染病灶，避免皮肤外伤和感染。

2. 适当参加体育锻炼，劳逸结合，保持精神愉快和情绪稳定。

3. 对小腿水肿或有静脉炎者，应注意休息，抬高患肢，或穿长筒弹力袜，以促进血液循环。

第 20 章　肉芽肿性皮肤病

第一节　环状肉芽肿

环状肉芽肿是发生于真皮或皮下组织的胶原纤维变性和肉芽肿形成的慢性皮肤病。以环状排列的丘疹或结节性损害，无自觉症状为特征。本病可发生于任何年龄，以儿童和青年为多，30 岁以内发病占大多数，女性约为男性的 2 倍。

【诊断要点】

1. 皮损多发生于四肢远端伸侧，常发生于手指、臂部、足及膝等处。

2. 基本损害为正常皮色、淡红色或紫色的坚实小丘疹或结节，表面光滑，排列紧密，中央消退，外围扩展，形成环状或弧形，略高出皮面，损害数目为单个或多个。

3. 无自觉症状，病程慢性，可自行消失，愈后不留痕迹，但常复发。

4. 组织病理学示真皮或皮下局灶性胶原纤维变性、炎症反应或纤维化。

【鉴别诊断】

1. 体癣　环状损害，边缘常由丘疹，小水疱和鳞屑组成，镜检可找到菌丝。

2. 环状扁平苔藓　损害为多角形紫红色扁平丘疹，中央有脐状凹陷，伴有剧烈瘙痒，病理上炎症细胞呈带状浸润，表面无胶原纤维变性。

3. 肉样瘤病　皮损为弥漫性浸润性丘疹、结节或肿块，组织病理为上皮样细胞成团浸润，杂有少量淋巴细胞，晚期有巨细胞，外围有胶原纤维包绕。

【治疗方法】

1. 一般治疗

(1)全身治疗：可选择皮质类固醇激素，如泼尼松、地塞米松等口服，也可用氯喹、次水杨酸铋、维生素 E 或磺胺类药物等治疗。

(2)局部治疗：可运用氢化可的松、普鲁卡因稀释液或曲安西龙、利多卡因稀释液做局部皮损内注射；损害范围小，可采用手术切除。也可用局部电灼、浅层 X 线或紫外线照射、液氮冷冻、激光等治疗；少数病人做皮肤活检术后，皮损可部分或全部消退。

2. 中医治疗

(1)辨证施治：①湿热蕴结证，治以清热利湿，方用萆薢渗湿汤加减；②寒湿凝滞证，治以温化寒湿，方用阳和汤加减；③气滞血瘀证，治以活血化瘀，方用桃红四物汤加减。

(2)中成药：①龙胆泻肝丸 6g，口服，3/d；②血塞通片，4～6片，口服，3/d；③血府逐瘀胶囊 4～6 粒，口服，3/d。

(3)外治疗法：①皮损发于四肢远端，可选择药浴疗法，取透骨草、徐长卿、鸡血藤、络石藤、海风藤各 60g，石菖蒲、桂枝、红花、丹参、赤芍各 20g，煎水外洗或浸泡，1/d；②皮损范围小、浸润不深者，可用鲜芦荟折断，蘸雄黄解毒散外搽，或用稀释拔膏外敷，2/d。

(4)其他治疗：①可口服 50%徐长卿糖浆，也可选服中成药鸡血藤片、当归浸膏或消散片等；②局部外贴香桂活血膏、代温灸膏或伤湿止痛膏等。

【预防与护理】

1. 注意饮食调理，给予足够的营养，多食新鲜蔬菜和水果，忌饮酒、吸烟。

2. 保持心情舒畅，避免不良刺激，积极治疗体内其他感染病灶。

3. 注意皮损护理。避免皮损擦伤和碰伤，防止继发感染。

第二节　类脂质渐进性坏死

类脂质渐进性坏死又称糖尿病性类脂质渐进性坏死，是发生于小腿胫前的皮肤损害。以胫前出现大片硬皮病样斑块，常伴发糖尿病为特征。本病可发生于任何年龄，好发于青壮年，多见于妇女。

【诊断要点】

1. 损害主要发生于小腿伸侧，但股、踝部与小腿屈侧、足及跟部也可累及，少数可发生于上肢、躯干和头皮。

2. 早期损害为圆形、坚硬、淡红色的丘疹、结节或斑块，逐渐扩展和融合后，形成卵圆形或不规则形的坚硬斑块，边缘常呈棕红色或紫色，其中央萎缩、凹陷，呈橘黄色，表面光滑，外观如硬皮病样损害。

3. 局部主观无异常感觉，常伴发糖尿病。

4. 病程慢性，常缓慢发展达数年之久，也可长期处于静止状态或完全消退后形成瘢痕。

5. 组织病理学示真皮中部胶原纤维肿胀和透明变性。

【鉴别诊断】

1. 局限性硬皮病　初起为大小不等的淡红色、略带水肿的斑疹，后即硬化、萎缩，呈淡黄色，形状不一，可为点状、片状或带状。好发于额、颊、躯干和肢端，不伴发糖尿病。

2. 环状肉芽肿　好发于四肢远端伸侧，皮损为正常皮色、淡红色或紫色的坚实丘疹或结节，呈环状排列，不发生萎缩和凹陷，愈后不留瘢痕。

3. 结节性脂膜炎　损害为皮下结节或斑块，有触痛，常对称分布于股部和小腿，伴有发热等全身症状。

4. 结节性黄瘤　皮损为橘黄色或黄褐色的丘疹或结节，散在融合或斑块，好发于肘、膝、髋、踝、臀及跟腱等处，伴有高脂血症。

【治疗方法】

1. 一般治疗

(1)全身治疗：首先应积极治疗糖尿病。另外可试用甲状腺素、胰岛素及大剂量维生素 E。

(2)局部治疗：①局部可选择皮质类固醇激素，如 1%氢化可的松乳膏或 0.075%地塞米松霜等封包，也可用醋酸可的松类制剂于损害内注射；②皮损处可以浅层 X 线或紫外线照射；③顽固性皮损，可以手术局部损害切除，再行植皮。

2. 中医治疗

(1)辨证施治：①湿热蕴结证，治以清热利湿，方用四妙散加减；②寒湿阻络证，治以温经散寒，方用阳和汤加减；③气滞血瘀证，治以活血化瘀，方用桃红四物汤加减。

(2)中成药：①龙胆泻肝丸 6g，口服，3/d；②血塞通片 4～6 片，口服，3/d；③血府逐瘀胶囊 4～6 粒，口服，3/d。

(3)外治疗法：①早期损害，以丘疹、结节为主，可选用冲和膏外敷，红肿明显可外敷玉露膏；②皮损萎缩、凹陷，可外敷阳和解凝膏；③损害处发生溃疡，可以生肌玉红膏外敷。

(4)其他治疗：①取透骨草、生大黄各 60g，桂枝、红花、丹参各 30g，煎水后先熏后洗患处，1/d；②皮损萎缩明显，可以梅花针轻轻敲打局部；③可酌情选择复方丹参注射液或毛冬青注射液做局部穴位注射。

【预防与护理】

1. 积极检查和治疗糖尿病，给予低糖、低脂饮食。

2. 避免皮损处搓伤或擦伤，防止继发性感染。

3. 保持精神舒畅，避免不良刺激，忌食辛辣发物，勿吸烟、饮酒。

第三节　多形性肉芽肿

多形性肉芽肿是一种皮肤组织细胞性肉芽肿病。以环状或多种不同形态损害的皮肤丘疹、结节，伴有瘙痒为特征。病因不明，与遗传和家族无明显关系，也未发现细菌或其他发病的微生物。本病主要发生于非洲东部和中部的国家和地区，我国农村中也可见到，大都发生于40岁以后的成年人，儿童及青少年少见，女性多于男性。

【诊断要点】

1. 主要发生于躯干上部和上臂等处。

2. 皮损初起为丘疹，很快形成环状、多环状、地图状或不同形状的损害，边界鲜明而高起，逐渐向周围扩展而中央愈合，留有轻度色素沉着斑。

3. 局部自觉瘙痒明显，一般全身健康不受影响。

4. 病程慢性，可持续数月或数年，皮损不发生溃疡。

5. 组织病理学示真皮局限性渐进性坏死和组织细胞性肉芽肿。皮肤的神经组织无病变。

【鉴别诊断】

1. 结核样型麻风病　发于颜面、肩、臀及四肢伸侧等处，损害部位有明显的感觉障碍和神经受累，细菌检查可查到麻风杆菌。

2. 环状肉芽肿　多见于儿童和青少年，好发于手、腕伸侧或足背，无自觉症状，部分可自愈。组织病理学所见为真皮或皮下局灶性胶原纤维变性和炎症反应。

3. 体癣　皮损为环状损害，边缘由丘疹或小水疱组成，表面有少许鳞屑，镜检可找到菌丝。抗真菌治疗有特效。

【治疗方法】

1. 一般治疗

(1)全身治疗：目前无特效疗法。可试用皮质类固醇激素或喹啉，如口服泼尼松、地塞米松或氯喹等。

(2)局部治疗：①可选用1%氢化可的松乳膏或0.075%地塞米松霜等皮质类固醇激素制剂封包，也可用曲安西龙、利多卡因稀释液等做皮损内注射；②局限性皮损可以浅层X线或紫外线照射，或局部电灼、液氮冷冻、激光治疗；③损害范围小，可采用手术切除。

2. 中医治疗

(1)辨证施治：①风热袭表证，治以疏风清热，方用消风散加减；②热毒内蕴证，治以清热解毒，方用黄连解毒汤加减；③热入营血证，治以清热凉血，方用犀角(水牛角代)地黄汤加减；④气滞血瘀证，治以活血化瘀，方用桃红四物汤加减。

(2)中成药：①银翘解毒丸每次6g，口服，2/d；②解毒片每次5片，口服，3/d；③犀角(水牛角代)散每次6g，口服，3/d；④血塞通片每次6片，口服，3/d。

(3)外治疗法：①可选用凤尾草、千里光、石菖蒲、蛇床子、徐长卿、露蜂房、荆芥、防风、黄柏、红花各30g，煎水外洗，1/d；②局限性皮损，可选用黑色拔膏棍或稀释拔膏外敷，或用紫金锭加醋调成糊状，涂敷患处，2/d。

(4)其他治疗：①可选择中成药当归浸膏、消散片或鸡血藤片等口服；②取五倍子适量研细末，以醋调后涂搽患处。

【预防与护理】

1. 注意皮肤清洁卫生，防止蚊虫叮咬。

2. 避免不良刺激，皮损处忌滥用刺激性较强的药物。

3. 发作期忌食辛辣发物，戒烟、酒。

第四节　结　节　病

结节病又称肉样瘤病，是一种病因不明的多器官、多系统受累的肉芽肿性疾病，可以侵犯到机体的各个系统，其中以肺和淋巴系统最为常见。可能与感染、化学因素、药物、变态反应、自身免疫和遗传有关。结节病在世界各地均有发病，发病率在不同地区和不同种族有所差别，有报道在发达国家的发病率要高一些，南美和我国的发病率较低。一般认为发病率在男女中差别不大，但也有报道女性发病率可能高于男性。最常见的发病年龄为20—40岁。

【诊断要点】

1. 皮肤改变以结节性红斑和斑块性结节病多见，也可见斑片、斑丘疹、冻疮样狼疮、鱼鳞病样、银屑病样、红皮病、皮肤溃疡、瘢痕性秃发、皮下病变、皮肤萎缩。皮损常为多发性，坚硬而有弹性，上有毛细血管扩张和鳞屑。呈淡色、暗红色、紫色、棕色或黄色，部分伴有瘙痒。

2. 系统性损害以肺和淋巴系统最为常见，X线胸片肺门淋巴结肿大，腋下淋巴结亦可见肿大。还可出现眼虹膜炎或虹膜睫状体炎，肝大、脾大，心、肾及神经系统的症状。

3. 组织病理示边界清楚的上皮样细胞岛，仅含少量巨型细胞，T淋巴细胞和单核吞噬细胞在受累组织器官中聚集，出现非干酪样上皮肉芽肿，正常组织结构紊乱，许多脏器存在非干酪样肉芽肿。

【鉴别诊断】

1. 结核样型麻风　伴神经粗硬和感觉障碍，组织病理见神经组织有炎症细胞浸润。

2. 寻常狼疮　炎症反应明显，淋巴细胞增多，常有干酪样坏死。

3. 红斑狼疮　萎缩、毛细血管扩张和黏着鳞屑，病理上有明显区别。

【治疗方法】

1. 一般治疗　无论是急慢性首选皮质类固醇激素以缓解症状，以泼尼松口服为主，30～40mg/d，4～6周后视病情逐渐减量，维持治疗1年左右可停药。对激素不敏感者可选用羟基保泰松等，氯喹多用于慢性纤维化的结节病患者。持续高钙血症肌醇六磷酸钠及无机磷等药物。甲氨蝶呤常用于治疗皮肤损害，每周 5mg，连续给药 3 个月，还可以选用环孢素治疗结节病。其他治疗还包括放疗、维生素 D_2 及抗结核的药物。

2. 中医治疗

(1)辨证施治：①血热证，治以凉血解毒，宣肺褪斑，方用犀角地黄汤加减；②血瘀证，治以理气活血，化瘀散结，方用桃红四物汤加减；③寒湿证，治以散寒祛湿，通络止痛，治以茯苓甘草汤加减；④肺热证，治以清肺化痰，活络散结，方用枇杷清肺饮加减；⑤肝热证，治以疏肝解郁，解毒散结，方用柴胡清肝饮加减。

(2)中成药：①犀黄丸每次 3g，口服，每天 2 次，适用于伴肺部病变的结节病；②醒消丸每次 3g，口服，每天 2 次，适用于斑块型结节病。

(3)外用治疗：①皮疹以红斑为主时，酌情选用清凉膏或紫连膏外涂；②皮疹为瘢痕结节时，选用胆南星外敷，每天 1 次。

【预防与护理】

1. 初起病急者，应卧床休息。
2. 忌食辛辣发物，戒烟酒。
3. 避免接触化工品及昆虫叮咬。
4. 忌抓破皮肤染毒。
5. 禁用能引起血钙、尿钙增高的药物，如维生素 D 等。

第21章　色素障碍性皮肤病

第一节　雀　　斑

雀斑是发生在暴露部位皮肤上的黄褐色点状色素沉着斑，为一种遗传性皮肤病。以面部发生散在或群集的黄褐色斑疹，互不融合，无自觉症状为特征。本病多见于女性，常始发于4—5岁的学龄前儿童，少数自青春期发病，随年龄增长而逐渐增多，其发展与日晒关系密切。属中医学“面皯䵟”“雀斑”“面皯䴇”等范畴。

【诊断要点】

1. 好发于颜面、颈部和手背。

2. 皮损为黄褐色或黑褐色的针头至绿豆大小的斑疹，境界清楚，不高出皮面，散在或密集分布，但不融合。

3. 夏季或日晒后，损害颜色加深，数目增多，冬季变浅，数目减少。

4. 无自觉症状。

5. 组织病理学示表皮黑色素增多，但黑色素细胞并未增加。

【鉴别诊断】

1. 雀斑样痣　发病较早，往往在1—2岁开始发病，皮损日晒后不加剧，与季节无关，可散布于任何部位，组织病理学示表皮黑色素细胞增多，可见痣细胞。

2. 黄褐斑　皮损分布于颧、额、颊、鼻及口周，呈褐色斑片，状如地图或蝴蝶，可融合成片，形状不一，大小不等。

【治疗方法】

1. 一般治疗

(1)全身治疗:无特殊治疗。可口服维生素 C 及维生素 E 等。

(2)局部治疗:①可选用避光剂,如 5%二氧化钛霜外涂,或局部外用 3%氢醌霜、5%氧化氨基汞软膏等。②皮损数目较少,可用液氮冷冻或激光治疗(波长 510nm)单脉冲激光,疗效肯定,破坏黑素颗粒而不伤及周围正常组织,且无冷冻治疗可能引起的色素减退。

2. 中医治疗

(1)辨证施治:①肾水不足证,治以滋阴补肾,方用六味地黄汤加减;②阴虚火旺证,治以滋阴降火,方用知柏地黄汤加减;③火郁孙络证,治以祛风散火,凉血活血,方用犀角升麻汤加减。

(2)中成药:①六味地黄丸 6～9g,口服,3/d;②水牛角散 6g,口服,3/d;③百消丹 6 片,口服,3/d。

(3)外治疗法:①可选用时珍玉容散、玉肌散或玉碧散等,外搽或洗面,1/d;②皮损数目不多,可用五妙水仙膏点治;③绿豆适量研细末,用以洗面,白茯苓适量研细末,白蜜调膏外涂,2/d。

(4)其他治疗:①针刺疗法,取阴陵泉、足三里、绝骨、风池、血海、肾俞等穴;②耳针疗法,取穴内分泌、面颊、交感、肾上腺、肾等区域。

【预防与护理】

1. 避免日光暴晒,夏季外出时应戴遮阳帽或遮阳伞。

2. 保持心情舒畅,避免不良刺激。

3. 局部不宜滥用外用药物,以免伤害面容。

第二节　黄　褐　斑

黄褐斑又称肝斑,是发生于面部的常见色素沉着性皮肤病。以对称分布于颧部及颊部的黄褐色或深褐色斑片,表面平滑,无自觉症状为特征。本病男女均可发生,但以女性多见,尤以妊娠时发病最多,与季节、日晒及内分泌变化等因素有关,部分病人还伴有其他慢性疾病。属中医学“面皯皰”“面尘”“皯皰”“黧黑斑”等范畴。

【诊断要点】

1. 皮损常对称分布于面部,尤以颧部和前额明显,也可见于眼眶周围、颊部、鼻和口周。

2. 损害为黄褐色或深褐色斑片,边缘清楚,表面平滑,无炎症及鳞屑,可互相融合成大小不一、形态不规则的色素沉着斑。

3. 无自觉症状。

4. 色素斑可随季节、日晒及内分泌变化等因素稍有变化,但往往经久不退,部分病人分娩后可缓慢消退。

【鉴别诊断】

1. 雀斑　色素斑点较小,分布散在而不融合,多发于青少年女性,有家族史。

2. 艾迪生病　弥漫性青黑或红褐色斑片,除面部外还见于乳晕及外生殖器等处,有体重减轻、乏力及血压降低全身症状。

3. 瑞尔黑变病　好发于前额、颧部和颈侧,色素斑上常有粉状鳞屑。

4. 盘状红斑狼疮　面部损害为红斑,有萎缩及鳞屑。

【治疗方法】

1. 一般治疗

(1)全身治疗:寻找可能的病因,分别给予处理。另外可口服大剂量维生素C,或用谷胱甘肽和维生素C混合静脉注射;止血环酸可以抑制黑素的合成,有报道0.25～0.5g每天3次,连服1～2个月有效。

(2)局部治疗:局部外用脱色剂,如3%氢醌霜、5%氧化氨基汞软膏或10%过氧化氢等;近年来多选用超氧化物歧化酶霜或20%壬二酸霜外用,并配合离子喷雾。

2. 中医治疗

(1)辨证施治:①肝气郁结证,治以疏肝理气,方用逍遥散加减;②脾虚湿阻证,治以健脾化湿,方用香砂六君子汤加减;③肾阴亏损证,治以滋肾养阴,方用六味地黄汤加减;④肾阳不足证,治以温阳益肾,方用金匮肾气丸加减。

(2)中成药:①逍遥丸 9g,口服,3/d;②六味地黄丸 9g,口服,3/d;③百消丹 6 片,口服,3/d。

(3)外治疗法:可选用白芷、白及、甘松、皂荚、白蔹各 50g,绿豆、山柰、白附子、白牵牛、白蒺藜各 30g,煎水后将面部浸入药液或洗面,1/d;也可选择玉容散或白茯苓粉加温水适量用以洗面;二白药膏外涂患处,1/d。

(4)其他治疗:①白酒 500ml,鸡蛋 7 枚,将鸡蛋放入白酒中,密封 7d,每日 1 枚,去壳捣烂如泥,外涂患处,2/d;②密陀僧适量研细末,每次取少许,用人乳汁调敷患处,2/d;③针刺疗法,取三阴交、足三里、太冲、阴陵泉、太溪、肝俞、脾俞、肾俞等穴位;④中药药物倒膜疗法,先以二白药膏外涂患处,做面部穴位按摩后,以石膏倒膜。

【预防与护理】

1. 加强营养,多食蔬菜和水果,补充维生素 C,忌食辛辣发物,少食油腻性食物。

2. 保持精神舒畅,避免不良刺激,忌忧思恼怒。

3. 避免日光暴晒,忌滥用化妆品及外搽刺激性药物。

第三节　瑞尔黑变病

瑞尔黑变病是发生于面部的一种网状色素沉着病,以面部等暴露部位发生灰褐色或蓝灰色斑片,弥漫分布,边缘不清,表面有糠秕状鳞屑或有瘙痒感为特征。本病可发生于任何年龄,男女均可发病,但多见于中年妇女。发病原因不明,可能与维生素缺乏、营养不良及内分泌变化等因素有关。属中医学"黧黑皯黯"的范畴。

【诊断要点】

1. 皮损好发于面部，尤以前额、颊及颧部明显，也可扩展到颈部、上胸、前臂及手背等处。

2. 基本损害为边缘不清的灰褐色或蓝灰色斑片，呈弥漫性分布，间有轻度网状毛细血管扩张，毛囊口角化和糠秕状鳞屑，呈"粉尘"样外观。

3. 初起时有瘙痒或灼热感，皮损发展过程中可偶有乏力、食欲缺乏及头痛等轻微的全身症状。

4. 病程慢性，皮损发展到一定程度后即稳定不变，日久可有颜色逐渐变淡。

【鉴别诊断】

1. 黄褐斑　色素沉着部位主要限于面部，为纯褐色素斑，皮损境界鲜明，表面光滑，无鳞屑，无自觉症状。

2. 艾迪生病　为均一性的皮肤色素加深，尤其在皮肤黏膜交界处更加明显，常累及黏膜(如牙龈)等处，有肾上腺皮质功能低的症状。

3. 焦油黑变病　面部等暴露部位有弥漫性色素沉着，而不限于面部两侧，往往有痤疮样炎性反应，并有焦油接触史。

【治疗方法】

1. 一般治疗

(1)全身治疗：可口服大剂量维生素 C、维生素 A、复合维生素 B 及泛酸钙等，也可选用硫代硫酸钠及巯乙胺等静注。

(2)局部治疗：①皮损初起炎症期，有瘙痒或灼热，可短期外用皮质类固醇激素软膏，如 1%氢化可的松乳膏等；②色素沉着期，可外用脱色剂，如 3%氢醌霜、5%～10%氧化氨基汞软膏或 3%～10%过氧化氢。也可选用超氧化物歧化酶霜剂外涂。

2. 中医治疗

(1)辨证施治：①肝郁脾虚证，治以疏肝健脾，方用逍遥散加减；②肾水不足证，治以滋阴补肾，方用六味地黄汤加减；③命门虚衰证，治以温肾助阳，方用金匮肾气丸加减。

(2)中成药：①逍遥丸 9g，口服，3/d；②六味地黄丸 9g，口服，3/d；③百消丹 6 片，口服，3/d；④复方丹参片 4～6 片，口服，3/d。

(3)外治疗法：可选用猪牙皂角、紫背浮萍、甜樱桃枝、白梅肉、白石脂、白菊花、密陀僧、刺五加各 30g，煎水后加入柠檬汁、橘汁及黄瓜汁各适量，以干净纱布蘸药液擦洗面部，1/d，外涂玉碧散或外用玉容肥皂；二白药膏外涂，2/d。

(4)其他治疗：①生半夏、白僵蚕各适量研细末，米醋调敷患处；②针刺疗法，取太冲、足三里、气海、三阴交、阴陵泉、血海、肝俞、肾俞等穴位；③耳针疗法，取穴内分泌、肝、肾上腺、交感、面等。

【预防与护理】

1. 尽可能减少日光直接暴晒，并找出可能的发病原因加以预防。

2. 避免接触和外用某些化妆品类致敏物质，不宜滥用外用药物。

3. 保持精神舒畅，忌食油腻及辛辣发物，禁烟、酒。

第四节　文　　身

文身是指把外来不溶性的色素机械性地引入真皮而使皮肤产生一种永久性的色素斑。以先在人体上绘成不同的人物、字画形象，然后用各种不溶性颜料刺入皮肤，使其永久保存而不消失为特征。其所用的颜料大多是黑墨(炭)，通常为青黑色，也有蓝靛、银朱及辰砂等。文身在局部可造成感染，引起变态反应，发生瘢痕疙瘩、扁平苔藓、银屑病、黑色素瘤、肉芽肿或癌变等。

【诊断要点】

1. 有进行文身的病史。

2. 文身处皮肤上的字迹或各种图案多呈青黑色，边界清楚，清晰可见。

3. 无自觉症状，皮肤除颜色变化外完全正常。

4. 少数因文身时继发感染，而遗留瘢痕。

【鉴别诊断】

1. 煤粉沉着症　在暴露易擦伤部位皮肤见蓝灰色的不规则线形条纹，黑色煤粉粒随进入真皮内的深度不一，可出现从灰青色到青黑色的色素沉着，系由被镁块砸伤或因瓦斯爆炸大量煤粉飞溅所致，常见于煤矿工人。

2. 泥沙沉着症　混沙碎石爆入皮肤或随污秽的擦伤埋在皮肤内，形成灰蓝色或黑色的丘疹或斑疹，常发生在开山或基建爆破作业人员中和交通事故中。

3. 火药沉着症　火药粉末、碎粒飞溅爆入皮肤而形成散在灰黑色斑点，眼结膜或角膜亦可累及，常发生在军事训练和作战时的士兵中，也可见于从事爆破作业的人员或玩爆竹的儿童。

【治疗方法】　病人无治疗要求，一般不需处理。去除文身，尚无良好的方法。为美容需去除者可用皮刀手术切除，如面积大者，再行植皮整形。非美容需要欲除去者，如面积小可用电解和化学性腐蚀法，现一般多采用皮肤磨削术、液氮冷冻及激光治疗等。近来报道使用染料激光治疗可以取得比较好的效果。

【预防与护理】

1. 树立正确人生观，破除封建意识和迷信思想，非特殊职业需要，不进行文身。

2. 文身者如并发文身性肉芽肿、黑色素瘤、疣，甚至癌变等，应积极治疗。

3. 去除文身的治疗中，应避免过多损害正常组织，防止继发感染和瘢痕形成。

第五节　雀斑样痣

雀斑样痣又称黑子或黑子痣，可分布在皮肤的任何部位。临床上以褐色或黑褐色之圆形或不规则形斑点，或稍高起皮面，无自觉症状为特征。本病很常见，有时是某些遗传性综合征的特点之一。属中医学“黑子”的范畴。

【诊断要点】

1. 皮损常见于儿童，一直到成年可以逐渐增多。

2. 身体任何部位皮肤均可发生，但以前额、面部、前臂、手等暴露部位皮肤多见。

3. 皮损为散在性的褐色或黑褐色之圆形或不规则形色素斑，色素均匀一致，直径 1～2mm，斑点可高起皮面，表面可有轻微脱屑。

4. 无明显自觉症状。

5. 组织病理学示表皮与真皮交界处黑素细胞增多。表皮中黑色素增多，真皮乳头及表皮嵴较为延长，乳头中载黑素细胞增多。

【鉴别诊断】

1. 雀斑　最常见于面部(特别是鼻部)、肩及背上方。其症状随季节变化，夏季斑点数目增多，色加深，损害扩大；冬季斑点数目减少，色变淡，损害缩小。

2. 黄褐斑　皮损为淡褐色或深褐色斑片，形状不一，大小不等，对称分布于额、颧、颊、鼻、口周等颜面皮肤，好发于中年女性，尤以孕妇多见。

3. 色素痣　皮损可呈斑疹、丘疹、乳头瘤状、结节或有蒂损害等表现。其大小由几毫米到几厘米不等，颜色可为黄褐色、黑色、蓝色、紫色或无色素沉着等。可发生于任何部位。

【治疗方法】

1. 一般治疗

(1)全身治疗：无特殊治疗。可口服维生素 C 200mg，3/d，维生素 E 100mg，2/d。

(2)局部治疗：可用红宝石激光、液氮冷冻等方法治疗，或在医师指导下用30%三氯醋酸液外涂。

2. 中医治疗

(1)辨证施治:①肾水不足证,治以滋阴补肾,方用六味地黄汤加减;②阴虚火旺证,治以滋阴降火,方用知柏地黄汤加减;③火郁孙络证,治以祛风散火,凉血活血,方用犀角升麻汤加减。

(2)中成药:①六味地黄丸,成人每次10g,儿童每次6g,口服,2～3/d;②知柏地黄丸,成人每次10g,儿童每次6g,口服,2～3/d。

(3)外治疗法:选用时珍玉容散、白附子适量研细末,白蜜调膏外涂,2～3/d。

(4)其他治疗:①针刺疗法,取足三里、阴陵泉、血海、绝骨、风池、肾俞等穴;②耳针疗法,取内分泌、面颊、交感、肾上腺、肺、肾等区域。

【预防与护理】

1. 避免日光照晒,夏季外出时宜戴遮阳帽或撑遮阳伞。

2. 保持心情舒畅,避免不良刺激。

3. 局部不宜滥用外用药物,以免伤害皮肤。

第六节　蒙　古　斑

蒙古斑是一种先天发生的良性蓝色斑状损害。临床上以出生时即出现浅灰蓝或暗蓝色之圆形、椭圆形或方形斑状损害,几年后可自然消退为特征。一般多见于儿童,尤以白皮肤儿明显。

【诊断要点】

1. 好发于新生儿腰骶中线部位,有时可见臀部或其他部位皮肤。一般随年龄增长而消退,不留痕迹,偶可至成人期。

2. 皮损呈浅灰蓝、暗蓝或褐色之圆形、椭圆形或方形斑状损害,直径0.5～12cm,通常为单个发生,有时亦可为多数。无主观症状。

3. 组织病理学示真皮内梭形黑素细胞,广泛存在于胶原纤维束之间。

【鉴别诊断】

1. 蓝痣　皮损为深蓝色小结节,高起皮面,边界清楚,直径为 2～6mm,最常发生于上肢和面部,终身不消退。

2. 色素痣　损害可为斑疹、丘疹、乳头瘤状、疣状或结节状等表现,颜色可呈黄褐色、黑色、蓝色、紫色或无色素沉着等。可发生于任何部位。

3. 伊藤痣　皮损为蓝色、褐色或青灰色之色素斑,直径约 5cm 或更大,主要分布于肩及上臂皮肤,很少消退。

4. 太田痣　皮损为蓝色、褐色或青灰色之色素斑,直径通常 5cm 或更大,主要分布于面、眼周三叉神经区域,可波及眼睑、睑结膜、巩膜等部位,很少消失。

【治疗方法】 可自行消退,一般不需治疗。

【预防与护理】

1. 避免搔抓等不良刺激,保持皮肤干燥、清洁。

2. 局部不宜滥用外用药物,以免伤害皮肤。

第七节　太　田　痣

太田痣又称眼上腭部褐青色痣,是太田首先描述的一种波及巩膜及同侧面部三叉神经分布区域的灰蓝色斑状损害。临床上以面部一侧的上下眼睑、颧部及颞部发生蓝色、褐色或青灰色之斑状损害,常可波及眼结膜、巩膜、鼻翼及耳部等为特征。本病多发生于女性,多数出生时发生,其余出现在青春期之后。中医学文献无相关病证的记载。

【诊断要点】

1. 本病好发于女性,男性亦可见,多散在发生,于出生时或 1 岁内开始发生,亦有青春期发病者。

2. 皮损为面部一侧的上下眼睑、前部、颧部、颞部发生蓝色、褐色或青灰色之斑状、网状或地图状损害。偶可发生于颜面的两侧。

3. 病损广泛者可波及眼睑、睑结膜、巩膜、角膜、鼻黏膜及口腔黏膜。分布通常限于三叉神经第1、2支所支配的区域。偶有色素斑发生于躯干部。

4. 无自觉症状。

5. 组织病理学示与蒙古斑相似。梭形树枝状黑色素细胞散在于真皮胶原纤维束之间，但细胞分布常常比蒙古斑更为表浅。

【鉴别诊断】

1. 黄褐斑　损害为淡褐色或深褐色斑片，形状不规则，对称分布于额、颧、颊、鼻、口周等颜面皮肤，不累及眼睑、睑结膜、巩膜及角膜等。

2. 咖啡斑　皮损常从幼儿期开始。为淡褐色斑，边缘规则，形状不一，随年龄的增长而逐渐变大，数目增多，多数直径在1.5cm以内。

3. 鲜红斑痣　表现为一个或数个暗红色或青红色斑片，压之易褪色，可见毛细血管扩张。常在出生时或出生后不久出现，好发于面、颈和头皮，可伴有其他血管畸形。

4. 蒙古斑　皮损为浅蓝或暗蓝色之圆形、椭圆形或方形斑状损害。出生即有，随年龄增长而消退，好发于腰骶部位，且不涉及眼和黏膜。

【治疗方法】　暂无特殊治疗方法。近年来应用染料脉冲激光、红宝石激光等治疗有一定疗效。

【预防与护理】

1. 保持心情舒畅，避免不良刺激。

2. 局部禁止滥用外用药物，以免伤害皮肤而导致毁容。

3. 注意保护眼睛，夏季太阳光强烈时外出，应佩戴变色眼镜以保护视力。

第八节　无色素痣

无色素痣又名脱色素痣，是一种先天性色素减退性疾病。本病为先天性疾病，病因不明。有人认为是一种发生学上的畸形，与黑素体聚集和输送障碍有关。

【诊断要点】

1. 本病在出生后不久即发病，大多单侧沿皮节分布，在四肢可呈带状或条状分布。

2. 皮损为局限性色素减退斑，境界比较模糊，大小不一，形态不定，白斑内毛发色素亦可减退，白斑边缘无色素增加现象，白斑可随年龄增长而增大。

3. 组织病理学示表皮黑素细胞数目大多正常，但树突发育不良，多巴反应减弱，黑素体大小正常，但数目减少或消失，角质形成细胞中黑素体数目减少。

【诊断和鉴别诊断】

1. 节段型白癜风　白癜风为后天发生，白斑脱色完全，边界比较清楚，可不断增大扩展，边缘可有色素增加现象。

2. 斑驳病　大多数斑在 1cm 以内，且色素不均一，白斑或正常皮肤上有色素沉着斑点，白斑的大小、形状终身不变。

3. 贫血痣　好发于躯干，面部和四肢亦可累及，皮损为局限性色素减退斑，形状不规则，摩擦局部，白斑不发红，周围皮肤发红。

【治疗方法】　一般不需治疗，小片损害可试用自体表皮移植。

第九节　老年性黑子

老年性黑子又称日光性黑子、光老化斑，为皮肤光老化表现之一。老年性黑子，一般发生于中年后期到老年，在生活中长年受到日光照射后，为一种获得性黑子，发病率随年龄增长而增加，据调查60岁以后90%以上的人患有此病，80岁以后100%患有此病。

【诊断要点】

1. 好发于中老年人。

2. 好发于曝光部位，如面部、手背，可见于任何部位。

3. 皮损为灰褐色、暗棕色或黑褐色不规则形斑疹或斑片，表面光滑、颜色一致、边界清楚。

4. 组织病理：表皮基底层黑素细胞增多，黑素增加。

【鉴别诊断】

1. 脂溢性角化病　是表皮良性疣状增生，多发于手背、面额及躯干等处，呈针帽至黄豆大小或更大，淡褐到深褐乃至黑色，稍高出皮肤，表面常附有油脂性鳞屑。

2. 光化性角化症　为局限性呈棕红色或黄色斑点或斑块，边界鲜明，表面粗糙，可见角化性鳞屑。强行揭去鳞屑，可见下方的基面红润，凹凸不平，呈乳头状。

【治疗方法】

1. 减少日晒，坚持用防晒霜。

2. 外用氢醌霜等。

3. 光子/E光治疗老年性黑子，非常有效，需要2～5次的治疗，间隔3～4周。治疗不影响工作和生活。

4. 调Q532nm、694nm、755nm激光，效果也比较好，需2～3次的治疗，间隔2个月。治疗对工作、生活基本没有影响。

第十节　白　癜　风

白癜风是一种原发性的局限性或泛发性皮肤色素脱失症。临床上较常见，以皮肤颜色减退、变白，境界鲜明，无自觉症状为特征。易诊而难治，影响美容。本病可发生于任何年龄，男女发病大致相等，但以青年人多见，属中医学“白癜”“白驳风”的范畴。

【诊断要点】

1. 全身任何部位的皮肤均可发生，但好发于颜面、颈部、前臂和手背等处。

2. 皮损为大小不等的圆形或不规则形，皮肤色素脱失形成的乳白色斑片，境界清楚，边缘可有色素沉着带，数目可为单个或多个，可局限或泛发，患处毛发亦可变白。

3. 一般无自觉症状。

4. 病程长短不一，可缓慢进展或长期稳定不变，但完全自愈者少，愈后易复发。

【鉴别诊断】

1. 花斑癣　损害发生于颈、躯干、上肢，为淡白色圆形或卵圆形斑，表面往往有细微鳞屑，皮损中容易找到真菌。

2. 单纯糠疹　皮损淡白色或灰白色，其上覆盖少量灰白色糠状鳞屑，多发生于面部，其他部位很少累及。

3. 贫血痣　多在出生时即已存在，摩擦患部时周围皮肤充血而发红，但白斑处依然如故，且白斑更明显。

4. 黏膜白斑　呈网状、条纹状或片状，为白色角化性损害，常有剧痒。

5. 盘状红斑狼疮　色素脱失斑有萎缩及毛细血管扩张，表面有黏着性鳞屑。剥除鳞屑后可见扩大的毛囊和角质栓。

【治疗方法】

1. 一般治疗

(1)全身治疗：①可选择补骨脂素及其衍生物治疗，如口服 8-甲氧补骨脂素或三甲补骨脂素等；②应激状态下皮损迅速发展和伴发自体免疫性疾病，可选择皮质类固醇激素治疗，如口服泼尼松及甲泼尼龙等；③适当选择铜制剂治疗，如口服 0.5%硫酸铜液，但不宜做静脉注射。

(2)局部治疗：①皮损局限，可在损害处注射曲安奈德混悬液，或外涂0.2%倍他米松霜、氟轻松软膏或地塞米松霜等；②选择8-甲氧补骨脂素或三甲补骨脂素的乙醇溶液或软膏外涂，硫汞白癜风搽剂或香柠檬油酊等外涂；③其他可选择阿托品、0.05%硫代硫酸钠液做皮损内注射，可同时配合日光浴或长波紫外线照射。为达到美容目的，用2%二羟基酮溶液外涂，常能产生褐色的着色效果。近年来，皮肤磨削术和自身表皮移植术的应用，增加了白癜风的疗效。窄波紫外线(311nm)及单频准分子激光(308nm)光毒性小，疗效好，安全性大，目前临床应用较多。

2. 中医治疗

(1)辨证施治：①气血不和证，治以疏风通络、调和气血，方用祛斑汤加减；②湿热内蕴证，治以清热除湿、调和气血，方用胡麻丸加减；③瘀血阻络证，治以活血化瘀、通经活络，方用通窍活血汤加减；④肝肾不足证，治以滋补肝肾、养血活血，方用六味地黄汤加减。

(2)中成药：①逍遥丸6g，口服，3/d；②乌鸡白凤丸6g，口服，3/d；③复方丹参片6片，口服，3/d；④六味地黄丸6g，口服，3/d。

(3)外治疗法：补骨脂、菟丝子、山栀子、白芷、潼蒺藜、乌梅、三季红、益母草，浸泡入白酒中，1～2周后取液外搽；密陀僧、硫黄、雄黄、雌黄、白及、白附子、冰片各适量，共研细末，用黑醋调搽；30%补骨脂酊外搽，或毛姜浸入75%乙醇内，使成糊状涂搽患处；其他可选择三黄药粉、黄灵粉、增色散、白斑酊及密陀僧散等外搽。

(4)其他治疗：①紫铜消白片或白驳丸内服，外搽紫铜消白酊；②用铁锈水或茄子蒂蘸硫黄细末涂搽患处；③针刺疗法，可于皮损周边围刺，或取合谷、中脘、血海、三阴交、肝俞、肾俞等穴位；④耳针疗法，取与皮损相应的区域，并配合内分泌、肾上腺、交感、枕部等区域；⑤梅花针疗法，用梅花针刺激皮损区，边缘用强刺激，中心用弱刺激手法。

【预防与护理】

1. 注意皮肤护理,避免滥用外用药物,防止皮肤损伤,尤其颜面部更须慎用刺激性的药物。

2. 多进食豆类制品及黑木耳、黑芝麻等,忌食辛辣发物。

3. 适当进行室外锻炼身体,适当接受日光浴,有助于皮损的恢复,但夏季不宜暴晒。

4. 保持心情舒畅,劳逸结合,积极配合治疗,愈后巩固一段时间治疗有助于防止复发。

第十一节　离心性后天性白斑

离心性后天性白斑又称晕痣,通常是指围绕色素痣的局限性色素减退。可能是白癜风的一种类型。有时和白癜风同时发生。以皮肤上出现圆形或卵圆形白斑,中央有一黑褐色小痣为特征。本病并不少见,男女老少皆有,器官特异性自体免疫性病人,常易伴发本病。

【诊断要点】

1. 好发于躯干部,尤以背部多见,偶见于头面部。

2. 皮损中央常为一黑褐色痣,痣的大小不等,针尖至豌豆大小,周围绕以白色斑状晕轮,可宽可窄,周边境界明显。少数病人的皮损中央可出现毛痣、蓝痣、纤维瘤或恶性黑色素瘤。

3. 损害数目可单个或多个,无自觉症状。

4. 病程可持续数月或数年,早期白晕扩延,以后中心色素痣逐渐消退,最后白斑部出现色素,恢复正常。

【鉴别诊断】

1. 色素痣　损害为棕色至黑色的斑点,或稍高起皮面的斑丘疹,周围无白晕,全身各处均可发生,以面部较多见。

2. 贫血痣　为一先天性减色斑,摩擦局部,白斑处不发红,而周围皮肤发红,中央无色素痣。

3. 特发性滴状色素减退症　色素减退斑呈瓷白色点状，多角形或不规则形，中央无色素斑，常见于下肢及腹部。

【治疗方法】

1. 一般治疗

(1)全身治疗：一般无须治疗。①皮损泛发者，可口服8-甲氧补骨脂素或三甲补骨脂素；②如伴发自体免疫性疾病，可选用皮质类固醇激素治疗，如口服泼尼松等。

(2)局部治疗：①皮损广泛者，可外用8-甲氧补骨脂素或三甲补骨脂素，也可外搽硫汞白斑涂剂、复方氮芥酊等；②皮损单发或局限者，可外涂0.2%倍他米松霜等皮质类固醇激素软膏，或在皮损内注射曲安西龙(去炎松)混悬液。

2. 中医治疗

(1)辨证施治：①气血失和证，治以调和气血、疏风通络，方用祛斑汤加减；②气滞血瘀证，治以疏肝理气、活血化瘀，方用柴胡疏肝汤合桃红饮加减；③肝肾不足证，治以滋补肝肾、养血活血，方用六味地黄汤加减。

(2)中成药：①逍遥丸6g，口服，3/d；②血塞通片6片，口服，3/d；③六味地黄丸6g，口服，3/d。

(3)外治疗法：补骨脂、姜黄及白蒺藜各适量，加入白酒浸泡后，外涂患处，1～2/d；密陀僧散干搽患处，或用黑醋调成糊状涂搽，1～2/d。

(4)其他治疗：①紫背浮萍、黑芝麻及益母草各适量，水煎内服；②鲜苍耳子草适量，捣烂取汁，蘸硫黄粉涂搽患处；③梅花针疗法，以梅花针轻敲皮损处，以皮肤发红为度。

【预防与护理】

1. 避免滥用刺激性的外用药物，防止损伤皮肤。

2. 注意饮食调理，多食豆类食品及核桃、动物肝等。

3. 多参加室外活动，适度接受日光浴，有助于本病的恢复。

第十二节　白　化　病

白化病又称白斑病，是皮肤、毛发及眼睛色素缺乏的一种先天性皮肤病。以全身皮肤呈白色，毛发变白呈细丝状，虹膜呈粉红色，伴有畏光及眼球震颤为特征。本病是遗传性疾病，病人常有家族史，男女发病相近，各种族均可发生，但以黑种人为多，尤以同族通婚为主的边远地区居多。

【诊断要点】

1. 全身皮肤呈白色或粉红色，各处毛发纤细如丝呈白色或黄白色，虹膜透明呈粉红色或淡蓝色，常有畏光、流泪及眼球震颤等。

2. 对光线高度敏感，可产生晒斑或各种光感性皮炎，但皮肤从不变黑，部分可发生癌变。

3. 可伴有其他先天性异常，如聋哑、精神异常、兔唇、耳及齿畸形等，常有家族史。

4. 组织病理学示表皮内黑素缺乏，黑素细胞数量及外观正常，但不含酪氨酸酶。

【鉴别诊断】

1. 白癜风　为后天性发病，色素脱失的周围常有着色过深的边缘，随病程可增多、减少或消失，不侵犯眼睛。

2. 无色素痣　皮肤色素减退斑常为节段性分布，或沿神经走向，无遗传因素，也不累及眼睛。

3. 无色素性色素失禁症　从躯干到四肢呈泼水样色素减退斑，偏侧性分布，患处发汗功能减退，毛细血管张力减退，可继发水疱性损害，病变部位可凹陷性萎缩或隆起。

【治疗方法】　目前尚无有效及特殊治疗方法。为防止皮肤过早老化及由于日光照射而产生的病变，可选择避光剂外涂，如 5% 对氨基苯甲酸丙二醇溶液、10% 氧化锌软膏及 5% 二氧化钛软膏等。

中医根据辨证施治的原则，属先天不足、肾阴亏损证，治以培补先天，滋肾养阴，方用六味地黄汤或左归饮加减。

【预防与护理】

1. 避免强烈的日光照射，外出时应撑遮阳伞或戴墨镜以保护眼睛，减轻畏光的不舒服症状。

2. 注意皮肤护理。防止皮肤擦伤或碰伤；如已发生癌前期病变，应密切观察并及时处理。

3. 大力宣传和贯彻婚姻法，避免近亲结婚。

第十三节　老年性白斑

老年性白斑是一种随年龄增加，由于皮肤中的多巴反应阳性黑素细胞数目减少，而出现的斑点状色素减退。临床上以躯干、四肢等部位皮肤发生米粒至绿豆大小的圆形白点，稍凹陷，无自觉症状为特征。

【诊断要点】

1. 好发于50岁以后男性，亦可见于女性病人。

2. 在暴露部位皮肤往往可先出现老年性黑子、毛发可变灰白。此时在胸背、腹部、四肢等处可出现米粒到绿豆大小的圆形白点，稍凹陷，数目逐渐增多。

3. 无自觉症状。

4. 组织病理学示表皮中的多巴反应阳性黑素细胞数目减少。

【鉴别诊断】

1. 白癜风　皮损为大小不等的圆形或不规则形状的乳白色斑片，边缘有色素沉着带，数目可为单个或多个，可发生于任何年龄。

2. 贫血痣　皮损为单个或多个的圆形、卵圆形或线形的浅白色斑。摩擦局部时，周围皮肤发红，而白斑处依然如故，且白斑更明显。多在出生时即已存在。

3. 花斑糠　损害发生于颈、躯干、上肢，为淡白色圆形或卵圆形斑，表面往往有细微鳞屑，皮损中容易找到真菌。

【治疗方法】

1. 一般治疗

(1)全身治疗：一般无须治疗。皮损泛发者，可口服8-甲氧补骨脂素或三甲补骨脂素等，也可配合口服维生素E 100mg，1～2/d。

(2)局部治疗：皮损广泛者，可用8-甲氧补骨脂素或三甲补骨脂素等外搽，也可外用硫汞白斑涂剂、复方氮芥酊等。

2. 中医治疗

(1)辨证施治：①气血失和证，治有调和气血，疏风通络，方用祛斑汤加减；②肝肾亏损证，治以滋补肝肾、养血活血，方用六味地黄汤加减。

(2)中成药：①六味地黄丸10g，口服，2～3/d；②龟鹿二仙膏10g，口服，2～3/d。

(3)外治疗法：补骨脂30g，姜黄、红花、白蒺藜各15g，加入75％乙醇250ml中浸泡后，外涂患处；也可用密陀僧散，以黑醋调成糊状涂搽。

【预防与护理】

1. 注意饮食营养，多食豆类食品及核桃、黑木耳等。

2. 多参加体育活动，适度接受日光浴，避免不良刺激。

3. 勿滥用刺激性的外用药物，防止损伤皮肤。

第十四节　继发性色素减退症

继发性色素减退症又称特发性点状白斑，是一种原因不明的斑点状色素减退症。临床上以暴露部位皮肤出现粟米至黄豆大小乳白色斑，表面光滑，互不融合，可随年龄增长而增加，无自觉症状为特征。有些学者认为，本病和老年白斑为同一疾病，可以认为是在不同个体、不同病期中临床表现略有差别。

【诊断要点】

1. 可发生于各种年龄,但以中、老年男性较多。

2. 好发于暴露部位皮肤,如四肢、面部及躯干部。

3. 损害为直径2～6mm的乳白色斑,有时可较大,形状不规则,呈圆形或多角形,表面光滑,互不融合。白斑可持久存在,偶有自愈者。

4. 无自觉症状。

5. 组织病理学示白斑表皮的黑素细胞减少,多巴反应减弱,角质形成细胞的色素减少。

【鉴别诊断】

1. 白癜风　损害为大小不等、形状各异的乳白色斑片,边缘常青色素沉着,可互相融合,数目可单个或多个,可局限或泛发,患处毛发常可变白,任何年龄均可发生。

2. 贫血痣　出生时即有,摩擦白斑时周围皮肤充血发红,而白斑颜色不变,或更明显。

3. 花斑糠疹　损害为淡白色圆形或卵圆形斑,可互相融合,表面常有细微鳞屑,皮损中容易找到真菌。常发生于颈、躯干、上肢等部位。

【治疗方法】

1. 一般治疗

(1)全身治疗:皮损广泛时,可选择补骨脂素及其衍生物治疗,如口服8-甲氧补骨脂素或三甲补骨脂素等。可适当配合口服维生素E 100mg,1～2/d。

(2)局部治疗:皮损局限,可外涂丁酸氢化可的松、糠酸莫米松乳膏等,或选择8-甲氧补骨脂素、三甲补骨脂素的乙醇制剂外涂。近年来,为达到美容目的,可用2%二羟基丙酮溶液外涂,常能产生满意疗效。

2. 中医治疗

(1)辨证施治:①气血不和证,治以调和气血、疏风通络,方用祛斑汤加减;②气滞血瘀证,治以活血化瘀,方用血府逐瘀汤加减;③肝肾亏损证,治以滋养肝肾,方用六味地黄汤加减。

(2)中成药:①六味地黄丸 10g,口服,2～3/d;②紫铜消白片 6 片,口服,2～3/d;③白驳丸 6g,口服,2～3/d。

(3)外治疗法:选用补骨脂 30g,白蒺藜、紫草、墨旱莲、丹参各 20g,加入 75%乙醇 250ml 中浸泡后外涂,3～5/d;或用密陀僧散适量,以黑醋调成糊状外搽,3～5/d。

【预防与护理】

1. 注意调理饮食,多进食豆类制品和黑木耳、黑芝麻等。

2. 加强皮肤护理,避免滥用外用药物,防止皮肤损伤。

3. 加强体育锻炼,保持心情舒畅,避免皮肤过度日光照晒。

第22章 血管性皮肤病

第一节 毛细血管扩张症

毛细血管扩张症是皮肤或黏膜的小血管呈持续性扩张而形成的皮肤损害。表现为红色或紫红色的斑片状、点状、线状或星芒状损害，压之褪色或不褪色，多无自觉症状，偶有灼热或刺痛感为特征。本病可发生于正常皮肤和黏膜，无性别、年龄差异，任何部位均可发生，可单独发作或伴发于其他疾病。有原发性和继发性两种类型，毛细血管扩张多数属于美容问题，但某些类型或特征的损害有助于某些疾病的诊断。

【诊断要点】

1. 可发生于身体任何部位的皮肤、黏膜。

2. 损害为皮肤或黏膜表面的细静脉、毛细血管和细动脉呈持久的斑片状、细丝状、星芒状或蛛网状扩张，呈鲜红色或紫红色，压之褪色或不褪色。

3. 其分布可为局限性或广泛性，或与血管、神经走行相一致，或呈一侧性。

4. 病程长，可持久无变化或缓慢地发展。

5. 无明显自觉症状，偶有灼热或刺痛感。

【鉴别诊断】 主要应鉴别毛细血管扩张症属原发性或继发性。

1. 原发性毛细血管扩张症 原因不明。常见于血管痣、血管瘤、遗传性出血性毛细血管扩张、共济失调性毛细血管扩张、全身特发性毛细血管扩张及蜘蛛状毛细血管扩张等。

2. 继发性毛细血管扩张症 常继发于其他疾病。可见于酒渣鼻、持久性日光暴晒而引起的慢性光线性皮炎、放射性皮炎、着色性干皮病、皮肤异色病、雷诺现象、红斑狼疮、硬皮病及皮肌炎等。

【治疗方法】 原发性毛细血管扩张症,目前一般无特殊治疗。对继发性毛细血管扩张症,应以治疗原发病为主,可根据各原发病的表现参见各有关章节治疗。

【预防与护理】

1. 稳定情绪,保持心情舒畅,避免不良精神刺激。

2. 避免皮肤外伤,积极预防和治疗原发性疾病。

3. 合理调配饮食,适当增加富含维生素的营养食品,忌食辛辣等刺激性食物,勿吸烟、饮酒。

第二节 色素性紫癜性皮肤病

色素性紫癜性皮肤病是一种原因不明的毛细血管病变,包括进行性色素性紫癜性皮病、色素性紫癜性苔藓样皮炎和毛细血管扩张性环状紫癜 3 种疾病。此 3 种疾病关系密切,临床形态及组织病理相类似,均以色素沉着和紫癜性损害、好发于小腿、有不同程度的瘙痒为特点。本病男女均可发生,尤以青、中年多见。类似于中医学“血瘙”“血风疮”“血疳”等,实际上统属中医学“紫癜”的范畴。

【诊断要点】

1. 进行性色素性紫癜性皮病 好发于胫前、踝部和足背。皮损初起为针头大小的淡红色斑疹,可融合成不规则形斑片,逐渐出现棕色或棕红色色素沉着,周围又可出现新的淡红色斑疹和瘀点,犹如撒在皮肤上的胡椒粉样。有轻度瘙痒感。

2. 色素性紫癜性苔藓样皮炎 好发于下肢,常对称分布,皮损为针尖至粟粒大的圆形或多角形丘疹,呈紫红或棕红色,可融合成片,边缘不清,轻度苔藓样变,表面有鳞屑,瘙痒明显。

3. 毛细血管扩张性环状紫癜　常对称分布于小腿伸面及侧面。皮损初为1～3cm的紫红色环状斑片，毛细血管扩张明显。逐渐向周围扩展形成同心圆样，多环状或弧形，中央有轻度萎缩，日久皮损消退，遗留色素沉着。一般无明显自觉症状，偶有轻微瘙痒感。

【鉴别诊断】

1. 过敏性紫癜　多见于儿童和青少年，皮损主要为瘀点、瘀斑，常成批出现，可伴关节痛、胃肠道症状和尿中出现蛋白、红细胞。

2. 静脉曲张性淤积性皮炎　患肢肿胀、局部皮肤常呈湿疹样变，有红斑、丘疹、渗液、糜烂、鳞屑或苔藓样变等多形损害。

3. 匐行性血管瘤　女性多见，发病较早，大都在20岁以前发生。皮损为鲜红色或紫红色血管小斑疹，可融合成匍行状，周围不出现新皮疹，中央无瘀点，消退后也无色素沉着。

【治疗方法】

1. 一般治疗

(1)全身治疗：可选择降低血管壁渗透性的药物治疗，如口服维生素C、芦丁(路丁)及钙剂等。

(2)局部治疗：①皮损以红斑、紫癜性丘疹为主，可外涂皮质类固醇激素制剂，如1%氢化可的松乳膏、氟轻松软膏及0.075%地塞米松霜等；②皮损以干燥、苔藓样变为主，可外涂复方苯甲酸软膏、硫黄膏、水杨酸软膏或尿素软膏等。

2. 中医治疗

(1)辨证施治：①血热生风证，治以凉血祛风、和营活血，方用四物消风饮加减；②血热生瘀证，治以清热凉血、活血化瘀，方用凉血五根汤加减；③血燥伤阴证，治以养血润燥、滋阴生津，方用养血润肤汤加减；④气不摄血证，治以调益心脾、补气摄血，方用归脾汤加减；⑤胃肠湿热证，治以清热利湿、和血行滞，方用当归拈痛汤加减。

(2)中成药：①血塞通片4～6片，口服，3/d；②复方丹参片4～6片，口服，3/d；③当归丸10g，口服，3/d。

(3)外治疗法:①透骨草、仙鹤草、蒲公英、石菖蒲、红花、黄柏、泽兰、大黄各 30g,煎水外洗,1/d;②云苓、寒水石及冰片各适量研细末,用去皮的鲜芦荟蘸药粉外搽;③葎草适量,加入 95%乙醇中浸泡后外搽患处,1/d。

(4)其他治疗:①苍耳秧及楮桃叶各适量,煎水洗浴;②鲜紫草及鲜槐花各适量,捣烂取汁外搽患处。

【预防与护理】

1. 加强营养,多食新鲜水果和蔬菜,忌食辛辣发物。

2. 避免过度搔抓和皮肤外伤,防止继发感染。

3. 保持心情舒畅,注意休息。

第三节　过敏性紫癜

过敏性紫癜又称变应性紫癜,是一种毛细血管和细小血管的血管炎,引起血液和血浆外渗至皮下、黏膜下和浆膜下而出现皮肤或黏膜损害。以皮肤或黏膜发生紫红色瘀斑、瘀点,伴关节疼痛、腹部症状及肾损害为特征。本病比较常见,任何年龄均可发病,但好发于儿童和青年,尤以男孩较多见,春季发病率最高。属中医学“发斑”“葡萄疫”等范畴。

【诊断要点】

1. 好发于下肢,尤以小腿伸面较多见,也可累及上肢或躯干部,常对称分布。

2. 损害为针尖至黄豆大小的鲜红或紫红色瘀点、瘀斑,压之不褪色,不突出皮面,往往分批陆续出现。

3. 常有发热、头痛、疲乏等全身不适。

4. 可伴有关节肿胀和疼痛、腹痛、恶心呕吐、腹泻或便血,以及蛋白尿、血尿及管型尿等。

【鉴别诊断】

1. 血小板减少性紫癜　除皮肤紫斑外,常有鼻出血、牙龈等黏膜和内脏出血、脾大、血小板数目减少，出血时间和凝血时间延长。

2. 维生素C缺乏症　齿龈肿胀、糜烂，口腔黏膜时有出血，皮肤稍轻碰伤，即出现瘀斑，维生素C治疗有显效。

3. 血友病　有家族遗传史，可因轻微外伤而有严重出血，凝血时间延长。

【治疗方法】

1. 一般治疗

(1)全身治疗：①为降低毛细血管的渗透性和脆弱性，可选择口服维生素C、维生素E、芦丁、西咪替丁，静脉注射10%葡萄糖酸钙等；②非特异性抗过敏治疗，可选用抗组胺药物，如氯雷他定、西替利嗪、依巴斯汀等；③皮质类固醇激素，可选用泼尼松或甲泼尼龙片等；④免疫抑制药，伴有肾损害，可选用硫唑嘌呤或环磷酰胺等；⑤丙种球蛋白；⑥低分子量肝素和胸腺肽。

(2)局部治疗：①为增进局部血液循环，促进瘀斑吸收，可用10%樟脑霜、10%鱼石脂软膏或30%松节油外搽；②炎症明显，伴有瘙痒者，可选用皮质类固醇激素制剂外涂，如1%氢化可的松乳膏、氟轻松软膏或糠酸莫米松乳膏等。

2. 中医治疗

(1)辨证施治：①风热伤营证，治以疏风清热、凉血活血，方用消风散合凉血五根汤加减；②湿热蕴里证，治以清利湿热、活血化瘀，方用当归拈痛汤加减；③阴虚火旺证，治以滋阴清热、凉血化瘀，方用知柏地黄汤加减；④脾不统血证，治以健脾益气、活血祛瘀，方用归脾汤加减；⑤脾肾阳虚证，治以补肾健脾、温阳摄血，方用黄土汤加减。

(2)中成药：①血塞通片4～6片，口服，3/d；②水牛角片4～6片，口服，3/d；③雷公藤片2片，口服，2～3/d；④归脾丸9g，口服，3/d。

(3)外治疗法：透骨草、仙鹤草、板蓝根、茜草、紫草各60g，红花、赤芍、黄柏、大黄各 30g，冰片 15g，煎水外洗，1/d。红灵酒外涂患部或外敷紫草油膏，1/d。

（4）其他治疗：①针刺治疗，取曲池、足三里、气海、内关、天枢、合谷、膝眼、三阴交等穴位；②耳针疗法，取肾上腺、脾、内分泌及肺等穴；③穴位注射：取足三里、三阴交，每穴注射盐酸异丙嗪 125mg，维生素 C 1ml，隔日 1 次。

【预防与护理】

1. 忌食辛辣发物。

2. 防止上呼吸道感染，如有感染病灶，应加以去除。

3. 注意适当休息，加强皮肤护理，防止外伤。

第四节　匍行性血管瘤

匍行性血管瘤是一种少见的累及真皮上部小血管的痣样皮肤病。以损害为粟米大的鲜红到紫红色血管瘤样小斑点，微隆起呈丘疹状，压之褪色，无色素沉着，亦无任何自觉症状为特征。本病原因不明，主要见于女性，大多数在 20 岁以前发病。

【诊断要点】

1. 好发于下肢和臀部，也可侵犯身体其他部位。

2. 损害初起为粟米大小的鲜红到紫红色血管瘤样小斑点，后可融合成片，发展成环状、匍行状或网状，表面有少量细小鳞屑，无瘀点，褪色后也无色素沉着，但周围可不断出现新皮疹，有萎缩趋势。

3. 无任何自觉症状。

4. 病程缓慢，经数月或数年扩展后，可渐趋静止。

5. 组织病理学示真皮上部毛细血管扩张，伴多数内皮细胞增生。

【鉴别诊断】

1. 进行性色素性紫癜性皮病　常侵犯双小腿，损害为淡红色小斑点和瘀点，融合后形成棕红色色素斑片，弥漫分布。

2. 色素性紫癜性苔藓样皮炎　损害为针头大小的圆形或多角形丘疹，呈紫红或棕红色，融合后形成苔藓样变，瘙痒症状明显。

3. 毛细血管扩张性环状紫癜　常对称分布于小腿伸面及侧面，损害特点为毛细血管扩张性小斑点，以后向外形成同心圆样、多环状或弧形。有色素沉着。

4. 过敏性紫癜　损害为针尖至绿豆大小的鲜红或紫红色瘀点、瘀斑，压之不褪色，往往成批陆续出现，常有发热、头痛及疲乏等全身不适。

【治疗方法】 一般不需处理。对较大损害可选用电灼、X线照射、液氮冷冻或激光疗法。首选1064nm调Q激光。

【预防与护理】

1. 避免情绪激动和精神刺激，积极治疗慢性感染病灶。

2. 注意皮肤护理，防止外伤和继发感染。

第五节　贫　血　痣

贫血痣是一种少见的先天性局限性血管发育缺陷的皮肤病。以局限性的皮肤浅色斑，无自觉症状，常终身不消退为特征。本病的血管发育缺陷在于局部血管功能异常而不是结构的异常。女性较男性多见，神经纤维瘤病人伴有此病的较正常人为多。

【诊断要点】

1. 好发于躯干，尤以胸及背部多见，面部及四肢也可累及。

2. 损害为单个或多个的圆形、卵圆形或线形，边界清楚的浅白色斑。摩擦局部，周围皮肤发红，而白斑不红。

3. 无任何自觉症状。

4. 多在出生后即有，或婴幼儿期发生。常终身不消退。

【鉴别诊断】

1. 白癜风　皮损多为局限性或泛发性的色素脱失形成的白色

斑片，境界清楚，边缘常有色素沉着带，摩擦局部能使白斑发红。

2. 花斑糠疹　损害多发生于颈、躯干及上肢，为淡白色圆形或卵圆形斑片，表面常有细微鳞屑，常夏发冬轻，皮损中可查到真菌。

3. 单纯糠疹　皮损为淡白色或灰白色的圆形或卵圆形斑片，其上覆盖少量灰白色糠秕状鳞屑，多发生于面部，其他部位很少累及。

【治疗方法】　一般不需治疗，必要时可试行整容术。

【预防与护理】

1. 避免精神紧张和不良刺激，局部勿滥用腐蚀性的药物。

2. 注意皮肤护理，防止外伤或摩擦。

第六节　静脉曲张

静脉曲张是指下肢浅静脉的扩张和扭曲性延长。以下肢静脉扩张、隆起、弯曲，站立时更显著，伴患肢肿胀、易疲劳或隐痛为特征。本病是中年人的一种常见疾病，男女均可发生，好发于长期从事站立或下肢用力过多的成年人。属中医学“筋瘤”的范畴。

【诊断要点】

1. 好发于下肢，尤以小腿、足背多见。

2. 损害为下肢静脉，多见于大隐静脉或小隐静脉及其分支发生扩张，隆起及弯曲，站立时更明显。

3. 患肢肿胀，易疲劳或隐痛。

4. 局部皮肤常有湿疹样变，或伴发小腿慢性溃疡。

【鉴别诊断】

1. 血栓性静脉炎　损害主要为沿浅静脉可触及皮下硬结或条索状硬物，局部皮肤红肿、疼痛和压痛。可无静脉的扩张、隆起和弯曲。

2. 色素性紫癜性皮病　皮损以色素沉着和紫癜性损害为主，有不同程度的瘙痒，一般无静脉的扩张、隆起和弯曲。

3. 下肢湿疹　损害为对称分布的红斑、丘疹、渗液或鳞屑、苔藓样变等，可无静脉扩张、隆起和弯曲。

【治疗方法】

1. 一般治疗

(1)全身治疗：一般无特殊的治疗。①伴有感染者，可选用抗生素以控制感染；②伴有湿疹样变者，可口服抗组胺药物、维生素C和钙剂等。

(2)局部治疗：①轻度静脉曲张，症状不明显者，可长期应用弹性绷带或绑腿带裹缠小腿。重度静脉曲张症状较明显者，可采用外科手术疗法，但术前需确定静脉曲张不是继发性的，而且深静脉应通畅。②并发静脉曲张性湿疹，可选用1∶2000醋酸铅溶液外洗或湿敷，再外用0.5%新霉素糠馏油糊剂或氧化锌糊剂。③并发小腿慢性溃疡，可先用0.5%新霉素溶液或3%硼酸溶液湿敷，再外涂0.5%新霉素软膏或莫匹罗星软膏。④微创治疗。⑤激光疗法。

2. 中医治疗

(1)辨证施治：①血瘀经脉证，治以理气活血、化瘀通经，方用通经活血汤加减。②热瘀经脉证，治以清热利湿、凉血活血，方用赤小豆当归散加减。③血燥筋挛证，治以清肝解郁、养血舒筋，方用清肝芦荟丸加减。④气虚血瘀证：治以补气养血，活血化瘀，方用补阳还五汤加减。

(2)中成药：①血塞通片4～6片，口服，3/d；②复方丹参片4～6片，口服，3/d；③舒筋活血片4～6片，口服，3/d。

(3)外治疗法：①可选用杜红花、落得打、当归尾、生艾叶各60g，桂枝、赤芍、虎杖、莪术各30g，煎水先熏后洗，2/d。②局部发生红斑、丘疹、渗液，可先用三黄洗剂外洗，再外涂青黛膏，1～2/d。③皮肤干燥、脱屑可外涂润肌膏，2/d。④小腿或踝部发生溃疡，可用马齿苋、蒲公英、芙蓉叶、大黄、黄柏，煮水外洗或湿敷，再外敷生肌玉红膏，1～2/d。

（4）其他治疗：①选用海风藤、忍冬藤、土鳖虫、艾叶、桂枝、水蛭，煎水熏洗患肢；②针刺疗法，取足三里、三阴交、阴陵泉、血海、复溜、阳陵泉、委中、承山等穴位；③贺氏火针疗法，火针针刺阿是穴。

【预防与护理】

1. 适当避免长期站立或负重工作，长时间从事站立工作者，可穿长筒弹力袜或应用弹性绷带裹绑小腿，以防止或减少静脉曲张的发生。

2. 经常活动下肢，卧床休息时应注意抬高患肢，以促进静脉血液回流通畅。

3. 加强皮肤护理，防止皮肤外伤和摩擦，一旦发生静脉曲张或有各种并发症，应及早治疗。

4. 忌食辛辣食物，戒烟，避免患肢受凉。

第七节　血栓性静脉炎

血栓性静脉炎是一种静脉壁的急性非化脓性炎症和管腔内血栓形成的静脉疾病。以损害沿静脉分布的单个或多个条索状的鲜红或暗红色硬化结节，有疼痛和压痛为特征。本病常见于青壮年人，男女均可发病，但多见于男性，与季节无关。属中医学“恶脉”“黄鳅痈”“脉痹”等范畴。

【诊断要点】

1. 好发于下肢，尤以小腿多见，也可累及上肢、胸及腹壁等处。

2. 损害为沿静脉分布的单个或多个条索状，或卵圆形鲜红或暗红色硬化结节，下肢肿胀，皮肤温度降低、颜色改变和浅静脉怒张。

3. 局部皮肤红肿、疼痛和压痛，或有肌肉疼痛和压痛。

4. 病程可为急性或慢性，常反复发作。

【鉴别诊断】

1. 结节性红斑　皮损主要发生于小腿伸面，为鲜红色、散在分布的结节，突出皮面，压之不褪色，常有发热、喉痛及关节疼痛等症状，多见于青年女性。

2. 硬红斑　起病缓慢，结节发生于小腿屈侧皮下，常只有数个，较大而不规则，可溃破形成瘢痕，组织病理学结节改变。

3. 结节性多动脉炎　皮损呈多形性，主要为沿小动脉分布的结节，常见于足、小腿及前臂，尤以肾为主的多器官损害。

【治疗方法】

1. 一般治疗

(1)全身治疗：①一般可选用适当的抗生素治疗以控制感染；②浅静脉血栓性静脉炎，可配合口服阿司匹林肠溶片、双嘧达莫(潘生丁)及吲哚美辛等；③局限性静脉血栓形成，可选用抗凝疗法和溶栓疗法，如肝素、链激酶、尿激酶及右旋糖酐-40 等。

(2)局部治疗：①症状较轻或慢性期，可使用弹性绷带裹缠小腿，以增加血液回流，减轻水肿。局部热敷或理疗，可帮助炎症吸收、消退。②病变广泛或严重者，可考虑应用血栓摘除术或腰交感神经节阻滞术。

2. 中医治疗

(1)辨证施治：①湿热瘀滞证，治以清热利湿、活血通络，方用萆薢渗湿汤合桃红四物汤加减；②寒湿阻滞证，治以温阳通络、活血化瘀，方用当归四逆汤加减；③气血凝滞证，治以理气活血、化瘀通络，方用活血通脉汤加减；④气虚瘀滞证，治以益气和营、活血通络，方用补中益气汤合桃红四物汤加减；⑤肝气郁滞证，治以疏肝解郁、活血解毒，方用柴胡清肝汤加减。

(2)中成药：①毛冬青片 4～6 片，口服，3/d；②复方丹参片 4～6 片，口服，3/d；③血塞通片 4～6 片，口服，3/d；④抗栓保荣胶囊 4～6 粒，口服，3/d。

(3)外治疗法：初期局部红肿，疼痛明显，可选用金黄膏或玉露膏外敷,1/d;红肿新消,可用拔毒膏贴敷患处,1/d。后期红肿,疼痛不明显,可选用熏洗疗法,取当归尾、白芷、羌活、独活、桃仁、红花、海桐皮、威灵仙、生艾叶、透骨草各 30g,水煎,熏洗患肢,1/d,也可外敷阳和解凝膏或回阳玉龙膏,1/d。

(4)其他治疗:①取鲜芙蓉花、叶各适量,捣烂如泥外敷患处;②针刺疗法,取足三里、三阴交、地机、丰隆、阴陵泉、血海等穴位;也可选择丹参注射液做穴位注射;③火针放血治疗;④蒙医拔罐放血结合蒙药疗法。

【预防与护理】

1. 病变早期不宜久站、久坐,应穿长筒弹力袜或使用弹性绷带包裹小腿,以防止下肢水肿的发生。

2. 急性发作期应卧床休息,适当抬高患肢,以减轻疼痛和水肿。

3. 手术后病人或长期卧床病人,应多做深呼吸咳嗽动作,术后多做下肢运动。尽早下床活动。若为输液病人应尽可能避免刺激性液体。

4. 积极治疗下肢静脉曲张,已有静脉血栓形成者应尽早处理,防止血栓向近端延伸。

5. 避免肢体受凉,忌食辛辣刺激性食物,勿吸烟。

第八节　变应性白细胞碎裂性血管炎

变应性白细胞碎裂性血管炎又称变应性皮肤血管炎,病因不清,多与药物、食物、感染等有关。主要累及皮肤和内脏器官的小血管,特别是毛细血管后静脉,以中性粒细胞浸润与核碎裂为特征的急性血管炎疾病。临床上常有明显的皮肤损害,伴有发热、乏力、肌肉或关节痛及内脏器官损害等表现。本病多发生于青壮年,男女均可发病。

【诊断要点】

1. 皮损好发于小腿和足背,也可累及躯干和上肢,常呈对称性分布。

2. 损害呈多形性皮疹，表现为红斑、丘疹、紫癜、风团、结节、水疱或溃疡等。尤以可触及的瘀斑为特征性损害。

3. 局部有瘙痒和疼痛，全身可伴发热、乏力、肌肉或关节痛等症状。

4. 内脏损害以肾炎常见，也可累及肺、心、胃肠道及神经系统。

【鉴别诊断】

1. 结节性多动脉炎　往往伴有高血压，因深部血管受累，皮肤有大片坏死，自觉症状有剧烈疼痛。

2. 丘疹坏死性皮肤结核　皮肤损害限于小腿及前臂，仅有坏疽性脓疱，愈后有凹陷性褐色瘢痕，无全身症状及前驱症状。

3. 血小板减少性紫癜　除皮损外，常有鼻出血、牙龈等黏膜和内脏出血、脾大、血小板数目减少、出血时间和血块凝缩时间延长。

【治疗方法】

1. 一般治疗

(1)全身治疗：首选皮质类固醇激素治疗，如泼尼松及地塞米松等，或配合口服阿司匹林、吲哚美辛等，也可试用氨苯砜。

(2)局部治疗：①皮损以红斑、丘疹、紫癜等为主，无渗出者，可外搽皮质类固醇激素制剂，如1%氢化可的松乳膏、氟轻松软膏或0.075%地塞米松霜等；②皮损以水疱或溃疡为主，有渗出者，可用0.5%新霉素溶液或硼酸溶液外洗或湿敷；再外涂0.5%新霉素软膏或莫匹罗星软膏。

2. 中医治疗

(1)辨证施治：①风热袭表证，治以疏风清热、凉血活血，方用消风散加减；②湿热蕴阻证，治以清热利湿、活血化瘀，方用当归拈痛汤加减；③热入营血证，治以清热凉血、化瘀解毒，方用凉血五根汤加减；④阴虚火旺证，治以滋阴清热、凉血化斑，方用知柏地黄汤加减;⑤脾肾阳虚证,治以温补脾肾活血,方用右归饮加减。

(2)中成药:①复方丹参片 4～6 片,口服,3/d;②血塞通片 4～6 片,口服,3/d;③雷公藤多苷片 2 片,口服,3/d;④昆明山海棠片 2～4 片,口服,3/d。

(3)外治疗法:①可选用十大功劳叶、七叶一枝花、板蓝根、紫草根、茜草根各 60g,大青叶、威灵仙、红花、大黄各 30g,冰片 15g,煎水外洗,1/d;②皮损局限、数目不多者,可外搽青黛膏或清凉膏,或以黄柏搽剂外涂,1/d。

(4)其他治疗:①针刺治疗,取合谷、内关、曲池、足三里、三阴交、阴陵泉、血海、肺俞、脾俞、肾俞等穴位;②耳针疗法,取肾上腺、内分泌、脾、肺等穴。

【预防与护理】

1. 积极治疗体内感染病灶。

2. 适当卧床休息,抬高患肢减轻下肢水肿和疼痛。

3. 加强皮肤护理,避免外伤刺激,防止继发感染。

4. 忌食辛辣发物,勿吸烟、饮酒。

第九节　结节性多动脉炎

结节性多动脉炎是一种少见的全身性疾病,其主要病变为器官或系统的坏死性中小动脉炎。以多形性皮损、主要沿小动脉分布的结节及以肾损害为主的内脏病变,常伴有发热、多汗和关节疼痛等为特征。本病可发生于任何年龄,多见于中年男性,病因尚不清楚。属中医学“脉痹”的范畴。

【诊断要点】

1. 多发生于足、小腿及前臂,偶发于躯干、面部等处。常双侧分布,但不一定对称。

2. 损害为多形性皮疹,可有红斑、水疱、风团及紫癜等。但以沿动脉分布的结节多见，有疼痛及压痛，质较硬，但可推动，呈正常皮色或玫瑰红色。结节中心可坏死，形成溃疡。

3. 内脏病变以肾炎常见，也可累及胃肠、心、肺、肝或神经系统。

4. 常伴有发热、多汗、乏力、肌肉及关节疼痛等。

5. 实验室检查，血象中白细胞明显升高，血沉增快、丙种球蛋白增高。肾受损时，尿检查有蛋白尿、血尿及管型尿。

【鉴别诊断】

1. 结节性红斑　多发生于成年女性，病起有发热不适，肌肉和关节疼痛，下肢发生结节，皮色鲜红，灼热疼痛，但不侵犯内脏。

2. 皮肤变应性结节性血管炎　多发生于中年女性，下肢结节，有疼痛及触痛，皮色略红，病程发展缓慢，多无全身症状，也不侵犯内脏。

3. 血栓闭塞性脉管炎　多发于青壮年男性，初起患肢苍白、青紫、麻木疼痛，足背动脉搏动减弱或消失，足趾剧痛，皮肤发绀，甚则色黑，继则出现溃疡、坏死并脱落。

【治疗方法】

1. 一般治疗

(1)全身治疗：①可首选皮质类固醇激素治疗，如泼尼松或甲泼尼龙片等；②症状不能控制，可配合应用免疫抑制药，如硫唑嘌呤或环磷酰胺等；③其他如氯喹、吲哚美辛、阿司匹林等可作为辅助治疗药物。

(2)局部治疗：①皮损以红斑、瘀斑或紫癜为主，无渗出者，可外用皮质类固醇激素制剂，如1%氢化可的松乳膏或0.075%地塞米松霜等；②皮损以水疱、溃疡为主，有渗出者，可用0.5%新霉素溶液或硼酸溶液外洗或湿敷，再外用0.5%新霉素软膏或莫匹罗星软膏等。

2. 中医治疗

(1)辨证施治：①风湿入络、血分蕴热证，治以疏风通络、清热凉血，方用疏风清热饮加减；②气滞血瘀、瘀阻经络证，治以理气活血、化瘀通络，方用桃红四物汤加减；③气阴不足、脉络不畅证，治以益气养阴、和营通络，方用四君子汤合增液汤加减；④胸阳不通、心血瘀阻证，治以宣痹通阳、活血化瘀，方用瓜蒌薤白汤加减；⑤阴虚阳亢、肝风内动证，治以滋阴平肝、息风开窍，方用镇肝熄风汤加减。

(2)中成药：①复方丹参片 4～6 片，口服，3/d；②血塞通片 4～6 片，口服，3/d；③雷公藤多苷片 2 片，口服，2～3/d；④昆明山海棠片 2 片，口服，3/d。

(3)外治疗法：①皮损广泛者，可用透骨草、忍冬藤、鸡血藤、丝瓜络、豨莶草、威灵仙各 60g，海风藤、络石藤、杜红花、夏枯草各 30g，煎水外洗，1/d；②皮损局限者，可用青黛散调麻油外搽，每日 1～2 次；③以结节性损害为主者，可外敷紫色消肿膏；④坏死形成溃疡者，可先用三黄洗剂加适量明矾溶液洗净创面，再外涂生肌玉红膏，1/d。

(4)其他治疗：①酌情用丹参注射液、川芎嗪注射液、毛冬青注射液肌内注射或静脉滴注；②针刺疗法，取足三里、阴陵泉、三阴交、血海、太溪、复溜、太冲、承山等穴；③耳针疗法，取肾上腺、内分泌、肝、脾、肺等穴。

【预防与护理】

1. 去除感染病灶。

2. 发作期应适当休息，避免不良刺激，保持精神舒畅。

3. 加强营养，多食新鲜蔬菜和水果，忌食辛辣发物，戒除烟、酒。

第十节　变应性肉芽肿病

变应性肉芽肿病是在哮喘反复发作后，出现肉芽肿性血管炎及组织和血液内嗜酸性粒细胞增多为特征的一种罕见的多系统损害疾病。以哮喘发作后皮肤出现多形性红斑样损害结节，有内脏器官受损，伴有发热、乏力、食欲缺乏及体重减轻为特征。本病好发于有过敏体质的个体，以女性多见。大多数病人于发病前均有长期反复发作的哮喘病史，发病较急。

【诊断要点】

1. 皮损多见于四肢伸面，躯干较少。

2. 损害以可触及的瘀斑和皮下结节为常见，或有多形红斑损害，也可出现水疱、紫癜或溃疡。

3. 常有肺、心、肾、胃、肠及肝、脾等内脏器官损害。

4. 全身症状明显，有发热、乏力、食欲缺乏及体重减轻等。

5. 实验室检查，血象中白细胞总数增多，嗜酸性粒细胞明显升高。

【鉴别诊断】

1. 坏死性肉芽肿　起病缓慢，多发于青壮年男性，常自呼吸道开始发病，但无哮喘发作史，可引起黏膜溃疡、软骨或骨质破坏，形成鞍鼻或口腔与鼻部的巨大瘘管。

2. 结节性多动脉炎　多见于中年男性，皮损以沿动脉分布的结节多见，有疼痛及触痛，内脏病变以肾损害为主，常有高血压，无哮喘发作史。

3. 皮肤变应性结节性血管炎　多发生于中年女性，皮损以结节性损害为主，有疼痛及触痛，发展缓慢，不侵犯内脏器官，多无全身症状。

【治疗方法】

1. 一般治疗

(1)全身治疗：应用较大剂量皮质类固醇激素治疗，可使病情缓解，亦可试用硫唑嘌呤及环磷酰胺等免疫抑制药治疗。

(2)局部治疗：①皮损以多形红斑样损害为主，可外搽炉甘石洗剂或扑粉，也可外涂皮质类固醇激素软膏；②皮损以水疱、溃疡为主，可用3%硼酸溶液湿敷，再外用莫匹罗星软膏。

2. 中医治疗

(1)辨证施治：①热蕴血分证，治以清热凉血，方用清营汤加减；②血脉瘀滞证，治以活血化瘀，方用桃红四物汤加减；③阴虚火旺证，治以滋阴清热，方用知柏地黄汤加减；④脾肾两虚证，治以补脾益肾，方用黄土汤合右归饮加减。

(2)中成药：①雷公藤多苷片 2 片，口服，3/d；②昆明山海棠片 2 片，口服，3/d；③血塞通片 4～6 片，口服，3/d。

(3)外治疗法：①皮损广泛，可用透骨草、皂角刺、蒲公英、大黄、黄柏各 60g，赤芍、牡丹皮、红花、紫草、槐花各 30g，煎水外洗，每日 1～2 次；②皮损局限，以红斑、水疱为主，可用青黛散调麻油外涂；③以结节性损害为主，可外敷紫色消肿膏，1/d；④以溃疡为主，可用三黄洗剂加明矾洗净疮面后，外敷生肌玉红膏。

(4)其他治疗：①针刺疗法，取合谷、内关、曲池、足三里、阴陵泉、三阴交、血海、肺俞、肾俞、脾俞等穴位；②耳针疗法，取内分泌、肾上腺、交感、肺、脾、心等穴位。

【预防与护理】

1. 避免受凉，预防感冒，积极治疗支气管哮喘或体内其他感染病灶。

2. 避免应用易致敏药物或接触花粉、化学制剂等，忌食辛辣、鱼虾等发物，多食富含维生素 C 的蔬菜和水果。

3. 注意休息，保持心情舒畅和情绪稳定，避免不良精神刺激。

第十一节　贝赫切特综合征

贝赫切特综合征(白塞病)又称眼-口-生殖器综合征，是一种原因不明的、以细小血管炎为病理基础的慢性进行性复发性多组织系统损害的疾病。以口腔及生殖器溃疡、角膜溃疡或虹膜炎及皮肤损害为特征。病情一般较轻，如果累及心和大血管、消化道及神经系统等，病情一般较重，其预后与受累脏器有关。本病多见于青壮年,男女均可发病。属中医学“狐惑”病的范畴。

【诊断要点】

1. 口腔溃疡　主要见于舌尖及舌缘、齿龈、下唇或上唇内侧缘和颊黏膜等处。

2. 生殖器溃疡　主要见于龟头、阴道、阴唇和尿道黏膜,伴有疼痛感。

3. 眼损害　主要为角膜炎、虹膜炎和角膜溃疡等,严重者可致失明。

4. 皮肤损害　好发于下肢,也可累及上肢或躯干,主要为皮下结节,有疼痛和压痛,也可见到痤疮样毛囊炎或多形红斑样损害,皮肤对针刺可产生同形反应。

5. 其他损害　有发热、头痛、乏力、关节疼痛及多系统损害,如心血管、消化道、泌尿生殖系统及神经系统疾病等。

6. 病程为慢性　常长期反复发作。

【鉴别诊断】

1. 阿弗他溃疡性口腔炎　仅有口腔黏膜损害,而无其他部位损害的症状。

2. 急性外阴溃疡　以外阴部红肿、溃疡、剧痛为特征,无口腔溃疡及眼部和皮肤损害。

3. 结节性红斑　好发于青壮年女性,仅于下肢皮肤出现结节性损害,而无口腔及生殖器黏膜和眼部损害。

【治疗方法】

1. 一般治疗

(1)全身治疗:皮质类固醇激素或免疫抑制药,如泼尼松或硫唑嘌呤等,也可酌情选用吲哚美辛、阿司匹林和维生素 E 等。

(2)局部治疗:①口腔溃疡并有疼痛者可外涂苯唑卡因或 2%硝酸银溶液,或用四环素软膏外涂;②生殖器溃疡可用 0.1%依沙吖啶溶液外洗或湿敷,外涂 0.5%新霉素软膏或莫匹罗星软膏;③眼部或皮肤损害,可局部外用皮质类固醇激素制剂。

2. 中医治疗

(1)辨证施治:①肝脾蕴热证,治以清热解毒、和营化湿,方用甘草泻心汤或龙胆泻肝汤加减;②肝肾阴虚证,治以养阴清热、解毒利湿,方用玉女煎或知柏地黄丸加减;③脾肾阳虚证,治以补脾益肾、温阳和血,方用桂枝加附子汤加减;④脾胃湿热证,治以益气健脾、清热除湿,方用清胃散或泻黄散。

(2)中成药:①雷公藤多苷片 2 片,口服,3/d;②昆明山海棠片 2 片,口服,3/d;③龙胆泻肝丸 6g,口服,3/d;④六味地黄丸 9g,口服,3/d。

(3)外治疗法:①口腔糜烂、溃疡,可用金银花、白菊花及甘草各 30g,煎水后含漱,再外用冰硼散、锡类散或珠黄散,每日 1～2 次;②生殖器溃疡可用蛇床子、地肤子、苦参各 30g,明矾 15g 蘸水,洗浴患处,再外涂阴蚀黄连膏或外用青黛散,每日 1～2 次;③皮肤损害,或有溃疡,先用大青叶、千里光、蛇床子、鱼腥草、十大功劳叶及七叶一枝花各 30g,煎水熏洗局部,再以青黛散调麻油外敷,每日 1～2 次;④眼部损害可选用珍珠明目液滴眼,每日 3～5 次。

(4)其他治疗:①口腔溃疡可口服金莲花片、西瓜霜等;②眼部损害可口服杞菊地黄丸等。

【预防与护理】

1. 注意适当休息,生活规律,避免精神刺激,保持心情舒畅。
2. 发作期间,尽量避免注射用药和局部刺激。
3. 加强营养,忌食辛辣发物,勿饮酒。

第十二节　网状青斑和青斑样血管病

网状青斑和青斑样血管病是由多种原因引起的皮肤末梢循环障碍,皮肤出现青紫网状变化的血管性疾病。持久的功能性血管改变发展成器质性病变时称网状青斑样血管病,以皮肤出现紫红色或青紫色的网状或树枝状斑纹，无自觉症状，遇寒冷时皮肤变色加深为特征。本病主要发生于中青年，女性多见。一般在冬季加重，夏季缓解，有原发性和继发性两种类型。

【诊断要点】

1. 好发于下肢及踝部，也可见于躯干及前臂等处。

2. 皮损为紫红色或青紫色的网状或树枝状斑纹，常沿皮肤血管分布，冬季或受寒冷时出现或加剧，夏季或温暖时减轻或消失。

3. 局部皮温低于正常，无全身症状。

4. 一般无自觉症状，或有麻木、刺痛和感觉异常。

5. 严重者，可出现瘀斑、血疱、出血性丘疹及皮下结节或溃疡等网状青斑样血管病的表现。

【鉴别诊断】

1. 雷诺现象　皮损为指(趾)端苍白，继而青紫，又复现潮红，然后恢复正常，遇冷或情绪激动时可加重。

2. 肢端发绀症　皮损为四肢末端青紫，局部温度减低，常伴掌跖部多汗，摸之有湿冷感，温暖后局部可渐转为红色，冬季加重，夏季缓解。

【治疗方法】

1. 一般治疗

(1)全身治疗：对继发性网状青斑和青斑样血管病，主要是积极治疗原发性疾病。原发性者，伴有高血压时可口服降血压药物，如尼群地平、胍乙啶等；另外可选用血管扩张药和抗纤溶药物治疗，如烟酸、苯乙双胍(降糖灵)、炔雌醇(乙炔雌二醇)，也可应用链激酶、尿激酶及右旋糖酐-40、达那唑(促蛋白合成类固醇)等。

(2)局部治疗：①皮损仅以网状或树枝状斑为主，可外用10%樟脑霜、10%鱼石脂软膏或30%松节油，以增进局部血液循环；②皮损以青斑样血管病为主，可外搽炉甘石洗剂或扑粉，也可外用皮质类固醇激素制剂，如1%氢化可的松乳膏、氟轻松软膏或0.075%地塞米松霜等。

2. 中医治疗

(1)辨证施治：①寒邪外袭、营卫失和证，治以温经散寒、调和营卫，方用桂枝汤加减；②气滞血瘀、瘀阻经脉证，治以活血化瘀、疏通经脉，方用桃红四物汤加减；③肝肾阴亏、气血失和证，治以滋肝补肾、调和气血，方用六味地黄汤加减。

(2)中成药：①血塞通片 4～6 片，口服，3/d；②复方丹参片 4～6 片，口服，3/d；③舒筋活血片 4～6 片，口服，3/d；④六味地黄丸 9g，口服，3/d。

(3)外治疗法：皮损呈紫红色网状和树枝状斑纹，遇冷加重者，外搽红灵酒，每日 2 次。皮损以瘀斑、水疱或溃疡为主，可用三黄洗剂加明矾适量外洗，再以青黛散调麻油外搽，每日 2 次。

(4)其他治疗：①选用当归尾、大青叶、红花、紫草、槐花、大黄、乳香、没药，煎水外洗；②针刺疗法，取足三里、阳陵泉、三阴交、血海、太溪、复溜等穴位；③耳针疗法，取肾上腺、内分泌、交感等穴。

【预防与护理】

1. 积极治疗原发性疾病。

2. 注意防寒、保暖，避免精神刺激，保持心情舒畅。

3. 加强营养，忌食辛辣发物，勿吸烟。

第十三节　化脓性肉芽肿

化脓性肉芽肿是皮肤穿通性损伤后，在水肿性基质内新毛细血管形成的息肉状损害，与感染无关，也不是真正的肉芽肿。以穿通性皮肤损伤后出现鲜红至棕红色丘疹，缓慢或迅速增大，形成有蒂或无蒂赘肉，无自觉疼痛为特征。本病可发生于任何年龄，但以青少年多见。

【诊断要点】

1. 好发于手指、足、唇、头、颈和躯干上部及口腔黏膜等处。

2. 损害为鲜红色至棕红色的绿豆大小丘疹，缓慢或迅速增大，形成有蒂或无蒂的隆起结节状增生性赘肉，质地柔软，可坏死形成溃疡、结痂，并易出血，压之不变白。

3. 无自觉疼痛，压痛也不明显。早期发展快，数周后停止发展，但不能自行消失。

4. 组织病理学示带蒂的局限性毛细血管增生。

【鉴别诊断】

1. 卡波西肉瘤　多见于中年以上男性，损害为紫色或紫红色的斑片、结节，质较硬，可破溃、出血及结痂，有瘙痒和压痛。伴有内脏损害。

2. 婴幼儿血管瘤　常在出生后1～2个月出现，损害为高出皮面并带草莓样分叶状小肿瘤，质地柔软，呈鲜红或紫红色，压之可褪色。

3. 寻常疣　损害为针头至黄豆大小的角质增生性丘疹，触之坚硬，表面干燥、粗糙，呈皮色或灰褐色。

【治疗方法】　一般无须内治，局部可用点阵 CO_2 激光、电烙、冷冻和刮除等方法治疗，中医可用五妙水仙膏点治等疗法。

【预防与护理】

1. 积极预防和治疗皮肤外伤，加强皮肤护理，保持皮肤创面清洁，防止继发感染。

2. 局部避免滥用刺激过强的腐蚀性药物，防止过度损伤创面。

3. 治疗局部皮损时，应完全、彻底，防止复发。

第十四节　雷　诺　病

雷诺病又称肢端动脉痉挛症，是一种由寒冷或情绪波动引起肢端细小动脉痉挛的血管功能障碍性疾病。以肢端皮肤阵发性苍白、青紫和潮红，伴以疼痛和感觉异常，并因温暖而恢复正常为特征。症状性者为雷诺现象，原发者为雷诺病。本病多见于青中年女性，寒冷季节发病明显增多，症状加重。属中医学“手足逆冷”的范畴。

【诊断要点】

1. 好发于四肢远端，尤以手指常见，一般呈对称性发病。

2. 损害为手指突然苍白、青紫，继而潮红，然后恢复正常呈阵发性发作。

3. 局部有麻木、刺痛、发凉等症状，一般无全身症状。

4. 严重时可伴发甲皱毛细血管扩张、薄甲、指萎缩和硬化、指尖端溃疡或坏疽。

【鉴别诊断】

1. 雷诺现象　两者在临床上有相似之处，雷诺现象为某些疾病继发的一种症候，可见于外伤、动脉硬化、血栓闭塞性脉管炎及结缔组织疾病等。

2. 红斑性肢痛病　发病缓慢，无性别差异。皮肤潮红、发热、无苍白及青紫现象，皮肤出汗较多，遇冷后症状减轻，不发生溃疡及坏疽现象。

3. 血栓闭塞性脉管炎　多见于青壮年男性，常侵犯下肢，常不对称，足背动脉搏动微弱或消失。

4. 肢端发绀症　主要见于青年女性，肢端呈弥漫性青紫色，压之可褪色，局部温度降低，常伴有多汗，触之有湿冷感。遇冷即发或加重，遇温热则减轻，冬季可持续存在。

【治疗方法】

1. 一般治疗

(1)全身治疗：一般选择血管扩张药物治疗，如妥拉唑啉(妥拉苏林)、酚苄明(苯苄胺)、双氢麦角碱(海特琴)、烟酸及利血平(利舍平)等，也可用右旋糖酐-40，静脉滴注，其他可选用维生素 B_1 或维生素 B_2 等治疗。

(2)局部治疗：①手指局部可涂搽 2%硝酸甘油软膏，也可用封包疗法；②手指尖端发生浅表性溃疡，可用 0.5%新霉素溶液或软膏外涂，也可外用莫匹罗星软膏。

2. 中医治疗

(1)辨证施治：①寒凝经脉证，治以温经散寒、活血通络，方用当归四逆汤加减；②气滞血瘀证，治以理气活血、通经化滞，方用桃红四物汤加减；③脾肾阳虚证，治以温补脾肾、活血通经，方用真武汤加减；④热毒蕴结证，治以清热解毒、养阴活血，方用四妙勇安汤加减。

(2)中成药：①复方丹参片 4～6 片，口服，3/d；②血塞通片 4～6 片，口服，3/d；③雷公藤片 2 片，口服，3/d。

(3)外治疗法：①可选用透骨草、桂枝、红花各 30g，细辛、石菖蒲、川乌各 15g，赤芍、鸡血藤、蒲公英各 60g，煎水后趁热熏洗患处，1/d。也可用红灵酒外搽。②指尖端发生小溃疡、糜烂及渗出者，可用三黄洗剂外洗，再外敷黄连膏或生肌玉红膏等。

(4)其他治疗：①可用丹参注射液、毛冬青注射液肌内注射或静脉滴注用药治疗；②针刺疗法，取合谷、手三里、外关、三阴交、足三里、绝骨、阴陵泉、太冲等穴；③灸法，取大椎、至阳、命门、上脘、中脘、足三里、膈俞、肾俞等穴；④耳针疗法，取肾上腺、交感、内分泌等穴。

【预防与护理】

1. 注意肢端保暖，尤其在冬季更应严防局部受寒。

2. 避免和消除不必要的精神紧张，保持情绪稳定。

3. 禁止吸烟，避免应用血管收缩性药物。

4. 加强肢端及皮肤护理，预防局部创伤，防止继发感染。

第十五节　红斑肢痛症

红斑肢痛症是一种局限性的阵发性肢端血管扩张性疾病。以两足皮肤阵发性潮红、肿胀、灼热、疼痛、皮温增高、脉跳有力及遇冷则减为特征。一般分为原发性和继发性两种类型。本病男女均可发生，以中老年多见。属中医学“湿热羁绊症”“热痛”等范畴。

【诊断要点】

1. 常对称性侵犯手足，尤以两足多见，偶有发一侧肢体或四肢者。

2. 损害为足或手部潮红、肿胀、灼热、疼痛、刺痛和跳痛。局部皮温增高，脉搏有力，发汗亢进。常呈阵发性发作。

3. 每次发作大都在晚间，持续数分钟至数小时。发作时局部有麻木或疼痛感。

4. 局部加热、运动、站立，甚至肢体下垂，均可加剧疼痛，休息、冷敷及将患肢抬高，可减轻症状。

【鉴别诊断】

1. 雷诺现象　好发于手指，以指端皮肤阵发性出现苍白、青紫，继而潮红，然后恢复正常。足趾端较少累及。

2. 血栓闭塞性脉管炎　多见于青壮年男性，好发于下肢，常发于一侧肢体，足背动脉搏动减弱或消失。

3. 肢端发绀症　常发生于手指(趾)和足背，呈弥漫性青紫色，局部温度减低，遇冷即发或加重，遇温热则减轻，主要见于青年女性。

【治疗方法】

1. 一般治疗

(1)全身治疗：阿司匹林小剂量内服，可显著减轻症状。其他可选用苯噻啶、麦角酰胺、苯氧苄胺或麻黄碱(盐酸麻黄素)等治疗。

(2)局部治疗：无特殊治疗，在发作时局部主要用冷却皮肤的方法治疗，如选用 3%硼酸溶液或 1∶2000 醋酸铅溶液湿敷，也可用冰块、冷水湿敷。

2. 中医治疗

(1)辨证施治：①湿热羁绊证，治以清热利湿、活血通络，方用龙胆泻肝汤加减；②郁火搏聚证，治以养阴清热、散火止痛，方用解毒养阴汤或四妙勇安汤加减。

(2)中成药:①龙胆泻肝丸 9g,口服,3/d;②复方丹参片 4～6 片,口服,3/d;③血塞通片 4～6 片,口服,3/d;④六味地黄丸 9g,口服,3/d。

(3)外治疗法:①患处红肿、胀痛,状如油煎,可选用当归、红花、乳香、没药、透骨草、紫草根各 30g,煎水待冷后,浸泡患处,1/d;②局部皮肤潮红、灼热及剧痛,可用玉露散以冷开水调成糊状,外敷患处,1/d。

(4)其他治疗:①新鲜马齿苋适量,捣烂如泥,外敷患处,或用马齿苋煎水调如意散,敷贴患处;②针刺疗法,取足三里、三阴交、太溪、太冲、行间、解溪、丘墟、中封等穴;③耳针疗法,取肝、皮质下、内分泌、交感等穴。

【预防与护理】

1. 避免各种激发因素,尽可能对体内潜在疾病加以治疗。

2. 避免过暖,防止发作,发作时可用冷水湿敷,以缓解症状。

3. 保持精神乐观和情绪稳定,避免长期内服偏湿热性的药物及食物,勿吸烟、饮酒。

第十六节 肢端发绀症

肢端发绀症是因寒冷刺激引起四肢末端对称性持久性发绀,可因温暖而缓解的血管功能障碍性疾病。以手足皮肤呈持续性青紫色,冷而多汗为特征。本病常有家族史,智力缺损及精神分裂症病人中发病率较高,主要发生于年轻男女,尤以青年女性多见。

【诊断要点】

1. 好发于四肢末端,尤其是指(趾)和手足背面。

2. 患处皮肤呈紫红至青紫色,压之可褪色。局部温度减低,掌跖部多汗,触之有湿冷感。遇冷即发,温暖后可减轻,冬季甚至夏季可持续存在。

3. 局部可有麻木或感觉异常，或伴发冻疮、网状青斑和小腿红绀症。

【鉴别诊断】

1. 雷诺现象　好发于手指，以指端皮肤阵发性出现苍白、青紫，继而潮红，然后恢复正常为特征，遇冷或情绪激动时可加重。

2. 红斑性肢痛病　好发于两足，以皮肤潮红、灼热、疼痛为特征。皮肤温度增高，不出现青紫现象，遇热或站立可加重症状，休息或冷敷后可缓解疼痛。

3. 血栓闭塞性脉管炎　多见于青壮年男性，好发于下肢，常发于一侧肢体。足背动脉搏动减弱或消失，伴有局部冷感及静息痛。

【治疗方法】

1. 一般治疗

(1)全身治疗：可选用血管扩张药物治疗，如酚苄明(苯苄胺)和妥拉唑啉(妥托苏林)等，也可配合应用维生素 B_1 和维生素 B_2 等治疗。

(2)局部治疗：局部皮损可外用 10%樟脑霜、2%硝酸甘油软膏等。必要时，可采用红外线或紫外线做局部照射。

2. 中医治疗

(1)辨证施治：①寒凝血滞证，治以温阳散寒、活血通脉，方用阳和汤加减；②脾肾阳虚证，治以扶阳抑阴、活血通脉，方用四逆汤加减；③气血衰损证，治以温补气血、通脉化瘀，方用人参养荣汤加减。

(2)中成药：①复方丹参片 4～6 片，口服，3/d；②血塞通片 4～6 片，口服，3/d；③舒筋活血片 4～6 片，口服，3/d。

(3)外治疗法：肢端湿冷、青紫，可用桂枝、赤芍、红花、当归、艾叶、鸡血藤各 30g，细辛、木通各 15g，煎水先熏后洗或浸泡患处，1/d，局部可搽红灵酒，2～3/d。

(4)其他治疗：①可注射丹参注射液及当归注射液等；②针刺

疗法，取涌泉、临泣、太冲、复溜、合谷、外关、手三里等穴；③耳针疗法，取肾上腺、交感、皮质下、内分泌等穴；④梅花针疗法：对发绀部位进行局部轻叩，基本上沿足部六条经络循行方向。

【预防与护理】

1. 积极参加体育锻炼，冬季应注意肢端保暖，防止受冷。

2. 避免饮酒、浓茶和咖啡，平时忌食生冷食品，戒烟。

3. 保持乐观情绪，避免不良精神刺激。平时可适当口服一些益气回阳的中成药，可减轻症状和控制复发。

第十七节　红　绀　症

红绀症又称小腿红绀病，是真皮乳头层内静脉丛血管扩张淤血引起的一种循环障碍性疾病。以小腿皮肤呈紫红色，轻度肿胀，无自觉症状为特征。本病多发生于青年女性。其他年龄和男性也可发生，尤其是瘫痪或脊髓灰质炎病人多见，常因寒冷诱发和加重。

【诊断要点】

1. 好发于小腿，也可见于大腿和臀部，常呈对称性分布。

2. 患处皮肤呈紫红至青紫色，轻度肿胀，局部温度减低，压之可褪色，冬季加剧，可出现类似冻疮的结节，有时可并发毛囊性红斑或弥漫性脱屑及硬红斑样结节损害。

3. 局部无自觉症状，一般健康情况较好。

【鉴别诊断】

1. 肢端发绀症　好发于指（趾）和手足背部，呈持续性青紫，局部温度减低，冷而多汗。常有家族史，多见于青年女性。

2. 雷诺现象　常见于手指，呈阵发性苍白、青紫，继而潮红，然后恢复正常。遇冷或情绪激动时可加重。

3. 红斑性肢痛病　皮损好发于两足，潮红、灼热、疼痛、皮肤温度增高。遇热可加重，遇冷则缓解。

【治疗方法】

1. 一般治疗

(1)全身治疗:可选用改善微循环类药物治疗,如肝素、链激酶及右旋糖酐-40 等。也可酌情选择利尿药,如氢氯噻嗪等。

(2)局部治疗:局部可外用 10%樟脑霜、2%硝酸甘油软膏。必要时可采用红外线或紫外线照射。

2. 中医治疗

(1)辨证施治:①寒凝血滞证,治以温阳散寒、活血通络,方用阳和汤加减;②湿热壅滞证,治以清利湿热、活血通脉,方用四妙散加减;③气滞血瘀证,治以活血化瘀、养阴清热,方用桃红四物汤加减。

(2)中成药:①复方丹参片 4～6 片,口服,3/d;②血塞通片 4～6 片,口服,3/d;③舒筋活血片 4～6 片,口服,3/d。

(3)外治疗法:皮肤呈紫红色及轻度肿胀,可选用桂枝、红花、紫草、槐花各 30g,鸡血藤、当归尾、黄柏、大黄各 60g,煎水先熏后洗,或浸泡患处,1/d,局部可外搽红灵酒,1～2/d。

(4)其他治疗:①可注射丹参注射液、当归注射液等;②针刺疗法,取足三里、阴陵泉、三阴交、委中、承山、复溜、太溪等穴;③耳针疗法,取肾上腺、皮质下、交感或内分泌等穴。

【预防与护理】

1. 注意局部保温。急性发作时应卧床休息,抬高患肢。平时可穿弹力长袜,既能防寒,又能控制水肿。

2. 加强锻炼,避免精神刺激,保持情绪稳定和心情舒畅。

3. 忌食生冷食物,增加富含维生素 C 和能量的饮食。勿吸烟。

第十八节　皮肤变应性结节性血管炎

皮肤变应性结节性血管炎是一种发生在真皮深部或皮下的中小血管的血管炎形成皮下结节的皮肤病。以小腿皮肤反复出现多数皮下结节，多沿静脉分布，不易溃破，有疼痛和压痛特点。本病男女均可发生，但主要见于中青年女性。发病有明显的季节性，大多数为春夏发病，盛夏较重，秋冬减轻，冬天消退或残留无明显自觉症状的结节损害，次春又复发作。属中医学“附阴疽”“梅核火丹”等范畴。

【诊断要点】

1. 好发于小腿，可累及大腿和臀部，单侧或双侧均可发生，但不对称。

2. 损害为大小和数目不一的皮下结节，常沿静脉分布，不易破溃，皮肤呈鲜红或淡红色，消退后皮肤无明显痕迹。

3. 局部常感疼痛和触痛，伴有下肢关节酸痛及小腿酸胀感。

4. 一般不侵犯内脏器官，但可有低热、乏力及食欲缺乏等。

5. 病程慢性，可多年反复发作，一般于春夏发病，秋冬缓解，次春又发。

【鉴别诊断】

1. *结节性红斑* 好发于小腿前侧，为蚕豆大小或更大的皮下结节，表皮红，分布对称，不与静脉走向一致。

2. *硬红斑* 多在小腿屈侧发生深红色有浸润的皮下结节，可溃破，形成瘢痕，病程长。

3. *结节性多动脉炎* 常沿小动脉出现皮下结节，可有紫癜及多形性红斑等损害，常累及内脏器官。

【治疗方法】

1. *一般治疗*

(1)全身治疗：①可选用非甾体抗炎药物、抗凝药和纤维蛋白溶解药治疗，如吲哚美辛、阿司匹林、双嘧达莫(潘生丁)及苯乙双胍(降糖灵)等，也可试用氨苯砜、环磷酰胺或抗结核药；②严重者可选择皮质类固醇激素治疗，如泼尼松及地塞米松等；③对有明确结核证据病例，应予以抗结核药物治疗。

(2)局部治疗：①皮肤呈鲜红色，可外搽炉甘石洗剂，也可外用皮质类固醇激素制剂；②皮肤结节性损害，可外用 10％樟脑霜或 10％鱼石脂软膏。

2．中医治疗

(1)辨证施治：①湿热阻络证，治以清热利湿、活血通络，方用桂枝茯苓丸加减；②寒湿阻络证，治以温经散寒、祛风除湿，方用阳和汤加减。

(2)中成药：①复方丹参片 4～6 片，口服，3/d；②血塞通片 4～6 片，口服，3/d；③龙胆泻肝丸 9g，口服，3/d；④三黄丸 9g，口服，3/d。

(3)外治疗法：①可选用透骨草、当归尾、忍冬藤、鸡血藤、海风藤各 60g，丝瓜络、黄柏、大黄、紫草、石菖蒲各 30g，煎水外洗或浸泡患处，1/d；②皮肤呈鲜红色，属湿热证者，可选用玉露膏外敷，1/d；③皮肤结节性损害，皮色不红，属寒湿证者，可选用紫色消肿膏加 5％樟脑粉外敷，1/d。

(4)其他治疗：①可用红灵酒揉搽患部；②可注射丹参注射液或当归注射液；③针刺疗法，取足三里、阴陵泉、三阴交、血海、复溜、太冲等穴；④耳针疗法，取肾上腺、皮质下及交感等穴。

【预防与护理】

1．积极治疗体内感染病灶，避免精神刺激，保持心情舒畅。

2．病情较重者应卧床休息，减少站立和行走，或穿长筒弹力袜以加强下肢血液循环。

3．注意皮肤护理，避免皮肤外伤，防止继发感染。

第十九节　持久性隆起性红斑

持久性隆起性红斑是一种病程慢性的血管炎疾病。以四肢关节伸侧发生持久性红色、紫红色或带黄色的丘疹、斑块及结节，常对称分布为特征。本病男女均可发生，多见于青中年，也可见于儿童，与季节变化无关。病因不明，目前多认为是变应性白细胞碎裂性血管病的一型。

【诊断要点】

1. 好发于四肢关节伸侧,尤以肘、膝关节伸面及手背多见,常对称分布。

2. 损害为大小不等的结节状扁平隆起,呈红色、紫红色或略带黄色,散在分布,边界清楚,表面光滑,可融合成不规则形或环形的坚硬斑块,严重者可出现水疱及溃疡。

3. 局部有轻中度瘙痒、灼热或疼痛,一般无全身症状。

4. 病程慢性,常可持续数年,部分可自然消退。

【鉴别诊断】

1. 环状肉芽肿　多发生于青年,损害为大小不等的聚集丘疹,呈环状排列,中央凹陷,边缘高出皮面,常发生于手指和手的伸侧。

2. 肉样瘤病　损害为大小不等的结节,中央可萎缩呈环状,亦可呈弥漫性浸润,常伴有内脏器官损害。

【治疗方法】

1. 一般治疗

(1)全身治疗:一般治疗常常无效,可试用氨苯砜口服或选用皮质类固醇激素治疗,如泼尼松、地塞米松等。

(2)局部治疗:①皮肤呈红色或紫红色,可外搽炉甘石洗剂,也可外用皮质类固醇激素制剂;②皮损为结节状隆起性斑块,可外涂10%樟脑霜、10%鱼石脂软膏;③皮损严重,有水疱或溃疡者,可用0.05%新霉素溶液外洗或湿敷,再以四环素软膏或莫匹罗星软膏外搽。

2. 中医治疗

(1)辨证施治:①热毒蕴结证,治以清热解毒、活血通络,方用五味消毒饮加减;②湿热蕴阳证,治以清热利湿、活血化瘀,方用萆薢渗湿汤加减;③阴虚火旺证,治以滋阴清热、养血活血,方用知柏地黄汤加减。

(2)中成药:①龙胆泻肝丸 9g,口服,3/d;②复方丹参片 4～6 片,口服,3/d;③血塞通片 4～6 片,口服,3/d;④六味地黄丸 9g,口服,3/d。

(3)外治疗法:①可选用透骨草、忍冬藤、鸡血藤、蒲公英、皂角刺各 60g,大黄、黄柏、紫草、红花、姜黄各 30g,煎水外洗或浸泡患处,1/d;②皮肤呈鲜红或紫红色的结节状隆起,可选用玉露膏外敷,1/d;③皮损出现水疱或溃疡,可以三黄洗剂加明矾适量外洗或湿敷后,外搽青黛膏或生肌玉红膏,1/d。

(4)其他治疗:①急性发作期,可取鲜芙蓉花、叶各适量,捣烂如泥,外敷患处;②针刺疗法,取合谷、外关、曲池、足三里、阴陵泉、阳陵泉、丰隆等穴;③耳针疗法,取肾上腺、皮质下、交感、内分泌等穴。

【预防与护理】

1. 积极治疗体内感染病灶。

2. 避免不良精神刺激,保持心情舒畅和情绪稳定。

3. 注意休息,补充富含维生素 C 的食物,忌食辛辣发物,勿吸烟。

第二十节　掌　红　斑

掌红斑又称肝掌,是手掌部毛细血管扩张引起的局部发红现象。以发生于两手掌,特别是大小鱼际部的红斑,境界清楚,压之褪色,无自觉症状为特征。掌红斑多为皮肤病和多种内脏疾病的表现。湿疹、银屑病、毛发红糠疹和许多遗传性皮肤病均能发生掌红斑,也能在肝病、类风湿关节炎、肺结核等内科疾病及妊娠中见到。但也有不伴其他疾病而单独存在,而具有显性遗传的特征。

【诊断要点】

1. 好发于两手掌,尤以大小鱼际部常见,常对称性分布。

2. 损害为境界清楚的鲜红斑，压之褪色，常先于大小鱼际部开始，逐渐累及全掌，也可掌、跖部同时发生。

3. 局部无任何自觉症状，红斑可持续存在多年。

【鉴别诊断】

1. 红斑性肢痛病　损害可发生于手掌或足底部，但以皮肤发红、疼痛、灼热、肿胀及出汗为特征，疼痛可扩展到整个肢体。

2. 肢端发绀症　好发于手、足背面，损害为皮肤紫红至青紫色，局部温度减低，常伴掌、跖多汗，触之有湿冷感。

【治疗方法】　主要以治疗原发性疾病为主，可参见各有关章节诊治，单独发生掌红斑并无临床意义，可持续多年不变，无须治疗。

【预防与护理】

1. 积极预防和治疗有关原发性疾病。

2. 避免精神刺激，保持情绪稳定和心情舒畅。

3. 加强营养，勿吸烟、饮酒。

第二十一节　血栓闭塞性脉管炎

血栓闭塞性脉管炎是一种累及中、小动脉和静脉的慢性、持续进展的节段性炎症性疾病。临床上以初起患趾(背)怕冷、麻木、步履不便，逐渐变为紫暗、剧痛，继则变为黑褐色，肢节坏死、脱落为特征。主要发生在下肢，多见于青壮年男性，属中医学“脱疽”的范畴。

【诊断要点】

1. 常发生于20－40岁的青年男性，尤以嗜烟者为多见，常伴有血栓性静脉炎病史。

2. 根据病程临床上分为3期。

(1)局部缺血期：患肢麻木、发凉、怕冷，皮肤色泽苍白，间歇性跛行，行走时症状加重，休息后缓解，足背动脉搏动减弱。

(2)营养障碍期：病情逐渐加重，间歇性跛行越来越明显，疼痛呈持续性静息痛，夜间疼痛加剧。患肢皮肤干燥无汗，出现紫斑、潮红，指(趾)甲变形，小腿肌肉萎缩，足背动脉搏动消失。

(3)坏疽期：症状继续加重，患肢指(趾)端发黑，干性坏死，形成溃疡。如继发感染，可转为湿性溃烂，很难愈合，疼痛加剧呈持续性。

3. 病程较长，发展缓慢，日久体力渐衰，饮食减退，消瘦无力，严重贫血，甚至高热、烦躁等。

4. 特殊检查

(1)电阻抗血流测定：提示峰值幅度降低，降支下降速度减慢。

(2)多普勒超声检查：提示动脉搏动波形幅度降低。

(3)动脉造影：可见受累段处于狭窄或闭塞状态。

【鉴别诊断】

1. 闭塞性动脉硬化症　大都为50岁以上的老年人，男女皆可发病，常伴其他部位动脉硬化表现(冠状动脉、肾动脉、脑动脉)和高血压、高血脂等。

2. 糖尿病性坏疽　有糖尿病病史，多为湿性坏疽，范围较大，蔓延迅速，并有尿糖阳性，空腹血糖增高和多饮、多食、多尿等。

3. 雷诺现象　多见于青年女性，好发于上肢，两侧对称，遇冷、情绪激动等刺激，手指突然苍白、青紫，继而潮红，然后恢复正常，常呈阵发性发作。

4. 大动脉炎　好发于青年女性，肢体麻木发凉，酸胀乏力，下肢可见间歇性跛行，动脉搏动减弱或消失，肢体无坏疽发生，在颈部两侧或腰部可听到血管杂音。

【治疗方法】

1. 一般治疗

(1)全身治疗：①血管扩张药，可选用妥拉唑啉25～50mg，口服，3/d；烟酸100mg，口服，3/d；罂粟碱30mg，口服，3/d；②右旋糖酐-40 500ml，静脉滴注，1～2/d，10～15d为1个疗程；③前列腺素E_1(PGE_1)100～200U，加入5%葡萄糖液500ml中，静脉滴注，

1/d,2 周为 1 个疗程;④抗生素,严重感染者,可选用青霉素 320 万～400 万 U,加入生理盐水 100ml 中,静脉滴注,2/d;头孢噻肟钠 2g,加入生理盐水 100ml 中,静脉滴注,2/d;⑤出现溃疡时,选用胃蛋白酶合剂 15ml,口服,2/d;胰酶 0.5g,口服,2/d;⑥对症治疗,疼痛剧烈时,可适当选用止痛药,如吗啡、哌替啶(度冷丁)等,但易成瘾,不宜长期使用,也可用 1%～2%普鲁卡因穴位注射,静脉封闭或腰交感神经节阻滞等;⑦高压氧疗法,通过血氧量的提高,可增加肢体的供氧量,1/d,3～4h 1 次,10 次为 1 个疗程;⑧骨髓动员后自体骨髓源单个核细胞移植疗法。

(2)局部治疗:宜选用手术治疗为主。①足趾坏死组织切除术,足趾发生坏死,可在局麻下切除患趾;②膝下截肢术,病变已扩展到足踝或踝关节以上,又继发严重感染而难以控制者,可实行截肢术;③腰交感神经节切除术,局部缺血期和营养障碍期病人,可酌情选择腰交感神经节切除术;④血栓剥离和血管移植术,病变为节段性,通过动脉造影可确定病变部位的病人,可考虑选用血栓剥离和血管移植术;⑤大网膜移植术,营养障碍期和坏疽期病人,小腿动脉完全闭塞者,可考虑选用大网膜移植术;⑥大隐股浅静脉动脉化疗法;⑦介入治疗。

2. 中医治疗

(1)辨证施治:①阳虚寒凝证,治以温经散寒、活血通络,方用阳和汤加减;②血瘀阻络证,治以活血化瘀、扶正解毒,方用血府逐瘀汤加减;③湿热阻络证,治以清热利湿、活血通络,方用茵陈赤小豆汤加减;④热毒阻络证,治以清热解毒、活血养阴,方用四妙勇安汤或四神煎加减;⑤气血两虚证,治以补益气血、调和营卫,方用八珍汤加减。

(2)中成药:①阳和丸 6g,口服,2～3/d;②复春片 4～8 片,口服,3/d;③毛冬青片 5 片,口服,3/d;④血塞通片 4～8 片,口服,3/d;⑤抗栓保荣胶囊 10 粒,口服,2/d;⑥复方丹参片 6 片,口服,3/d。

(3)外治疗法：①患处麻木、冷痛，可用阳和膏或回阳玉龙膏外敷，1/d；也可用红灵酒外搽患处，2/d，或选用透骨草、毛冬青各120g，泽兰、鸡血藤各60g，桂枝、红花各30g，细辛10g，煎水待温，熏洗患处，1/d。②患处红肿热痛明显，可用金黄膏或玉露膏外敷，1/d；也可选用白花蛇舌草、地丁草、大黄各60g，威灵仙、七叶莲、川牛膝各30g，桂枝15g，煎水外洗，1/d。③患处皮肤变黑、溃烂、化脓，可选用三黄洗剂外洗后，再用黄连膏或提脓丹敷于疮面，1/d。④患处发生坏死或有死骨，应做残端切除术。⑤患处疮面肉芽组织生长缓慢，久不收口，可选用生肌玉红膏或象皮生肌膏外敷，1/d。

(4)其他治疗：①针刺疗法。上肢取曲池、外关、合谷、中渚等穴；下肢取足三里、三阴交、绝骨、阳陵泉、阴陵泉、解溪等穴。②耳针疗法。取交感、心、肾、皮质下、内分泌等穴。③电针疗法。上肢取曲池、内关、合谷、后溪；下肢取足三里、三阴交、阴陵泉、复溜。电针刺激强度，频率以快为佳，电流以强为宜，开启电源时从小到大至能最大耐受为度。④注射疗法。丹参注射液20ml，加入10%葡萄糖液500ml中，静脉滴注，1～2/d，2～4周为1个疗程。蝮蛇抗栓酶0.5～0.75U，加入5%葡萄糖液250ml中，静脉滴注，1/d，10d为1个疗程。脉络宁注射液10ml，加入10%葡萄糖液500ml中，静脉滴注，1/d，2～4周为1个疗程。毛冬青注射液2～4ml，肌内注射，2/d，4周为1个疗程。⑤食物疗法。赤小豆60g，大枣5枚，红糖适量，煎水后，趁热内服，2/d。猪蹄500g，八角茴香、白胡椒、桂皮各10g，炖汤内服，1～2/d。狗肉500g，桂皮、八角茴香各10g，炖汤内服，1～2/d。⑥穴位埋线疗法：灵台穴沿纵轴皮下平刺透至阳穴，埋线长5cm，肾俞穴直刺，埋线长2cm，委阳穴直刺，埋线长3cm。

【预防与护理】

1. 严格戒烟是获得治疗效果和防止复发的首要措施。

2. 注意肢体防寒，寒冷季节要尽量避免长时间户外停留，鞋袜、手套要保暖合适，不宜过紧，以免影响肢体血液循环。

3. 每晚坚持用温开水清洗足部，然后用清洁毛巾拭干，患足不宜过热的外敷和烫洗。

4. 积极治疗足部真菌感染，趾间及甲周感染或溃疡，彻底消除诱发本病的因素。

5. 平时应注意保护好肢体，患肢更应防止外伤，以免加重病情。

6. 加强饮食营养，多食含维生素 C 丰富的蔬菜、水果，忌过食辛辣、油腻、烈酒等刺激性食物。

7. 患肢应适当进行功能锻炼，多做足部旋转、屈伸活动，以促使侧支循环更好地建立。

8. 保持情绪稳定，多做病人的思想工作，给予病人精神安慰，树立战胜疾病的信心。

第二十二节 闭塞性动脉硬化症

闭塞性动脉硬化症是一种进行性动脉管壁粥样硬化变性，引起管腔狭窄或闭塞的血管性疾病。主要侵犯主动脉、冠状动脉、脑动脉和肾动脉等弹性型的大动脉和中等管径的动脉。最常累及腹主动脉下端和下肢的大、中型动脉，由于粥样斑块或继发的血栓形成而引起动脉闭塞。临床上以患肢怕冷、麻木、疼痛、间歇性跛行，动脉搏动减弱或消失，足趾坏疽或溃疡形成为特征。大多发生于50—70 岁的男性。属于中医学“脱疽”的范畴。

【诊断要点】

1. 多发生于 50 岁以上的男性，常伴有高血压、糖尿病及其他脏器动脉粥样硬化的临床症状。

2. 患肢怕冷、麻木、间歇性跛行，足趾或足部发生静息痛，夜间尤剧，动脉搏动减弱或消失。

3. 患肢皮肤变薄，肌肉萎缩、趾甲变形、骨质疏松、缺血性神经炎。

4. 严重者，足和小腿可发生干性坏疽，或溃疡形成。

5. 实验室检查：血脂、血糖增高，脂蛋白电泳图异常。

6. 特殊检查

(1)X 线检查：提示闭塞处有不规则钙化斑点和受累肢体骨质疏松。

(2)多普勒超声检查：提示动脉搏动波形幅度降低。

(3)动脉造影：可见受累血管壁呈广泛性不规则狭窄和闭塞。

【鉴别诊断】

1. 血栓闭塞性脉管炎　多发生于 20－40 岁青壮年男性，发病前常有血栓性静脉炎病史，病程进展慢，无动脉壁钙化，无糖尿病、高血压、高脂血症等。

2. 雷诺现象　多发生于青、中年女性的手部，两侧对称，遇冷或情绪激动等刺激时，手指出现苍白、青紫、潮红，然后恢复正常，呈阵发性发作。

3. 大动脉炎　多见于青年女性，肢体麻木发凉，腹胀乏力，可见间歇性跛行，动脉搏动减弱或消失，上肢血压测不出或明显降低，肢体无坏疽发生。

【治疗方法】

1. 一般治疗

(1)全身治疗：①降血脂药物。可选用烟酸肌醇 0.2～0.4g，口服，3/d；多烯康胶囊 0.9～1.8g，口服，3/d；阿昔莫司 0.5g，口服，3/d；血脂康胶囊 0.6g，口服，2/d。②扩血管药物。可选用妥拉唑啉 25～50mg，口服，3/d；烟酸 100mg，口服，3/d；右旋糖酐-40 500ml，静脉滴注，1/d，10～15d 为 1 个疗程；前列腺素 E_1(PGE_1) 100～200U，加入 5%葡萄糖液 500ml 中，静脉滴注，1/d，2 周为 1 个疗程。③降血压药物。可用尼群地平 10mg，口服 2～3/d；卡托普利 25mg，口服，3/d。④降血糖药物。可选用格列本脲 5mg，口服，3/d；格列齐特 80mg，口服，1～2/d。⑤抗生素药物，并发感染者，可选用青霉素 240 万～320 万 U，加入生理盐水 100ml 中，静脉滴注，2～3/d；或用头孢噻肟钠 2g，加入生理盐水 100ml 中，静脉滴注，2～3/d。⑥贝前列素钠片 40μg，3/d。⑦对症治疗药物。必要时可给予哌替啶、地西泮等药物止痛和镇静。

(2)局部治疗：宜选用手术治疗为主。①动脉重建性手术。对动脉粥样硬化闭塞远侧的流出道通畅者，可进行旁路转流手术；对腹主动脉下段，髂股动脉的短段狭窄或闭塞者，可选择动脉内膜剥离手术。②腰交感神经节切除术。对腹主动脉或髂动脉重建性手术时，同时施行辅助性腰交感神经节切除，可以提高疗效。

2. 中医治疗

(1)辨证施治：①痰浊瘀阻证，治以化痰散结、活血化瘀，方用二陈汤合桃红四物汤加减；②气滞血瘀证，治以理气活血、化瘀通络，方用补阳还五汤加减；③热盛伤阴证，治以清热解毒、养阴活血，方用四妙勇安汤加减；④气血两虚证，治以补益气血、和营解毒，方用人参养荣汤加减。

(2)中成药：①毛冬青片 5 片，口服，3/d；②复方丹参片 5 片，口服，3/d；③血塞通片 4～8 片，口服，3/d；④复春片 4～8 片，口服，3/d；⑤抗栓保荣胶囊 10 粒，口服，3/d；⑥松龄血脉康胶囊 4 粒，口服，3/d。

(3)外治疗法：①患肢怕冷、麻木、疼痛，可选用透骨草、鸡血藤、威灵仙各 60g，桂枝、红花、毛冬青各 30g，煎水待温，熏洗患肢，1/d，也可用红灵酒外搽患肢，3/d；②患足发生坏疽，或溃疡形成，可选用三黄洗剂外洗后，再用小檗碱或提脓丹撒于创面，1/d；③患处发生坏死，有死骨形成，应做残端切除术；④患处创面肉芽组织生长较慢，久不收口，宜选用生肌玉红膏或象皮生肌膏外敷，1/d。

(4)其他治疗：①针刺疗法，取血海、足三里、解溪、申脉、照海、三阴交、昆仑、太溪等穴。②耳针疗法，取耳穴、交感、心、肾、皮质下，内分泌等穴，1/d。③电针疗法，取足三里、三阴交、阳陵泉、复溜、血海、委中等穴。④注射疗法，丹参注射液 20ml，加入 10%葡萄糖液 500ml 中，静脉滴注，1～2/d，2～4 周为 1 个疗程；蝮蛇抗栓酶 0.5～0.75U，加入 5%葡萄糖液 250ml 中，静脉滴注，1/d，10d 为 1 个疗程；脉络宁注射液 10ml，加入 10%葡萄糖液 500ml 中，静脉滴注，1/d，1～4 周为 1 个疗程。

【预防与护理】

1. 积极参加体育锻炼，避免过度精神紧张，保持心情舒畅。

2. 避免接触过冷或过热之物，应戒烟、酒，宜低胆固醇和低动物性脂肪饮食。

3. 及时发现和治疗糖尿病，控制血压，避免应用血管收缩药物。

4. 注意患肢清洁、卫生，避免各种外伤，防止继发感染。

第二十三节　结节性红斑

结节性红斑是一种局限于皮下组织和真皮深层的血管炎。临床上以双下肢疼痛性结节为特征。多见于女性青年，好发于春秋季节。属中医“湿毒流注”“瓜藤缠”的范畴。

【诊断要点】

1. 对称分布于小腿伸侧，少数可发于大腿或臀部或上肢。

2. 皮损为疼痛性皮下结节，表面皮肤初为鲜红，渐转暗红色。大小不一，数目不定，不融合，不破溃，2～3 周可自行消退，易反复发作。

3. 常伴有全身症状，如不适、发热及关节疼痛等。

4. 实验室检查白细胞增高或正常，血沉增快，抗溶血性链球菌“O”升高。

【鉴别诊断】

1. 红斑　多起病缓慢、结节主要发生于小腿屈侧，一般数目少，可融合，可溃破，可伴结核病史。

2. 结节性血管炎　损害以皮下结节为主，几个或几十个不等，常伴有条索状物，疼痛较轻，反复发作，病程较长。

【治疗方法】

1. 一般治疗　注意寻找病因并予以相应处理。急性期宜卧床休息并抬高患肢。

(1)全身治疗：①疼痛明显者可服非甾体类抗炎药，如吲哚美辛 25mg，3/d，阿司匹林 0.5g，3/d；②重者可用皮质类固醇激素，如泼尼松 30mg/d，病情好转后减量；③口服 100%碘化钾 10ml，3/d，饭后服；④有感染病灶者，可适当用抗生素或磺胺药，如青霉素静脉滴注，400 万～800 万 U，1/d，7～10d 为 1 个疗程。

(2)局部治疗：对顽固疼痛病例，可选用曲安西龙(去炎松)混悬液 0.3ml 加入 2%普鲁卡因溶液中局部注射。

2. 中医治疗

(1)辨证施治：①湿热蕴结证，以清热利湿为主，佐以疏通经络，方用萆薢渗湿汤加减；②血瘀证，治以活血化瘀，理经通络，方用桃红四物汤合四妙散加减。

(2)中成药：①雷公藤多苷片 2 片，口服，3/d；②昆明山海棠片 3 片，口服，2/d；③鸡血藤浸膏片 5 片，口服，2～3/d；④复方丹参片 5 片，口服，3/d。

(3)外治疗法：用如意金黄散调香油外敷局部或玉露膏外敷，每日 1 次。也可用青鹏软膏外涂。

【预防与护理】

1. 急性期应适当休息，抬高患肢，以减轻局部水肿。

2. 忌饮酒和辛辣食物。

第23章　角化性及萎缩性皮肤病

第一节　毛周角化病

毛周角化病又称毛发苔藓，是一种慢性毛囊角化异常性皮肤病，以在漏斗状毛孔内有一丘疹为特征。本病好发于儿童和青少年及皮肤干燥者，常于儿童开始发病，青春期达到高峰，以后随着年龄增长皮疹可逐渐消退。部分病人常伴发鱼鳞病，可能与先天素质有关。

【诊断要点】

1. 好发于四肢，尤以上臂或股外侧及臀部多见，常对称性分布。

2. 损害为针头大小的正常皮色毛囊性角化丘疹，互不融合，顶部有淡褐色角质栓，剥掉角质栓，可见漏斗状小凹陷，但很快角质栓又可形成。

3. 一般无主观感觉或有轻度瘙痒。

4. 病程慢性，损害常在冬季明显，持续几年后可好转。

【鉴别诊断】

1. 维生素A缺乏症　角化性丘疹较大，毛发稀疏变脆，皮肤干燥、粗糙，常伴有夜盲、眼干燥及角膜软化等。

2. 毛发红糠疹　丘疹往往有炎症，且可融合成斑片，表面覆有糠样鳞屑，头面部有脂溢性皮炎表现，掌跖角化明显。

3. 小棘苔藓　毛囊性丘疹密集成群，有明显的界限，丘疹顶端有1根丝状角质小棘。常见于颈、股外侧及臀外侧部位。

4. 瘰疬性苔藓　丘疹呈淡黄色至红褐色，可聚集成圆形、椭圆形或环形，分布以躯干为主。

【治疗方法】

1. 一般治疗

(1)全身治疗：轻者一般不需治疗。重者可口服维生素 A、维生素 E 等，可以减轻症状。

(2)局部治疗：①轻症者，可用复方甘油搽剂外涂，或外用润肤霜(乳)；②重症者，可外用 5%水杨酸软膏、15%尿素软膏、30%鱼肝油软膏、5%硫黄霜及 0.1%维 A 酸软膏。

2. 中医治疗

(1)辨证施治：①脾虚湿盛证，治以健脾祛湿兼润肤，方用除湿胃苓汤加减；②血虚风燥证，治以养血驱风兼润燥，方用养血润肤汤加减。

(2)中成药：①当归片 4 片，口服，3/d；②何首乌 4 片，口服，3/d；③六味地黄丸 10g，口服，3/d；④润肤丸 10g，口服 3/d。

(3)外治疗法：①皮损广泛者，可选用地骨皮、皂角刺、石菖蒲、益母草、甘松、白及、漏芦、红花、赤芍、当归，煎水外洗或擦浴；②皮损局限者，可用 10%五倍子膏外搽或外用润肤甘草油；③取五倍子、白芷、黄柏各适量，研细和匀，用麻油调敷患处。

(4)针灸治疗：足三里、血海、曲池。配穴：小腿，三阴交；大腿，风市；上臂配臂臑；肩部配肩髃。

【预防与护理】

1. 加强饮食营养，多食含维生素 A、维生素 E 的食物，忌食辛辣发物。

2. 局部避免使用刺激性较强的药物，忌用碱性肥皂擦洗或用热水过度烫洗。

3. 注意皮肤护理，冬季可适当外用护肤霜以保湿或减轻皮损干燥。

4. 行矿泉浴或紫外线照射，可能使症状改善。

第二节　小棘苔藓

小棘苔藓又称小棘毛发苔藓，是一种表皮角化过度、毛孔有角质栓形成的慢性皮肤病。以成片的毛囊性丘疹，伴中央角质性纤维状突起为特征。本病主要见于儿童，男孩稍多于女孩，成人少见，无种族差异。病因不明，可能与维生素 A 缺乏或体内某种感染有关。

【诊断要点】

1. 好发于颈、肩、腹、臀、股及上臂伸面，常呈对称性分布。

2. 损害为淡红色或正常皮色的毛囊性丘疹，常有丝状角质栓棘突。去除棘突，可留下一个漏斗状小窝。皮损常成批发生，散在分布或群集排列成斑片。

3. 可有微痒或无自觉症状，一般不影响健康。

4. 发病急性或亚急性，进展缓慢，数月后可自行消退。

【鉴别诊断】

1. 毛周角化病　起病缓慢，好发于青少年，角化性损害不像本病那样突起，丘疹疏散分布，不密集成片。

2. 瘰疬性苔藓　有结核病史，丘疹呈淡黄至棕红色，炎症较明显，常对称分布于躯干部，无自觉症状。

3. 维生素 A 缺乏症　损害为四肢伸侧针头至米粒大小的毛囊性角化丘疹，同时合并夜盲、眼干燥或角膜软化等。

【治疗方法】

1. 一般治疗

(1)全身治疗：本病预后良好，可自然消退。严重者，可口服维生素 A、维生素 E 等治疗。

(2)局部治疗：症状较轻者，可用复方甘油搽剂外涂；症状较重者，可外用 5%硫黄水杨酸软膏、10%间苯二酚(雷琐辛)软膏或 0.1%维 A 酸软膏等。

2. 中医治疗

(1)辨证施治:①脾湿蕴阻证,治以健脾祛湿兼润肤,方用除湿胃苓汤加减;②血虚风燥证,治以养血驱风兼润燥,方用养血润肤汤加减。

(2)中成药:①当归片 4 片,口服,3/d;②润肤丸 10g,口服,3/d;③乌蛇止痒丸 10g,口服,3/d。

(3)外治疗法:①皮损广泛,伴有轻度瘙痒,可用千里光、皂角刺、蒲公英、徐长卿、刺蒺藜、黄柏、红花、防风、乳香、没药,煎水外洗或擦洗;②皮损局限,可用黄柏霜外搽,或用 10% 五倍子膏外涂;③取黄柏及甘草各适量,加入香油中,以文火煎至深黄色,滤渣后外涂患处。

【预防与护理】

1. 注意补充营养,多食含维生素 A、维生素 E 的食物,忌食辛辣发物。

2. 积极治疗体内其他感染病灶。

3. 局部忌用刺激性过强的外用药物,勿用碱性肥皂擦洗或热水烫洗。

第三节　毛发红糠疹

毛发红糠疹又称毛发糠疹,是一种慢性鳞屑性炎症性皮肤病。以毛囊角化性丘疹,密集成片,表面有糠状鳞屑,并伴有头面部脂溢性皮炎和掌跖角化过度为特征。本病有遗传性型和获得性型两型,遗传性型发病早,常在婴儿期或儿童期发病;获得性型可在任何年龄发病,与性别及种族差异无关。属中医学“狐尿刺”的范畴。

【诊断要点】

1. 好发于手指和肘、膝伸侧,也可累及躯干和四肢伸侧。

2. 损害为毛囊角化性丘疹,呈圆锥形,淡红色至暗红色,质硬,中央有毛发贯穿,触之似棘刺,密集成片,基底发红,表面覆盖糠状鳞屑。在片状损害外围可见散在毛囊性丘疹,尤以第一、二指节背面毛囊性丘疹具有特征性。

3. 头皮、面部常伴有脂溢性皮炎表现,掌跖角化过度明显。严重者皮损可累及全身发展成红皮病。

4. 无明显自觉症状,或有轻度瘙痒、干燥及灼热等,一般对健康状况无影响。但病情严重发展为红皮病时,可出现畏寒、发热及不适等全身症状。

5. 组织病理学示表皮泛发性角化过度及毛囊角质栓,角质层在水平及垂直方向均交替出现角化过度与角化不全。

【鉴别诊断】

1. 银屑病　损害为银白色云母状多层鳞屑,剥去鳞屑后基底有薄膜及点状出血。累及头皮时,头发呈束状,无毛囊角化性丘疹。

2. 扁平苔藓　皮损为紫红或暗红色丘疹,顶部扁平,呈多角形,发亮,表面可见白点或白色条纹,很少累及头、面和掌跖部。

3. 脂溢性皮炎　毛发红糠疹在早期发生于头部者与脂溢性皮炎不易区别,但脂溢性皮炎无毛囊角化性丘疹,而是具有油腻性鳞屑的黄红色斑片。

4. 毛周角化病　损害为多发性毛囊性小丘疹、无炎症,好发于上臂外侧或股部伸侧,互不融合。

【治疗方法】

1. 一般治疗

(1)全身治疗:①可选择维生素 A、维生素 E、B 族维生素及维 A 酸口服;②对继发性红皮病者,可适当应用皮质类固醇激素或维 A 酸口服;③TNF-α 拮抗药:依那西普 25mg,皮下注射,每周 2 次,2 个月为 1 个疗程;④阿达木单抗,首次剂量 80mg,1 周后改为 40mg,以后每 2 周 40mg,连续治疗 8 个月。

(2)局部治疗:①局部可酌情选择 0.1%维 A 酸软膏、20%鱼肝油软膏、15%尿素软膏及 5%硫黄水杨酸软膏等外用;②皮损广泛,可试用矿泉浴、淀粉浴、糠浴;③皮损局限可用高浓度维A酸乳膏局部封包,也可外用皮质类固醇激素制剂。

2. 中医治疗

(1)辨证施治:①风邪外侵、气血不和证,治以疏散风邪、调和气血,方用四物消风饮加减;②阴虚内热、气滞血瘀证,治以养阴清热、活血化瘀,方用知柏地黄汤合四物汤加减。

(2)中成药:①复方丹参片4片,口服,3/d;②当归片4片,口服,3/d;③地龙片4片,口服,3/d;④六味地黄丸10g,口服,3/d。

(3)外治疗法:①皮损泛发者,可用地骨皮、蛇舌草、草树根、天花粉、杜红花、皂角刺、土茯苓、紫草、虎杖、玄参,煎水外洗;②皮损局限者,可外搽大枫子油、甘草油等;③取熟鸡蛋黄适量,加入麻油中调成糊状外涂患处。

【预防与护理】

1. 注意适当休息,给予高热量、高维生素饮食。

2. 避免精神刺激,保持心情舒畅和情绪稳定。

3. 加强皮肤护理,局部常用复方甘油搽剂以保湿、软化皮损及预防和减轻因皮损干燥角化而发生皲裂。

第四节 毛囊角化病

毛囊角化病是一种少见的遗传性角化不良的慢性皮肤病,以油腻结痂性角化小丘疹,常沿毛囊分布,互相融合,形成肥厚性蕈样斑片为特征。本病男女均可发生,可起病于任何年龄,但以儿童期多见,学龄前儿童很少发生。皮损常在夏季加重,冬季可缓解。

【诊断要点】

1. 好发于皮脂溢出部位,如头皮、额、颈、背部、前胸及腋窝、腹股沟等处,常对称性分布。

2. 损害为针尖至豌豆大小的坚硬丘疹,表面有正常肤色的油腻性结痂,剥除痂皮,丘疹中央可见漏斗状的小凹窝。丘疹可互相融合成片，呈黄褐色或棕色，鳞屑和油腻性痂皮逐渐堆积于表面，可形成增殖或乳头瘤样、蕈样斑块，伴恶臭。

3. 损害可累及指(趾)甲，出现甲板脆裂、扁平、有纵嵴或纵沟。偶可累及黏膜。

4. 无明显自觉症状，或有轻度瘙痒，一般健康状况不受影响。

5. 慢性病程，常对日光敏感，夏季加重，冬季缓解。

6. 组织病理学示棘层松解、角化不良，表皮层内有圆体、谷粒和裂隙形成。

【鉴别诊断】

1. 黑棘皮病　皮损色深，多局限于屈侧，如腋部、腹股沟、乳房及脐部等，呈柔软的乳头瘤状，可合并内脏恶性肿瘤。

2. 融合性网状乳头瘤病　损害为扁平的较大丘疹，且常局限于躯干上部，无油腻性结痂及恶臭。

3. 脂溢性皮炎　损害为鲜红色或黄红色斑片，表面覆有油腻性鳞屑或痂皮，多见于头面部，可伴有稀疏脱发，皮损不融合成乳头瘤样或蕈样斑块损害。

【治疗方法】

1. 一般治疗

(1)全身治疗：目前尚无满意的有效治疗方法。①可选择维生素 A、芳香维生素 A 酸及 B 族维生素等治疗；②也可试用皮质类固醇激素、氯喹等；③为预防和控制感染，可酌情选用抗生素治疗。

(2)局部治疗：①局部可外用 5%硫黄水杨酸软膏、10%间苯二酚软膏、0.1%维 A 酸软膏或氟尿嘧啶软膏等；②皮损泛发，损害有油腻性结痂及恶臭，或继发感染者，可用 0.5%新霉素溶液外洗后，再外涂 10%鱼石脂软膏；③局限性蕈样斑块损害，可用激光、冷冻及电灼治疗或外科手术切除。

2. 中医治疗

(1)辨证施治：①血燥失养证，治以养血润燥，方用清燥救肺汤或消风散加减；②脾不布津证，治以健脾助运，方用参苓白术散加减；③肝肾阴虚证，治以滋肾养肝，方用六味地黄汤加减。

(2)中成药：①六味地黄丸 10g，口服，3/d；②当归片 4 片，口服，3/d；③复方丹参片 4 片，口服，3/d。

(3)外治疗法：①皮损为油腻性痂皮、渗出及恶臭者，可用黄柏、地榆、蒲公英、苍术、苦参、皂角刺、徐长卿、土茯苓、芒硝、明矾，煎水外洗后，再外涂青黛膏；②皮损干裂、脱屑者，可外用风油膏、润肤甘草油等；③皮损呈乳头瘤或蕈样斑块者，可外敷黑色拔膏棍、稀释拔膏等；④可取鲜马齿苋适量，煎水后外洗患处；⑤鲜藿香及鲜佩兰各适量，水煎内服，余渣水煎外洗患处；⑥核桃仁、杏仁、郁李仁各适量，分别捣烂如泥，入轻粉少许，外涂患处。

(4)其他治疗：①针刺疗法，取风池、曲池、足三里、血海、三阴交、中脘、脾俞等穴；②耳针疗法，取内分泌、肝、脾、交感、皮质下等穴。

【预防与护理】

1. 注意皮肤护理及卫生，保持干燥，避免日光照晒，防止继发感染。

2. 加强营养，多食含维生素 A 的食物及新鲜蔬菜和水果，忌食辛辣发物及油腻食物，勿吸烟、饮酒。

3. 局部不宜用碱性肥皂擦洗或热水过度烫洗，忌用刺激性过强的外用药物涂搽患处。

第五节　黑棘皮病

黑棘皮病又称黑色角化病，是一种少见的角化性皮肤病。以皮肤色素沉着、粗糙，角化过度及绒毛状、乳头状或疣状增生为特征。本病可发生于任何年龄，男女均可发病，中年以后发病者约半数合并内脏恶性肿瘤。临床上一般将本病分为良性和恶性两型。

【诊断要点】

1. 好发于颈、腋窝、腹股沟、乳房、肘窝、腘窝、脐部，外生殖器及肛周等皱褶部位。

2. 损害为皮肤呈灰褐色或黑色的弥漫性色素沉着、干燥，表面粗糙，逐渐增厚，形成细小的乳头瘤样丘疹，如绒毛状，触之柔软。病情进展时，损害可呈疣状或伴大的疣状赘生物形成，皮肤纹理增深增宽。

3. 常伴掌、跖角化过度及甲损害。也可累及口腔、咽及外阴部等黏膜，出现乳头瘤样损害或色素沉着斑，口角处可呈湿疣状损害。

4. 病程缓慢，无明显自觉症状，或有轻度瘙痒。

5. 恶性型病人伴有内脏的恶性肿瘤，皮损广泛而严重，色素沉着更明显，常伴有全身症状或发展为恶病质。

6. 组织病理学示角化过度、棘层肥厚和乳头瘤样增生。

【鉴别诊断】

1. 肾上腺皮质功能减退症　皮肤、黏膜只有色素沉着而无乳头瘤样增殖，伴有全身无力、食欲减退、畏寒、头晕及血压过低。

2. 融合性网状乳头瘤病　常见青年发病，损害好发于躯干上部，为粗糙的黄棕色扁平丘疹，可融合成网状斑片，部分表面呈乳头状，病程慢性。无自愈倾向。

3. 毛囊角化病　初起时为毛囊性丘疹及痂皮，逐渐扩大和增多，成为增殖性斑块状损害，有油腻性痂皮伴恶臭感，组织病理学有圆体、谷粒及腔隙改变。

【治疗方法】

1. 一般治疗

(1)全身治疗：①可选择大剂量维生素 A、维生素 E 和 B 族维生素治疗；②病情严重者，可应用皮质类固醇激素治疗。

(2)局部治疗：①局部可外用 10%硫黄煤焦油软膏、5%水杨酸软膏、10%鱼石脂软膏或 0.1%维 A 酸软膏等；②皮损局限，呈乳头瘤样或疣状增殖者，可选用激光、电灼、冷冻或外科手术切除。

2. 中医治疗

(1)辨证施治:①肝郁气滞、气血不和证,治以疏肝理气、调和气血,方用逍遥散合四物汤加减;②肝肾两虚、气滞血瘀证,治以滋肾养肝、活血化瘀,方用六味地黄汤合桃红四物汤加减;③肾阳亏损、气血亏虚证,治以温补肾阳、补气养血,方用附桂地黄汤合八珍汤加减。

(2)中成药:①逍遥丸 10g,口服,3/d;②六味地黄丸 10g,口服,3/d;③复方丹参片 4 片,口服,3/d。

(3)外治疗法:①皮损广泛,损害以色素沉着、干燥、粗糙为主者,可用地骨皮、白僵蚕、皂角刺、木贼草、款冬花、白附子、郁李仁、当归、白及、甘松,煎水外洗;②皮损局限,损害以乳头瘤样或疣状增殖为主者,可外用紫色消肿膏及稀释拔膏等;③取生半夏、白芥子等量研细末,以香油调成糊状外用;④刺猬皮、石榴皮、朴硝,水煎外洗。

(4)其他治疗:①针刺疗法,取太冲、足三里、气海、三阴交、阴陵泉、肝俞、肾俞、命门等穴;②耳针疗法,取内分泌、交感、皮质下、肝、肾上腺等穴。

【预防与护理】

1. 加强营养,多食含维生素 A、维生素 E 的食物和新鲜蔬菜和水果。

2. 注意观察病情,对恶性型病人,应尽量做到早期诊断、早期治疗。

3. 加强皮肤护理,局部避免应用刺激性过强的外用药物,防止继发感染。

第六节　疣状肢端角化病

疣状肢端角化病是一种遗传性角化异常的皮肤病。以肢体远端出现类似扁平疣的丘疹性损害,无主观症状,且终身持续存在为特征。本病大多数发生在婴儿期或儿童期，少数青春期发病，女性多见。常与毛囊角化病伴发，或有毛囊角化病的家族史。

【诊断要点】

1. 好发于手、足背部，可蔓延至掌、跖、手指屈面、腕、前臂、肘及膝。

2. 损害为疣状或苔藓样多角形丘疹，类似扁平疣，呈皮肤色或暗红棕色，质硬，成群分布，但不融合。掌跖部损害表现为散在的半透明丘疹。

3. 可有掌、跖弥漫性增厚及甲板增厚、变白、浑浊。

4. 病程慢性，损害可终身持续存在，一般无自觉症状。

5. 组织病理学示角化过度显著，颗粒层和棘层增厚，轻度乳头瘤样增生，表皮细胞无空泡形成及角化不全。

【鉴别诊断】

1. *毛囊角化病*　蕈样斑片、结痂性损害，分布在胸腹部皮脂腺丰富的部位，组织病理有角化不良、圆体、谷粒及腔隙等特征性改变。

2. *扁平疣*　损害为扁平丘疹，表面较光滑，不累及掌跖，组织病理学示表皮细胞有空泡形成。病程短，有自愈倾向。

3. *疣状表皮发育不良*　丘疹较粗糙，且数量多，分布广，有恶变倾向。组织病理学显示网篮状角化过度、空泡形成及角化不良。

【治疗方法】

1. *一般治疗*

(1)全身治疗：目前尚无特效疗法。一般可口服大剂量维生素 A、维生素 E 及维 A 酸制剂等。

(2)局部治疗：①局部可外用角质溶解剂，如 10%水杨酸软膏、20%松馏油软膏、20%尿素软膏及 10%硫黄煤焦油软膏等；②皮损局限时，可试用冷冻、激光或电灼等治疗。

2. *中医治疗*

(1)辨证施治：①脾不运津证，治以健脾和营、养血润燥，方用四君子汤合当归补血汤加减;②气血亏虚证,治以补气滋阴润燥,方用八珍汤合增液汤加减。

(2)中成药:①苍术膏10g,口服,3/d;②当归片4片,口服,3/d;③复方丹参片4片,口服,3/d;④六味地黄丸10g,口服,3/d。

(3)外治疗法:①皮损泛发时,可用透骨草、地骨皮、皂角刺、重楼、威灵仙、王不留行、天冬、乳香、没药、明矾,煎水外洗或浸泡;②皮损局限时,可外用风油膏、雄黄膏,或加热烘疗法;③少数疣状或苔藓样丘疹,可用五妙水仙膏点治。

(4)其他治疗:①针刺疗法,取合谷、曲池、血海、绝骨、太溪、后溪、三阴交、脾俞等穴;②耳针疗法,取内分泌、交感、手、足、脾、肾上腺等穴位。

【预防与护理】

1. 补充营养,多食含维生素A、维生素E的食物和新鲜蔬菜及水果,忌食辛辣刺激性食物。

2. 避免用碱性肥皂洗涤患处,局部不用外涂药物。

3. 掌、跖部皮肤应避免接触有刺激性的化学物质,局部可常用复方甘油外搽,以保护皮肤。

第七节 斑萎缩

斑萎缩又称斑状萎缩性皮炎,是一种界限性皮肤松弛、柔软、菲薄伴细皱纹,略微凹陷或呈袋状突起的皮肤萎缩性疾病。以皮肤弹性消失而松弛的卵圆形、萎缩性青白色斑,皮肤菲薄光亮、起皱,指压可感觉其下有缺陷为特征。本病常于青、中年发病,很少见于少年或老年,女性多于男性。一般将本病分为原发性和继发性两种类型。

【诊断要点】

1. *原发性斑萎缩* 常对称分布于躯干、四肢,以背、肩胛、上臂伸侧多见。损害为圆形或卵圆形的淡红色斑,境界清楚。从中心开始可逐渐萎缩，呈皮色或青白色，微凹陷或隆起呈气球状，指压有疝样感觉，表面光亮起皱，触之柔软。皮损发展至一定程度后终身不变。

2. 继发性斑萎缩　常由于某些特异性炎症而使真皮弹力纤维破坏所致。好发于躯干部，损害为圆形或卵圆形柔软的萎缩斑，指压可引起凹陷。常继发于皮肤结核、红斑狼疮、扁平苔藓、梅毒、雅司病(热带莓疮)、麻风、黄瘤、皮肤黑热病、肉样瘤及慢性萎缩性肢端皮炎等。也可继发在放射治疗及皮质激素外用治疗的部位。

3. 组织病理学　示真皮萎缩，弹力纤维断裂或完全消失。

【鉴别诊断】

1. 硬化萎缩性苔藓　损害为点状较小的白色萎缩性丘疹，表面有小的角质栓塞性黑点，剥除后可见一幽谷状凹陷。组织病理学示表皮角化过度、棘层萎缩。

2. 神经纤维瘤病　损害为多发性带蒂的肿瘤，伴牛奶咖啡斑，可有智力减退等神经系统异常的表现，男性多见。

3. 局限性硬皮病　损害为淡红或紫红色水肿性发硬的斑块，表面干燥平滑、具蜡样光泽，触之有皮革样硬度，可逐渐形成白色或淡褐色萎缩性瘢痕。组织病理学示胶原纤维肿胀、增生和硬化，真皮明显增厚。

【治疗方法】

1. 一般治疗

(1)全身治疗：目前尚无特效疗法。①早期炎症阶段，可试用青霉素治疗；②后期发生萎缩，可试用各种维生素及皮质类固醇激素治疗，但疗效均不肯定；③继发性斑萎缩应以治疗原发性疾病为主，可参照各有关章节诊治。

(2)局部治疗：尚无有效疗法。可试用自体血清局部注射、温浴、理疗、透热疗法及紫外线等。

2. 中医治疗

(1)辨证施治：①气滞血瘀证，治以疏肝理气、活血化瘀，方用逍遥散合桃红四物汤加减；②脾不健运证，治以健脾和营、益气养血，方用人参养营汤加减；③肝肾亏损证，治以滋肾养肝、养血活血，方用六味地黄汤合四物汤加减。

(2)中成药：①白术膏 10g，口服，3/d；②当归片 4 片，口服，3/d；③复方丹参片 4 片，口服，3/d；④六味地黄丸 10g，口服，3/d。

(3)外治疗法：①取透骨草、皂角刺、桃仁、红花、独活、防风、防己、桂枝、艾叶，煎水熏洗患处；②可用阳和解凝膏、黑色拔膏棍外敷患处，或加热烘疗法。

(4)其他治疗：①针刺疗法，取合谷、手三里、曲池、肩髃、天宗、脾俞、肾俞、足三里、血海、三阴交等穴；②耳针疗法，取内分泌、肾上腺、皮质下、肝、脾等穴；③梅花针疗法，轻轻叩打局部皮损及周围，至局部略有潮红或有温热感为宜。

【预防与护理】

1. 加强营养，多食含维生素丰富的食物。

2. 积极治疗体内感染或内分泌疾病，保持情绪稳定。

3. 注意皮肤护理，避免皮肤外伤和感染，防止外界冷、热的过度刺激。

第八节 萎缩纹

萎缩纹又称膨胀纹，是皮肤先发生膨胀，继而萎缩，初起为淡红色，日久转变为乳白色，无自觉症状。本病男女均可出现，常在发育期、妊娠、肥胖、腹水或长期应用皮质类固醇激素等情况下发生。因妊娠发生者，常称妊娠纹。

【诊断要点】

1. 常对称发生于腹部，孕妇及哺乳期妇女的乳房、臀部、大腿及腰部，也可见于躯干和四肢。

2. 损害为境界清楚的波浪形条纹状萎缩，微隆起或凹陷，柔软有光泽，表面平滑有细微皱纹，常互相平行，长短不一，初呈淡红色或紫红色，以后变成肤色或乳白色。无自觉症状。

3. 组织病理学示表皮萎缩、真皮变薄、弹力纤维减少，胶原纤维均质化、淡染。

【鉴别诊断】

1. 斑萎缩　损害为圆形或卵圆形斑状萎缩，皮肤松弛、柔软，微凹陷或隆起，指压有疝样感觉，好发于背部、肩胛及上臂伸侧。

2. 进行性特发性皮肤萎缩　皮损常呈圆形或卵圆形的斑状萎缩，可互相融合成不规则形，大小不等，表面光滑，稍凹陷，常分布于躯干，以背部多见。

3. 慢性萎缩性肢端皮炎　损害以四肢伸侧为主，初起为范围不等的红肿炎性变化，继以皮肤萎缩和硬化为特征。局部有轻微疼痛和瘙痒症状。

【治疗方法】　本病对健康状况无影响，并可随年龄增长越来越轻，一般不需治疗。

【预防与护理】

1. 积极参加体育锻炼，控制肥胖，分娩后的妇女，应适当参加恢复形体训练。

2. 避免长期大剂量内用或外用皮质类固醇激素药物。

3. 注意皮肤护理，勿滥用刺激性的外用药物。

第九节　类固醇局部注射引起的皮下组织萎缩

类固醇局部注射引起的皮下组织萎缩是指采用局部注射皮质类固醇激素的方法，在注射部位发生暂时性的皮肤萎缩。以注射部位皮肤变薄，微凹陷，呈蓝红色为特征。常发生在某些慢性皮肤病，如神经性皮炎、结节性痒疹、肥厚性扁平苔藓及斑秃等采用局部皮损内注射皮质类固醇激素的情况下。其皮下组织的萎缩与药物浓度、注射次数成正比，与注射部位及深度也有一定关系。

【诊断要点】

1. 仅发生于局部注射的部位或周围。

2. 损害为圆形或卵圆形、大小不等的蓝红色或暗红色斑,皮肤变薄,表面平滑、光亮,逐渐萎缩,微凹陷,边界清楚,触之柔软。少数可发生瘀斑、脓肿或溃疡。

3. 一般无自觉症状,如发生脓肿或溃疡,则有疼痛感。

【鉴别诊断】

1. *局限性硬皮病* 损害为淡红色或紫红色水肿性发硬的斑块,逐渐形成萎缩性瘢痕,触之有皮革样硬度,损害部位无注射皮质类固醇激素史。

2. *原发性斑萎缩* 常不明原因于躯干、四肢对称出现圆形或卵圆形的斑状萎缩,微凹陷或隆起,指压有疝样感觉,局部无注射皮质类固醇激素史。

【治疗方法】 本病多于数周至数月后恢复正常,一般无须治疗。

【预防与护理】

1. 局部避免长期、过量注射皮质类固醇激素,防止皮肤外伤和继发感染。

2. 加强皮肤护理,对局部注射皮质类固醇激素的病人,应同时配合局部温浴、热敷等理疗及按摩的方法,以防发生皮肤萎缩。

第十节 汗孔角化症

汗孔角化症是常染色体显性遗传的慢性进行性角化性皮肤病。以边缘堤状隆起,中央轻度萎缩为特征。分为浅表播散型、单侧线状型、播散性浅表光线型、显著角化过度型、炎症角化型、掌跖泛发型、点状型、丘疹型和疣状斑块型。属中医学“鸟啄疮”的范畴。

【诊断要点】

1. 男性多见,初发于幼年期。

2. 皮损开始为一小的角化性丘疹，缓慢向周围扩展形成环形、地图形、匍匐形或不规则形的边界清楚的斑片，边缘呈堤状、有沟槽的角质性隆起，灰色或棕色，中心部分皮肤干燥光滑而有轻度萎缩，缺乏毳毛，汗孔处可有针头大小的角质栓。皮损形态不一，可从细小的角质性丘疹直到巨大疣状隆起，或呈一圈黑线，或扩展成线状，或呈多环形。

3. 好发于四肢、面部、颈、肩部及外阴，也可累及头皮及口腔黏膜，不同部位皮损有不同的临床表现。

4. 易恶变，且多发生在线状型。

5. 组织病理：取自周围高起的角化过度嵴处，镜下该嵴呈充有角蛋白的凹陷，在凹窝中央有一角化不全柱，即圆锥形板层。

【鉴别诊断】

1. *扁平苔藓*　皮损为扁平而发亮的丘疹，表面附有蜡样薄膜鳞屑，粟粒至绿豆大，多角形，边界清楚，表面可见 Wickham 纹，多发于四肢屈侧，自觉瘙痒。病理表现为表皮角化过度，局灶性呈楔形颗粒层增厚，棘细胞层不规则增厚，基底细胞液化变性，真皮上部以淋巴细胞为主的带状浸润。

2. *萎缩性扁平苔藓*　初起损害多呈紫红色扁平丘疹，以后萎缩发白，其外围可查见紫红色扁平小丘疹。

3. *表皮痣*　发病年龄很早，多为单侧性疣状隆起损害，病理上有疣状及乳头瘤样增生。

【治疗方法】

1. *一般治疗*

(1)可选用 10％水杨酸软膏、0.05％～0.1％维 A 酸软膏外用。

(2)外用氟尿嘧啶封包。

(3)内服阿维 A 酯、阿维 A 酸或异维 A 酸，疑与日晒有关者，可试用氯喹治疗。

(4)局限性皮损可用 CO_2 激光、电灼、液氮冷冻或手术切除。

2. 中医治疗

(1)辨证施治:①血虚风燥证,治宜养血祛风润燥,方用四物消风散加减;②肝肾亏虚证,治宜补益肝肾,方用六味地黄汤加减。

(2)中成药:①当归片和乌蛇片各5片,口服,3/d;②润肤丸6g,口服,2～3/d。

(3)外治疗法:可选用黄柏霜或10%五倍子膏外涂,2/d。

【预防与护理】

1. 多吃胡萝卜和蔬菜,忌食油腻和辛辣刺激性食物。

2. 局部忌用碱性过强的肥皂或热水烫洗。

3. 忌用刺激性强的外用药物。

第十一节　进行性对称性红斑角化症

进行性对称性红斑角化症是与遗传有关的慢性进行性角化性皮肤病。早年发病,以掌跖部红斑角化明显为特征。中医文献无明确记载。

【诊断要点】

1. 早年发病,少数成年发病。

2. 开始为双侧掌跖部发生弥漫性红斑及角化过度损害,附有片状角质性鳞屑,皮损境界清楚,或边缘有色素沉着。皮损逐渐扩大累及手背、足背、胫前、肘以及大腿伸侧等部,偶见上臂、肩、颈、面部、臀部及腔口周围,均为片状潮红浸润性肥厚性斑片,覆有糠秕状鳞屑,指(趾)甲增厚失去光泽。

3. 皮损在青春期波及范围最广,以后可逐渐消退,部分病人可有同形反应。

4. 病程缓慢,常呈进行性,冷、热、风等环境因素或情绪波动可为发病或病情加重的诱因。病人健康状况一般不受影响。

【治疗方法】

1. 一般治疗　无特效疗法,可酌情选用以下方法。

(1)阿维 A 酯每日 1～2mg/kg 或阿维 A 酸 0.5mg/kg 内服，同时外用 0.1%维 A 酸软膏。

(2)维生素 A 10 万～15 万 U/d 和维生素 E 0.3～0.6g/d。

(3)局部外用 20%尿素霜、10%～20%水杨酸软膏、多磺酸黏多糖乳膏及 20%鱼肝油软膏等。

2. 中医治疗

(1)辨证施治:①血虚风燥证,治以养血祛风润燥,方用四物消风散加减;②血热风燥证,治以清热凉血,方用凉血五根汤加减;③肝肾亏虚证,治以补益肝肾,方用六味地黄汤加减。

(2)中成药:①当归片 5 片,口服,3/d;②润肤丸 6g,口服,2～3/d。

(3)外治疗法:透骨草、地骨皮、王不留行、明矾各适量煎水浸泡患部后,可选用黄柏霜、独角莲膏或 10%五倍子膏外涂,2/d。

【预防与护理】

1. 多吃胡萝卜和蔬菜,忌食油腻和辛辣刺激性食物。

2. 局部忌用碱性过强的肥皂或热水烫洗。

3. 忌用刺激性强的外用药物。

第十二节　剥脱性角质松解症

剥脱性角质松解症又称层状出汗不良,是一种掌跖部角质层浅表性剥脱性皮肤病。以掌跖部反复发作的鳞屑、剥脱为特征,常伴多汗症。目前认为本病是一种遗传性缺陷性疾病,多汗症可能是一种诱因。

【诊断要点】

1. 皮疹见于手掌、足跖,偶见于手、足背,皮疹常对称性发作分布。

2. 皮损初期为针头大白点,由表皮角质层与下方松解形成,无炎症改变,渐扩大成类疱液干涸的疱膜,易破裂或撕脱,其下方皮肤正常。可融合形成整片易剥脱的鳞屑。

3. 一般无自觉症状，脱屑严重时局部干燥不适。

4. 病程慢性，常在暖热季节复发。

【鉴别诊断】

1. 癣菌疹　急性发病，发生于足癣活动期时。皮损为发生于手掌、指侧的丘疱疹、水疱，剧烈瘙痒。足部真菌检查阳性。

2. 汗疱疹　目前认为属于湿疹范畴。一般于春末夏初发病，夏季加剧，冬季自愈。典型损害为手掌、手指侧缘、指腹的深在水疱，常对称分布，水疱一般不破，干涸后形成领口状脱屑。常伴瘙痒、灼热感。每年定期反复发作。

3. 接触性皮炎　急性发病，起病前有明确的接触史，在接触部位出现红斑、丘疹、水疱，可继发糜烂、渗液，伴瘙痒。去除可疑接触物后皮疹可逐步消退。

【治疗方法】

1. 一般治疗

(1)全身治疗：本病治疗较困难，一般不需全身治疗。重者可口服维生素 A、维生素 E 和 B 族维生素。

(2)局部治疗：5%煤焦油软膏常可获满意疗效；0.025%～0.05%维 A 酸乳膏也常有效；低浓度的角质剥脱剂或温和的润滑剂也有一定疗效。

2. 中医治疗

(1)辨证施治：多从阴虚风燥，兼夹湿邪辨证，治以甘寒润燥，祛湿化瘀，方用叶氏养胃汤加减。

(2)中成药：①当归片 4 片，口服，3/d；②何首乌 4 片，口服，3/d；③润肤丸 10g，口服，3/d。

(3)外治疗法：手掌干燥脱屑，可选用陈皮、金毛狗脊、苍耳子、金钱草等煎汁，每日 1～2 次；或外用黄连膏、龙珠软膏、冰黄肤乐软膏。

【预防与护理】

1. 注意补充营养，多食用含维生素 A、维生素 E 的食物。

2. 脱屑严重干燥时，宜加强皮肤保湿护理，外用保湿霜。

3. 外用药物宜温和不宜刺激性强，避免碱性肥皂或热水烫洗。

第十三节　掌跖角皮症

本病又称掌跖角皮病，是以手掌和足跖皮肤增厚、角化过度为特点的一组慢性皮肤病。大多为先天性，常有家族史，分为显性 X 连锁和隐性遗传，部分为后天获得性疾病，也可是其他皮肤病（如银屑病、毛发红糠疹等）的表现。本病包括一个大的临床表现谱，因临床表现、遗传方式及发病时间的不同，构成了许多不同的综合征。常以临床特征分类，如弥漫型、局限型、条状或点状型，各型之间无绝对界限。获得型包括绝经期角皮病、砷角化病等。多种遗传性综合征也可出现掌跖角皮症的特征，如先天性厚甲、Darier 病等。

第十四节　弥漫性掌跖角皮症

本病又称遗传性掌跖角皮症、对称性掌跖角质瘤。以先天性掌跖角质层增厚，表皮增厚、变黄、呈疣状角化为特征。常有多汗症，出现浸渍现象。一般对称发生，累及两侧的所有部位。属于常染色体显性遗传，可见于所有种族。

【诊断要点】

1. 皮疹发生在手掌、足跖，角化过度可延伸至掌跖侧缘或手足背，但肘、膝很少累及，足弓一般不受累。

2. 轻者仅有轻度的掌跖皮肤粗糙，严重时掌跖出现弥漫性斑块状、边缘清晰的角质增厚，表面光滑、色黄，类似胼胝；或呈疣状增生。常发生皲裂和引起疼痛，造成手足活动困难。甲板也常增厚而变浑浊。

3. 无瘙痒,严重时可因皲裂感疼痛。

4. 幼年发病,常有家族史。

【鉴别诊断】 胼胝 皮疹发于手足尤其骨突受压迫或摩擦部位,为局限性角质增厚,皮疹中央增厚,边缘较薄,无家族史。机械性刺激去除后,可自行消失。

【治疗方法】

1. 一般治疗

(1)全身治疗:本病无特效的治疗方法。治疗原则为减少角质层增厚,润滑皮肤,预防皲裂,减少压力和摩擦。①维 A 酸类,需终身服药,可减轻角化性损害,停药易反复。可服用阿维 A 或异维 A 酸。②β-胡萝卜素,可抑制角质细胞增生,每日 1～2.5mg/(kg・d),治疗 6 周左右,可显著改善病情。③有报道服用辅酶生物素治疗有效,维生素 A 和维生素 E 治疗,疗效欠佳。

(2)局部治疗:局部用药疗效不佳。①角质松解药,可外用 10%～20%的水杨酸软膏、6%水杨酸丙二醇凝胶、10%氯化钠亲水性软膏、10%～20%尿素软膏外用或 30%尿酸溶液浸泡;②维 A 酸类、0.1%维 A 酸霜外用;③糖皮质激素软膏封包或硬膏外贴。

2. 中医治疗

(1)辨证施治:①血热风燥证,治以凉血清热、润燥生津,方用凉血解毒汤加减;②血虚风燥证,治以养血息风、润燥止痒,方用养血润肤饮加减。

(2)中成药:①当归片 4 片,口服,3/d;②何首乌 4 片,口服,3/d;③润肤丸 10g,口服,3/d。

(3)外治方法:①取大黄、苦参、黄芩、黄精等煎水浸泡;②局部可用生肌玉白膏、玉皇膏、紫连膏,先用温水浸泡 3～5 分钟,再涂搽。

(4)其他疗法:①鲜杏仁、桃仁各适量捣烂如泥,煎汁外洗;②核桃数枚,去壳取仁,捣研如脂,与核桃仁泥同研,再加入蛋清少许，外涂患处。

【预防与护理】

1. 注意手足皮肤保湿护理，穿宽松、舒适鞋子。

2. 避免肥皂、热水过度烫洗。

3. 经常食用新鲜蔬菜，如胡萝卜、南瓜等，忌过食辛发刺激性食物。

第24章　皮脂腺及汗腺疾病

第一节　痤　　疮

痤疮又称粉刺，俗称青春痘，是一种毛囊皮脂腺的慢性炎症性皮肤病。以皮肤散在性分布粉刺、丘疹、脓疱、结节及囊肿等损害伴有皮脂溢出为特征。本病主要发生于青年男女，尤以男性青年多见，常于青春期开始发病，至发育期过后倾向自愈，但也可见于青春期以后或成人发病者。本病属中医“肺风粉刺”“酒刺”的范畴。

【诊断要点】

1. 好发于面部、胸背等皮脂腺发达的部位。常呈对称性分布。

2. 损害为位于毛囊口的黑头粉刺，以手指挤压可挤出头部黑色而体部呈白色半透明的脂栓。在发展过程中可产生丘疹、脓疱、结节、囊肿等损害。皮损散在分布，有时密集或聚合。

3. 一般无自觉症状，如炎症明显可引起疼痛及触痛。

4. 病程慢性，一般在青春期后症状可缓解或痊愈。

【鉴别诊断】

1. 酒渣鼻　好发于中年人，损害为面部中央及鼻尖弥漫性红斑、丘疹、脓疱及毛细血管扩张，晚期形成鼻赘。

2. 面部播散性粟粒性狼疮　损害为棕黄色或暗红色半球状或略扁平的丘疹，对称分布于眼睑、鼻唇沟及颊部，在下眼睑往往融合成堤状，中央可有坏死，愈后留有色素性萎缩性瘢痕。

3. 职业性痤疮　常见于与矿物油接触者，可产生痤疮样皮疹，损害较密集，可伴毛囊角化，除面部外，常侵犯手背、前臂、肘及膝等接触部位。

【治疗方法】

1. 一般治疗

(1)全身治疗：①抗生素，可选择四环素、阿奇霉素、米诺环素、复方磺胺甲嘧唑(复方新诺明)等，也可口服甲硝唑；②维生素类，常用的有烟酰胺、维生素 B_2、维生素 B_6、复合维生素 B 及维生素 A、泛酸钙等；③内分泌治疗，可试用己烯雌酚、黄体酮及螺内酯(安体舒通)等，对伴有高雄体征的女性患者可用达英-35；④维 A 酸类，可口服异维 A 酸，对囊肿性或聚合性痤疮有较好疗效；⑤锌盐制剂，可口服硫酸锌片；⑥氨苯砜治疗，对结节、囊肿及聚合性痤疮，可试用氨苯砜治疗；⑦重症痤疮可短期应用皮质类固醇激素。

(2)局部治疗：①维 A 酸类，可用 0.05%～0.1%维 A 酸霜、0.05%维 A 酸乳膏等外搽；②抗生素类，炎症明显可外用 2%红霉素软膏、0.5%红霉素溶液或杆菌肽软膏等；③过氧化苯酰，常用 5%～10%过氧化苯酰乳剂，或与维 A 酸、抗生素联合外用；④锌制剂可用 1%～2%硫酸锌溶液外搽，硫黄和间苯二酚制剂，常用复方硫黄洗剂、5%硫黄霜、硫新霜和 2%间苯二酚酊剂外搽；⑤皮质类固醇激素治疗，于皮损内局部注射曲安西龙，适用于结节及囊肿性痤疮；⑥紫外线、冷冻、激光疗法适用于结节、囊肿或瘢痕性痤疮；⑦LED 红蓝光适用于丘疹、脓疱及结节性痤疮；⑧ALA-PDT 治疗，适用于重症痤疮。

2. 中医治疗

(1)辨证施治：①肺胃蕴热证，治以清肺泄胃、凉血清热，方用枇杷清肺饮或平胃散加减；②肠胃湿热证，治以清热利湿、兼以通腑，方用茵陈蒿汤加减；③气血瘀滞证，治以凉血清肺、化瘀理气，方用凉血清肺饮加减；④痰瘀结聚证，治以活血化瘀、消痰软坚，方用海藻玉壶汤加减。

(2)中成药：①丹参酮胶囊 2 粒，口服，3/d；②暗疮丸 2 片，口服,3/d;③牛黄解毒片 5 片,口服,3/d。

(3)外治疗法:①取七叶一枝花、白花蛇舌草、皂角刺、野菊花、蜡梅花、金银花、月季花、大黄、丹参,煎水后趁热先熏患部,再浸泡或外洗,1/d;②颠倒散用茶水或凉开水调涂患部,或外用硫黄洗剂及肤炎灵、克痤隐酮乳膏等外搽,1/d;③皮损红肿明显,可外敷金黄膏或玉露膏等,1/d;④火针治疗,具有温经散寒、祛风化湿、活血通络、扶正祛邪、行气散毒的作用。

(4)其他治疗:①取硫黄、浙贝母、煅石膏、枯矾、冰片各适量研细末,稀蜜水调搽;②取白花蛇舌草、生枇杷叶、山楂、当归、栀子、白芷、桑白皮、黄柏、黄连、生甘草,煎水内服;③中药面膜石膏倒膜术,先用抗生素如夫西地酸软膏或克林霉素磷酸酯凝胶外涂面部,并沿皮纹方向按摩面部各穴位后,再做石膏倒膜。

【预防与护理】

1. 注意合理饮食,多食新鲜蔬菜和水果,少食或不食糖果甜食、油腻及辛辣刺激性食物。避免烟酒。宜多饮水,保持大便通畅。

2. 早晚温水洁面后,使用医用护肤品,修复皮肤屏障功能,减少油脂分泌,预防毛孔堵塞。

3. 禁用手抚弄和挤压皮疹,不可滥用外用药物或采取不当措施,防止继发感染。

4. 解除思想顾虑,避免精神刺激,保持情绪稳定。

第二节 酒 渣 鼻

酒渣鼻是一种主要发生于面部中央的红斑和毛细血管扩张的慢性皮肤病。以颜面中部弥漫性潮红,伴发丘疹、脓疱和水肿的阵发性炎性反应为特点。本病多发生于中年时期,男女均可发病,但以女性多见,也可见于青春期男性。属中医学“酒糟鼻”的范畴。

【诊断要点】

1. 好发于面部中央,尤其是鼻部及其两侧和前额中部,常呈对称性分布。

2. 损害初为暂时性的阵发性红斑，以后可持续不退，并有浅表的毛细血管扩张。在发展过程中可伴发成批的针头至黄豆大小的水肿性毛囊丘疹和脓疱。严重时，鼻部组织肥大，形成大小不等、高低不平的暗红色柔软的结节，最终导致畸形的鼻赘。

3. 皮损常在春季及情绪紧张和疲劳时加重，一般无自觉症状。

【鉴别诊断】

1. 痤疮　主要发生于青年男女，有典型的黑头粉刺，皮损分布广泛，形态多形性，没有弥漫性充血及毛细血管扩张。

2. 口周皮炎　多发生于青年或中年妇女。主要分布于口周、颊、颏、鼻及鼻唇沟，损害为小丘疹、丘疱疹，无红斑及毛细血管扩张。

3. 脂溢性皮炎　分布部位较广泛，不只局限于面部，有油腻状鳞屑，常有不同程度瘙痒。

【治疗方法】

1. 一般治疗

(1)全身治疗：①抗生素类药物，可选择四环素、红霉素等，也可口服甲硝唑；②维生素类药物，可口服维生素 B_2、维生素 B_6、复合维生素 B 等；③对暴露阳光后加剧者，可试服羟氯喹；④绝经期妇女，可应用己烯雌酚或甲状腺素片治疗。

(2)局部治疗：①外搽 5%硫黄霜、复方硫黄洗剂、硫黄鱼石脂软膏，或选用 3%甲硝唑霜、5%过氧化苯酰乳剂外涂，2/d；②皮肤油腻者可外用 0.025%～0.1%维 A 酸制剂；③鼻旁封闭疗法，以 0.5%普鲁卡因沿鼻颊两侧分 4 点封闭，1/d；④冷冻疗法，对毛细血管扩张显著者，可用液氮冷冻治疗；⑤对毛细血管扩张期及鼻赘期可用切割术；⑥对红斑及毛细血管扩张可用 585/1064nm 或 595nm 脉冲染料激光治疗，或选用 540、590、640LPL 治疗。

2. 中医治疗

(1)辨证施治:①肺胃积热证,治以清肺泄胃,方用枇杷清肺饮加减;②血热壅聚证,治以凉血清肺,方用凉血清肺饮加减;③血瘀凝滞证,治以活血化瘀,方用通窍活血汤加减。

(2)中成药:①丹参酮胶囊2粒,口服,3/d;②大黄䗪虫丸1丸,口服,2/d;③栀子金花丸6g,口服,2/d。

(3)外治疗法:①鼻部红斑、丘疹为主,可外涂祛斑膏,或用颠倒散茶水调涂;②鼻部丘疹、脓疱为主,可用四黄膏外涂;③鼻赘形成,可用三棱针放血后,用脱色拔膏棍贴敷;④取白石脂、杏仁、雷丸、鹤虱、川椒、蛇床子、甘松、白牵牛、狼毒、硫黄,煎水外洗或浸泡患处,适用于各期酒渣鼻。

(4)其他治疗:①密陀僧、玄参、硫黄及轻粉各适量,研细末,蜜调成糊状外搽;②桃仁、胡桃肉、大风子(去壳)、珍珠粉,共捣如泥,外敷于患处;③针刺疗法,取印堂、素髎、迎香、地仓、承浆、大迎、合谷、曲池等穴;④耳针疗法,取鼻、肺、内分泌、肾上腺等穴。

【预防与护理】

1. 注意饮食调理,宜清淡饮食,忌辛辣、酒类等刺激性食物,多食新鲜蔬菜和水果,保持消化良好及大便通畅。

2. 平时洗脸水温要适宜,避免冷、热刺激及不洁之物接触患部。涂搽外用药物前,应先用温水洗净,搽于患处。

3. 避免不良精神刺激,保持心情舒畅和情绪稳定。

第三节　皮脂溢出症

皮脂溢出症是指皮脂腺分泌功能亢进所致的皮脂分泌过多症。以头发、皮肤多脂发亮、头皮油味及鳞屑较多为特征。本病与年龄和性别有关,大多数病例有遗传倾向,常见于初生婴儿及青壮年,男性多于女性,好发于皮脂腺较多的部位,如头皮、面部、上胸和背部。根据临床表现可分为干性和油性两种类型。属中医学“白屑风”“面游风”的范畴。

【诊断要点】

1. 干性皮脂溢出症　头部出现弥漫性、灰白色略带油腻的糠秕状鳞屑，伴有瘙痒，日久头发稀疏脱落。

2. 油性皮脂溢出症　皮脂分泌旺盛，在头皮特别是额部、鼻翼等处非常油腻，头发多脂、发亮，常并发脂溢性皮炎、脂溢性脱发和痤疮等。至年老后症状可逐渐减轻。

【鉴别诊断】

1. 头部银屑病　头皮有鲜红色或暗红色的斑疹，表面附有多层银白色鳞屑，皮损处头发呈束状，皮损常超过发际，身体其他部位常有同样损害。

2. 白癣　主要见于儿童，损害为头皮有局限性灰白色鳞屑斑，毛发无光泽，有折断现象，真菌检查阳性。

【治疗方法】

1. 一般治疗

(1)全身治疗：①可口服维生素 B_2、维生素 B_6 及复合维生素 B；②必要时短暂服用雌性激素，如己烯雌酚或抗雄性激素制剂，如螺内酯等。

(2)局部治疗：①干性皮脂溢出者，可外用 2%间苯二酚酊剂或 5%水杨酸软膏；②油性皮脂溢出者，可外用 5%硫黄霜或复方硫黄洗剂。

2. 中医治疗

(1)辨证施治：①湿热蕴蒸证，治以清热利湿，方用萆薢渗湿汤加减；②脾虚湿阻证，治以健脾祛湿，方用参苓白术散加减；③血虚风燥证，治以养血润燥，方用当归饮子加减。

(2)中成药：①白术膏或苍术膏 9g，口服，3/d；②祛风换肌丸 6g，口服，3/d；③龙胆泻肝颗粒 6g，口服，3/d。

(3)外治疗法：①取透骨草、侧柏叶、皂角刺、虎杖、山楂、威灵仙、花粉、当归、硫黄、明矾,煎水外洗或湿敷;②皮损干燥者,用润肌膏或一扫光外涂;③皮损油腻者,可用颠倒散洗剂外涂。

(4)其他治疗:①绿豆粉、滑石、白芷及白附子各适量,研细为末,分次早晚调水洗脸;②王不留行、香白芷各等份,研细为末,外搽;③百部及蛇床子各等份,加入60%乙醇中浸泡后外涂。

【预防与护理】

1. 适当限制过多脂肪、糖类及辛辣等刺激性饮食,多食新鲜蔬菜、水果和富含B族维生素的饮食,保持大便通畅。

2. 不宜过勤洗头,洗头时不要用碱性过强的肥皂,可用中性肥皂或硫黄香皂。

3. 保持皮肤清洁,避免搔抓,皮损处忌用刺激性强的外用药物。

4. 生活规律化,避免精神紧张,保持情绪稳定和心情舒畅。

第四节　脂溢性皮炎

脂溢性皮炎是发生在皮脂溢出基础上的一种慢性炎症性皮肤病,以皮肤鲜红色或黄红色斑片,表面覆有油腻鳞屑或痂皮,常有不同程度的瘙痒为特征。本病好发于婴幼儿和青壮年,少见于老年人,男性多于女性,常分布于皮脂腺较多的部位。属中医学“白屑风”“面游风”的范畴。

【诊断要点】

1. 好发于头皮、面部、背部、上胸、腋窝及会阴等处,重者可泛发全身。

2. 损害为鲜红色或黄红色斑片,表面有油腻性鳞屑或结痂,境界明显,并有融合倾向。严重者,可呈大片弥漫性损害,炎症明显,可有渗液、糜烂、结痂等湿疹样变。

3. 病程呈慢性,伴有不同程度瘙痒。头皮损害常可引起头发细软、稀疏脱落;面部皮损常与痤疮、酒渣鼻并发。

【鉴别诊断】

1. 头皮银屑病　损害为红色斑块，表面呈银白色云母状鳞屑，无油腻性，边界清楚，头发呈束状，无脱发，其他部位同时有银屑病皮损。

2. 玫瑰糠疹　好发于颈、躯干、四肢近端，椭圆形斑疹，常有母斑，发生于躯干处皮疹长轴与肋骨一致。

3. 湿疹　有一定好发部位，无油腻性鳞屑，油性痂皮，皮疹多形性，常有水疱及渗出。境界不清，瘙痒剧烈。

4. 体癣　皮损边界清楚，为中央痊愈周围扩展的环状损害，鳞屑不呈油腻状，真菌检查阳性。

5. 红斑型天疱疮　主要分布于面、颈、胸、背正中部。开始在面部有蝶形红斑，上有鳞屑及脂溢性痂皮，颈后及胸背部在红斑上有水疱出现，破裂后形成痂皮，尼氏征阳性。

【治疗方法】

1. 一般治疗

(1)全身治疗：①口服维生素 B_2、维生素 B_6 及复合维生素 B，瘙痒剧烈时，可给止痒药及镇静药；②炎症明显或炎症范围较大时可短期给予皮质类固醇激素或抗生素，如泼尼松或四环素；③雷公藤多苷，适用于炎症明显，面积较大者。

(2)局部治疗：以祛脂、消炎及止痒为原则。①皮损较轻，以鳞屑为主者，可外用 5%硫黄霜、复方硫黄洗剂或 5%硫黄煤油糊剂；②皮损较重、炎症明显者，外搽 5%新霉素糠馏油糊剂、氧化锌四环素糊剂或外用皮质类固醇激素软膏。如氟轻松软膏、地塞米松霜等，儿童选用氢化可的松乳膏；③头皮损害，可用 10%磺胺酰钠溶液、2%酮康唑溶液或 1%～2%巯氧吡啶锌洗剂。

2. 中医治疗

(1)辨证施治：①风热血燥证，治以疏风清热、养血润燥，方用祛风换肌丸加减；②湿热蕴蒸证，治以清热利湿，方用龙胆泻肝汤加减；③阴虚血燥证，治以养阴润燥，方用养血润肤汤加减。

(2)中成药:①三黄丸 4.5g,口服,3/d;②清解片 5 片,口服,3/d。

(3)外治疗法:①透骨草、苍耳子、石菖蒲、木贼草、白花蛇舌草、王不留行、生山楂、苦参、威灵仙、明矾,煎水外洗或湿敷;②皮损脱屑、干燥者,可用润肌膏外涂,或用青黛调麻油外搽;③皮损湿润、渗液者,用三黄洗剂外洗后,再扑三石粉或青黛粉。

(4)其他治疗:①铜绿、胆矾、轻粉及石膏各适量,研为细末,湿则干搽,干则用猪胆汁调搽;②鲜山楂及鲜侧柏叶各适量,捣烂后取汁,外涂患处;③绿豆粉、滑石、炉甘石及明矾各适量,研细为末,分次早、晚调水敷脸。

【预防与护理】

1. 应少食脂肪及糖类饮食,多食新鲜蔬菜和水果,保持大便通畅。

2. 不宜用碱性肥皂洗头,可用中性肥皂或硫黄香皂。洗头不要过勤,以每周 1～2 次为宜。

3. 保持情绪稳定和心情舒畅,避免不良精神刺激。

4. 加强皮肤护理,保持皮肤清洁,避免搔抓等机械性刺激,防止继发感染。

第五节　多　汗　症

多汗症是指皮肤出汗异常过多的现象,常发生于儿童、青春期或青壮年,老年人较少见,男女均可发生。可因情绪刺激而引发多汗,也可由于一些器质性疾病而引起多汗现象。根据临床表现一般分为局限性多汗症和泛发性多汗症两种类型。属中医学“头汗”“腋汗”“手足汗”“阴汗”等范畴。

【诊断要点】

1. *局限性多汗症*　好发于手掌、足底、腋下、腹股沟、会阴部,其次为前额、鼻尖和胸部。表现为皮肤湿润、黏腻;严重者,汗珠点滴而流，情绪激动时尤为明显。

2. 泛发性多汗症　主要是由于其他疾病引起的全身广泛性多汗。轻者汗珠点滴，重者顷刻间湿透衣衫。常见于甲状腺功能亢进及糖尿病等内分泌疾病、神经系统疾病、感染性疾病等。

【鉴别诊断】　本病诊断不难，但须与生理性出汗相鉴别，正常人在体力劳动或剧烈运动、热天高温环境下均可有大量出汗，属正常生理现象，不属多汗症。

【治疗方法】

1. 一般治疗

(1)全身治疗：泛发性多汗症主要是以治疗原发性疾病为主，其次同局限性多汗症治疗。一般选择小剂量的镇静药和抗胆碱能类药物，如地西泮、溴剂、苯巴比妥、阿托品、溴丙胺太林（普鲁本辛）、颠茄合剂及谷维素等。

(2)局部治疗：①局限性多汗症，可用 5％甲醛溶液或 20％氯化铝溶液外搽，也可选用 0.5％醋酸铅溶液、5％明矾溶液或 5％鞣酸溶液浸泡，或涂布患处；②腋部多汗症，可在腋部行汗腺切除术；③肉毒杆菌毒素 A(BTX-4)局部注射，一般注射后 5～7d 止汗，平均维持 9～12 个月。

2. 中医治疗

(1)辨证施治：①胃热上蒸证，治以清泻阳明胃热，方用白虎汤加减；②心火亢盛证，治以清心降火，方用清心莲子饮加减；③肝火旺盛证，治以清泻肝火，方用当归龙荟丸加减；④阴虚火旺证，治以养阴清热，方用知柏地黄汤加减；⑤湿热蕴蒸证，治以清热利湿，方用龙胆泻肝汤加减；⑥寒湿凝滞证，治以温阳化湿，方用理中汤合藿朴夏苓汤加减；⑦阳虚不固证，治以温阳固表，方用桂枝汤合玉屏风散加减；⑧气血瘀滞，治以理气活血，方用血府逐瘀汤加减；⑨气虚血瘀证，治以益气活血，方用补阳还五汤加减。

(2)中成药：①六味地黄丸 6g，口服，3/d；②玉屏风丸 6g，口服，3/d。

(3)外治疗法:①取刺猬皮、地骨皮、五倍子、麻黄根、浮小麦、乌梅、千里光、葛根、王不留行、枯矾,煎水外洗或浸泡患处,或用明矾泡水外洗;②麻黄根、煅牡蛎、煅龙骨及赤石脂各适量,共研细末,盛纱布袋中,扑于多汗处,也可用六一散扑患处,或用苍肤水剂外搽。

(4)其他治疗:①浮小麦适量,泡水当茶喝;②全身性多汗,可用五倍子研细末,温水调成糊状,临睡前敷填脐窝;③针刺疗法,取鱼际、复溜、合谷、劳宫、三阴交、血海、阴陵泉、足三里等穴;④耳针疗法,取肾上腺、交感、内分泌、神门等穴。

【预防与护理】

1. 注意个人卫生,应勤洗澡、勤换衣,保持皮肤清洁和干燥。

2. 足部多汗者应勤换鞋袜,不宜穿胶鞋或皮鞋。腋部或会阴部多汗者,可于清洁后扑粉,以保持局部干燥。

3. 积极治疗体内其他原发性疾病,避免精神刺激,保持心情舒畅和情绪稳定。

4. 宜清淡饮食,勿食辛辣刺激或油腻食物,做到饮食、起居等生活规律化。

第六节　臭　汗　症

臭汗症是一种汗腺分泌液有特殊臭味的皮肤汗腺疾病。以腋窝、腹股沟、足部、肛周、外阴部、脐部及女性乳房下等处多汗、汗液不易蒸发,并且有特殊的臭味为特征。本病常有家族史,多从青春期开始发生,至老年后可逐渐减轻或消失。女性较多于男性。好发于大汗腺所在部位,临床上以腋部臭汗症最为多见,常称之为腋臭。属中医学“狐臭”“体气”等范畴。

【诊断要点】

1. 主要发生于腋下、足部和会阴部,其次是腹股沟、肛周、脐部及女性乳房下。

2. 患部有一种特殊的刺鼻臭味，常与汗液有关。夏季加重，以青春发育期臭味最浓，随年龄增长而减轻。

3. 臭汗气味轻重不同，重者臭味刺鼻，轻者在不出汗时几乎无气味发生。

【鉴别诊断】

1. 多汗症　以皮肤出汗异常过多为主，多见于掌、跖、前额、腋下及外阴等处，对称发生，由于汗液分解也可产生汗臭味，但无特殊的刺鼻臭味。

2. 色汗症　是大汗腺分泌的有色汗液，较罕见，可有黄色、蓝色、棕色、黑色或淡红色，以黄色为多见，常局限于腋下及阴部等处，无特殊的臭味。

【治疗方法】

1. 一般治疗

(1)全身治疗：本病对健康无影响，轻的可不必治疗，重的伴有多汗症者，应以治疗多汗症为主。可酌情口服镇静药和抗胆碱能类药物等。

(2)局部治疗：①局部可以用温水或 2%醋酸铅溶液，5%明矾水清洗腋部，然后用香汗扑粉，或硼酸滑石粉及氧化锌扑粉；②也可外用 4%甲醛溶液、2%铬酸溶液、0.5%新霉素乳剂或溶液；③严重者可行液氮冷冻或激光治疗；④必要时可采用手术切除术或高频电针根治术，还可以选择激光治疗。

2. 中医治疗

(1)辨证施治：①秽浊内蕴证，治以芳香辟秽，方用五香丸加减；②湿热熏蒸证，治以清热利湿、芳香化浊，方用甘露消毒丹加减。

(2)中成药：①当归芦荟丸 6～9g，口服，2～3/d；②清胃黄连丸 6～9g，口服，2～3/d；③龙胆泻肝颗粒 6g，口服，2/d。

(3)外治疗法：①零陵香、桂圆核、甘松、白芷、佩兰、胡椒、生姜，煎水后加入枯矾粉、蛤蜊壳粉及樟脑粉，搅匀后擦洗患部，再外涂腋香散、五香散;②患部多汗,可外搽密陀僧散,或取白矾、白芷、丁香、密陀僧、轻粉,共研细末,纱布包裹后外扑患处。

(4)其他治疗:①取生姜适量,捣烂取汁,反复涂搽患处;②铜绿、轻粉、枯矾,共研细末,人乳汁调和,外涂患处;③青木香适量,研细末,以醋调成膏,外涂患处。

【预防与护理】

1. 注意清洁卫生,经常洗澡,勤换衣服,保持局部皮肤干燥。

2. 少食或不食辛辣刺激性食物,戒除烟、酒。

3. 避免不良精神刺激,保持乐观情绪。

第七节 色汗症

色汗症是较少见的疾病,大汗腺分泌有色汗液,以汗液颜色呈黄色、蓝色、青色、紫色或黑色等为特征;也有小汗腺汗液染料着色的假色汗症和药物及内科疾病引起的小汗腺色汗症。本病可发生于任何年龄,男女均可发病,可呈持续性或间断性出现。临床上以黄色汗液最为多见。属中医学"黄汗""汗血"等范畴。

【诊断要点】

1. 发生部位以腋窝多见,其次为阴部、颜面皮肤等处。

2. 汗液颜色可有黄色、蓝色、青色、紫色、棕色、绿色、黑色或红色等不同颜色,但以黄色汗液最为多见。

3. 可呈持续性或间断性出现,情绪刺激常促发或加重。

【鉴别诊断】

1. 臭汗症　汗液有特殊的刺鼻臭味,无颜色的改变,常局限于腋窝、腹股沟、足部、脐部、肛周、外阴部及女性乳房下。

2. 多汗症　皮肤出汗过多,不伴颜色的改变,多见于掌、跖、前额、腋下及外阴部等处。

【治疗方法】

1. 一般治疗

(1)全身治疗:尚无特殊治疗方法。出汗过多、色汗严重者,可适当口服镇静药和抗胆碱能类药物。

(2)局部治疗:无特殊疗法。可以 2%醋酸铅溶液或 5%明矾乳溶液清洗患部,然后用硼酸滑石粉及氧化锌扑粉,也可外用 4%甲醛溶液或 0.5%新霉素乳剂或溶液。

(3)由药物及内科疾病引起的积极治疗内科疾病,药物停用。

2. 中医治疗

(1)辨证施治:①湿热蕴蒸证,治以清热利湿,方用龙胆泻肝汤加减;②脾虚湿盛证,治以补脾祛湿,方用参苓白术散加减。

(2)中成药:①地榆片和屏风安心胶囊各 4 片,口服,3/d;②归脾丸 9g,口服,2/d;③六味地黄丸 6g,口服,2/d。

(3)外治疗法:①密陀僧、石菖蒲、郁金花、白胡椒、甘松、白芷、佩兰、枯矾,煎水后入轻粉及冰片充分搅拌,外洗患处;②密陀僧、白芷、白及、白附子、白矾,共研细末,纱布包裹后外扑患处;③阴部黄汗者,可用牡矾丹粉外擦患处。

(4)其他治疗:①蔓荆子适量,煎水后外洗患处;②白胡椒粉、煅牡蛎、牛脂各等份,调和成膏,外涂患处。

【预防与护理】

1. 注意皮肤护理,经常洗浴局部,勤换衣服,保持皮肤清洁和干燥。

2. 忌食辛辣刺激、油腻及含人工色素的食物,戒除烟、酒。

3. 避免不良精神刺激,保持心情舒畅和情绪稳定。

第八节　皮脂腺异位症

本病又称为福代斯病。基本改变为唇部和口腔黏膜的皮脂腺的生理性变异,呈增生性改变。儿童罕见,青春期前后发病,之后逐渐增多,至成年期不再发展。

【诊断要点】

1. 常见于上唇和口腔黏膜,也可见于乳晕、龟头和小阴唇。

2. 皮损为针头大小、孤立的、稍高起的黄白色丘疹,将黏膜拉紧时,皮疹更为明显。颊黏膜皮疹可融合成黄白色斑片。

3. 一般无自觉症状,少数患者可有局部轻度刺激或烧灼感。

4. 青春期前后发病,至成年期停止发展,少数患者在成年期后可自行消退。

【鉴别诊断】 *粟丘疹* 好发于上眼睑,为淡黄白色坚实圆顶丘疹,成熟后可用针挑出。病理改变为表皮囊肿,内含皮脂物质。

【治疗方法】 本病一般不需治疗。个别有症状的病变或影响美观的情况下才进行治疗。可做超脉冲 CO_2 激光、电凝固治疗或液氮冷冻治疗。

第 25 章　毛发及甲病

第一节　多　毛　症

多毛症是指体表毛发，特别是毳毛异常过度生长，超出正常界限的毛发过多症。以体表任何部位的毛发密度增加，长得较长、变粗变黑为特征。病因常较复杂，可分为先天性和获得性两种。先天性多毛症与遗传和种族有关，获得性多毛症与内分泌功能紊乱或局限性病变有关。本病可发生于任何年龄，男女均可发生。根据临床表现，一般分为全身性多毛症和局限性多毛症两种类型。

【诊断要点】

1．好发于面部、胸、腹、背部和四肢等处，部位可广泛，也可局限。

2．体表毛发异常生长，毛发密度增多、变长、变粗、变黑，超过正常范围。

3．全身性多毛症，见于躯干、四肢和面部等广泛部位都有不同程度的毛发过度生长；局限性多毛症，见于面部、躯干、四肢的某一部位毛发过度生长。

4．先天性多毛症常与遗传及种族有关，获得性多毛症则与内分泌功能紊乱及药物等因素有关。

【鉴别诊断】　本病诊断容易，主要应鉴别属先天性多毛症或获得性多毛症。

1．先天性多毛症　患儿出生就多毛，头发与体毛一样，可长达数厘米，眉毛浓而长、四肢均呈多毛现象。

2．获得性多毛症　常由内分泌功能紊乱、某些严重疾病以及药物等因素引起，见于躯干、四肢，偶见面部，广泛部位或局限于某一部位的毛发生长，特别是毳毛过度生长。

【治疗方法】

1. 一般治疗

(1)全身治疗：多毛症常为系统性疾病在皮肤上的一种表现，因此常须针对原因进行治疗。①应以祛除有关病因为主；②对内分泌功能紊乱或某些疾病引起的多毛症，应首先治疗原发性疾病，其次可进行必要的对症处理；③由药物引起的多毛症，停药后一般能自然恢复；④属遗传性疾病患者，目前尚无适当疗法。

(2)局部治疗：①可选择用拔毛或脱毛后，再外涂氢化可的松乳剂或氧化锌软膏，也可外用拔毛蜡；②小范围的可用电解术或短波透热法拔毛脱须；③激光脱毛。

2. 中医治疗

(1)辨证施治：①肝脾不和证，治以调理肝脾，方用逍遥散加减；②脾肺气虚证，治以补脾益肺，方用补中益气汤加减；③肾气不足证，治以补养肾气，方用肾气丸加减。

(2)中成药：①金匮肾气丸6g，口服，2/d；②逍遥丸6g，口服，3/d。

(3)外治疗法：①取松香适量，熔于白蜡中，薄摊于纱布上，敷贴患处；②雄黄及生石灰各适量，研细末，用温水调成糊状，外涂患处；③可选用脱毛落须膏外涂患处。

(4)其他治疗：①对美容需要者，可采取临时性治疗措施，用剃刀刮除、剪除等；②对某些局限性多毛者，可用镊子拔除，或用硬膏粘贴拔除。

【预防与护理】

1. 积极治疗原发性疾病，尽量避免长期使用刺激毛发生长的药物。

2. 注意皮肤护理，避免局部皮肤摩擦与刺激，勿使用刺激性较强的外用药物。

3. 避免不良精神刺激，保持乐观的情绪，树立治疗疾病的信心。

4. 加强营养，多食富含维生素和蛋白质饮食，少食辛辣刺激性食物，戒除烟酒。

第二节 早 秃

早秃又称男性秃发，是一种成年人在老年前头发逐步脱落的慢性秃发，以脱发常从前额两侧开始，逐渐向头顶部延伸，头发稀疏、细软，以后除发缘外头发可全部脱落为特征。本病多见于男性，女性较少见，主要发生于 20－30 岁的青壮年，常有遗传倾向。

【诊断要点】

1. 头发脱落常先从额部两侧开始，逐渐向头顶部扩展，头发稀疏、细软，以后额上部和头顶部的头发可全部脱落，但枕部及两侧颞部仍保持正常的头发。

2. 脱发处皮肤光滑，或遗留少许毳毛。

3. 无明显自觉症状，或有轻度瘙痒。

4. 可伴发皮脂溢出或脂溢性皮炎。

【鉴别诊断】 斑秃 头皮突然发生斑状脱发，无任何自觉症状，脱发区边缘头发常有松动现象，有自愈倾向。

【治疗方法】

1. 一般治疗

(1)全身治疗：目前尚无特效的治疗方法。非那雄胺可促使头发生长，1mg，口服，1/d，常在服药后 4～6 个月长出头发，但停药后又会脱落。

(2)局部治疗：①可外用 2％黄体酮酊、5％米诺地尔酊；②必要时可选择皮质类固醇激素制剂，如氢化可的松或地塞米松霜等，外用涂布患处；③外搽生发酊或生发软膏；④如美容需要，可考虑做毛发移植。

2. 中医治疗

(1)辨证施治:①血虚风盛证,治以养血祛风,方用神应养真丹加减;②肝肾不足证,治以补益肝肾,方用七宝美髯丹加减。

(2)中成药:①六味地黄丸 6g,口服,2/d;②养血生发胶囊 2 粒,口服,3/d。

(3)外治疗法:①补骨脂、何首乌、青木香、透骨草、公丁香、母丁香、侧柏叶、艾叶、生姜、甘松,煎水外洗头部;②闹羊花、骨碎补、紫槿皮、何首乌、桂枝、樟脑,加入 75%乙醇中浸泡,外搽患处;③取鲜毛姜或鲜生姜切片,烤热后反复外搽患处。

(4)其他治疗:①雄黄、硫黄、凤凰衣、炮甲珠及滑石粉各适量,共研细末,用猪板油调成软膏,外涂患处;②针刺疗法,取百会、头维、生发穴、上星、太阳、风池等穴;③耳针疗法,取肺、肾、交感、皮质下、内分泌等穴。

【预防与护理】

1. 避免不良精神刺激,解除思想负担,保持乐观的情绪。

2. 如伴有皮脂溢出,可做相应的处理。避免过多洗头或外用刺激性较强的药物。

第三节 斑　　秃

斑秃是一种局限性的斑片状脱发。以头皮突然发生斑状脱发,病变处头皮正常,无炎症,无自觉症状,可自行缓解和复发为特征。若整个头皮头发全部脱落称为全秃,全身毛发均脱落者称为普秃。本病可发生于任何年龄,但多见于青年人,男女均可发病,常与精神因素有关。属中医学“鬼剃头”“油风”等范畴。

【诊断要点】

1. 头皮突然发生大小不等的圆形或椭圆形斑片状脱发,脱发处头皮正常,无炎症,无自觉症状。脱发区边缘毛发疏松,易拔出。

2. 斑秃严重者,在短期内可全部头发脱光而发展成全秃,有的甚至眉毛、腋毛、阴毛和全身毳毛全部脱落而成为普秃。

3. 可自行缓解和复发，部分有自愈倾向，初长时新发纤细柔软，呈灰白色，类似毳毛，可随长随脱。痊愈时，头发逐渐变粗、变黑。

【鉴别诊断】

1. 假性斑秃　患处头皮萎缩，光滑如薄纸面有光泽，毛囊口不明显，脱发区边缘头发不松动，无上粗下细的脱发。

2. 白癣型头癣　不完全脱发，毛发多数折断，残留毛根，附有鳞屑，断发中易查到真菌，好发于儿童。

3. 黄癣型头癣　自幼即开始发病，有结痂史或能看到黄癣痂，真菌检查阳性，局部有萎缩性瘢痕。

4. 脂溢性秃发　头发呈稀疏、散在性脱落，头皮覆有糠秕状或油腻性鳞屑，常有不同程度瘙痒。

5. 梅毒性脱发　呈虫蚀状脱发，数目较多，好发于枕后。梅毒血清学检查阳性。

【治疗方法】

1. 一般治疗

(1)全身治疗：可给予镇静药如溴剂、地西泮等，或口服胱氨酸、B 族维生素及维生素 E 等。必要时可短期内应用皮质类固醇激素(如泼尼松)及 MTX 等口服，胸腺五肽肌内注射。复方甘草酸苷片(美能片，可取代激素，而没有激素的不良反应)，3 片，口服，3/d。

(2)局部治疗：①一般均可外搽 5%米诺地尔酊(女性可用 2%)、0.2%蒽林软膏、盐酸氮芥溶液或 30%补骨脂酊等；②小片损害，可局部皮内注射曲安奈德混悬液加等量 0.5%普鲁卡因溶液；③大片损害，可外用生发酊、生发软膏涂布患处；④光化学疗法、NB-UVB 治疗。

2. 中医治疗

(1)辨证施治：①血虚风盛证，治以养血祛风，方用神应养真丹加减；②气滞血瘀证，治以理气活血，方用通窍活血汤合逍遥散加减；③气血两虚证，治以补气养血，方用十全大补汤加减；④肝肾不足证，治以滋肾养阴，方用七宝美髯丹加减。

(2)中成药：①斑秃丸 9g，口服，2/d；②二至丸 9g，口服，2/d；③生发丸 9g，口服，2/d；④养血生发胶囊 2 粒，口服，2/d；⑤薄盖灵芝片 4 片，口服，3/d；⑥生发糖浆 20ml，口服，3/d；⑦雷公藤片 3～4 片，口服，2/d。

(3)外治疗法：①蕲艾、菊花、藁本、蔓荆子、荆芥、防风、薄荷、甘松，煎水外洗；②斑蝥、紫槿皮及樟脑各适量，加入 75％乙醇中浸泡后，外涂患处；③外用 10％斑蝥酊、10％辣椒酊，也可用鲜毛姜或鲜生姜切片，烤热后反复外搽患处；④川乌、草乌、闹羊花、骨碎补及田七粉各适量，研细末，以醋调后外搽患处。

(4)其他治疗：①可选择养血生发胶囊及天麻首乌片等中成药口服；②冬虫夏草适量，加入白酒中浸泡后外搽患处；③针刺疗法，取百会、头维、生发穴、翳明、上星、太阳、风池、鱼腰等穴；④梅花针疗法，在脱发区以梅花针轻巧均匀地叩刺皮损区，直至皮肤轻度发红或少量渗血为止；⑤耳针疗法，取肺、肾、皮质下、交感、内分泌等穴；⑥火针疗法，用毫针火针散刺皮损处，每周 2 次，4 周 1 个疗程。

【预防与护理】

1. 避免恶性刺激，解除思想负担，保持心情舒畅，坚定治愈信心。

2. 注意寻找发病诱因，并祛除之。注意劳逸结合，适当休息，做到生活规律化。

3. 给予足够的营养，多食维生素丰富的新鲜蔬菜和水果，纠正偏食的不良习惯。

4. 保持头发清洁卫生，避免用碱性太强的肥皂洗头，局部勿用刺激过强的外用药物。

第四节　灰发或白发

灰发或白发是指头发全部或部分变灰或变白的毛发颜色改变,可分为先天性和后天性,先天性灰发或白发往往有家族史,又可分为全身性和局限性两种类型,以局限性白发较常见。后天性灰发或白发常见的为老年白发和少年白发两种。老年性灰发或白发属生理现象,少年灰发或白发常发生于儿童和青少年,可有家族史,有的与营养障碍及精神因素等有关。

【诊断要点】

1. 先天性全身性白发　常见于白化病,全身毛发呈灰白色,皮肤及虹膜均缺乏色素。临床较少见。

2. 先天性局限性白发　多见于前额发际部、顶部或颜面部,有时眉毛及睫毛可部分变白。

3. 后天性老年白发　属生理现象,多自 40—50 岁开始,通常先起于两鬓,逐渐蔓延至全头,随后胡须也变白。

4. 后天性少年白发　常见于儿童和青少年,头发有稀疏,散在性变灰或变白,可逐渐增多,无任何症状。

【鉴别诊断】

1. 白癜风　可发生于儿童或成人,以皮肤白斑为主要特征。病变发生在头部,除局部头发变白外,底层皮肤也变白。

2. 斑秃　在病情恢复过程中,初长的毛发也为白色,稀疏细软,但以后逐渐变黑、变粗,直至恢复正常。

【治疗方法】

1. 一般治疗

(1)全身治疗:老年性灰发或白发是一种生理现象,无须治疗。先天性灰发或白发目前无有效疗法,后天性少年白发,应增加营养,补充维生素和微量元素,解除精神负担,积极锻炼身体,劳逸结合,生活规律化。

(2)局部治疗:尚无特殊疗法。染发剂是灰发或白发病人的常用化妆品,但可引起接触性皮炎,应慎重使用。

2. 中医治疗

(1)辨证施治:①血热偏盛证,治以凉血乌发,方用草还丹或女贞子膏加减;②肺气郁结证,治以疏肝解郁,方用逍遥散加减;③心脾两虚证,治以补脾养心,方用归脾汤加减;④精虚血弱证,治以补肾益精,方用七宝美髯丹加减。

(2)中成药:①六味地黄丸 6g,口服,2/d;②乌须黑发丸 6g,口服,3/d;③天麻首乌片 2 片,口服,3/d。

(3)外治疗法:①淫羊藿(仙灵脾)、仙茅、何首乌、菟丝子、补骨脂、儿茶、皂角刺、田七、甘松、当归、红花、山柰,煎水外洗;②真蛤粉、黄丹、密陀僧及石灰各等份,共研细末,以醋调后涂搽头皮,也可加温水适量,反复洗头。

(4)其他治疗:①何首乌适量,研粗末,沸水冲泡,代茶常饮,或内服天麻首乌片、乌须黑发丸等中成药;②胡桃仁适量,拌入适量红糖,常服之有黑发的功效。

【预防与护理】

1. 注意保持身体健康,加强体育锻炼,避免精神刺激,劳逸结合,生活规律化。

2. 给予足够的饮食营养,注意补充多种维生素和锌、铜、铁等微量元素,少食辛辣刺激性饮食,勿吸烟。

3. 积极治疗体内慢性疾病,发现诱因,应尽早祛除。

第五节 脆 甲

脆甲是一种甲板菲薄、坚韧性差、易发生层状分离或断裂的甲病。以指(趾)甲变薄、变脆或有纵嵴为特征。多见于女性及小儿,冬春季节加重。常由外周循环障碍、缺铁性贫血、甲状腺功能减退及维生素 A 或维生素 B 缺乏、过度的热水及碱性肥皂刺激等因素引发本病。

【诊断要点】

1. 主要发生于手指甲，常先从 1 个指甲开始逐渐累及其他指甲，足趾甲也可累及。

2. 损害为指(趾)甲甲板变薄，坚韧性差，失去光泽，发生层状分离，或有纵嵴，容易断裂。

【治疗方法】

1. 一般治疗

(1)全身治疗：祛除诱因，积极治疗原发性疾病，内服维生素 A 或复合维生素 B，多食含明胶食物。

(2)局部治疗：局部可用皮质类固醇激素软膏外涂或封包；指(趾)甲应尽量剪短，可涂以香霜及指甲油。

2. 中医治疗

(1)辨证施治：①肝经郁热证，治以疏肝清热，方用丹栀逍遥散加减；②肝血不足证，治以养血柔肝，方用补肝汤加减。

(2)外治疗法：①柑橘皮、杏仁、白芷、白及、枸杞子、何首乌、樟脑、硫黄，煎水后浸泡患甲；②取柑橘皮适量，加入甘油中浸泡后外涂患甲。

【预防与护理】

1. 禁用碱性肥皂和过热的水洗手，注意保护患甲。多食新鲜蔬菜和水果以增加营养。

2. 寻找病因并祛除之，积极治疗引起脆甲的疾病。

3. 避免不良精神刺激，保持乐观的情绪，树立治愈疾病的信心。

第六节　反　　甲

反甲又称匙状甲，是一种常见的甲畸形。以甲板变薄，中央凹陷而周围隆起呈匙形为特征。本病常见于缺铁性贫血、甲状腺功能亢进或减退、雷诺现象(雷诺病),以及某些皮肤病如硬皮病、湿疹、扁平苔藓及梅毒等,长期接触碱性物质及矿物油类者,也易发生本病。

【诊断要点】

1. 好发于示指及中指,也可侵及全部指甲,但发生于趾甲者较少。

2. 损害轻者为指甲变平、变薄,但无凹陷,重者中央凹陷,四周隆起而呈匙形。

【治疗方法】

1. 一般治疗

(1)全身治疗:祛除诱发因素,积极治疗原发性疾病。可内服维生素 A、维生素 E、维生素 D 或 B 族维生素及胱氨酸等。

(2)局部治疗:轻者局部外涂保护性药膏,如复方硼酸软膏、氧化锌糊剂等。重者可行外科手术拔除病甲。

2. 中医治疗

(1)辨证施治:①肝气郁滞、瘀血阻络证,治以解郁活血,方用逍遥散合桃红四物汤加减;②肝肾亏损,爪甲失荣证,治以养肝益肾,方用补肝汤合六味地黄汤加减。

(2)中成药:①六味地黄丸 6g,口服,2/d;②逍遥丸 6g,口服,3/d。

(3)外治疗法:①洋甘菊、白杨树叶、刺五加、石菖蒲、山茱萸、桑寄生、丹参、当归,煎水后浸泡患甲;②蓖麻子适量,捣烂如泥,外涂患甲或封包。

【预防与护理】

1. 避免接触碱性及矿物油类物质,注意保护患甲,防止外伤。

2. 加强营养,多食含维生素 A 和 B 族维生素的食物,勿吸烟。

3. 寻找诱因并祛除之,积极治疗引起反甲的疾病。

第七节 甲 胬 肉

甲胬肉是指背甲皱的表皮向前生长，与甲床融合，在甲板表面形成的胬状增生物。以甲沟间隙闭塞，背甲皱表皮增生延长，致部分甲板缺损，逐渐缩小为特征。本病常见于外周循环障碍和重症扁平苔藓等疾病。

【诊断要点】

1. 好发于手指甲，足趾甲较少见，常开始于 1 个指甲，以后逐渐累及其他指甲。

2. 损害为近端甲床与背甲皱襞融合，部分甲板缺损，残余甲板变薄，可有纵沟及纵嵴，以后甲板逐渐缩小，以至完全消失，最后被瘢痕组织替代。

【治疗方法】

1. 一般治疗

(1)全身治疗：祛除诱因，积极治疗原发性疾病。可试用维生素 A、复合维生素 B、维生素 E 及烟酸等。

(2)局部治疗：①局部可外用角质剥离剂，如 10%硫黄煤焦油软膏、20%水杨酸软膏或 40%煤焦油搽剂等；②用电离子或 CO_2 激光清除胬肉，必要时可行外科手术切除。

2. 中医治疗

(1)辨证施治：①气滞血瘀证，治以活血化瘀，方用桃红四物汤加减；②肝经蕴热证，治以疏肝清热，方用龙胆泻肝汤加减。

(2)中成药：龙胆泻肝颗粒 6g，口服，3/d。

(3)外治疗法：①大黄、苦参、黄柏、生牡蛎、苍耳子、皂角刺、乳香、没药，煎水后浸泡患甲；②乌梅、月石、轻粉及冰片各适量，研细末，以醋调后涂搽患处。

【预防与护理】

1. 寻找诱因并祛除之，避免刺激和损伤指甲，戒除咬指甲的不良习惯。

2. 加强营养,多食含维生素 A、维生素 B 的食物,少食辛辣刺激性食物。

第八节　甲　剥　离

甲剥离是甲板与甲床从游离端开始自动脱离的常见甲病,以甲板游离端松疏,甲板与甲床从游离端向甲根部逐渐脱离为特征。本病常见于妇女,特别是留有较长的指甲者。可见于银屑病及甲癣等皮肤病,也可由周围循环障碍、甲状腺功能亢进或减退等内科病或外伤引起本病。

【诊断要点】

1. 好发于手指甲,常见于 1 个或几个指甲受累,也可侵及足趾甲。

2. 损害为甲板从游离端开始,逐渐与甲床脱离,但不脱落。脱离部分指甲呈肉色或黄白色,其下嵌有污物,不易去除。

3. 可引起疼痛或引发甲沟炎。

【治疗方法】

1. 一般治疗

(1)全身治疗:祛除诱发因素,积极治疗引起甲剥离的原发病。有感染者,可选择适当抗生素治疗,给予维生素 A、维生素 E 及复合维生素 B 和铁剂口服。

(2)局部治疗:剪去游离部分指甲后,清除甲下异物,在甲床处外涂 15%磺乙酰胺溶液或 0.5%新霉素软膏,也可用皮质类固醇激素软膏外搽;必要时可行外科手术拔除病甲。

2. 中医治疗

(1)辨证施治:①肝经血热证,治以疏肝清热,方用丹栀逍遥散加减;②肝血不足证,治以滋养肝血,方用补肝汤加减。

(2)中成药:①逍遥丸 6g,口服,3/d;②龙胆泻肝颗粒 6g,口服,3/d。

(3)外治疗法:①洋甘菊、刺五加、当归、木瓜、白芍、麦冬、丹参、红花、樟脑、薄荷脑,煎水后浸泡患甲;②剪去游离部分指甲后,以青黛油膏或小檗碱软膏外涂患处。

【预防与护理】

1. 平时应注意指甲清洁卫生,经常修剪指甲,避免指甲外伤和长期接触化学物质及肥皂和水。

2. 寻找诱因并祛除之,积极治疗引发甲剥离的疾病。

3. 给予足够的营养,多食含维生素 A、B 族维生素、维生素 E 和铁的饮食,勿吸烟。

第九节　脱　甲　病

脱甲病是甲板由甲根开始逐渐与甲床分离,以至完全脱落的甲病。若甲基质组织正常,脱甲后仍可再生新甲。常见于甲基质组织损伤及急性炎症、剥脱性皮炎、大疱性表皮松解症及外伤、烫伤或冻伤等。

【诊断要点】

1. 主要发生于手指甲,也可侵及足趾甲。

2. 损害为甲板由甲根开始逐渐与甲床分离而脱落,无任何痛苦。可伴有甲床瘢痕形成。

【治疗方法】

1. 一般治疗

(1)全身治疗:祛除诱因,积极治疗原发性疾病。给予维生素 A 和维生素 E、复合维生素 B 及铁剂内服,也可口服烟酸等改善肢端循环的药物。

(2)局部治疗:①剪去游离部分指甲,以络合碘外涂,也可外用 0.5%新霉素软膏或皮质类固醇激素软膏;②必要时可尽早拔除病甲。

2. 中医治疗

(1)辨证施治:①肝经血热证,治以疏肝清热,方用丹栀逍遥散加减;②肝经血燥证,治以滋养肝血,方用补肝汤加减。

(2)中成药:①逍遥丸 6g,口服,3/d;②龙胆泻肝颗粒 6g,口服,3/d。

(3)外治疗法:①山茱萸、黑木耳、当归、赤芍、生地黄、川芎、丹参、红花、木瓜、樟脑,煎水后浸泡患甲;②剪去游离部分病甲后,外涂小檗碱软膏或生肌玉红膏。

【预防与护理】

1. 避免指甲损伤和长期接触化学物质,经常修剪指甲,保持指甲的清洁卫生。

2. 注意饮食营养,多食含维生素 A、维生素 B 及铁的饮食;戒烟。

3. 避免不良精神刺激,积极治疗引发脱甲病的原发疾病,保持心情舒畅。

第十节 甲纵裂

甲纵裂是甲板的纵向开裂,甲母质可正常,但也可发生于薄甲、脆甲及有纵嵴的指(趾)甲。本病大多为外伤所致,长期接触水及潮湿与干燥交替时也可发生,某些疾病,如甲状腺功能减退、糖尿病、维生素 A 或维生素 B 缺乏症、缺铁性贫血,以及硬皮病、斑秃、湿疹、银屑病、扁平苔藓等皮肤病均可伴发本病。

【诊断要点】

1. 常见于手拇指或足踇趾甲,也可发生于其他 1 个或几个指(趾)甲。

2. 损害为从甲弧形部的细浅沟线向远端纵裂,直至游离近缘为止,有纵嵴的甲常沿纵嵴开裂。损害可为暂时性或永久性。

【治疗方法】

1. 一般治疗

(1)全身治疗法:祛除诱因,积极治疗原发性疾病。给予内服维生素 A、复合维生素 B、铁剂或含明胶的食物。

(2)局部治疗:①可用皮质类固醇激素软膏外涂或封包,也可外用角质剥离剂,如 20%水杨酸软膏、40%尿素软膏等;②病甲应尽量剪短,必要时可行外科手术拔除。

2. 中医治疗

(1)辨证施治:①肝经郁热证,治以疏肝清热,方用丹栀逍遥散;②肝血不足证,治以养血柔肝,方用补肝汤加减。

(2)中成药:逍遥丸 6g,口服,3/d。

(3)外治疗法:①柑橘皮、凤仙花、豨莶草、透骨草、石菖蒲、洋甘菊、刺五加、杏仁,煎水后浸泡患甲;②取凤仙花适量,捣烂如泥,外涂患甲,或用柑橘皮适量,加入甘油中浸泡后,外搽患甲。

【预防与护理】

1. 避免指甲外伤和长期接触水及化学物质。

2. 祛除诱因,积极治疗引发甲纵裂的疾病。

3. 加强营养,多食含维生素 A、维生素 B 及铁的饮食。

第十一节　嵌　　甲

嵌甲是甲侧缘生长过度,嵌入甲沟的软组织内,引起疼痛和局部炎症的甲病。本病较常见,多因修甲不当、穿鞋不合适及局部长期受挤压所致。

【诊断要点】

1. 好发于足踇趾甲,也可见于手足其他各甲。

2. 损害为甲板侧缘过度生长,陷入甲沟的软组织内,常引起疼痛和局部炎症,也可继发感染或引发肉芽组织增生。

【治疗方法】

1. 一般治疗

(1)全身治疗:无特殊疗法。主要以治疗继发感染为主,可选择适当抗生素治疗,如青霉素等。

(2)局部治疗:应尽早拔除病甲或将甲板陷入部分切除。有继发感染者,可以1∶8000高锰酸钾溶液外洗,然后外涂0.5%新霉素软膏或杆菌肽软膏。

2. 中医治疗

(1)辨证施治:①湿热蕴阻证,治以清热利湿,方用龙胆泻肝汤加减;②热毒蕴结证,治以清热解毒,方用五味消毒饮加减。

(2)中成药:①龙胆泻肝丸6g,口服,3/d;②黄连解毒片5片,口服,3/d。

(3)外治疗法:①大黄、朴硝、黄柏、鱼腥草、野菊花、蒲公英、木芙蓉、明矾,煎水后浸泡患甲;②局部红肿、疼痛者,可外敷金黄膏或玉露膏;③红肿消退后,可拔除病甲,以生肌玉红膏纱布包扎换药。

【预防与护理】

1. 避免局部长期受挤压,宜穿宽松鞋子。

2. 注意劳动保护,防止指(趾)甲损伤,如有甲损伤,应积极治疗,防止继发感染。

第十二节 20甲营养不良

所有指(趾)甲发生营养不良改变,称为20甲营养不良,为一种原因不明的罕见疾病,特征表现为指(趾)甲出现纵嵴、变脆,失去光泽,浑浊。本病分为先天性和获得性两种,前者为常染色体显性遗传,获得性病因不明,可能与多种因素造成的甲损害有关。扁平苔藓、银屑病、斑秃、白癜风、色素失禁症等均可引起本病。

【诊断要点】

1. 指(趾)甲出现纵棘、变脆,失去光泽,浑浊。或出现点状凹陷。部分患者以甲板裂开为特征性表现。

2. 一般无自觉症状。严重时影响工作和社交。

3. 一般多见于儿童,数年后可自然缓解。

【鉴别诊断】 甲真菌病　指(趾)甲多分期受累,伴手足癣,真菌镜检和培养阳性。

【治疗方法】 对其他疾病伴发的甲营养不良,需积极治疗原发疾病。先天性甲营养不良无特效治疗方法。

第26章 黏膜疾病

第一节 接触性唇炎

接触性唇炎是一种唇部因接触外界物质而发生的局部刺激性、变应性或光敏反应的黏膜疾病。以唇黏膜红肿、水疱、糜烂或干燥、脱屑、皲裂为特征。本病常见于妇女，多由于各种化妆品，如油彩、唇膏等和用于局部治疗某些皮肤病的外用药物所致。

【诊断要点】

1. 有明显的接触史，常于接触刺激性物质后数小时或数日内出现损害。

2. 损害主要局限于唇部，病变范围与接触面积基本一致，但也可蔓延到周围皮肤。

3. 急性期损害为唇黏膜红肿、水疱，甚至糜烂、结痂，长期不愈的慢性者常表现为唇黏膜干燥、脱屑、肥厚或皲裂。

【鉴别诊断】

1. 剥脱性唇炎　损害易发生于下唇红缘处，表面结痂及鳞屑，脱落后露出红而发亮的表面，唇红干燥、皲裂。病程较长，可持续数月至数年。

2. 光化性唇炎　唇部干燥、脱屑性损害发生在暴晒阳光之后，每于夏季加重或诱发。

3. 腺性唇炎　可见到肥大的腺体和扩张的腺管开口部，有时可摸到囊肿形成的结节。

【治疗方法】

1. 一般治疗

(1)全身治疗:祛除各种致病因素。①口服维生素C、维生素B_2及复合维生素B;②病情较重者,可酌情口服皮质类固醇激素,如泼尼松等。

(2)局部治疗:停止接触致敏物质。①局部红肿、水疱或糜烂等急性期,可外涂1%甲紫溶液;②干燥、脱屑或皲裂等慢性期,可短期外搽皮质类固醇激素制剂,如1%氢化可的松软膏、氟轻松软膏或0.075%地塞米松霜,后外用0.03%他克莫司软膏维持。

2. 中医治疗

(1)辨证施治:①脾胃湿热证,治以清泻胃热,方用清胃散加减;②血虚风燥证,治以养血润燥,方用养血润肤汤加减。

(2)中成药:①龙胆泻肝颗粒6g,口服,3/d;②清解片5片,口服,2/d。

(3)外治疗法:①局部红肿、水疱、糜烂,可用康复新液湿敷,或金银花、甘草各适量,煎水后外搽或湿敷唇部;②局部干燥、脱屑、皲裂,可用冰硼散调麻油外涂,或用蛋黄油、甘草油外搽。

(4)其他治疗:黄连、苦参、儿茶、白鲜皮、蛇床子、地肤子,煎水外洗唇部;唇部红肿明显,可外涂黄连软膏。

【预防与护理】

1. 避免接触外界刺激性物质,勿滥用油彩、唇膏等化妆品。

2. 局部忌用有刺激性的外用药物,防止继发感染。

3. 饮食宜清淡,多食含维生素丰富的新鲜蔬菜和水果。

第二节　剥脱性唇炎

剥脱性唇炎是一种唇黏膜的慢性浅表性脱屑性炎症。以唇红缘干燥、结痂、皲裂及反复脱屑为特征。本病多见于年轻女性,神经质的女性尤易患此病,每因情绪波动而发病。常与局部化学因素如唇膏、油彩等刺激或有咬唇、舔唇的不良习惯等有关。本病属中医学“唇风”“紧唇”等范畴。

【诊断要点】

1. 病变仅局限于唇红缘处，尤以下唇为多见。

2. 损害常自下向中部开始，逐渐扩展至整个下唇或上唇，表面结痂及鳞屑，脱落后露出鲜红而发亮的表面，唇红缘往往干燥而发生皲裂，易出血。

3. 自觉局部灼热、疼痛或有触痛感。

4. 病程慢性，可持续数月或数年之久。

【鉴别诊断】

1. 接触性唇炎　有明显接触史，症状的轻重常与接触物有关，斑贴试验阳性。

2. 光化性唇炎　与日光照射有直接关系，唇黏膜损害常发生在阳光暴晒之后，每于夏季加重或诱发。

3. 腺性唇炎　唇黏膜损害为有肥厚的黏液腺，可见到肥大的腺体和扩张的腺管开口部，有时可摸到囊肿形成的结节。

【治疗方法】

1. 一般治疗

(1)全身治疗：寻找病因，给予对症治疗。同时酌情口服维生素C、维生素B_2或复合维生素B等。

(2)局部治疗：①局部可短期外涂皮质类固醇激素软膏，如1%氢化可的松软膏等。或外涂非甾体类抗炎药，如氟芬那酸丁酯软膏等；②有皲裂者，外搽2%硝酸银溶液，也可外用黏膜溃疡膏；③准分子激光联合0.03%他克莫司软膏治疗。

2. 中医治疗

(1)辨证施治：①风火上乘证，治以疏风清热，方用双解通圣散加减；②脾胃积热证，治以清泻胃热，方用清胃散加减；③血虚化燥证，治以养血润燥，方用养血润肤汤加减。

(2)中成药：①六神丸10粒，口服，3/d；②六味地黄丸9g，口服，3/d。

(3)外治疗法：①白鲜皮、蛇床子、川槿皮、地肤子、苦参、地骨皮，煎水后外洗唇部；②皲裂灼痛较甚者，可用青吹口散调麻油外涂；③痂皮较厚，鳞屑较多者，可用甘草蛋黄油外涂。

(4)其他治疗：①紫草及当归各等份，加入适量麻油外涂黄连软膏后，去渣存油，外搽唇部；②局部红肿、出血者，可外涂黄连软膏或以冰硼散吹之。

【预防与护理】

1. 注意口腔卫生，避免风吹或日晒等外界因素刺激，戒除咬唇、舔唇的不良习惯。

2. 避免接触化学物质刺激，勿滥用口红、唇膏及油彩等化妆品，局部禁用刺激性药物。

3. 宜清淡饮食，多食新鲜蔬菜和水果，忌食辛辣等刺激性食物，勿吸烟。

第三节　光线性唇炎

光线性唇炎又称夏季唇炎，是一种对光线过敏所致的唇部湿疹样改变。以日光暴晒后唇黏膜红肿、水疱、糜烂、结痂或干燥、脱屑、皲裂等湿疹样改变为特征。本病常见于农民、渔民及户外工作者，男性多于女性，常在夏季发病或加重，与日光照射有密切关系。属中医学“唇风”的范畴。

【诊断要点】

1. 病变发生于唇黏膜，尤以下唇部常见。

2. 损害分两种类型，急性期损害为唇黏膜红肿、水疱、糜烂、结痂或溃疡，易出血，愈后有瘢痕；慢性期损害为下唇干燥，脱屑或皲裂。长期不愈者，唇黏膜粗糙。角化过度，发展为疣状结节，可演变为鳞状细胞癌。

3. 自觉有局部紧绷、灼热及疼痛感。

4. 多在日光暴晒后发病，有明显的季节性，春末起病，夏天加重、秋天减轻或消退。

【鉴别诊断】

1. 接触性唇炎　有明确的接触史，症状轻重与接触物有关。避免接触致敏物质后，症状减轻或消退，斑贴试验常阳性。

2. 盘状红斑狼疮　唇部可见鳞屑、结痂与皲裂等表现，境界清楚，边缘浸润，有扩大的毛囊口以及萎缩，还有毛细血管扩张等改变，唇以外部位亦可见到类似病变。

3. 扁平苔藓　常表现为斑片状损害，可上覆鳞屑、痂皮与皲裂等。其排列常成网状、花纹状或环状，周围可见散在性紫红色、多角形的扁平丘疹。

【治疗方法】

1. 一般治疗

(1)全身治疗：可内服羟氯喹，复合维生素 B、烟酰胺、对氨苯甲酸或静脉注射硫代硫酸钠等。

(2)局部治疗：①局部外涂避光软膏，如 5%奎宁软膏、5%二氧化钛软膏等；②短期外搽皮质类固醇激素软膏，如 1%氢化可的松软膏等；③有溃疡者，可外用康复新液湿敷或搽黏膜溃疡膏。

2. 中医治疗

(1)辨证施治：①风热壅盛证，治以疏风清热，方用双解通圣散加减；②脾胃湿热证，治以清泻胃热，方用清胃散加减；③胃阴亏损证，治以养胃润燥，方用养阴益胃汤加减；④心脾积热证，治以清热解毒，方用清凉甘露饮加减。

(2)中成药：①黄连上清丸 6g，口服，2/d；②通宣理肺丸 9g，口服，2/d。

(3)外治疗法：①黄柏、黄连、野菊花、蒲公英、苦参、地肤子，煎水后外洗唇部；②局部红肿、水疱，可用三黄洗剂外搽或用冰硼酸干扑；③糜烂、结痂，可用黄连软膏或冰硼散调麻油外涂。

(4)其他治疗：鲜马齿苋适量，捣烂取汁，外搽患处。局部红肿、皲裂、出血，可用铜粉丸泡水外洗患处，或以紫草当归油外涂。

【预防与护理】

1. 寻找病因，祛除诱发因素，如唇膏、某些食物或药物。

2. 避免直接暴晒于阳光下，外出时可戴阔边帽或撑伞等，戒除咬唇、舔唇的不良习惯。

3. 饮食宜清淡，多食蔬菜和水果，忌食辛辣等刺激性食物，勿吸烟。

第四节　腺性唇炎

腺性唇炎又称唇部黏液腺炎，是一种唇部异位涎腺的增生和继发炎症性改变的唇部疾病。以下唇增厚、外翻，伴有唇红黏液腺增生、腺管口扩张、黏液分泌和不同程度的炎症反应为特征。本病多发生于儿童或青年期，病因不明，可能为先天常染色体显性遗传或后天性，如与局部化学性刺激及吸烟、口腔卫生不良或外伤等因素有关。少数病例可发生癌变。属于中医学“茧唇”的范畴。

【诊断要点】

1. 好发于下唇、上唇及颊黏膜，可同时有肥厚的黏液腺。

2. 损害主要为下唇肿胀、外翻、唇红缘及唇内侧有多数界限清楚的黏液腺管开口，黏液样或黏液脓性分泌物增多。

3. 唇黏膜表面可触及有砂粒样的黏液腺管口。

4. 自觉局部绷紧感、触痛或感觉过敏。

【鉴别诊断】

1. *剥脱性唇炎*　损害以唇红缘表面结痂、鳞屑、干燥或皲裂为主，鳞屑脱落后露出红而发亮的光滑表面，常反复发作，可持续数月或数年。

2. *光线性唇炎*　唇黏膜损害常发生在阳光暴晒之后，多在夏季发病或加重，秋冬季可缓解或消退。

3. *唇癌*　唇缘部硬结高凸，日渐增大，表面结痂、皲裂。溃烂后流黄色恶臭分泌物，肿块形状不一，坚硬作痛。

【治疗方法】

1. 一般治疗

(1)全身治疗：寻找病因，祛除诱发因素。①给予10%碘化钾溶液口服，或配合内服维生素C、维生素B_2及复合维生素B等；②对炎症性或化脓性者，可选择抗生素治疗。

(2)局部治疗：①局部短期外用皮质类固醇激素软膏，如1%氢化可的松软膏等；②有脓肿或瘘道时，应切开引流，局部以0.5%新霉素溶液或软膏换药。

2. 中医治疗

(1)辨证施治：①脾胃蕴热证，治以清泻胃热，方用清胃散加减；②肝肾阴亏证，治以滋肝养肾，方用六味地黄汤加减。

(2)中成药：①六神丸10粒，口服，2/d；②龙胆泻肝颗粒6g，口服，3/d。

(3)外治疗法：①大黄、苦参、黄柏、皂角刺、白芷、丹参，煎水后外洗唇部；②局部外搽清凉软膏或5%没药酊；③红肿明显者可外敷玉露膏；④有脓肿和瘘道时，切开引流后可外涂生肌玉红膏。

(4)其他治疗：①鲜十大功劳叶适量，捣烂取汁，捣搽患处；②黄连、乳香及没药各等份，研细末，以花椒油调匀后，外涂患处。

【预防与护理】

1. 注意口腔清洁卫生，避免滥用口红、唇膏及油彩等化妆品。

2. 饮食宜保持清淡，忌食辛辣等刺激性食物。戒除烟、酒。

3. 有恶变迹象时，应早期诊断、早期治疗，必要时应行手术切除等根治疗法。

第五节　阿弗他口炎

阿弗他口炎又称复发性口腔溃疡，是一种反复发作的口腔黏膜浅表性溃疡。以口腔黏膜复发性、单发或多发的、孤立的、圆形或椭圆形浅表溃疡，伴剧烈的自发性烧灼样疼痛为特征，本病是最常见的黏膜疾病，发病率较高，尤以女性多见，常初发于学龄儿童及青年期，中年以上可有不同程度的复发。病因尚不明确，主要与免疫系统失调、微量元素缺乏、内分泌功能紊乱、细菌或病毒感染等多种因素有关。属于中医学"口疮""口疳"等范畴。

【诊断要点】

1. 好发于唇内侧、颊黏膜、舌缘或舌尖等处。

2. 损害为圆形或椭圆形、扁豆大小、边界清楚的红斑或淡黄色丘疱疹，单个或多个。表面变白，逐渐形成溃疡，周围红晕明显，边缘整齐，基底柔软，表面覆以淡灰色或黄色薄膜，愈后不留瘢痕。

3. 常有剧烈的烧灼样疼痛，咀嚼或接触酸辣等刺激性食物时更为明显。

4. 溃疡常在 1～2 周自愈，但易反复发作而迁延数年。

【鉴别诊断】

1. 贝赫切特综合征（白塞病）　除口腔黏膜损害外，尚有眼及生殖器黏膜损害，常伴有结节性红斑、毛囊炎及血栓性静脉炎等多种症状。

2. 复发性坏死性黏液腺周围炎　本病好发于软腭、咽旁、唇、舌等处，溃疡深大，边缘高起坚韧，愈后留有瘢痕。

3. 单纯疱疹　常发生于口唇周围或口腔黏膜，多为小而浅的疱疹性或溃疡性病变，密集成簇分布，常常只有 1 片。

【治疗方法】

1. 一般治疗

(1)全身治疗：寻找病因，给予相应处理，此外，还可酌情采用下列方法：①组胺球蛋白肌内注射，可减轻症状和防止复发；②维生素治疗，可选择维生素 B_2、维生素 B_6 或复合维生素 B、维生素 C 等口服；③左旋咪唑（左旋西咪唑）或咪唑酸酯口服，对某些病例有一定疗效；④激素治疗，对重症病人可考虑内服皮质类固醇激素，如泼尼松等；⑤炎症明显者可口服四环素，局部疼痛严重者给予止痛和镇静药；⑥功能紊乱者可试用胎盘组织液或丙种球蛋白、转移因子、胸腺素等以提高细胞免疫功能。

(2)局部治疗：以止痛、消炎、保护溃疡面和促进预后为原则。①短期外用各种皮质类固醇激素制剂，如1%氢化可的松软膏、氟轻松软膏等；②大片的剧痛溃疡可用醋酸氢化可的松或曲安奈德混合液做病变基底部浸润注射，也可加等量普鲁卡因注射；③2%甲紫溶液或金霉素溶于温水中含漱后咽下；④也可用康复新液、复方硼酸溶液等含漱；⑤溃疡少而小的病人，可外用2%硝酸银溶液或10%三氯醋酸酊涂布溃疡面；⑥剧痛难忍的溃疡，可用2%丁卡因或1%普鲁卡因涂抹或含漱；⑦应用半导体激光或CO_2激光治疗。

2. 中医治疗

(1)辨证施治：①脾胃炽热证，治以清热和胃、泻火解毒，方用清胃散合导赤散加减；②阴虚火旺证，治以滋阴降火、养血清热，方用知柏地黄汤加减；③脾胃虚弱证，治以健脾益气、利湿解毒，方用参苓白术散合银花解毒汤加减；④心火亢盛证，治以清心泻火、养心安神，方用导赤散合补心汤加减；⑤上热下寒证，治以育阴潜阳、引火归原，方用金匮肾气丸加减。

(2)中成药：①知柏地黄丸9g，口服，3/d，适用于阴虚火旺者；②补中益气丸9g，口服，3/d；③黄连上清片6片，口服，3/d。

(3)外治疗法：①金银花、白菊花、蒲公英、黄连、薄荷、甘草，煎水后含漱，徐徐咽下；②人中白、儿茶、青黛、黄柏、冰片、硼砂、薄荷，研细末后用水调匀，外涂溃疡面；③可选用冰硼散、锡类散、青吹口散及柳花散等，外吹患处。

(4)其他治疗：①野蔷薇根适量，煎浓汁，稍稍含漱，温含冷吐；②西瓜汁徐徐饮之，冬季可用西瓜翠衣煎水饮；③针刺疗法，取承浆、合谷、人中、长强、委中、后溪等穴；④耳针疗法，取神门、心、脾、胃、肝、肾、内分泌等穴。

【预防与护理】

1. 注意口腔清洁卫生，避免局部创伤，拔除残存牙根与牙冠。掌握正确的刷牙方法。

2. 宜清淡饮食，不能过食辛辣、油炸及烧烤等刺激性食物，多食新鲜蔬菜和水果。保持大便通畅。

3. 避免不良精神刺激，保持心情舒畅，加强身体锻炼，戒除烟、酒，生活规律化。

第六节　黏膜白斑

黏膜白斑是一种发生于口腔、外生殖器黏膜的角化过度的色斑片，为癌前期病变。以口腔黏膜、外阴部黏膜发生大小、形状不同的表浅白斑，粗糙、增厚、变硬为特征。本病多发生于40岁以上的中老年人。口腔白斑以男性多见，外阴白斑多见于女性，也可见于男性龟头及包皮内翻等部位。发病原因不明，可能与黏膜部位的慢性刺激等因素有关。属中医学“口疮”“阴疮”的范畴。

【诊断要点】

1. 口腔白斑：好发于颊、舌和唇黏膜等处，早期损害为境界清楚的点状或条纹状的小斑片，呈微亮的乳白色，表面光滑如薄膜，晚期可变粗糙、增厚、变硬，呈疣状或乳头瘤状增殖。

2. 外阴白斑：主要见于女阴部位。好发于阴蒂、小阴唇或大阴唇内侧等处，损害为单个或数个边缘清楚的带灰白色的肥厚性斑片，表面粗糙、变硬，可呈乳头瘤状增殖，甚至糜烂或溃疡。

3. 多无明显症状。口腔白斑用舌舔时感到粗糙，对热及刺激性食物敏感。外阴白斑可伴有瘙痒或灼热、疼痛感。

4. 组织病理学示表皮角化过度、棘层肥厚和真皮内淋巴细胞与组织细胞浸润。

【鉴别诊断】

1. 白癜风　为局限性皮肤色素消失，边缘清楚，患处毛发也往往变白，但不引起萎缩、增厚或脱屑等其他变化，不伴任何主观症状。

2. 扁平苔藓　斑片状损害，临床上极似白斑，其排列常呈网状、花纹状，而且周围可见散在性紫红色、多角形的扁平丘疹。组织病理学检查有诊断价值。

【治疗方法】

1. 一般治疗

(1)全身治疗：寻找病因，祛除诱发因素。可试服维生素A、维生素B_2或复合维生素B及维生素C、维生素E等。

(2)局部治疗：①炎症明显，局部可短期外用皮质类固醇激素制剂，如1%氢化可的松软膏、氟轻松软膏等，或外用0.03%他克莫司软膏；②伴有感染时局部应用抗生素制剂，如0.5%新霉素软膏及红霉素软膏等；③角化过度，可外用维生素A酸软膏、氟尿嘧啶软膏等；④瘙痒明显，局部外搽止痒剂，如苯唑卡因霜、达克罗宁霜或柳酚酊等；⑤皮损小者，可行冷冻或激光治疗；⑥如确诊其有癌变倾向，应考虑做手术切除。

2. 中医治疗

(1)辨证施治：①肝肾阴虚证，治以滋补肝肾，方用六味地黄汤加减；②气血两亏证，治以补养气血，方用八珍汤加减；③肝郁脾虚证，治以疏肝理脾，方用逍遥散加减；④脾肾阳虚证，治以温肾健脾，方用肾气丸合理中汤加减。

(2)中成药：①六味地黄丸6g，口服，3/d；②六神丸10粒，口服，2/d；③龙胆泻肝颗粒6g，口服，3/d。

(3)外治疗法：①淫羊藿(仙灵脾)、蛇床子、益母草、苦参、蒲公英、防风、三棱、莪术、鹿衔草、潼蒺藜，煎水后漱，或坐于药液中洗浴外阴；②口腔白斑，可以青吹口散油膏外涂，或以冰硼散、锡类散等吹敷患处；③外阴白斑，可用血竭、生蒲黄、樟丹、蛤粉、白芷及枯矾各适量，共研细末，以香油调匀后涂搽患处；④黏膜白斑萎缩瘙痒者，用淫羊藿、鹿衔草及覆盆子各等份研细末，油调涂患处。

(4)其他治疗:①鲜白蓼花 1 味,水煎浓缩后制成蜜膏,内服;②一枝黄花、淫羊藿、白鲜皮、艾叶、花椒、土槿皮、十大功劳叶、冰片,煎水含漱或外洗患处;③针刺疗法,口腔白斑取承浆、人中、长强、合谷等穴;外阴白斑取曲池、横骨、三阴交、太溪等穴;④耳针疗法,取神门、肺、脾、胃、内分泌等穴。

【预防与护理】

1. 祛除局部刺激性因素,注意口腔清洁卫生,少食过热饮料及刺激性食物,戒除烟酒。外阴部应经常清洗,保持局部干燥、清洁。

2. 局部避免应用腐蚀性药物,定期复查,防止癌变。如有恶变倾向,应及时行手术切除等治疗。

3. 避免不良情绪刺激,保持心情舒畅,树立治愈疾病的信心。

第七节　阴茎珍珠状丘疹病

阴茎珍珠状丘疹病又称阴茎多毛样乳头瘤,是指环绕阴茎冠状沟的成串珠样的小珍珠状丘疹。以阴茎冠状沟发生成串珠样排列的小珍珠状丘疹,无任何症状为特征。本病主要发生于青年和成人,常见于 20—50 岁的病人,可能为生理发育上的变异,不引起任何功能上的障碍。

【诊断要点】

1. 好发于阴茎冠状沟,尤以背侧常见,也可环绕整个冠状沟,偶可分布于龟头及系带上。

2. 损害为成串珠样排列的白色、黄色或淡红色的半透明的小珍珠状丘疹,直径 1～2mm,呈圆锥状、球状或不规则形,质较硬,互不融合。

3. 无自觉症状,无触痛,也不破溃,不引起任何功能障碍。

【鉴别诊断】

1. 尖锐湿疣　损害初发为淡红色柔软的小丘疹,以后逐渐增大、增多,部分融合而形成乳头状、菜花样或鸡冠状,常有性接触传染史。

2. 生殖器疱疹　多发生于龟头、冠状沟及尿道口;损害为1个或多个红色小丘疹,迅速变成小水疱,可形成糜烂或溃疡,伴有烧灼样痛,常有性接触传染史。

【治疗方法】 本病良性,一般无须治疗。较严重者,可外涂氟尿嘧啶软膏,或用激光、冷冻、高频电灼等治疗。中医治疗可应用五妙水仙膏局部点治。

【预防与护理】

1. 注意局部清洁卫生,经常清洗包皮垢,避免局部不良刺激。

2. 有包皮过长或包茎者,应考虑做包皮环切术。

第八节　龟　头　炎

龟头炎是指龟头黏膜的炎症,临床上常和包皮炎同时存在,统称为龟头包皮炎,是由各种不同原因引起的急慢性炎症性病变。以龟头和包皮水肿性红斑、糜烂、渗液或干燥、脱屑为特征。本病主要发生于青春期以后的青年和成人,好发于有包皮过长或包茎的病人。属于中医学"龟头肿痛"的范畴。

【诊断要点】

1. 主要发生于龟头黏膜和包皮内面,也可累及整个阴茎。

2. 损害为外阴部潮湿,阴茎皮肤发红、肿胀。龟头黏膜包皮内面充血、水肿及糜烂。继发细菌感染后,可发生浅小溃疡,有恶臭的乳白色脓性分泌物。

3. 自觉局部瘙痒、灼热及疼痛。

4. 一般无全身症状。严重者可有畏寒、发热及全身不适症状。

【鉴别诊断】

1. 单纯疱疹　损害以密集成群的针头大小的水疱为主,破裂后露出糜烂面,逐渐干燥、结痂。可有自愈倾向。

2. 固定型药疹 损害发生在服药之后,表现为红斑、水疱及糜烂等,停用致敏药物后常可自愈。

【治疗方法】

1. 一般治疗

(1)全身治疗:寻找诱发因素,针对病因给予相应处理,一般可选择抗生素治疗,如青霉素或磺胺类药物等。

(2)局部治疗:①急性期糜烂、渗液,选用康复新液、硼酸水、0.5%新霉素溶液或间苯二酚-依沙吖啶液外洗或湿敷;②亚急性期结痂,浸润,可用新霉素糠馏油糊剂外涂,或外用四环素氧化锌糊剂;③慢性期干燥、脱屑,可用四环素可的松软膏外搽;④有溃疡者,可外用黏膜溃疡膏。

2. 中医治疗

(1)辨证施治:①肝经湿热证,治以清利湿热,方用龙胆泻肝汤加减;②阴虚内热证,治以滋阴清热,方用知柏地黄汤加减。

(2)中成药:龙胆泻肝颗粒6g,口服,3/d。

(3)外治疗法:①大黄、黄柏、苦参、蒲公英、龙胆草、蛇床子、皮硝、冰片,煎水后外洗或湿敷;②局部可外涂青吹口散油膏或青黛油膏,也可外扑冰硼散或锡类散等;③有溃疡者,可用生肌玉红膏外敷或外用生肌散。

(4)其他治疗:①鲜鱼腥草适量,煎水后加入适量明矾,外洗患处;②鲜十大功劳叶适量,捣烂取汁,涂搽患处;③玉露散以香油调匀后涂搽患处。

【预防与护理】

1. 注意保持局部清洁卫生,避免不良刺激,经常清洗包皮,防止继发感染。

2. 如有包皮过长或包茎者,应做包皮环切术,以祛除诱发因素。

3. 饮食应清淡,适当限制辛辣、油腻等刺激性食物。戒除烟、酒。

第九节　糜烂性龟头包皮炎

糜烂性龟头包皮炎是由于包皮过长、包皮垢过量积聚，刺激局部所致的龟头和包皮的糜烂渗出性炎症。以龟头和包皮内侧红肿、糜烂，有黄色的乳酪样恶臭渗液为特征。本病主要发生于青春期以后的成年人。属于中医学“袖口疳”“臊疳”等范畴。

【诊断要点】

1. 常有包皮过长或包茎，包皮内侧面及冠状沟和龟头表面有包皮垢过量积聚。

2. 损害为龟头和包皮内侧潮红、肿胀及糜烂，有黄色的乳酪样恶臭渗液。严重时可形成浅在溃疡。包皮肿胀明显形成炎性包茎而影响排尿。

3. 局部有瘙痒或剧烈的疼痛，严重者可有畏寒、发热、全身不适等症状。

【鉴别诊断】

1. 单纯疱疹　损害为密集成群的小水疱，破裂后出现糜烂面、干燥及结痂。

2. 固定型药疹　损害以红斑、水疱及糜烂为主，但常发生在服药之后，停药后易愈合。

【治疗方法】

1. 一般治疗

(1)全身治疗：可酌情选用抗生素治疗，如青霉素、四环素或磺胺类药物等。

(2)局部治疗：患处可用 1∶8000 高锰酸钾溶液浸洗，康复新液湿敷，再外涂 0.5％新霉素软膏。

2. 中医治疗

(1)辨证施治：①湿热下注证，治以清热利湿，方用龙胆泻肝汤加减；②热毒蕴结证，治以清热解毒，方用黄连解毒汤加减。

(2)中成药：龙胆泻肝颗粒 6g，口服，3/d。

(3)外治疗法：用大黄、黄柏、苦参、明矾，煎水后将包皮上翻浸洗，再外涂青吹口散油膏，或外扑青黛散、冰硼散等。

(4)其他治疗：①鲜马齿苋适量，煎水后浸洗患处；②裸花紫珠、地锦草，煎水后浸洗患部。

【预防与护理】

1. 注意局部清洁卫生，经常将包皮翻转后清洗包皮污垢，保持局部干燥，避免不良刺激。

2. 发作期应限制辛辣、油腻等刺激性饮食，戒除烟、酒。

3. 局部炎症控制后应做包皮环切术，以祛除诱发因素。

第 27 章　遗传性皮肤病

第一节　鱼　鳞　病

鱼鳞病是一种常见的遗传性角化障碍性皮肤病。以皮肤干燥、粗糙，伴有鱼鳞状鳞屑为特征。本病为先天性，自幼即有，多在 1—4 岁发病，随年龄增长而加剧，至青春期最显著，以后可停止发展。常有家族史，冬重夏轻。属于中医学“蛇皮癣”的范畴。

【诊断要点】

1. 好发于四肢伸侧及躯干部，常对称性分布，严重者可波及全身。

2. 损害为皮肤干燥、粗糙，表面覆有淡褐色至深褐色的糠秕状或菱形、多角形的鱼鳞状鳞屑，常伴有掌跖角化或皮纹显著，头皮有糠秕状脱屑等。

3. 一般无自觉症状，偶可有轻微的痒感。

4. 病程慢性，与季节关系密切，常于冬季加重，夏季减轻。

【鉴别诊断】

1. 黑棘皮病　多侵犯腋窝及腹股沟等处，皮损呈黑褐色斑块及乳头瘤样增殖，可并发癌瘤，一般多见于成人。

2. 鳞状毛囊角化病　多发生于躯干及股外侧，皮损为与毛囊一致的圆形小片状鳞屑，中央有小黑点，一般不融合。

3. 毛周角化病　皮损为针头大小的尖顶性毛囊角化丘疹，质硬，中央有毳毛卷曲在内或穿出，常见于上臂和大腿外侧。

【治疗方法】

1. 一般治疗

(1)全身治疗:可试用较大剂量维生素 A 注射或内服,也可应用芳香维生素 A 酸乙酯、维生素 E 等治疗。

(2)局部治疗:①外用润肤油膏,如 10%尿素软膏、0.1%维 A 酸软膏及 30%鱼肝油软膏等;②局部应用角质松解药,如 5%水杨酸软膏、5%硫黄煤焦油软膏或 40%～60%丙二醇水溶液等;③可酌情选择紫外线照射、淀粉浴或矿泉水浴等。

2. 中医治疗

(1)辨证施治:①血虚风燥证,治以养血活血、润燥息风,方用养血润肤汤加减;②瘀血阻滞证,治以活血化瘀、养肤润燥,方用血府逐瘀汤加减。

(2)中成药:①十全大补丸 9g,口服,3/d,适用于血虚风燥证患者;②大黄䗪虫丸 3g,口服,3/d,适用于瘀血阻滞证患者。

(3)外治疗法:①皮肤干燥、粗糙、脱屑,可选用杏仁、桃仁、胡麻仁、郁李仁、火麻仁及胡桃仁各适量,共捣烂如泥,水煎后外洗,外涂胡桃膏或羊髓膏;②皮肤粗糙、增厚、皲裂,可选用大黄、透骨草、桂枝、桃仁、当归、丹参、地骨皮、皂角刺煎水外洗,然后外涂润肌膏或当归膏。

(4)其他治疗:①大风子油、蛋黄油和甘草油混匀后外涂患处;②白芝麻适量,加入麻油中以文火煎熬至枯黄成糊状,温后外涂患处;③针刺疗法,取血海、风池、肾俞、曲池、绝骨、阴陵泉等穴;④耳针疗法,取交感、内分泌、肾上腺、肺区、上肢、下肢等区域。

【预防与护理】

1. 避免近亲结婚。加强皮肤护理,防止皮肤干燥,禁用碱性肥皂洗浴。可适当外涂护肤油脂,保持皮肤柔润。

2. 冬季应避免寒冷刺激,注意衣着保暖,防止暴露部位皮肤受冻。

3. 注意饮食营养,多食新鲜蔬菜和水果及动物肝脏、蛋黄、豆类食品，忌食辛辣等刺激性食物。戒除烟、酒。

第二节　掌跖角化病

掌跖角化病是一种掌跖部皮肤呈弥漫性或局限性角化过度遗传性皮肤病。以掌跖部角质蛋白过度形成，产生弥漫性局限性的掌跖皮肤增厚为特征。本病多在婴儿期开始发病，随年龄增长而加剧，少数可自青春期发病，可持续终身。男女发病率大致相等。常有家族史。

【诊断要点】

1. 病变局限于掌及跖部，偶尔可累及手背、足背等处，呈对称性分布。

2. 损害为皮肤增厚、变硬、光滑、发亮、干燥，呈淡黄色、棕色或黑色，边缘清晰。常于冬季发生皲裂。可伴有掌跖多汗，甲增厚、浑浊、弯曲或有纵嵴。

3. 一般无自觉症状，偶有瘙痒，皲裂较甚时有疼痛及触痛感。

4. 组织病理示表皮角化过度、颗粒层和棘层增厚、真皮浅层有轻度炎性细胞浸润。

【鉴别诊断】

1. 手、足癣　损害可发生角化过度，除掌跖增厚外，尚有脱屑，指(趾)甲常被累及，刮下鳞屑中能找到真菌。

2. 慢性湿疹　掌跖部慢性湿疹常有急性发作史，境界常不清楚，不一定对称，可为局限性，其他部位也常有湿疹损害，自觉瘙痒明显。

【治疗方法】

1. 一般治疗

(1)全身治疗：无特殊治疗。可试服维生素 A 及维 A 酸、维生素 E 等。

(2)局部治疗：①局部外用角质溶解剂，如 5%水杨酸软膏，

30%尿素软膏、0.1%维生素 A 酸软膏，或局部外用复方氟米松软膏等；②病情严重，丧失活动能力，可考虑分层皮肤移植术。

2. 中医治疗

(1)辨证施治：①脾虚血亏证，治以健脾养血，方用八珍汤加减；②阴虚血燥证，治以滋阴润燥，方用养血润肤饮加减。

(2)中成药：①理中丸 4.5g，口服，2/d；②当归丸 10 粒，口服，3/d。

(3)外治疗法：①透骨草、地骨皮、王不留行、明矾，煎水后浸泡患处，然后选用风油膏、玉黄膏或独角莲膏，交替外用；②猪脂及白蜡各适量，先将猪脂以文火熬化后入白蜡，再兑入少量轻粉调匀，待凉成膏后涂搽患处。

(4)其他治疗：①常服苍术膏、当归膏等中成药；②鲜山药、白木耳、冰糖，加水蒸煮，常服之；③针刺疗法，取合谷、曲池、血海、三阴交、绝骨、太溪、后溪、脾俞等穴；④耳针疗法，取内分泌、手、足，脾、胃、神门、交感等穴。

【预防与护理】

1. 注意皮肤护理，避免用碱性肥皂洗涤患处，局部不滥用刺激性或腐蚀性的外用药物。

2. 避免接触汽油、油漆、乙醇及苯等化学物质，防止皮肤外伤。

3. 多食新鲜蔬菜、水果，忌食辛辣等刺激性食物。

4. 冬季注意手足保暖，防止皮肤受冻干裂。

第三节　着色性干皮病

着色性干皮病是一种较少见的由 DNA 修复基因缺陷所致的常染色体隐性遗传性皮肤病。以暴露部位发生色素改变、萎缩、角化和癌变为特征。本病多发生于婴儿期或儿童期，成年后发病者较少见。常有家族史，在 1 个家族中可有多人患病，尤以近亲结婚的子女中常见，与日光照射有密切关系，并易发生癌变。

【诊断要点】

1. 好发于颜面、颈部和双手背等暴露部位，严重时也可累及四肢和躯干部。

2. 损害为多数散在性雀斑样黑色斑点，常较密，可互相融合成不规则的色素沉着斑，伴有皮肤干燥、萎缩及毛细血管扩张。在萎缩处有角化过度或疣状增生。可发展成基底细胞癌或鳞状细胞癌。

3. 对光线敏感，常有畏光、流泪和眼损害。

4. 病人常瘦小、发育差、智力低下。如发生癌变，预后不良。

【鉴别诊断】

1. 雀斑　主要发生于面部，为多数大头针大小灰黄至灰褐色斑点，夏季或行紫外线照射后增剧，不形成皮肤角化、瘢痕及癌变，无血管扩张。

2. 盘状红斑狼疮　面部损害为局限性红斑，呈蝴蝶状分布，毛囊口扩大，可有角质栓嵌入。

【治疗方法】

1. 一般治疗

(1)全身治疗：无特殊治疗，严格防晒。伴泛发基底细胞癌时可口服维A酸。

(2)局部治疗：①局部外用防光剂，如5%对氨苯甲酸搽剂、5%二氧化钛霜及10%氧化锌糊剂等；②角化性损害，可外用氟尿嘧啶软膏或10%硫黄煤焦油软膏等；③有疣状增生或癌变，应早期做适当手术切除或光动力治疗，数量较多者可应用5%咪喹莫特软膏。

2. 中医治疗

(1)辨证施治：①肝火血燥证，治以清肝养血，方用柴胡清肝汤加减；②元气虚弱证，治以益气扶正，方用补中益气汤加减；③肝肾亏损证，治以养肝滋肾，方用六味地黄汤加减。

(2)中成药:①龙胆泻肝丸 6g,口服,3/d,用于早期;②青蒿蜜丸,20g,口服,2～3/d,用于早期;③菊藻丸 10g,口服,3/d,用于癌变;④平消片 5g,口服,3/d,用于癌变;⑤西黄丸 1 丸,口服,2/d,用于癌变;⑥小金丹 1 丸,口服,2/d,用于癌变。

(3)外治疗法:①七叶一枝花、白花蛇舌草、透骨草、地骨皮、石菖蒲、桃仁、红花、桂枝,煎水外洗或浸泡患处;②皮肤萎缩、角化过度,可选择润肌膏或玉黄膏外涂患处;③萎缩处疣状增生或癌变者,可选用藜芦膏外敷患处;④若有腐溃,状如菜花者,可酌情选择五虎丹、皮癌净或消癌散等外用。

(4)其他治疗:①一般轻症,可选用蛋黄甘草油外涂局部;②发生癌变者,可取鲜农吉利全草,洗净后捣烂如泥,外敷患处。

【预防与护理】

1. 避免近亲结婚,防止日光照晒,应用皮肤遮光剂或抗氧化剂,夏季外出应戴宽边草帽或撑遮阳伞。

2. 病人亲属应仔细检查,以便早期发现轻型病人,尽早预防和治疗。

3. 加强营养,多食新鲜蔬菜、水果、动物肝脏、蛋黄及豆类食品等,忌食辛辣等刺激性饮食。

第四节　大疱性表皮松解症

大疱性表皮松解症是一种发生于皮肤和黏膜的大疱性遗传性皮肤病。以轻微机械性损伤后,受压和摩擦部位发生水疱或大疱为特征。本病常自幼年开始发病,男女均可发生,但以男性多见。根据临床特点一般分为单纯性、显性遗传营养不良性和隐性遗传营养不良性 3 种类型。

【诊断要点】

1. 好发于易受压力和摩擦的部位,如关节和手足,尤以掌、跖等处常见。

2. 单纯性大疱性表皮松解症，损害为大小不等水疱和大疱，尼氏征阴性。疱壁紧张而丰满，可破溃、糜烂，但迅速愈合。愈后不留瘢痕，可有色素沉着。黏膜很少受累。

3. 显性遗传营养不良性大疱性表皮松解症，损害为松弛性大疱，尼氏征阳性。愈后留下萎缩性瘢痕，常伴发粟粒疹，有色素障碍，黏膜较少受累。可伴有鱼鳞病、毛周角化病、多汗症或厚甲等。

4. 隐性遗传营养不良性大疱性表皮松解症，损害除松弛性大疱外，常有血疱。尼氏征阳性。愈合留下萎缩性瘢痕和色素障碍。黏膜常易受累，唇、口腔、气管、咽喉、食管、生殖器及肛周等均可累及，并有甲和牙齿发育不良，毛发稀疏或脱落。

5. 病程呈慢性，常反复发作，单纯性者至青春期可获改善，而营养不良性者预后较严重。

【鉴别诊断】

1. *寻常型天疱疮*　多见于中老年人，损害不限于摩擦部位，易侵犯黏膜。表现为外观正常皮肤上起水疱，尼氏征阳性。

2. *脓疱疮*　常见于儿童、极易传染，可呈流行性，开始可为水疱，内容迅速变为脓性，易于破裂，干燥后形成黄色脓痂，易于治愈。

3. *迟发性皮肤卟啉症*　损害好发于手背及日晒部位，对日光过敏，可见多毛，常伴发肝硬化及脂肪变性。

【治疗方法】

1. *一般治疗*

(1)全身治疗：①可选择维生素 E 及枸橼酸钠治疗；②病情严重者应用皮质类固醇激素或免疫抑制药、抗炎药；③有继发感染应选用适当抗生素治疗。

(2)局部治疗：①损害部位局限，一般可外用皮质类固醇激素软膏；②有水疱和大疱，可先用康复新液、复方硼酸水或 1∶2000 醋酸铅溶液湿敷，然后外涂氧化锌糊剂；③损害面积较大，水疱破溃，可用 0.5%新霉素溶液或 0.1%依沙吖啶溶液清洗创面后，再外用

0.5%新霉素糠馏油糊剂或四环素氧化锌等。

2. 中医治疗

(1)辨证施治:①湿热蕴结证,治以清热利湿,方用清脾祛湿饮加减;②脾虚湿盛证,治以健脾祛湿,方用健脾祛湿汤加减;③气阴两虚证,治以益气养阴,方用竹叶石膏汤加减;④脾肾虚证,治以温补脾肾,方用右归饮加减。

(2)中成药:①龙胆泻肝颗粒 6g,口服,3/d;②肾气丸 6g,口服,3/d;③右归丸 6g,口服,2/d。

(3)外治疗法:①大黄、黄柏、苦参、蒲公英、野菊花、千里光、十大功劳叶、威灵仙、芒硝、冰片,煎水外洗或湿敷,然后用青黛散调麻油外涂;②局部可外用清凉膏,如水疱糜烂较重,可以青白散、祛湿散或化毒散香油调敷。

(4)其他治疗:①生地榆及紫草,加入麻油中煎熬至枯黄,去渣,制成消毒油纱布外敷患处;②川黄连、牡蛎、海螵蛸、冰片,共研细末以甘草油调成糊状外敷;③针刺疗法,取合谷、内关、曲池、尺泽、三阴交、阴陵泉、足三里、血海等穴;④耳针疗法,取肾上腺、交感、内分泌、脾、肾等穴。

【预防与护理】

1. 加强皮肤护理,注意保护皮肤,防止过度摩擦及外伤。

2. 水疱破溃后,应注意保持皮肤清洁,防止继发感染。

3. 给予足够的营养和易消化的食物,避免受凉,保持心情愉快,注意休息。

第五节　皮肤松弛症

皮肤松弛症是一种真皮弹力纤维发育障碍的遗传性皮肤病,以皮肤及皮下组织过度松弛、起皱褶,呈悬垂状态为特征。本病可分为先天性和获得性两种类型。先天性皮肤松弛症为一常染色体隐性遗传病,发生于婴儿期,获得性皮肤松弛症常在青春期或以后发生，可能与内分泌或其他全身性障碍有关。

【诊断要点】

1. 好发于眼睑、颜面、颈部、躯干、耳或皱褶部位的皮肤，也可累及全身皮肤。

2. 损害为皮肤及皮下组织过度松弛，起皱褶，可呈悬垂状态，皮肤丧失弹性。儿童常呈现出老年人面貌。

3. 可伴发腹疝、食管弛缓和肺气肿。大血管如主动脉亦常受累，可发生动脉瘤。

4. 组织病理学示真皮内弹力纤维数量减少且短，呈颗粒性退行性变以至溶解。

【鉴别诊断】

1. 弹力过度性皮肤　皮肤呈正常外观，皮肤过度伸展而不松弛。

2. 弹力纤维假黄瘤　颈侧和皱襞部位皮肤可以松弛，但有特征性的黄色丘疹。面部无损害。组织病理学也可鉴别。

3. 神经纤维瘤　皮肤松弛呈局限性，不对称，伴有本病的其他表现如皮肤色素斑和多发性皮肤结节。

【治疗方法】

1. 一般治疗

(1)全身治疗：无特殊疗法，属获得性皮肤松弛症，主要应针对病因进行治疗。呼吸功能测定可早期诊断肺气肿，应做积极的对症处理。

(2)局部治疗：尚无有效疗法，可试用温浴、体疗及透热疗法等，必要时可施行手术切除或整容术，以减轻损坏的外貌。

2. 中医治疗

(1)辨证施治：①血虚失养证，治以养血润肤，方用养血润肤汤加减；②脾气虚弱证，治以补脾益气，方用补中益气汤加减；③肝肾亏损证，治以滋肾养肝，方用六味地黄汤加减。

(2)中成药：①补中益气丸 9g，口服，2/d；②六味地黄丸 6g，口服，3/d。

(3)外治疗法：①透骨草、刺五加、黄精、白蔹、升麻、桃仁、红花、川芎、当归、艾叶，煎水先熏后搽患处；②局部可选择润肌膏或脱色拔膏棍外敷。

(4)其他治疗：①可内服白术膏、当归膏等中成药；②针刺疗法，取合谷、手三里、曲池、尺泽、肝俞、脾俞、肾俞、足三里、阴陵泉、血海等穴；③耳针疗法，取肾上腺、内分泌、肝、脾、肾、交感、皮质下等穴；④推拿、按摩疗法，根据病变部位的不同，施以不同的按摩手法。

【预防与护理】

1. 寻找病因，祛除诱发因素，积极治疗体内感染和内分泌疾病。

2. 注意营养，给予高蛋白、高维生素饮食，少食辛辣等刺激性食物。

3. 加强皮肤护理，避免外伤和继发感染。

第六节　先天性角化不良综合征

先天性角化不良综合征是一种罕见的先天性皮肤黏膜综合征。以皮肤萎缩、色素沉着或色素减退、甲营养不良、黏膜白斑及多系统的外胚叶和一些中胚叶的变化为特征。本病常在儿童期开始发病，几乎全为男性，与性链隐性基因遗传有关。

【诊断要点】

1. 皮损局限在躯干上部、颈和面部，也可累及四肢。

2. 损害为黄褐色或灰褐色斑，间有色素沉着或色素减退，或精细的网状斑片，可有萎缩和毛细血管扩张，呈现血管萎缩性皮肤异色病的表现。

3. 甲营养不良、萎缩、变薄、尖细，甚至畸形。

4. 黏膜白斑，多见于颊黏膜，也可侵犯肛门、尿道黏膜，白斑处可见疣状增厚。

5. 可伴有掌跖多汗、疱疹性结膜炎、齿龈病、食管狭窄和憩室引起的吞咽困难、骨骼畸形、贫血、智力缺陷或脾功能亢进等。

6. 皮肤、口腔、直肠及宫颈等部位皮损易发生恶性变化。

【鉴别诊断】

1. 先天性血管萎缩性皮肤异色病　多见于儿童，以女性为多，对光线过敏，表现为颜面及手足有红斑，头部毛发、眉毛及睫毛等稀疏，指甲无改变，亦无白斑。

2. 无汗性外胚叶发育不良　损害为汗腺的缺乏或减少，牙齿缺损或全无，有明显的特殊面容，头发稀少或全无，但甲的改变很少见。

【治疗方法】

1. 一般治疗

(1)全身治疗：无特殊处理，主要是对症治疗。可试服维生素A、维生素 B_2 或复合维生素 B 及维生素 C、维生素 E 等。

(2)局部治疗：①皮损炎症明显，可选择皮质类固醇激素软膏外用；②伴有感染者局部应用抗生素软膏；③黏膜呈疣状增厚，可外用维生素 A 酸软膏、氟尿嘧啶软膏，也可用冷冻、激光等治疗；④如有癌变倾向，应尽早考虑做手术切除。其他可做对症处理。

2. 中医治疗

(1)辨证施治：①肝郁脾虚证，治以疏肝健脾，方用逍遥散加减；②肝肾亏损证，治以滋肾养肝，方用六味地黄汤加减；③脾肾阳虚证，治以温补脾肾，方用肾气丸加减。

(2)中成药：①逍遥丸 6g，口服，3/d；②六味地黄丸 6g，口服，3/d；③金匮肾气丸 6g，口服，2/d。

(3)外治疗法：①益母草、透骨草、千里光、鹿衔草、桃仁、红花、丹参、当归、白芷、白及，煎水外洗；②皮肤萎缩，可用淫羊藿、补骨脂、覆盆子、生蒲黄，共研细末，以花椒油调搽患处；③黏膜白斑，可用冰硼散、锡类散干扑患处，或以香油调敷患处。

(4)其他治疗:①血竭、马齿苋、生蒲黄、樟丹、蛤粉、白及、枯矾,共研细末,以香油调搽患处;②淫羊藿、白鲜皮、苦参、艾叶、花椒、土槿皮、鸡血藤、野菊花、冰片,煎水外洗患处;③针刺疗法,取合谷、曲池、手三里、尺泽、三阴交、阴陵泉、足三里、肝俞、脾俞、肾俞等穴;④耳针疗法,取神门、交感、内分泌、皮质下、肺、肝、脾、肾等穴。

【预防与护理】

1. 寻找病因,祛除诱发因素,对黏膜白斑应注意癌变。其他系统损害应积极对症治疗。

2. 给予足够的营养,少食辛辣等刺激性食物。

3. 加强皮肤护理,避免外伤和继发感染。

第七节　遗传性血管性水肿

遗传性血管性水肿是一种常染色体显性遗传性皮肤病。以反复发作的急性局限性非凹陷性水肿,常伴有腹痛、恶心呕吐,血清中 C1 酯酶抑制物降低为特征。本病可发生于任何年龄,但大多数出现于儿童期或少年期,常有家族史。属于中医学“赤白游风”的范畴。

【诊断要点】

1. 好发于四肢、面部及咽喉和胃肠道。

2. 损害为突然发生的局限性、非凹陷性和非炎症性水肿,无痒感,也不伴发风团损害。少数可表现为无痒感的红斑性皮疹。

3. 常伴发胃肠道水肿引起腹部绞痛和恶心、呕吐,或咽喉部水肿引起窒息而危及生命。

4. 有明显的自限性,但可终身反复发作。

5. 实验室检查血清中 C4 和 C2 水平降低,C1 酯酶抑制物缺乏或减低。

【鉴别诊断】

1. 获得性血管性水肿损害　多发生于眼睑、口唇及外生殖器等组织疏松部位，常伴发风团，血清中 C1 酯酶抑制物和 C4、C2 检查均正常。

2. 接触性皮炎　有明显的接触史，皮损限于接触部位，并有丘疹、水疱和结痂等表现。

3. 颜面部丹毒　发病较急，往往有畏寒、发热及头痛全身症状。患部红斑水肿，表面光亮、灼热，颌下或耳后常有淋巴结肿大。

4. 虫咬皮炎　蚊虫叮咬颜面，局部红肿、灼热，中央有针头大暗红色瘀点。或有水疱，瘙痒或疼痛明显。

【治疗方法】

1. 一般治疗

(1)全身治疗：一般均采取对症处理为主。皮质类固醇激素、肾上腺素和抗组胺药物无效。可选择抗纤溶药物(如氨基己酸)、雄性激素(如炔羟雄烯异噁唑)、缓激肽受体拮抗药(如艾替班特)、激肽释放酶抑制药(Ecallantide)等治疗。腹部绞痛时宜服用阿片类制剂。

(2)局部治疗：①局限性水肿，可外搽 10%炉甘石洗剂或 1%薄荷脑洗剂；②也可以 1∶2000 醋酸铅溶液外洗或湿敷；③发生急性喉头水肿者应及时做气管切开。

2. 中医治疗

(1)辨证施治：①风热壅滞证，治以疏风清热，方用消风散加减；②风寒相搏证，治以疏风散寒，方用荆防败毒散加减；③脾虚湿阻证，治以健脾祛湿，方用除湿胃苓汤加减；④热入营血证，治以清热凉血，方用清营汤加减。

(2)中成药：祛风换肌丸 6g，口服，3/d。

(3)外治疗法：①透骨草、防风、千里光、独活、地肤子、桃仁、红花、赤芍、白芷、艾叶，煎水外洗或湿敷；②局部水肿，可用如意金黄散蜜水调涂，或用如冰散冷开水调敷；③喉头水肿，可用冰黛散、金钥匙吹撒患处。

(4)其他治疗:①鲜马齿苋、石韦,煎水外洗患处;②颜面水肿,可速取鸡蛋清外涂,局部水肿不适,可用生大黄捣烂涂之;③针刺疗法,取合谷、曲池、血海、足三里、三阴交、丝竹空、迎香、风池等穴;④耳针疗法,取神门、肾上腺、内分泌、肺、脾、肾等穴。

【预防与护理】

1. 寻找病因,祛除诱发因素,避免近亲结婚。

2. 避免不良精神刺激,保持心情舒畅和情绪稳定,注意适当休息。

3. 忌食辛辣、鱼腥、海味等刺激性食物,避免外伤和感染。

第八节　早　老　病

早老病是一种先天性遗传性疾病。以生长迟缓和在幼儿期出现进行性老年性变化为特征。本病在婴儿出生时无明显异常,常于 1 周岁后生长发育迟缓,并逐渐出现早老现象,男女发病大致相等。虽然属先天性遗传性疾病,但目前尚不能确定是常染色体隐性还是显性遗传。

【诊断要点】

1. 患儿在 1 周岁后生长发育迟缓,体重稳固的与正常者相差 2～3 岁水平,身材短小,但比例匀称,智力发育正常。

2. 大量脱发,眉毛和睫毛均可脱落。

3. 皮下脂肪缺少,皮肤菲薄、干燥、起皱、萎缩,伴色素沉着。皮下静脉显露,甲薄而脆。

4. 可因全身性动脉粥样硬化或冠状动脉血栓形成而导致死亡。

【鉴别诊断】

1. 光感长肢侏儒综合征　除早老外貌外,尚有面部红斑、对光敏感、长肢侏儒、视听障碍及智力发育迟缓等,无毛发脱落。

2. 肢端早老症　皮肤变薄、干燥及萎缩等早老现象主要发生于四肢,尤以手背和足背最明显,无毛发脱落,体格发育与智力均正常。

【治疗方法】

1. 一般治疗

(1)全身治疗:无特殊疗法,以对症治疗为主。①皮肤干燥者可内服烟酸、维生素 A、维生素 E 及 B 族维生素等;②动脉粥样硬化或冠状动脉血栓形成者,应给予抗粥样硬化和抗血栓的药物,如有内分泌功能低下,应做相应的补充性治疗。

(2)局部治疗:①皮肤干燥、萎缩者,可外用鱼肝油软膏或复方甘油搽剂;②对于发育畸形者,必要时可用外科手术进行矫正。其他给予对症处理。

2. 中医治疗

(1)辨证施治:①脾虚血亏证,治以健脾养血,方用八珍汤加减;②肝肾亏损证,治以滋肾养肝,方用左归饮加减;③脾肾阳虚证,治以温补脾肾,方用右归饮加减。

(2)中成药:①八珍丸 6g,口服,3/d;②归脾丸 6g,口服,3/d;③金匮肾气丸 6g,口服,3/d;④右归丸 6g,口服,2/d。

(3)外治疗法:①黄芪、党参、紫河车粉、刺五加、洋甘菊、黄精、女贞子、当归、石菖蒲、芦荟,煎水外洗或浸泡全身;②皮肤干燥及色素沉着斑,可外涂润肌膏或以玉肌散花椒油调后涂搽。

(4)其他治疗:①局部可以甘草蛋黄油常涂之;②全身性动脉硬化者,可常服丹参片;③针刺疗法,取足三里、三阴交、血海、合谷、曲池、手三里、脾俞、肾俞等穴;④耳针疗法,取肾上腺、交感、内分泌、皮质下、肝、脾、肾等穴。

【预防与护理】

1. 避免近亲结婚,对心血管疾病应早期进行防治。

2. 注意皮肤护理,避免日光暴晒,防止皮肤外伤和感染。

3. 加强营养,给予足够的能量和高蛋白、高维生素饮食,限制辛辣等刺激性食物。

第九节　肠病性肢端皮炎

肠病性肢端皮炎是一种少见的常染色体隐性遗传皮肤病。以腔口周围、四肢末端发生皮炎和腹泻、脱发为特征。本病主要发生于婴儿期,男女发病率相近。常于 1 岁左右开始发病,尤在断奶前后发病率最高,严重病例不治则可死亡。

【诊断要点】

1. 皮损主要发生于腔口周围和四肢末端,也可见于眼睑、肛周、肘及膝等处,常对称分布。

2. 损害为水疱和大疱成批出现,很快干燥、结痂,并形成鳞屑,酷似银屑病。可继发白色念珠菌感染和甲营养不良。

3. 常有毛发稀疏、脱落或全秃,以及腹泻等胃肠道症状。

4. 严重时,有精神淡漠、发育不良及智力障碍等。

5. 病程慢性,随年龄增大,病情可逐渐减轻,如不尽早治疗可导致死亡。

6. 实验室检查,血清锌水平低下。

【鉴别诊断】

1. *皮肤念珠菌病*　常发生于肥胖或有腹泻的婴儿,皮损多分布于颈、腋、腹股沟等皱褶处或躯干部,皮损区真菌镜检阳性。

2. *大疱性表皮松解症*　水疱主要发生于受压和摩擦部位,常与外伤有关。

3. *连续性肢端皮炎*　常先有局部外伤史,皮损开始于手指远端,长期局限于 1 个或几个手指,表现为红斑、脓疱。

4. *寻常型银屑病*　皮损主要为红斑和鳞屑,刮出鳞屑可见薄膜和点状出血。损害位于头皮、四肢及躯干。

【治疗方法】

1. *一般治疗*

(1)全身治疗:①可口服硫酸锌、双碘喹啉、硫胺二甲基嘧啶,以及补充维生素 A、维生素 E 和 B 族维生素；②必要时输液和输血；③继发感染可选择适当抗生素治疗。

（2）局部治疗：①皮损以水疱为主，可选用 1∶2000 醋酸铅溶液外洗或湿敷，再外涂氧化锌糊剂或复方烟酸软膏；②皮损干燥、结痂或有鳞屑，可外搽皮质类固醇激素软膏，如 1％氢化可的松软膏，也可外涂 5％糠馏油软膏或硫黄水杨酸软膏；③皮损继发白色念珠菌感染，可外搽 1％克霉唑软膏或达克宁软膏。

2．中医治疗

（1）辨证施治：①湿热蕴结型，治以清热利湿，方用龙胆泻肝汤加减；②脾虚湿盛证，治以健脾祛湿，方用参苓白术散加减；③肝肾不足证，治以滋肾养肝，方用六味地黄汤加减。

（2）中成药：①龙胆泻肝颗粒 6g，口服，3/d；②六味地黄丸 6g，口服，3/d。

（3）外治疗法：①十大功劳、大黄、黄柏、苦参、蒲公英、地肤子、蛇床子、地榆、紫草、冰片，煎水外洗或湿敷；②皮损以水疱和糜烂为主，可用青黛散调花椒油后外涂，或用祛湿散、化毒散香油调敷；③皮损干燥、结痂或有鳞屑，可外涂清凉膏或青黛膏。

（4）其他治疗：①鲜艾叶、鲜野菊花、明矾，煎水外洗；②炒吴茱萸、海螵蛸、黄连、冰片，共研细末，有水疱时干扑，结痂时用麻油调敷；③针刺疗法，取合谷、曲池、尺泽、足三里、三阴交、血海等穴；④耳针疗法，取肾上腺、交感、内分泌、脾、肾等穴。

【预防与护理】

1．合理调配饮食，增强营养，提倡母乳喂养。

2．注意皮肤清洁卫生，防止和控制继发性细菌或真菌感染。

3．适当参加户外活动，多直接接受日光照射。

第十节　家族性慢性良性天疱疮

本病又称 Hailey-Hailey 病，是一种常染色体显性遗传性皮肤病，其临床特征是在颈、腋、腹股沟等皱褶部位反复出现水疱、糜烂，尼氏征阳性。无全身症状，慢性经过。

【诊断要点】

1. 好发于颈、腋、腹股沟，也可见于肛周、乳房下、腘窝和躯干等部位，病变可不限于一处。少数患者可有黏膜损害。

2. 原发损害为在外观正常的皮肤上发生成群小水疱或大疱，很快破裂形成糜烂面和结痂，不断扩大呈扁平柔软、湿润增殖面，继发感染时可伴腥臭味。

3. 可伴瘙痒和疼痛。

4. 多有家族史。慢性病程，一般在青春期开始发病，炎热潮湿时病情加重，50 岁后病情常减轻。

5. 组织病理为基底层上裂隙形成和大部分表皮出现部分性或完全性棘层松解，后者呈倒塌砖墙样外观。直接免疫荧光阴性。

【鉴别诊断】

1. *寻常型天疱疮*　好发于中老年人，原发损害为外观正常皮肤上发生的水疱、大疱、糜烂，口腔黏膜损害常见且严重。棘层松解发生于基底层细胞上层，无角化不良细胞，直接免疫荧光棘细胞间有 IgG 沉积。

2. *毛囊角化病*　在脂溢部位发生角化性丘疹，常伴甲改变。病理为棘层上方的裂隙和棘细胞间松解，裂隙上方伴角化不良细胞和谷粒。

3. *复发性线状棘层松解性皮病*　皮损限于身体一侧，为沿 Blaschko 线分布的红斑、水疱和糜烂。组织病理和本病不能区别开。

【治疗方法】

1. *一般治疗*

(1)全身治疗：治疗相对困难。①根据药敏结果系统使用抗生素可改善局部继发感染；②严重者可口服维 A 酸、氨苯砜、糖皮质类固醇激素。

(2)局部治疗:①外用抗生素或抗真菌制剂;②糜烂面可用硼酸溶液、1∶10 000 高锰酸钾溶液湿敷或 2%甲紫氧化锌等;③糖皮质类固醇激素乳膏;④皮肤磨削及 CO_2 激光治疗有一定疗效;⑤严重者可行皮肤移植治疗。

2. 中医治疗

(1)辨证施治:①脾虚湿蕴证,治以健脾化湿,方用除湿胃苓汤加减;②热盛湿蕴证,治以清热、祛湿、凉血,方用解毒泻心汤加减;③气阴两伤证,治以益气养阴,方用生脉散加减。

(2)中成药:①清热化毒丸 6g,口服,3/d;②胃苓丸 6～9g,口服,3/d;③龙胆泻肝丸 6～9g,口服,3/d;④生脉饮 10ml,口服,3/d。

(3)外治法:①轻者用青黛散、石珍散;②糜烂渗出多者,生地榆、马齿苋等量或龙葵、五倍子等量或生甘草适量,煎水取浓汁,湿敷;③鳞屑厚者,外涂湿毒膏;④干燥脱屑者,紫草油或甘草油外涂。

(4)其他:仙炉脂,香炉盖上胭脂 10g,黄连、青黛各 6g,冰片 0.6g,各研细末,以蛋清调敷。

【预防与护理】

1. 保持局部清洁干燥,预防、减少感染。

2. 着宽松棉质内衣,减少局部摩擦刺激。

第28章　与皮肤病相关的综合征

第一节　妇女长须糖尿病综合征

妇女长须糖尿病综合征是由垂体肿瘤和肾上腺及胰腺呈增殖性改变而引起的疾病。以妇女长须并伴有糖尿病为特征，本病主要见于青中年妇女。

【诊断要点】

1. 妇女长须，全身性多毛。

2. 伴有糖尿病及肥胖。

3. 常有高血压和乳房萎缩，无月经或少月经，发音改变，有轻度男性化表现。

【治疗方法】

1. 一般治疗

(1)全身治疗：寻找病因，祛除诱发因素。主要以对症治疗为主。有糖尿病者，应选择降糖药物治疗。有其他内分泌疾病和高血压者，分别给予相应处理。

(2)局部治疗：①内脏肿瘤，应行手术切除或局部放射治疗；②垂体肿瘤可予以手术治疗；③皮肤多毛，可选用脱毛糊脱毛，也可用电解术或短波透热疗法拔毛脱须。

2. 中医治疗

(1)辨证施治：①肝肾阴虚证，治以滋养肝肾，方用六味地黄汤加减；②脾肾阳虚证，治以温补脾肾，方用肾气丸加减。

(2)中成药：①六味地黄丸6g，口服，3/d；②金匮肾气丸6g，口服,2/d;③菊藻丸 10g,口服,3/d,饭后半小时服,用于内脏肿瘤患者。

(3)外治疗法:皮肤多毛者,可用雄黄、生石灰适量,研细末后,用温开水调成糊状,外敷患处。临时性脱毛措施,可选择剃刀刮除、剪除等方法。

【预防与护理】

1. 深入仔细检查,早期诊断、早期治疗。

2. 限制高糖饮食,控制肥胖。

3. 避免不良精神刺激,保持心情舒畅。

第二节 成人肾上腺生殖器综合征

成人肾上腺生殖器综合征是一种肾上腺的疾病。常伴有肾上腺瘤、癌肿及肾上腺增生,本病主要见于女性。

【诊断要点】

1. 头部毛发稀疏,但肩部及胸部多毛。

2. 阴蒂增大,喉结突出,有男性化表现。

3. 尿中 17-酮皮质类固醇大量增加,17-羟皮质类固醇仅轻度增加。

【治疗方法】

1. 一般治疗

(1)全身治疗:无特殊治疗,可试用女性激素,如己烯雌酚、黄体酮等。

(2)局部治疗:①手术切除肿瘤或用放射线照射;②皮肤多毛,可用脱毛糊脱毛,再外用皮质类固醇激素软膏。

2. 中医治疗

(1)辨证施治:①肾阴不足证,治以滋肾养阴,方用六味地黄汤加减;②肾气亏损证,治以补益肾气,方用金匮肾气丸加减。

(2)中成药:①六味地黄丸,6g,口服,3/d;②金匮肾气丸 6g,

口服，2/d。

(3)外治疗法：头发稀疏、脱落，可以冬虫夏草适量，浸入 75% 乙醇中，外搽患处。皮肤多毛，可以雄黄及生石灰适量，温开水调敷。

【预防与护理】

1. 应做全面仔细检查，尽早发现肿瘤，早期诊断，早期治疗。

2. 避免不良精神刺激，保持心情舒畅。

3. 改善饮食，增强营养。

第三节　过敏性皮炎白内障综合征

过敏性皮炎白内障综合征又称家族性白内障，发生原因不明，一般认为是隐性遗传性疾病，由于中外胚层发育不良所致，多见于儿童。

【诊断要点】

1. 损害开始为面部的过敏性皮炎，以后形成苔藓样变，状如“狮面”。

2. 皮炎的后期发生双侧白内障，可出现结膜炎、葡萄膜炎。

3. 可合并嗜酸性粒细胞增多症及低蛋白血症。

【治疗方法】

1. 一般治疗

(1)全身治疗：①给予抗过敏治疗为主，可选择抗组胺药物，如依巴斯汀、氯雷他定及西替利嗪；②必要时应用皮质类固醇激素，如泼尼松。

(2)局部治疗：过敏性皮炎，外用皮质类固醇激素软膏，如 0.075% 地塞米松霜、氟轻松软膏或皮炎平软膏。对白内障，可用白内障眼药水滴眼，必要时给予手术治疗。

2. 中医治疗

(1)辨证施治：①风热外袭证，治以疏风清热，方用消风散加减;②阴虚血燥证,治以滋阴润燥,方用养血润肤汤加减。

(2)中成药:①祛风换肌丸6g,口服,2~3/d;②乌蛇止痒丸9g,口服,2/d。

(3)外治疗法:①面部红斑、丘疹及瘙痒明显,可以荆芥、防风、薄荷、浮萍、苍耳子、千里光、地骨皮、冰片,煎水外洗;②皮肤干燥,有苔藓样变,可外搽润肌膏;③有白内障时可用珍珠明目液滴眼。

【预防与护理】

1. 注意皮肤护理,避免不良刺激,勿滥用外用药物。

2. 加强营养,给予高蛋白及高维生素饮食,忌食辛辣等刺激性食物。

第四节　眼-皮肤-耳综合征

眼-皮肤-耳综合征又称单侧视网膜炎白癜风综合征,是一种罕见的病因不明的综合征。以视网膜炎引起的单侧性退化性视力障碍,数月或数年后出现同侧面部白癜风和白发,可伴双侧耳聋为特征。本病主要发生于青少年或中年,男女均可发病。

【诊断要点】

1. 单侧退行性视网膜炎及视力障碍。

2. 同侧面部白癜风和白发或灰发。

3. 可有双侧感觉性耳聋。

【治疗方法】

1. 一般治疗　无特殊治疗。主要以对症处理为原则,色素障碍的治疗可参见白癜风;视力障碍和听力障碍可参见有关疾病进行治疗。

2. 中医治疗

(1)辨证施治:①肝肾阴虚证,治以滋肾养肝,方用杞菊地黄汤加减;②肾气不足证,治以补养肾气,方用金匮肾气丸加减。

(2)中成药:①六味地黄丸6g,口服,3/d;②金匮肾气丸6g,口服，2/d。

【预防与护理】

1. 增强营养饮食，多食含维生素 A 和维生素 C 丰富的食物，保持心情舒畅。

2. 注意眼睛和皮肤护理，避免不良刺激。

第五节　肿瘤-皮肤综合征

肿瘤-皮肤综合征是一种体内恶性病变伴有皮肤损害的疾病。以体内恶性肿瘤伴有四肢出现红斑、鳞屑、甲沟炎、甲板发育不良及角化性皮肤损害为特征。本病多见于男性，发病年龄大多在中年以上。恶性病变治愈后，皮疹可消退。

【诊断要点】

1. 体内有恶性肿瘤，但皮损通常发生于肿瘤出现症状之前。

2. 皮损好发于四肢伸侧，损害以红斑及鳞屑为特点，常呈对称性分布。

3. 伴有皮肤刺痒不适、甲沟炎、甲发育不良、皮肤色素沉着或脱失及角化性皮肤损害。

4. 切除原发癌和转移癌之后，皮损可以消退。若癌复发，则皮损又可再发。

【治疗方法】　本病单治皮肤损害无效，主要以治疗原发病为主，应及时根除癌性病灶。可内服菊藻丸 10g，口服，3/d，饭后半小时服。皮肤损害一般可做对症处理。

【预防与护理】

1. 发现皮肤损害，应做全面、深入仔细检查，及时根治恶性肿瘤病灶。

2. 注意饮食营养，限制辛辣等刺激性饮食，戒除烟、酒。

3. 注意休息，避免不良精神刺激，保持情绪稳定，树立治疗信心。

第六节　息肉-色素沉着-脱发-甲肥大综合征

息肉-色素沉着-脱发-甲肥大综合征是一种少见的后天性胃肠道息肉综合征。以皮肤弥漫性色素沉着、脱发、甲营养不良和肠道息肉伴发腹部症状为特征。病因不明，无家族肠道息肉史，常于中年以后发病，女性较男性多见。

【诊断要点】

1. 肠道息肉　为良性腺瘤性息肉，可累及全部胃肠道黏膜。常先发生胃肠道症状，如腹痛、腹泻、恶心及呕吐等，继而出现皮肤及指甲等损害。

2. 皮肤损害　面部、四肢及掌跖等处皮肤弥漫性或散在性淡褐色色素沉着，尤以皱褶部更为明显。

3. 脱发　可先由斑秃开始，逐渐发展为全秃、普秃。

4. 甲损害　甲板发育不良，肥大，或变薄而脆、易脱落。

5. 其他损害　可出现贫血、低蛋白血症、低钾、低钙等，身体逐渐消瘦，衰竭而致死亡。

【治疗方法】

1. 一般治疗　无特殊治疗。主要以支持疗法为主，给予对症处理、输液、补充营养等。肠道息肉少者，可做外科手术切除。其他损害可参见有关疾病给予对症治疗。

2. 中医治疗

(1)辨证施治：①脾虚湿盛证，治以健脾祛湿，方用参苓白术散加减；②肝肾阴虚证，治以滋养肝肾，方用六味地黄汤加减；③脾肾阳虚证，治以温补脾肾，方用附子理中汤加减。

(2)中成药：①六味地黄丸 6g，口服，3/d，用于肝肾阴虚患者。②附子理中丸 6g，口服，3/d；或金匮肾气丸 6g，口服，3/d，用于脾肾阳虚患者。

【预防与护理】

1. 加强营养,给予高蛋白及高维生素饮食,增强机体抵抗力。

2. 注意休息,避免不良精神刺激,保持心情舒畅。

第七节　糙皮病-小脑共济失调-氨基酸尿综合征

糙皮病-小脑共济失调-氨基酸尿综合征是一种先天性氨基酸代谢紊乱所引起的疾病。以皮肤呈糙皮病样表现,伴共济失调和氨基酸尿为特征。本病于儿童期发作频繁而严重,随年龄增长而有减轻倾向,属常染色体隐性遗传病。

【诊断要点】

1. 面部及肢端皮肤出现边缘清楚的色素沉着斑,皮肤粗糙、肥厚,呈糙皮病样外观,可伴渗液、结痂等湿疹样变,日光暴晒后加重。

2. 神经系统损害为小脑共济失调,如步态不稳、手抖,干精细动作时加重,有时可突然猝倒。

3. 空肠、肾小管氨基酸转运障碍,小便检查出现氨基酸尿。

【治疗方法】

1. *一般治疗*　应用烟酸、复合维生素 B 及维生素 A 治疗有效。其他可给予对症处理。

2. *中医治疗*

(1)辨证施治:①阴虚血燥证,治以养阴润燥,方用养血润肤汤加减;②脾虚湿盛证,治以健脾祛湿,方用参苓白术散加减;③阴虚风动证,治以养阴息风,方用大定风珠加减。

(2)中成药:①祛风换肌丸 6g,口服,2～3/d;②乌蛇止痒丸 6g,口服,3/d。

【预防与护理】

1. 避免日光暴晒,防止过度搔抓,预防继发感染。

2. 合理调配饮食，多食高蛋白和含烟酸、B族维生素及维生素A丰富的饮食。

3. 避免一切不良刺激，注意休息。

第八节　热性眼-皮肤-黏膜综合征

热性眼-皮肤-黏膜综合征是一种多发性外胚叶组织开口区的糜烂性病变。病因不明。以发热，皮肤、黏膜起红斑、丘疹、疱疹伴有眼损害为特征。本病主要见于青中年，男女均可发病。

【诊断要点】

1. 皮损常于口腔黏膜开始，逐渐发展到面部、躯干及四肢，可累及鼻、尿道和肛门。

2. 损害为红斑、丘疹及疱疹，可破溃、出血及糜烂。

3. 眼损害为结膜淤血或出血，严重者可致失明。

4. 发病较急，常有畏寒、发热、头痛及不适等症状。

【治疗方法】

1. 一般治疗

(1)全身治疗：①可选择皮质类固醇激素治疗，如泼尼松及地塞米松等；②应用适当抗生素可防止严重的眼损害。

(2)局部治疗：①皮肤损害，可外搽皮质类固醇激素软膏；②黏膜病变，可选用0.2%甲紫溶液或2%硝酸银溶液涂布；③眼损害，可用皮质类固醇激素眼药水滴眼。

2. 中医治疗

(1)辨证施治：①肝经湿热证，治以清热利湿，方用龙胆泻肝汤加减；②阴虚火旺证，治以滋阴降火，方用知柏地黄汤加减。

(2)中成药：①龙胆泻肝丸6g，口服，3/d；②知柏地黄丸6g，口服，3/d。

(3)外治疗法：①皮肤红斑、丘疹或疱疹，外涂青黛膏；②黏膜损害，可以冰硼散、锡类散或青吹口散涂布；③眼损害，可用珍珠明目液滴眼。

【预防与护理】

1. 注意皮肤、黏膜的清洁卫生，保护眼睛，避免外伤，防止继发感染。

2. 保持心情舒畅，多食含维生素丰富的饮食，限制辛辣刺激性食物，戒除烟、酒。

第九节　荨麻疹-耳聋-四肢痛综合征

荨麻疹-耳聋-四肢痛综合征是一种常见染色体显性遗传性疾病。以荨麻疹样皮疹、进行性耳聋及四肢关节疼痛为特征。本病常有家族史，男女均可发病，多见于儿童期或青春期。

【诊断要点】

1. 皮损为反复发作的红斑或荨麻疹样皮疹，周围绕白晕，无明显瘙痒，可于 1～2d 消失。常有皮肤肥厚、杵状指和弓形足。

2. 听力障碍，可有进行性感觉性耳聋，大都为双侧。

3. 全身有畏寒、发热及四肢关节疼痛等。眼部可有结膜炎及斜视等。

4. 实验室检查血白细胞总数增高、血沉增快。

5. 组织病理学示真皮浅层或全层非特异性血管炎。

【治疗方法】

1. *一般治疗*　①急性发作时，可选择皮质类固醇激素治疗，如泼尼松或地塞米松等，同时应给予对症处理；②抗组胺类药：如依巴斯汀、氯雷他定、西替利嗪等。

2. *中医治疗*

(1)辨证施治：①风热袭表证，治以疏肝清热，方用消风散加减；②风寒束表证，治以疏风散寒，方用荆防败毒散加减；③肝火偏盛证，治以疏肝清热，方用丹栀逍遥散加减；④肾阴亏损证，治以滋肾养阴，方用六味地黄汤加减。

(2)中成药:①防风通圣丸 6g,口服,2/d;②逍遥丸 6g,口服,3/d;③六味地黄丸 6g,口服,3/d。

【预防与护理】

1. 避免不良刺激,限制辛辣等刺激性食物,多食新鲜蔬菜和水果。

2. 注意休息,避免受凉感冒,防止继发性感染。

第十节　黄甲综合征

黄甲综合征是一种罕见的甲损害伴淋巴系统发育不全的疾病。以指(趾)甲变黄、肥厚,常伴踝部或面部的淋巴水肿,可并发胸腔积液和呼吸道疾病为特征。本病可发生于任何年龄,但多见于成人或老年人,无明显遗传关系。

【诊断要点】

1. 指(趾)甲颜色变黄、肥厚、弯曲度大,有剥脱,甲生长缓慢,甲半月消失。

2. 淋巴水肿常见于踝部和面部,有时可见于小腿和前臂。

3. 呼吸系统损害可发生慢性淋巴渗出性胸膜炎、肺炎、支气管炎及支气管扩张等。

4. 病程慢性、常反复发作,偶可自然缓解。

【治疗方法】

1. 一般治疗　无特殊治疗。可口服大剂量维生素 E、维生素 C,其他以对症处理为主,呼吸系统疾病可给予抗生素治疗。

2. 中医治疗

(1)辨证施治:①肝经血燥证,治以疏肝养血,方用逍遥散加减;②肺气虚弱证,治以补肺益气,方用补肺汤加减;③脾虚湿阻证,治以健脾利水,方用防己黄芪汤加减;④肾气不足证,治以补益肾气,方用金匮肾气丸加减。

(2)中成药:①逍遥丸 6g,口服,3/d;②金匮肾气丸 6g,口服，3/d。

【预防与护理】

1. 适当参加体育锻炼，增强体质，避免受凉感冒。

2. 注意皮肤护理，防止外伤和继发性感染。

3. 加强营养，给予高蛋白和含维生素丰富的饮食，戒除烟、酒。

第29章 皮肤肿瘤

第一节 表皮痣

表皮痣又称线状表皮痣、疣状痣。本病是表皮细胞发育过度致表皮局限性发育异常所致的良性肿瘤。常在幼儿时发病，男性多见。

【诊断要点】

1. 多发于四肢及躯干部的某一部位或对称分布。

2. 皮损表现为淡黄色至棕黑色疣状损害，边界清楚，其大小、形态及分布各不相同。多为单侧发生，有的呈线状排列，如在躯干者则沿肋间神经分布或呈弧形排列。亦可为双侧性，甚至广泛分布于全身。

3. 可侵犯黏膜，为乳头状隆起，易误诊为尖锐湿疣。

4. 有少数病人自觉瘙痒，一般无全身症状。

5. 组织病理学示乳头瘤样增生。

【鉴别诊断】

1. 线状苔藓　病人大多为儿童，但亦可发生于成人，女略多于男，由苔藓样小丘疹组成，呈多角形或圆形，顶部扁平，红色或灰白，发亮，表面附有少量鳞屑。丘疹迅速增多，群集后便互相融合，呈连续或断续的线状排列。本病发病突然，进展迅速，多数在数日或数周内可达最高峰。多在1年内自愈。

2. 线状扁平苔藓　线状损害可单独发生，或作为全身泛发性损害的一部分。损害多分布在一侧肢体上，尤以下肢后侧多，也可见于胸部。

3. 带状银屑病　皮疹为覆有银白色云母状鳞屑的红斑，刮去鳞屑后常有点状出血。组织病理学检查有助于诊断。

【治疗方法】

1. 一般治疗

(1)全身治疗:一般不需全身治疗。

(2)局部治疗:损害小而不多者可采用冷冻、激光治疗或外科手术切除,也可考虑采用皮肤磨削术。

2. 中医治疗

(1)辨证施治:气滞血瘀证,治以行气活血、化瘀通络,方用桃红四物汤加减。

(2)中成药:瘿瘤丸10g,口服,3/d,饭后半小时服。

(3)外治疗法:①半夏、白芥各等量研末,配成2%软膏外用;②刺猬皮、朴硝各等量研末,以香油调敷;③外涂五妙水仙膏。

(4)其他治疗:儿茶10g,防风10g,威灵仙10g,大风子仁15g,制何首乌10g,地骨皮15g,煎水外洗。

【预防与护理】

1. 注意局部皮肤护理,避免摩擦。

2. 对特殊易摩擦部位的疣状角化性损害最好做预防性彻底治疗,以防恶变。

第二节 黑头粉刺痣

黑头粉刺痣又名痤疮样痣、毛囊角化痣,为毛囊局部发育异常所形成的良性肿瘤。多见于10岁以前儿童或者生时即有。

【诊断要点】

1. 好发于颜面、颈、上臂、胸前和腹部,有时泛发,累及掌、跖部。

2. 损害为粟粒大毛囊性丘疹,大小一致,针头大或稍大,顶部中央有黑色硬韧而角化过度的角质栓,类似黑头粉刺,数目不定,常密集存在。有时可形成脓疱、脓肿,愈后遗留瘢痕,酷似团簇性粉刺。

3. 损害常单发、单侧分布,排列成线形,偶或双侧或零乱分布，直径约2cm，甚至累及半侧躯干。

4. 组织病理学为一宽而深的表皮凹陷，其内充满角蛋白，类似扩张的毛囊口，底部偶有1根或数根毛干(残留毛囊)，较下部可见有皮脂腺小叶的开口。

【鉴别诊断】

1. 线状表皮痣　当粉刺样痣损害呈线状分布时，应与本病相鉴别，本病无黑头粉刺。

2. 寻常痤疮　当黑头粉刺痣在面部发生时应与本病相鉴别。本病为后天性、短时间的病变，有明显的炎症症状，损害较多，皮损常散在。

3. 萎缩性毛周角化病　本病的角质栓小而不明显，大都对称分布于额部。

【治疗方法】

1. 一般治疗

(1)全身治疗：一般不需全身治疗。有继发感染时适当选用抗生素。

(2)局部治疗：有些病例进行手术切除后即可痊愈，但也有复发者。小范围者可行激光、冷冻及高频电刀治疗。

2. 中医治疗

(1)辨证施治：①肝肾阴虚证，治以滋肝补肾为主，方用六味地黄汤加减；②血燥失养证，治以养血润燥，方选清燥救肺汤加减；③脾胃气虚证，治以健脾益气，方选参苓白术散加减。

(2)中成药：①瘿瘤丸10g，口服，3/d，饭后半小时服；②六味地黄丸6g，口服，3/d，用于肝肾阴虚证。

(3)外治疗法：根据皮损范围大小，可选用五妙水仙膏、水晶膏、祛痣饼及祛痣膏外涂之。

(4)其他治疗：①干漆、巴豆、炭皮、雄黄、雌黄、白矾，均研细末用鸡蛋清调匀外涂；②水蛭及鸡子头等份，打开鸡子头，纳入水蛭，以皮覆盖封之，直至水蛭食尽鸡清，干尽自死，频点痣上；③针刺法，选用风池、曲池、足三里、血海等穴。

【预防与护理】 注意局部的护理，避免摩擦。

第三节 脂溢性角化病

脂溢性角化病又名老年疣、基底细胞乳头状瘤，是一种角质形成细胞成熟迟缓所致良性表皮内肿瘤，大多发生于老年人，男性多见，常发生在50岁以后。

【诊断要点】

1. 好发于面部，特别是颞部，其次为头皮、手背、躯干及四肢，但也可发生于体表任何部位。

2. 早期损害为圆形、椭圆形。淡黄色至黑褐色扁平丘疹，边界清楚，表面粗糙，上覆以油腻性鳞屑，鳞屑刮去后仍可再生。

3. 本病可单发，但通常多发，病损数目也可很多。

4. 一般无自觉症状，偶有痒感。

5. 组织病理学显示角化过度，棘层肥厚，乳头瘤样增生，表皮下端界限清楚，表皮突无向下生长倾向，两侧边缘清楚，好像贴在皮面一样。

【鉴别诊断】

1. 光化性角化病 好发于老年人（户外工作者多见）的面、颈和手背。损害部质地较硬，表面干燥，覆以粘连较紧的鳞屑，不易被刮去，如用力祛除，基底容易出血。

2. 线形表皮痣 常生后即有，好发于躯干或肢体。皮损质地较硬，表面呈疣状，常呈条形排列。

3. 寻常疣 好发于儿童或成人的手背或头面部。皮损表面呈疣状，常散在分布。

【治疗方法】

1. 一般治疗

(1)全身治疗：一般不需要全身治疗。

(2)局部治疗:①对早期损害可外用3%氢醌霜搽于患处;②必要时可采用激光、液氮冷冻、手术切除或外涂三氯醋酸;③如诊断尚未明确,治疗前最好先做活检,以免误诊。

2. 中医治疗

(1)辨证施治:①血热风燥证,治以清热凉血消风,方用凉血消风散加减;②脾胃湿热证,治以清热利湿,方用龙胆泻肝汤加减;③阴伤血燥证,治以滋阴除湿,方用滋阴除湿汤;④血虚风燥证,以养血润燥,方用当归饮子合养血润肤饮加减。

(2)中成药:①瘿瘤丸10g,口服,3/d,饭后半小时服;②龙胆泻肝颗粒6g,口服,3/d。

(3)外治疗法:①干性者用颠倒散或润肌膏、摩风膏外涂;②油脂多者可采用洗剂,如脂溢洗方外洗,1/d。还可采用玉肌散、朱麝散及翠云散等外涂。

(4)其他疗法:①用鲜杏仁5g,桃仁20g,捣烂如泥,煎水外洗,隔日1次;②针刺疗法,选用合谷、曲池、血海、三阴交等穴,血热风燥型用泻法,留针15～20min,1/d。

【预防与护理】

1. 注意不要滥用外涂药物,以防损伤皮肤,尤以颜面部更须慎重。

2. 讲究个人卫生,勤洗澡、勤换衣。

3. 少食荤腥、油腻、甘甜食物,多吃水果、蔬菜等清淡之物。

4. 注意局部护理,避免摩擦。

5. 多发性脂溢性角化病病人,应避免强烈日光照晒。

第四节 Paget病

本病又称“乳房湿疹样癌”,是一种特殊类型的癌性疾病。多发生于女性乳房,也可发生于男性乳房及其他富有大汗腺的部位,因其临床表现似湿疹,常易误诊。属于中医学“乳疳”的范畴。

【诊断要点】

1. 好发于 40—60 岁中老年妇女，很少发于 40 岁以下者。

2. 一般发生于女性单侧乳头、乳晕及其周围，亦可见于乳房外其他大汗腺分布区，如腋下、肛门及外阴等，为局限性深红色浸润性斑片或斑块，境界清楚，呈湿疹样外观。

3. 皮损初起发红、糜烂及渗出，干燥后结黄褐色痂皮或角化脱屑。乳头内陷，触之坚硬。部分形成溃疡。后期有乳头瘤样增殖。

4. 自觉瘙痒、麻木、刺痛，病情发展，可侵及全部乳房至胸壁，可向附近淋巴结及内脏转移。1/3 病人的腋部可触及肿大淋巴结。

5. 组织病理学显示表皮可见散在或成堆的 Paget 细胞。

【鉴别诊断】

1. 湿疹　多对称性发生，乳头无变形，皮疹多形性，有红斑、丘疹、水疱、糜烂、渗出及结痂，无浸润，不坚硬。自觉瘙痒。

2. 皮肤原位癌　极少见于乳头，损害常较隆起，大都略呈疣状。

3. 浅表性基底细胞癌　此病皮损的边缘较窄如细线状，组织学上两者容易区别。

【治疗方法】

1. 一般治疗

(1)全身治疗：一般不需全身治疗。

(2)局部治疗：确诊后应迅速做乳房单纯切除术。如合并乳腺癌时，则应做根治术。本病用放射治疗效果差。有报道用氟尿嘧啶治疗对某些病例有效。

2. 中医治疗

(1)辨证施治：①肝郁气滞证，治以疏肝解郁、理气散结，用逍遥散加减；②血瘀毒聚证，治以清热解毒、活血化瘀，方用中成药菊藻丸；③肝郁化火证，治以清肝解郁、降火解毒，方用清肝解郁汤合丹栀逍遥散加减。

(2)中成药:①菊藻丸10g,口服,3/d,饭后半小时服;②瘿瘤丸10g,口服,3/d,饭后半小时服;③龙胆泻肝颗粒6g,口服,3/d;④逍遥丸6g,口服,3/d。

(3)外治疗法:①渗出少者,可用青黛散调麻油外搽。②渗出较多者,可选用苦参、黄柏、苍术、枯矾、儿茶等煎水外洗或湿敷。还可用马齿苋煎水湿敷。亦可用皮质类固醇软膏外涂患处,每日换药1次。

(4)其他治疗:①可用三石散外扑;②溃疡形成者,则可采用白降丹或祛腐平胬散外敷,隔日换药1次。

【预防与护理】

1. 注意皮肤护理,及时清洁创面,保持引流通畅。

2. 手术后增加营养,促进伤口愈合。

3. 定期复查,以防复发,以达早期发现、早期治疗的目的。

第五节　基底细胞癌

本病又名基底细胞上皮瘤,系基底细胞恶性增殖,转移者罕见。本病属于中医学“癌疮”范畴。

【诊断要点】

1. 常在中年以后发生。

2. 好发于眼眶周围、鼻翼、鼻唇沟和颏部等处。

3. 根据临床形态可分为以下5型。

(1)结节溃疡型:较常见,损害一般为单个,初为蜡样小结节,中央易溃破,溃疡面扁平,边缘卷起,伴似毛细血管扩张,中心有棕色痂,将痂剥去后,基底易出血,愈后结疤。

(2)色素型:同结节溃疡型,但有明显褐色素沉着。

(3)局限型硬皮病样或硬化型:局部皮肤硬化,呈白色或淡黄色,边界不十分清楚,略高出皮面,最后破溃、结痂。

(4)浅表型:多见于躯干,损害为一个或数个鳞屑性红斑,表面有糠状鳞屑,扪之有轻度浸润感。外周有线形蜡样边缘,可部分破溃,形成浅表溃疡,愈后结疤。

(5)纤维上皮瘤型:常见于背部,损害为一个或多个高出皮面的结节,质地中等,表面光滑,淡红色,常略带蒂,偶或破溃。

4. 生长缓慢,但日久可局部破坏,很少转移。

5. 在组织病理学上,瘤实质主要由基底样细胞组成,边缘部分瘤细胞排列成栅栏状,瘤实质与间质之间有对 PAS 染色呈阳性反应的基底膜带,HE 染色中可见裂隙形成。

【鉴别诊断】

1. 鳞状细胞癌　易转移,转移后常侵犯附近淋巴结。组织病理学检查可以鉴别。

2. 盘状红斑性狼疮　皮损表面角质增殖,毛囊口扩大,内含角栓,有萎缩斑,不形成溃疡。组织病理学检查可以鉴别。

3. 寻常性狼疮　呈深褐红色,有狼疮结节,易破坏面容,结核杆菌检查及结核菌素反应均呈阳性,组织病理学为结核性肉芽肿。

4. 角化棘皮瘤　本病与基底细胞癌的结节型相似,但本病常为红色半球状结节,中央有大角质栓,在数日内生长迅速,并可自行消退。

【治疗方法】

1. 一般治疗

(1)全身治疗:对泛发者可口服维 A 酸治疗。

(2)局部治疗:手术切除疗效确切。癌瘤较小,可行冷冻疗法、电凝固法或激光疗法等。ALA-PDT 治疗适用于手术切除相对禁忌部位,术后瘢痕少,美容效果好。皮损内注射干扰素 α-2b 有效。5%咪喹莫特乳膏对浅表型疗效好。

2. 中医治疗

(1)辨证施治:①血热湿毒证,治以清热凉血、除湿解毒,方用除湿解毒汤加减;②火毒瘀结证,治以清热解毒、化瘀散结,方用解毒化瘀汤加减;③肝郁血燥证,治以疏肝理气、养血活血,方用丹栀逍遥散加减;④气血亏虚证,治以补益气血,方用八珍汤加减。

(2)中成药:①菊藻丸 10g,口服,3/d;②肿节风片 5 片,口服,3/d;③小金片 4 片,口服,3/d。

(3)外治疗法:①未溃破者,用五虎丹糊剂外敷,以万应膏贴盖,每隔 3～5 日换药 1 次,待癌瘤逐渐坏死,脱落后再改用红升丹祛腐生肌、长皮收口;②已溃者,用五虎丹酊剂、饼剂外敷,方法同糊剂。

(4)其他治疗:①农吉利。将高压灭菌的农吉利,用生理盐水调成糊状外敷,或将药粉撒在创面上,换药每日 2～3 次,或用农吉利流浸膏涂于伤口处,换药每日 1 次。②中药验方皮癌净粉。对肿瘤溃破、分泌物过多者,可用药粉直接撒布,若瘤体表面干燥或破溃者,可用麻油调敷,换药每日 1 次。③亦可选用万宝代针膏外敷患处。换药每日 1 次,具有移毒浅出的作用;若疮面溃烂,周围高出,疮口外翻,酌情外掺千金散或插碧霞梃子于疮内,外盖万应膏,每 2 日换药 1 次,待其腐坏癌瘤蚀去,再改用桃花散之类拔毒生肌。

【预防与护理】

1. 讲究个人卫生,注意体表皮肤、黏膜的清洁。

2. 保持性格开朗,注意劳逸结合。

3. 注意饮食,进食容易消化而有营养的食物。

4. 防止过度的日光暴晒。

5. 对各种慢性皮肤病应积极治疗,防止发生癌变。

第六节　纤维上皮瘤

本病少见,可作为独立疾病,但也有人列为基底细胞癌的一种类型。属中医学“翻花疮”的范畴。

【诊断要点】

1. 多发生于腰腹部。

2. 肿物表面呈圆顶状，质硬，肉色至淡红色或棕褐色，可同时伴发脂溢性角化病或基底细胞瘤。

3. 损害如增大时，进展较缓慢，故临床上多误诊为纤维瘤。

4. 在组织病理学上肿瘤主要由基底样细胞的细长束条，彼此分支与互相吻合而成。间质具有丰富的纤维组织，肿瘤实质即埋藏其中。肿瘤的浅表束条多与表皮有联系。

【鉴别诊断】　皮肤纤维瘤　常见，男女均可发生，一般发病于 30—50 岁。无遗传倾向。可自然发生或外伤后引起。通常单发，少数可多发，为硬的结节。好发于四肢伸侧。但也可见于面部及胸背部。一般皮色正常。无自觉症状，但有时可引起轻度痒感或不适。

【治疗方法】

1. 一般治疗

(1)全身治疗：一般不需全身治疗。

(2)局部治疗：手术切除。

2. 中医治疗

(1)辨证施治：本病多为瘀毒互结之证，治以清热解毒、活血化瘀为主，佐以软坚散结，方用菊藻汤加减。

(2)中成药：①菊藻丸 10g，口服，3/d，饭后半小时服；②瘿瘤丸 10g，口服，3/d，饭后半小时服；③平消片，5 片，口服，3/d。

(3)外治疗法：用五虎丹糊剂外敷患处，以万应膏密封，每隔 3～5d 换药 1 次，以吊毒平胬，待肿块完全脱落后，外用红升丹以祛腐生肌，隔日换药 1 次，疗效甚佳。用白降丹糊剂外敷患处，其使用方法同五虎丹，疗效显著。

(4)其他治疗：①用血竭 30g，蒲草根 30g，水蛭 15g，穿山甲 15g，土鳖虫 15g，松香 120～150g，麝香、蓖麻子各适量，制膏贴于癌肿表面，每周换药 2 次，麝香可撒于膏药上使用；②千足虫(马陆)、麻根各 6g，蓖麻仁 2g，陈石灰 1g，烟叶粉 1g，将千足虫用 95％乙醇浸泡捣烂，加其他药调和，加捣烂的麻根心及少许二甲基亚砜制成膏,外涂患处,隔日换药1次,1～2个月为1个疗程,疗效显著。

【预防与护理】 讲究个人卫生,注意体表皮肤的清洁。

第七节 鳞状细胞癌

鳞状细胞癌通常简称鳞癌,又名表皮样癌、棘细胞癌。是赘生在人体肌肤上的一种恶性肿瘤,恶化程度较基底细胞癌高。属中医学"翻花疮"的范畴。

【诊断要点】

1. 常发生于某些皮肤病的基础上,如光线性角化病、慢性放射性皮炎、寻常狼疮、红斑狼疮、慢性溃疡、烧伤瘢痕及黏膜白斑病。

2. 皮损初起为米粒至黄豆大坚硬的丘疹或小结节,颜色淡红或鲜红,疮形根盘散漫,濡肿,继而在疮顶或边缘出现微高起于皮面,迅速增长,表面粗糙、高低不平的肿块,色泽晦暗,或者顶透紫色,推之不动,固着甚紧。数月之后,疮面渐见溃烂,四周高起,形如菜花。稍有触动即流污秽脓液或血水,并可闻到腥臭气味。

3. 浸润明显,深入破坏性强大,早期侵犯附近淋巴结。

4. 好发于暴露部位,尤以手背、前臂、头皮、颜面及耳郭等处多见,亦可发生于龟头,或继发于某些皮肤病基础上。

【鉴别诊断】

1. 基底细胞癌 损害发展甚慢,溃疡边缘陡隘卷起,组织病理可见癌细胞呈深嗜碱性,癌细胞团与周围间质之间有空隙。

2. 疣状狼疮 有狼疮结节,结核菌检查培养及结核菌素试验阳性。组织病理学显示有结核样结构。

3. 角化棘皮瘤 生长迅速,并可自愈。但偶尔也有临床很像角化棘皮瘤,但实际上已进展为鳞癌,故病理学检查十分必要。

【治疗方法】

1. 一般治疗

(1)全身治疗:可用博来霉素(争光霉素),每周 2 次,每次 15mg,静脉注射,总量不超过 2000mg。注意不良反应。

(2)局部治疗:在淋巴转移前,争取尽早广泛切除,切除后施植皮术。本病对放疗中度敏感,有内脏转移者,可考虑使用。5%咪喹莫特乳膏对原位鳞状细胞癌有效。

2. 中医治疗

(1)辨证施治:①脾虚证,治以健脾利湿、软坚化痰,方用参苓白术散加减;②肝郁证,治以疏肝理气、通经活络、化痰散结,方用逍遥散加减;③肝肾亏损证,治以滋补肝肾、扶正固本,方用人参养营汤加减;④瘀毒互结证,治以清热解毒、活血化瘀、软坚散结,方用菊藻汤加减。

(2)中成药:①菊藻丸 10g,口服,3/d,饭后半小时服;②西黄丸 1 丸,口服,3/d;③肿节风 5 片,口服,3/d。

(3)外治疗法:①初期阶段,选用藜芦膏外敷患处,每日换药 1 次,有缩小病变范围及移毒由深出浅的功效;②若疮腐溃,状如菜花,时流污秽脓血,可酌情选用五虎丹(经验方)、皮癌净、消癌散、单猪屎豆碱等。以上 4 药可直接外撒布于疮面,亦可用植物油或糯糊调成糊状,外敷后贴上万应膏,每隔 2～4d 换药 1 次。待瘤体组织完全腐蚀脱落后,再生肌长皮药收口。

(4)其他治疗:①取新鲜农吉利全草,洗净,捣烂如泥,敷在病灶上,每日换药 2 次,直至疮口愈合;②未溃者可用芙蓉膏或麝香回阳膏外贴,久覆不敛者可用紫色溃疡膏加化毒散软膏等混匀外用。

【预防与护理】

1. 讲究个人卫生,注意体表皮肤、黏膜的清洁。

2. 保持心情舒畅。

3. 注意劳逸结合,节制房事。

4. 注意饮食,进食容易消化而有营养的食物。

5. 防止强烈的日光照射。

第八节　表皮囊肿

表皮囊肿又名角质囊肿、角质蛋白囊肿。是一种真皮内含有角质的囊肿。其壁为复层鳞状上皮,类似毛囊漏斗部结构。好发于青年、儿童,老年少见。属中医学“痰核”范畴。

【诊断要点】

1. 好发于颜面、头皮、颈部及躯干,病人多见于中年以上。常为单发。

2. 为呈半球形隆起于皮肤表面的结节,直径 0.5～5cm 大小,柔韧而富有弹性,皮色正常或淡黄色、淡青色;常与皮肤粘连而基底活动。

3. 一般无自觉症状,在面部可继发感染,出现红斑、疼痛、变硬,化脓破溃,流出黏稠粥样物。

4. 组织病理学见囊壁系由复层鳞状上皮构成,从内向外可见颗粒细胞、棘细胞及基底细胞。晚期囊壁常呈部分或完全萎缩,仅有 1～2 层扁平细胞组成。囊内充满多层排列的角质。

【鉴别诊断】

1. *多发性脂囊瘤*　往往有家族史。多见于 10 多岁的男孩或青年。好发于前胸中下部,也可侵犯面、额、耳、眼睑、头皮及臂等处,少则数个,多者达数百个,直径数毫米乃至 1～2cm。肤色正常,通常隆起,可移动。

2. *脂肪瘤*　可发生于任何年龄,女性多见。肿瘤可单发或多发,通常质地柔软,可以移动,基底较宽,圆形或分叶状。主要见于颈、肩、背及腹部的皮下组织。表面皮肤正常,多无自觉症状。

【治疗方法】

1. *一般治疗*

(1)一般不需全身治疗。若合并有感染时,可选用抗生素,如红霉素、青霉素及头孢菌素等；青霉素过敏者，可口服螺旋霉素及罗红霉素等。

(2)局部治疗：①早期行手术切除，手术时必须将囊壁完全剥出；②若合并有感染，先用抗生素，待炎症消退后再行手术治疗。

2. 中医治疗

(1)辨证施治：①脾虚气滞、痰浊凝结证，治以健脾益气、理气化痰，方用二陈汤加味；②痰凝气结证，治以行气化痰、软坚散结，方用瘿瘤汤加减。

(2)中成药：①瘿瘤丸 10g，口服，3/d，饭后半小时服；②小金丹 1 丸，口服，3/d。

(3)外治疗法：①取山慈菇，醋磨浓汁，外涂患处，每日 3～5 次，直至肿瘤消失；②瘤消膏外敷于肿瘤表面，每周换药数次，直至肿瘤消失；③已成脓溃破者，可用红升丹粘于棉花上，轻松而均匀地填塞在创面内，使包囊腐蚀脱落，后用消炎生肌散换药收口，方能根治，不再复发。

(4)其他疗法：①初起肿物少且小时，可用艾灸法，每日 2 次，1 次 10 壮，然后以醋磨雄黄外涂；②若毒染红肿未溃时，外敷如意金黄散，每日 1 次，脓成溃破按上法治之；③可用火针治疗。

【预防与护理】 注意保护好皮肤，防止外伤，预防囊肿的发生。

第九节 粟 丘 疹

粟丘疹是一种发生在表皮或其附属器的良性肿物或潴留性囊肿。可发生于任何年龄及性别。属中医学“粟疮”的范畴。

【诊断要点】

1. 原发性好发于青年妇女，常见于面部，尤其是眼睑、颊及额部，也可发生于生殖器。婴儿通常发于眼睑及颞部。继发性往往发生在擦伤后、大疱性表皮松解症及天疱疮。

2. 皮疹为1～4mm直径大小坚实的丘疹，色白或黄白色，表面光滑，甚似粟粒埋于皮内。不溃破，不会自然消失，不相融合。

3. 无自觉症状。

4. 组织病理学见真皮上层有单层或2～3层扁平上皮组织的小囊壁，其中含有剥离的角质、胆脂素及脂酸盐，呈胶样或玻璃样变性，着色不良。

【鉴别诊断】 表皮囊肿　生长缓慢，呈圆形隆起的硬固肿物。有弹性，正常皮色。直径为0.5～5cm，可以移动，好发于头皮、面部、颈部及躯干。

【治疗方法】

1. 一般治疗

(1)全身治疗：一般不需内治。

(2)局部治疗：可用激光或高频电针烧灼。

2. 中医治疗

(1)辨证施治：本病无须内治。

(2)外治疗法：挑治法，即用消毒针头挑破表皮挤出颗粒状物，再用碘酊外涂即可；点治法，用五妙水仙膏外点患处，使其自行脱落。

(3)其他疗法：中药外洗，药物选用板蓝根、地骨皮、贯众、茵陈及儿茶，煎水外洗。

【预防与护理】 讲究个人卫生，注意局部清洁。

第十节　毛　囊　瘤

本病又名毛囊痣。是一种来源于毛囊组织的附属器肿瘤。以孤立单发在中年男性面部，瘤体中央凹陷处能发现棉絮状毛发为特征。

【诊断要点】

1. 好发于面部特别是鼻侧，偶见于头皮或颈部。

2. 肿瘤一般为单个半球形隆起的小结节，呈皮肤色或淡红色，生长缓慢，直径为 4mm 左右，中央凹陷，凹陷处可见成簇的羊毛样或棉絮状细毛，可排出皮脂样物质。

3. 通常无自觉症状。

4. 组织病理学显示真皮内有大的囊性空腔，腔内充满角质物或毛干碎片，周围绕以多层鳞状上皮细胞并向外放射分布，连接着许多小的继发性小毛囊，有较少的皮脂腺细胞。

【鉴别诊断】

1. 基底细胞癌　本病损害发展缓慢，边缘呈珍珠状或堤状隆起，一般无炎症反应，多发生于面部和颈部。本病在组织学上虽也可含角质囊肿，但无发育不全的毛囊。

2. 传染性软疣　为粟米至黄豆大的半球形丘疹，有蜡样光泽，微红或正常皮色，顶有脐窝，可从中挤出豆渣样物质。可数个或数十个不等，好发于躯干、肩胛、臀及四肢等。

3. 汗管瘤　损害为小而硬固的丘疹，一般为多发，正常皮色，红色或棕褐色。常见于下眼睑及颊上部，通常无自觉症状。本病可发生于任何年龄，女性多于男性。

【治疗方法】

1. 一般治疗

(1)全身治疗：一般不需要全身治疗。

(2)局部治疗：可用激光、电灼或手术切除。

2. 中医治疗

(1)辨证施治：治以清热解毒、软坚散结，方用中成药瘿瘤丸，10g，口服，3/d。

(2)外治疗法：用五妙水仙膏点治，使其肿物自行脱落而愈。

(3)其他治疗：可采用水晶膏(石灰、浓碱水，加糯米浸泡而成)外点局部，经过 3～4d 后，可自然结痂脱落。

【预防与护理】

1. 讲究个人卫生，勤洗澡、勤换衣。

2. 注意局部护理,避免摩擦,及时治疗。

第十一节 皮脂腺毛囊瘤

此瘤为毛囊瘤的一种异型。

【诊断要点】

1. 损害好发于皮脂腺丰富的毛囊部位,如鼻部。

2. 表现为正常皮色、呈半球隆起的小结节,中央凹陷,有一瘘管样开口,从中露出末端毛发和毫毛。

3. 组织病理学见真皮内可见一大而不规则形囊腔,腔由鳞状上皮围成。周围有与囊腔相连的很多高分化的皮脂腺小叶、皮脂腺导管和含有末端毛发及毫毛的毛囊。

【鉴别诊断】 毛囊瘤 多见于中年以后,好发于面部。损害为单个,稍高出皮面的坚实性肿块,顶部往往呈脐窝形,中央似火山样开口,其中含有角质,偶可从开口处露出成簇的毛发样细丝。组织病理学显示真皮内有中央扩大的毛囊,其外围有与之相连的多数未成熟的毛囊。皮脂腺极少。立毛肌常缺如。

【治疗方法】

1. 一般治疗

(1)全身治疗:一般不需全身治疗。

(2)局部治疗:采用激光、电灼及手术切除。

2. 中医治疗

(1)辨证施治:热毒互结证,治以清热解毒、软坚散结,方用中成药瘿瘤丸;气滞血瘀证,治以行气活血,方用龙蛇消瘤丸。

(2)外治疗法:用五妙水仙膏点治或用改良硇砂散外搽,1/d。

(3)其他治疗:可采用水晶膏外敷局部。

【预防与护理】

1. 注意局部清洁。

2. 避免局部摩擦,以防感染。

3. 多食蔬菜及清淡食物。

第十二节　毛发上皮瘤

本病又名囊性腺样上皮瘤、多发性良性囊性上皮瘤，是一种向毛发结构方向分化的肿瘤，其分化程度较基底细胞癌高。可分为单发及多发两型。

【诊断要点】

1. 多发型

(1)通常多发病于 20 岁以前，呈显性遗传，女性较多见。

(2)常对称分布于面部特别是鼻唇沟处，偶见于头皮、颈和躯干上部。

(3)为球形或卵圆形坚实的透明结节，直径 3～10mm，黄色或粉红色，有的中央稍凹陷，较大结节表面可见毛细血管扩张，偶见结节形成斑块并发圆柱瘤。

(4)通常无自觉症状，但有时有轻度烧灼感或痒感。

2. 单发型

(1)无遗传史，较少见。

(2)多见于成人面部。

(3)损害同多发型，一般为单个，偶或数个，比多发型的大，直径常$<$2cm，可并发大汗腺腺瘤。

3. 组织病理学　组织病理学见肿瘤位于真皮内，1/3 与表皮连接，主要是由向毛乳头、毛球分化的基底样细胞团和纤维性间质组成，常有较多特殊的角质囊肿。

【鉴别诊断】

1. 结节性硬化病　除有毛发上皮瘤的部分特点外，本病常有其他并发症，对鉴别诊断有帮助。

2. 汗管瘤　主要发生于眼周围，也可发生于颈部、前胸及后背，通常损害较小，大小比较一致。

3. 基底细胞癌 也有发生于面部者,但该病无好发部位,并能早期破溃。如做病理学检查,则鉴别更为可靠。

【治疗方法】

1. 一般治疗

(1)全身治疗:尚无满意的治疗方法。

(2)局部治疗:单发型者可以手术切除,但多发型者亦无满意治疗方法,较小损害可试用电干燥或电凝及激光治疗。

2. 中医治疗

(1)辨证施治:①瘀毒内结证,治以解毒化瘀,方用三黄藻莲汤加减;②正虚邪实证,治以补气养血为主,佐以解毒散结攻邪,方用香贝养荣汤或十全大补汤加减。

(2)中成药:①瘿瘤丸 10g,口服,3/d,饭后半小时服;②大黄䗪虫丸 3g,口服,3/d。

(3)外治疗法:单发型的可用白降丹、20%蟾酥软膏外敷,每日换药 1 次,待结节自行脱落后,改用生肌收口药。多发型用农吉利粉剂或糊剂外敷,或五妙水仙膏点治。

(4)其他治疗:可用水晶膏外敷。

【预防与护理】

1. 注意局部清洁,避免局部摩擦。

2. 宜食清淡食物及新鲜蔬菜等。

3. 患有多发型毛发上皮瘤的病人最好不要生育。

第十三节 皮脂腺痣

本病又名先天性皮脂腺增生、皮脂腺错构瘤,是一种头皮和面部边缘清楚的淡黄色疣性痣。

【诊断要点】

1. 本病少见。出生时即有或在出生后不久发生,偶在成年期发生。

2. 好发于头皮或面部。

3. 损害常为单个,偶或多发,表现为略高出皮面的淡黄至黄色蜡样、圆形、卵圆形或带状斑块,边缘不整齐,表面平滑或呈颗粒状,无毛发。至发育期时,明显隆起,因皮脂腺成分增加而黄色愈明显。成年期后,变成疣状或乳头状,质地坚实。

4. 可并发眼畸形和动眼神经功能减退,部分病人可并发其他新生肿物,最常见者为基底细胞癌,其次为乳头状汗管囊腺瘤、皮脂腺上皮瘤、透明细胞汗腺癌及汗管瘤等。

5. 组织病理学显示真皮浅层有大量皮脂腺,毛囊发育不成熟或缺如。

【鉴别诊断】

1. 汗管瘤　好发于两下眼睑、胸及外阴部,女性多见,常于青年期发病。损害为针头至豌豆大、半球形丘疹,皮肤色或淡棕色,表面常有蜡样光泽,质地中等。自数个至百个以上,常密集而不融合。组织病理学显示真皮上部有细胞素和囊状导管。

2. 大汗腺囊腺瘤　最常见于面部及头皮。多发于成年男性,无自觉症状。皮损单发,呈半球状、单叶或分叶状半透明结节,表面光滑,淡灰色乃至暗蓝色,色素仅限于肿瘤本身。病理组织系大汗腺作囊性腺瘤状增生,囊壁为高柱状大汗腺分泌上皮组成,并作乳头瘤样增生突入腔内。囊腺瘤周围有纤维间质包裹。

【治疗方法】

1. 一般治疗

(1)全身治疗:不需全身治疗。

(2)局部治疗:以早期激光、电切或手术切除等方法治疗。

2. 中医治疗

(1)辨证施治:①血虚风燥证,治以养血润燥,方用当归饮加减;②热毒瘀结证,治以清热解毒、化瘀散结,方用瘿瘤汤加减;③肝热气郁证,治以清热疏肝,方用丹栀逍遥散加减等。

(2)中成药:①瘿瘤丸 10g,口服,3/d;②大黄䗪虫丸 3g,口服,

3/d。

(3)外治疗法:用五妙水仙膏点治,使其萎缩结痂,自行脱落。也可用20%蟾酥软膏外敷,3d后局部组织坏死脱落,约20d基本愈合。农吉利外敷:农吉利研末油调外敷,或做成浸膏外涂,换药每日1次。

(4)其他治疗:刮除术。

【预防与护理】

1. 注意局部清洁,避免摩擦。

2. 宜食清淡食物,多食新鲜蔬菜及水果。

3. 平素注意对皮肤的保护。

第十四节　皮脂腺腺瘤

本病为一良性器官样肿瘤,由分化不完全的皮脂腺增生所引起。男性多于女性。

【诊断要点】

1. 常在中年以后发生。

2. 可分为孤立性和多发性,孤立性常见于面部或头发处高出皮面,呈半球形,丘疹直径常<1cm,表面光滑,质硬,底部常略带蒂状。多发性,常见于躯干,表现为多个肿瘤,可与内脏癌并发。

3. 组织病理学见瘤组织边界清楚,由大小及形状不一的多个皮脂腺小叶形成,后者周边为多层未分化基底样细胞,可见轻度异型,有核分裂象。

【鉴别诊断】

1. *老年性皮脂腺增生*　本病的中央导管短而粗,其周围绕以成熟皮脂腺小叶。

2. *皮脂腺上皮瘤*　接近于基底细胞癌的特点,而不像皮脂腺腺瘤分化好。

3. *皮脂腺癌*　癌细胞有两型:①未分化癌细胞,与基底细胞相比，胞质较多，嗜酸性，细胞和胞核的大小及形状不一，核分裂象多见；②较分化癌细胞胞质丰富，有小空泡，胞核明显异型。

【治疗方法】

1. 一般治疗

(1)全身治疗：不需全身治疗。

(2)局部治疗：局部可采用手术切除、电灼及激光等治疗。

2. 中医治疗

(1)辨证施治：①胃火结毒证，治以清胃火、散结毒为主，方用清胃散加减；②肝肾阴虚证，治以滋补肝肾，方用六味地黄汤加减。

(2)中成药：①瘿瘤丸 10g，口服，3/d，饭后半小时服；②六味地黄丸 6g，口服，3/d。

(3)外治疗法：①初起无内证者用蟾酥饼以陈醋调敷瘤体处，隔日 1 次换药；②用密陀僧膏贴敷，每 2 日 1 次，日久可萎缩渐消；③用农吉利、皮癌净外敷，孤立的肿瘤用五虎丹(经验方)调成糊状外敷，每 3～5 日换药 1 次，待肿瘤坏死脱落后，再上生肌散生肌收口。

(4)其他治疗：用马钱子、蜈蚣、天麻粉、北细辛、生蒲黄、紫草、雄黄、白芷、穿山甲片、麻油及白醋熬调成膏，外敷患处。

【预防与护理】

1. 注意局部清洁，避免摩擦、搔抓，以防感染。

2. 早期发现、及时治疗。

第十五节　汗　管　瘤

本病为小汗腺表皮内导管分化的肿瘤，好发于青春期后的成年女性。

【诊断要点】

1. 常有家族史。

2. 常初发于两下眼睑及颊上部，而男性则多在前胸下部。

3. 损害为针头至豌豆大，呈皮肤色、淡棕黄色以至褐黄色，表面常有蜡样光泽的半球形丘疹，质地中等。数目自数个至百个，通常直径为1～2mm，常密集而不融合。

4. 一般无自觉症状，若发于女性阴部则有剧痒。少数病人每于夏季出汗多时有稍痒或轻度肿胀感。

5. 组织病理学显示真皮上部有细胞索和囊状导管。导管管壁由两排上皮细胞组成，管腔内充溢着伊红色胶样物。偶或由于个别导管破裂，附近可找到异物巨细胞。

【鉴别诊断】

1. *扁平疣* 丘疹顶部扁平，疏散分布，好发于面部和手背，表面光滑，质地坚硬。

2. *毛发上皮瘤* 丘疹较大而坚实。表面有时可见毛细血管扩张，好发于鼻唇沟处，组织病理检查见角质囊肿，有时可与本病并发。

3. *粟丘疹* 皮疹坚实，呈白色或黄白色，挑破后可挤出小米粒样物。

【治疗方法】

1. *一般治疗*

(1)全身治疗：一般不需要全身治疗。

(2)局部治疗：损害数目少时可采用电灼法、激光、冷冻或化学剥脱术治疗。

2. *中医治疗*

(1)辨证施治：①湿热上泛证，治以清热利湿，方用茵陈虎杖汤加减；②肝胆风热证，治以清肝泻火，方用龙胆泻肝汤加减；③肾气不荣证，治以滋补肾水，方用六味地黄汤加减。

(2)中成药：①龙胆泻肝丸6g，口服，3/d；②六味地黄丸6g，口服，3/d；③瘿瘤丸10g，口服，3/d；饭后半小时服。

(3)外治疗法：点治法以五妙水仙膏外敷，使其自行脱落。腐蚀法以千金散或鸦胆子油外点瘤体上，每2～3日换药1次。

(4)其他治疗：穴位注射疗法，用50%当归注射液，呈45°斜刺骨空穴，各推入 0.5ml，1/d，10 次为 1 个疗程。

【预防与护理】

1. 讲究个人卫生，避免局部摩擦，以防感染。

2. 注意皮肤健康，保护皮肤，如有皮损应及早诊治。

第十六节　汗　腺　癌

汗腺癌系来源于汗腺特别是大汗腺的恶性肿瘤。本病少见，男女无差异，多发病于中年以后。

【诊断要点】

1. 可发于身体各部位，以头皮、颈部、胸部、腋窝、会阴和下肢较多见。

2. 肿瘤常单发，偶或多发，质地坚实，直径多在 2cm 以上，可 20cm 或更大，呈不规则分叶，常与表面皮肤粘连。表面皮色正常或略红，有时伴有毛细血管扩张，可溃破成菜花状。

3. 常在长期良性肿瘤基础上发展而来。切除后易复发，常有区域性淋巴结转移。

4. 组织病理学见肿瘤位于真皮内，大都为实质性肿块，无包膜，与周围组织分界不清，癌细胞来源于汗腺。可分为未分化型、分化型、腺型、黏液表皮样型和湿疹样癌样型。

【鉴别诊断】

1. 纤维肉瘤　多见于青壮年男性，损害最初为皮下不规则、坚实性肿块，表面皮肤正常，肿块迅速增大，表面皮色变紫红色，最后破溃。周围并有卫星状损害。一般转移较迟。组织病理学显示瘤内成纤维细胞多而胶原纤维细胞较少，甚或完全缺如。

2. 隆突性皮肤纤维肉瘤　常见于中年男性，肿瘤为隆起硬固肿块，有时呈多叶状，生长缓慢。常与表皮粘连。好发于躯干。组织病理学通常可找到典型病变，其中成纤维细胞产生网状纤维，而胶原纤维排列成旋涡状或车轮状，真皮乳头往往受肿瘤侵犯，表皮及附属器萎缩。

【治疗方法】

1. 一般治疗

(1)全身治疗:无特殊治疗方法。

(2)局部治疗:目前仍以手术切除为主,手术范围宜距肿瘤周围3～5cm。本病一般对放射治疗不敏感,但对较晚期,不宜手术者可使用。

2. 中医治疗

(1)辨证施治:①痰湿证,治以理气化痰、活血散结,方用温胆汤加减;②气滞血瘀证,治以行气活血、化瘀散结,方用桃红四物汤加减;③血瘀毒聚证,治以活血化瘀、软坚散结、扶正祛邪,方用成药验方菊藻汤加减。

(2)中成药:①菊藻丸10g,口服,3/d,饭后半小时;②瘿瘤丸10g,口服,3/d;③大黄䗪虫丸3g,口服,3/d。

(3)外治疗法:①肿瘤未溃者,用五虎丹糊剂外敷,以万应膏外贴密封,每2～3日换药1次,使瘤体完全坏死,自行脱落后再用红升丹提脓祛腐;消炎生肌散生肌收口;②肿瘤已溃者,用拔毒酊直接插入肿瘤底部,方法同糊剂,如肿瘤＞3cm以上者,应分次上药。

(4)其他疗法:①皮癌灵外敷,每3～5天换药1次;②皮癌净或蚀癌膏外敷有效。

【预防与护理】

1. 注意局部护理,避免摩擦,避免搔抓。

2. 尽早发现,及时治疗。

3. 忌食辛辣食物。

第十七节 皮肤纤维瘤

皮肤纤维瘤,又名结节性表皮下纤维化或组织细胞瘤。本病为良性真皮内结节,是一种结缔组织增生性疾病。

【诊断要点】

1. 男女均可发生，青年女性多见，可自然发生或外伤后引起。

2. 皮损好发于四肢伸侧，但也可见于胸背及面部，常为单发，有 20％的病人可见多发性损害。

3. 早期为淡褐色斑丘疹，以后增大形成小结节，0.5～1.0cm 大小，质硬，表面呈红褐色，与表皮粘连，外缘常有沟状凹陷。

4. 局部有轻度瘙痒或刺痛。

5. 组织病理学显示真皮浅中层成纤维细胞和胶原纤维增生而形成肿瘤团块，细胞和胶原相互交错排列，表皮突延伸，棘层肥厚，基层色素增加。

【鉴别诊断】

1. 隆突性皮肤纤维肉瘤　瘤细胞核呈异型，可见核分裂象，表皮无明显增生，有溃疡形成。

2. 结节性黄瘤　黄瘤细胞内无含铁血黄素沉着，依损害部位、数目及血脂升高与否，可以鉴别。

3. 幼年黄色肉芽肿　主要发生在婴儿期，损害内可见肉芽肿，其中巨细胞的核排列成完整的花环状。

【治疗方法】

1. 一般治疗

(1)全身治疗：一般不需全身治疗。

(2)局部治疗：如有刺痛者可行手术切除、CO_2 激光及液氮冷冻等治疗。

2. 中医治疗

(1)辨证施治：①气滞血瘀证，治以活血化瘀、软坚散结，方用成药菊藻丸；②肝肾亏虚证，治以养肝滋肾为主，方用大补阴丸加减；③血瘀痰浊证，治以活血化瘀、化痰散结，方用海藻玉壶汤加桃仁、红花。

(2)中成药：瘿瘤丸 10g，口服，3/d，饭后半小时服。

(3)外治疗法：初期阶段选用藜芦膏外敷患处，每日换药 1 次，有缩小范围、移毒由深浅出的功效。也可用白降丹用米饭调成糊状外敷,外贴万应膏,每 2～3 日换药 1 次,使瘤体坏死脱落后,再用生肌散生肌收口。

(4)其他治疗:中药熏洗法,用苍耳子草 1 把,荆芥、苦参、白芷各 100g,煎水,先熏后洗,洗至水冷为止。

【预防与护理】 注意局部护理,避免摩擦。

第十八节 软纤维瘤

软纤维瘤又名皮赘,它是纤维组织的一种赘生物,是有蒂的良性肿瘤。常见于女性妊娠期及绝经期。属中医学“软瘊”的范畴。

【诊断要点】

1. 多发性

(1)好发于颈部侧面或腋窝。

(2)损害为小而有沟纹的丘疹,质软有蒂,1～2mm 长和宽,可呈丝状增长成柔软突起,呈皮色。

(3)组织病理学显示丘疹的病变处真皮乳头瘤样增殖及胶原纤维疏松,常有很多毛细血管。表皮角化过度,棘层肥厚,偶见角质囊肿。

2. 孤立性

(1)好发于面部、躯干部及腹股沟等处。

(2)损害一般为单个,有蒂,质软无弹性,呈息肉样突起。呈皮色或色素增多。

(3)组织病理学见息肉样突起的病变处主要为真皮胶原纤维,中央处常有成熟脂肪细胞。

【鉴别诊断】 神经纤维瘤 好发于躯干,常伴有智力发育不全。基本皮损有两种:①大小不等的淡褐色色素斑;②大小不等的半球状或有蒂的疝状肿瘤,用指尖可将瘤顶压入皮内。组织病理学示有明显界限,但无包膜。瘤细胞排列成波形或条束状。

【治疗方法】

1. 一般治疗

(1)全身治疗:不需全身治疗。

(2)局部治疗:液氮冷冻效果极佳。亦可用电凝固破坏基底部,电烙刮除,或以三氯醋酸点灼等治疗均可。

2. 中医治疗

(1)辨证施治:①痰热互结证,治以清热解毒、化痰散结,方用黄连解毒汤合二陈汤加减;②肝热气郁证,治以清肝解郁,方用丹栀逍遥散加减。

(2)中成药:①瘿瘤丸 10g,口服,3/d,饭后半小时服;②逍遥丸 6g,口服,3/d。

(3)外治疗法:①用五妙水仙膏点治,直至脱落;②也可用水晶膏、除痣膏等外涂患处。

(4)其他治疗:可用石灰面碱(生石灰及食用碱等份用生理盐水调匀)点治,直至脱落。

【预防与护理】 注意局部清洁,避免搔抓、摩擦,以防感染。

第十九节　指　节　垫

指节垫系指关节伸侧皮肤纤维性增生所致的纤维角化斑片,好发于 15－30 岁。

【诊断要点】

1. 好发于近端指(趾)间关节面,但亦有侵及掌骨关节。

2. 本病为大小不等的扁平或隆起的局限性角化损害。呈椭圆形或圆形,皮肤色、淡黄色或棕色,表面粗糙、干燥而无鳞屑,与深部组织无粘连,可自由移动。

3. 病程发展缓慢,一般无自觉症状。

4. 组织病理学显示表皮角化过度和棘层肥厚,真皮结缔组织增殖并伴有单个胶原纤维明显肥大。

【鉴别诊断】 本病因临床表现特殊，根据发病部位及损害特点，临床上即可做出诊断。故无须与其他病种相鉴别。

【治疗方法】

1. 一般治疗

(1)全身治疗：一般不需全身治疗。

(2)局部治疗：尚无满意治疗方法。可试用液氮冷冻疗法。

2. 中医治疗

(1)辨证施治：一般无须内治。

(2)外治疗法：用五妙水仙膏点治，直至脱落。也可用五虎丹糊剂，即将五虎丹糊剂直接捺在肿物上，用万应膏药密封，每3～5日换药1次，待其组织坏死脱落后，用生肌散生肌收口。

(3)其他疗法：视病情选用陈皮、金毛狗脊各30～60g，香附子15～30g，加水适量，浓煎取汁，先熏后洗，每日2～3次，每次15min，有软皮去胝的作用。

【预防与护理】 注意保护局部，避免摩擦。

第二十节 瘢痕疙瘩

瘢痕疙瘩系指皮肤在创伤后，由于大量结缔组织增殖和透明变性而形成的瘢痕过度增长，超出原有损害范围。属中医学“黄瓜痈”“肉龟疮”“锯痕症”的范畴。

【诊断要点】

1. 常继发于外伤、烧伤、烫伤、注射、种痘或手术后以及化脓性损害。

2. 好发于胸骨前区，其次为头皮、肩胛部、面或颈部等。

3. 皮损开始为一小的、坚硬的粉红色丘疹，渐增大呈圆形、椭圆形或不规则形，有的为蟹足状，呈不规则地向外周扩展。

4. 自觉局部瘙痒、刺痛或知觉减退。

5. 组织病理学显示由排列成涡纹状、致密的胶原纤维束组成，其前后束间含丰富的黏蛋白。皮肤附属器萎缩，常夹有炎性细胞反应，没有包膜。

【鉴别诊断】

1. 肥大性瘢痕　与原有损害范围相同。损害可在皮肤受到创伤后 3～4 周发生。皮损范围不超过外伤部位，且在 1～2 年内可缩小变软。组织病理学上与瘢痕疙瘩仅程度上不同。

2. 纤维瘤　无原发性损害。

【治疗方法】

1. 一般治疗

(1)全身治疗：口服曲尼司特治疗有效，需要大剂量，每次 200mg，3/d，连续口服半年以上，可止痒止痛，瘢痕变薄，不良反应很少。也可用青霉胺或 N-乙酰羟脯氨酸。

(2)局部治疗：①音频电疗可部分或完全消除痒、痛，使瘢痕不同程度变软、变平、变薄和缩小，功能障碍亦可有不同程度的恢复；②放射治疗能使瘢痕缩小、变软；③用曲安奈德混悬液 2ml、1％普鲁卡因 2ml、氟尿嘧啶 2ml，加玻璃酸酶(透明质酸酶)1500U，要求注射于瘢痕组织内，重点注射蟹足肿的前端，阻止其向外伸展。每周注射 1 次，一般 3～5 次即可，使其变软、萎缩。手术配合放射疗法。维生素 A 酸霜局部治疗。

2. 中医治疗

(1)辨证施治：气滞血瘀证，治以活血解结，方用桃红四物汤加减。

(2)中成药：①瘿瘤丸 10g，口服，3/d；②菊藻丸 10g，口服，3/d；③散结灵 5 片，口服，3/d；④小金丹 5 片，口服，3/d；⑤大黄䗪虫丸 3g，口服，3/d。

(3)外治疗法：选用落得打 30g，五倍子 15g，加水适量煎，先熏后洗，然后外敷黑布膏、苦参或瘢痕软化膏，每日 1 换。如敷药后皮损上出现水疱、糜烂者，仍可继续使用。

(4)其他治疗：中药用五倍子 800g，蜈蚣 10 条，老陈醋

2500ml,蜂蜜 100g,冰片 3g,诸药混合涂敷(厚)患处后包扎之,每次包扎需保持 2～3d。

【预防与护理】

1. 避免不适当的治疗或摩擦。

2. 保护皮肤,防止外伤。瘢痕体质者接受手术治疗后配合照射放射线能预防瘢痕疙瘩的发生。

第二十一节　纤维肉瘤

纤维肉瘤是一种最常见的成纤维细胞恶性肿瘤,以皮下坚硬的形状不规则的斑块为特征。属中医学“肉瘤”范畴。

【诊断要点】

1. 常见于青壮年男性。

2. 好发于四肢近躯干的关节周围,其次为躯干与头颈部等处。

3. 损害初为皮下不规则、坚实性肿瘤,表面皮肤正常,以后肿瘤迅速增大,表面皮肤变成紫红色,最后溃破,周围常有卫星状损害。

4. 晚期易形成红色突出的大肿疡。破溃及出血时,局部感疼痛。

5. 可侵及附近淋巴结,并有淋巴转移。若发生血行播散时,多累及肺部,亦可见有肝及骨转移。

6. 组织病理学见瘤体由梭形的成纤维细胞构成,分化良好的肿瘤细胞其形态均匀,呈索状交织排列,方向一致,核分裂象较少。分化不良的肿瘤细胞,细胞较肥胖,核较粗短,染色质增多,并有轻度异形,核分裂象多。

【鉴别诊断】　隆突性皮肤纤维肉瘤　多见于中年男性,损害为隆起硬固肿块,有时呈多叶状,生长缓慢。常与表皮附着,而很少与深部组织附着。个别有轻度疼痛,好发于躯干,常见于胸前。

晚期出现肺或附近淋巴结转移。

【治疗方法】

1. 一般治疗

(1)全身治疗:酌情施行放射或化学药物疗法。

(2)局部治疗:早、中期病人以手术治疗为主。

2. 中医治疗

(1)辨证施治:①气滞血瘀证,治以理气活血、化瘀散结,方用柴胡疏肝散合桃红四物汤加减;②痰湿结聚证,治以化痰燥湿,方用二陈汤加减;③血瘀毒聚证,治以清热解毒、活血化瘀、软坚散结,方用菊藻汤加减;④气血亏虚证,治以补益气血、扶正祛邪,方用八珍汤加减。

(2)中成药:①瘿瘤丸 10g,口服,3/d;②大黄蟅虫丸 3g,口服,3/d。

(3)外治疗法:用五虎丹(经验方)糊剂外敷,肿块较大者需分次敷,每 3～5 日换药 1 次。皮癌净调麻油外敷,每日 1～2 次。

(4)其他治疗:用血竭 30g,紫草根 30g,水蛭 15g,穿山甲 15g,土鳖虫 15g,松香 120～150g,麝香和蓖麻子各适量,马钱子 5g,蜈蚣 3 条,将紫草根用麻油炸透,水蛭、蜈蚣、马钱子、穿山甲炒焦加其他药研末,蓖麻子油加热熔化,摊涂成膏药。贴敷于肿瘤表面,每周换药 1 次,麝香可撒于膏药上使用。

【预防与护理】

1. 注意局部护理,避免摩擦。

2. 尽早发现,及时治疗。

3. 忌食辛辣发物之品。

第二十二节　血　管　瘤

血管瘤是起源于皮肤血管的良性肿瘤。多见于头颈部皮肤,但黏膜、肝、脑和肌肉等亦可发生,常在出生时或出生后不久发现。

在婴儿期增长迅速，以后可逐渐停止生长，有时可自行消退。本病是软组织肿瘤中最常见的一种。男性多见。属中医学“血瘤”的范畴。

【诊断要点】 常见的皮肤血管瘤有婴幼儿血管瘤、樱桃状血管瘤等。

1. 婴幼儿血管瘤

(1)常在出生后1～2个月内出现。

(2)好发于面部。

(3)损害为高出皮面并常为草莓样分叶状小肿瘤，质地柔软，呈鲜红或紫红色，边界清楚，压之可褪色。

(4)组织病理学显示毛细血管增生，内皮细胞增生。

2. 樱桃状血管瘤

(1)本病常见于中老年人，亦可见于青少年。

(2)皮损表现为圆形微高起的丘疹，直径为1～5mm，鲜红或樱桃色，逐渐增大，呈半球状高出皮面，质软，数目不定，压之可褪色。

(3)皮损随年龄增加而增多，部分皮损周围可见缺血晕。

(4)组织病理：早期损害真皮乳头下层，可见许多管腔狭窄新生毛细血管和主要由内皮细胞排列而成的小叶，而后毛细血管逐渐扩展，可见许多中度扩展的毛细血管衬以扁平的内皮细胞，间质水肿，胶原纤维均质化。

【鉴别诊断】 根据临床特征，一般不难诊断，有时应与血管痣相鉴别。血管痣的多数皮损局限在数毫米至3cm内。手压检查时，大小和色泽均无变化。

【治疗方法】

1. 一般治疗

(1)全身治疗：婴幼儿血管瘤可口服普萘洛尔，目前建议剂量为每日1.5～2 mg/kg，分2次服用。要注意适应证，并在用药前对患儿进行心肌酶、血糖、肝肾功能、心电图、心脏彩超、甲状腺功能、X 线胸片等全面体格检查。

(2)局部治疗：根据血管瘤的种类、大小、部位和发展情况而酌情选用下列方法。①婴幼儿血管瘤可考虑应用 β 受体阻滞剂类药物外用，如普萘洛尔软膏、噻吗洛尔乳膏或滴眼液、卡替洛尔滴眼液等外涂于瘤体表面，每日 2～4 次，持续用药 3～6 个月或至瘤体颜色完全消退；②硬化剂注射，醋酸曲安奈德加 1%普鲁卡因注入血管瘤的基底，使之硬化、萎缩或消退，此法适用于毛细血管瘤及海绵状血管瘤，也可注射 5%鱼肝油酸钠溶液或乙醇溶液等；③冷冻疗法，采用液氮治疗，此法适用于草莓状血管瘤；④手术切除，适用于范围较大的海绵状血管瘤；⑤激光疗法，可选用 595nm、585/1064nm 脉冲染料激光治疗。

2. 中医治疗

(1)辨证施治：①血络瘀阻证，治以活血化瘀，方用桃红四物汤加减；②气虚血瘀证，治以益气凉血、滋阴通络，方用四物汤加减；③血热瘀滞证，治以凉血活血、滋阴抑火，方选芩连二母丸；④寒凝血瘀证，治以温经补气、活血行瘀，方用通窍活血汤加减。

(2)中成药：①菊藻丸 10g，口服；3/d，饭后半小时服；②瘿瘤丸 10g，口服，3/d，饭后半小时服；③芩连二母丸 4.5g，口服，2/d；④大黄䗪虫丸 3g，口服，3/d。

(3)外治疗法：血瘤体积不大者，可以针穿刺抽出血液，压迫止血后，外敷清凉膏，并加压包扎固定，可以使瘤体消失。初起而表浅者，可用银锈散外搽，使其脱落。根蒂细者，可用五妙水仙膏点治，或用银烙匙烧红烙之，使其脱落，有止血、不溃、不复发之效。亦可用消痔灵注射液行瘤体内注射，使其硬化脱落。皮损部外敷紫色消肿膏，1/d。

(4)其他治疗：对瘤体较大者，可试用甘草缩瘤法，用笔蘸甘草煎膏涂瘤体四周，再用另一支毛笔蘸甘遂膏(甘遂、大戟、芫花等份为末，醋调)涂在瘤体上，二膏之间须有间距，如此每日涂 3～4 次，直至萎缩脱落。

【预防与护理】

1. 注意保护局部皮肤，避免摩擦出血。

2. 尽早发现，及时治疗。

第二十三节　血管球瘤

血管球瘤又名球状血管瘤，系起源于正常血管球或其他动静脉吻合处的一种血管性错构瘤。可单发或多发，多发生于男性儿童及青年女性。

【诊断要点】

1. 单发性

(1)男性多见，好发于上肢，特别是甲板下。

(2)损害为淡红色或紫色结节，直径为数厘米。

(3)常有自发疼痛或触痛，受冷时疼痛尤为明显。

(4)患肢肌肉可萎缩，骨质疏松，局部皮肤发白和神经过敏等。

(5)组织病理学见瘤体于真皮或皮下组织内，周围有纤维组织包膜。瘤内有多少不等的小血管，内膜正常。周围有多层排列整齐的血管球细胞，大小、形态相当一致。肿瘤尚有少量结缔组织间质和丰富的无髓鞘神经纤维。血管球细胞由网状纤维包绕。

2. 多发性损害　可分为局限型和泛发型。

(1)局限型：肿瘤多发生于上肢，其次为下肢。少数见于面部和躯干。亦可有触痛或阵发性疼痛。可伴有多汗、局部皮温增加、血压增高及患肢骨发育障碍。

(2)泛发型：肿瘤不规则地广泛发于全身，可多达400余个，部分群集或散在分布，常无疼痛，可并发血小板减少症，压脉带试验可呈阳性。肿瘤位置较深，可在皮下或筋膜下，甚至累及骨骼，还可累及口腔和内脏，也有并发畸胎瘤者。

(3)组织病理学：局限型大都同于单发性血管球瘤。泛发型位于真皮深层或真皮与皮下组织，无结缔组织包膜，颇似海绵状血管瘤。血管壁的血管球细胞层较单发性血管球瘤少，髓鞘神经纤维极少或缺如。

【鉴别诊断】

1. 神经鞘瘤　多见于成年女性，好发于躯干上部，如头、颈、面、躯干和上肢。肿瘤大都为单个，沿周围神经分布，可左右移动，但不能上下移动，常伴有疼痛。组织病理学显示此瘤有两种颇为特殊的结构，即致密区和疏松区，由神经鞘细胞组成。

2. 神经瘤　多发于成年男性，常见于躯干或四肢近端。损害为单个或多个疼痛性或无痛的淡红色小结节，表面皮肤干燥，并有鳞屑。组织病理学显示真皮内有很多向不同方向伸展的有髓神经束，每个神经束的周围绕以纤维组织。

3. 蓝痣　女性多见。好发于臀部、手背及足背。损害为灰蓝色或蓝黑色增厚的片块，有时为圆锥形相当结实的结节。组织病理学显示真皮深层有自神经嵴移行至表皮途中而停留的黑色素细胞的聚集。

【治疗方法】

1. 一般治疗

(1)全身治疗：本病无全身治疗方法。

(2)局部治疗：完全切除是唯一可靠的方法，切除不完全易复发。其次为激光治疗及冷冻，也可采用舒痛宁外贴敷。

2. 中医治疗

(1)辨证施治：①气滞血瘀证，治以活血化瘀、行气止痛，方用活血逐瘀汤或桃红四物汤加减；②肝郁血热证，治以凉血清热，方用凉血地黄汤合丹栀逍遥散加减。

(2)中成药：①瘿瘤丸 10g，口服，3/d，饭后半小时服；②散结灵片 5 片，口服，3/d；③大黄䗪虫丸 3g，口服，3/d。

(3)外治疗法：五妙水仙膏点治，用消毒棉签蘸药点在瘤体上。冰蛳散：冰片 0.3g，大田螺 5 个，取肉晒干，加白砒 3g 研末外敷。

白降丹外敷,以白降丹用糯糊或米饭调成糊状外敷患处,用外科膏药覆盖,每 3～5 日换药 1 次,待瘤体坏死脱落后用生肌散生肌收口。

(4)其他治疗:用干漆 30g,巴豆 3 枚,炭皮 30g,雄黄 30g,白矾 30g,研末调鸡蛋白外敷患处。虻虫为末,用姜醋调或郁金、三棱磨醋外搽,每日数次。

【预防与护理】

1. 注意保护局部,以免触破出血。

2. 尽早发现,及时治疗。

第二十四节　疣状血管瘤

疣状血管瘤是血管瘤的一种变型,伴有继发性表皮角化过度,为一种先天性血管癌。在以后的发展中继发棘细胞层增厚及乳头瘤样改变。在临床上和组织学上都显示出一种血管畸形的特点。

【诊断要点】

1. 多在出生时或幼童时期出现。

2. 多位于腿、足或股部,亦可发生于胸部和前臂。

3. 损害为孤立的蓝红色结节,表面呈不规则的疣状及乳头瘤样增殖。

4. 病程缓慢,有时形成卫星状结节。

【鉴别诊断】　临床上常易与局限性血管角皮瘤相混淆,需做病理学检查来确诊。

【治疗方法】

1. 一般治疗

(1)全身治疗:一般不需全身治疗。

(2)局部治疗:行手术切除或选用激光和电灼疗法。

2. 中医治疗

(1)辨证施治:①血热证,治以清热凉血,方用芩连二母汤加减;②气滞血瘀证,治以活血化瘀、行气散结,方用桃红四物汤加减。

(2)中成药:①瘿瘤丸 10g,口服,3/d,饭后半小时服;②散结灵片 5 片,口服,3/d。

(3)外治疗法:用五妙水仙膏点治;冰硼散外敷,每日 1 次。桃花散:白石灰 240g,生大黄 45g,炒至石灰变成红色为度,去大黄,取石灰,筛细掺之。

(4)其他疗法:①血管瘤溃破流血者,血竭适量研为细末,用黄酒调后外敷,以止血;②溃破流血者还可用花蕊石散(花蕊石 15g,草乌、胆南星、白芷、乳香、没药、轻粉、煅龙骨、蛇含石、当归、降香各 6g,麝香 1g)共研细末,罐收备用,外撒患处。

【预防与护理】 注意保护局部皮肤,避免外伤出血。

第二十五节 卡波西肉瘤

卡波西肉瘤又名多发性特发性出血性肉瘤,是一种组织来源尚未肯定的肿瘤,主要表现为多发性结节或斑块,可发生于皮肤或其他器官,以中老年男性多见。可发生转移。

【诊断要点】

1. 常见于中年以上男性。

2. 好发于下肢特别是末端。

3. 损害为青紫或深褐色结节或斑块,质较硬,虽可自行消退,但常缓慢发展,病程 1～20 年不等。

4. 患肢常有淋巴水肿,病变常累及胃肠和口腔黏膜、黏膜组织及淋巴结。晚期有发热及贫血,病死率较高。

5. 临床上分为经典型、非洲型、与艾滋病有关的卡波西肉瘤和移植有关的卡波西肉瘤 4 型。

6. 组织病理学显示毛细血管内皮细胞及血管外周的纤维细胞增生,并可见出血及含铁血黄素沉着。

【鉴别诊断】

1. 化脓性肉芽肿　多见于儿童和青年，好发于手(特别是手指)、足、唇、头部和躯干上部。损害为鲜红色或淡褐红色，绿豆至黄豆大或更大的隆起的结节状增生，其底部有时有蒂，日久后往往破溃、结痂，并易出血。组织病理学显示带蒂的局限性毛细血管增生。

2. 草莓状血管瘤　常在出生后 1～2 个月内出现，好发于面部，损害为高出皮面并常为草莓样分叶状小肿瘤，质地柔软，呈鲜红或紫红色，边界清楚，压之可以褪色。组织病理学显示毛细血管增生。在婴儿期间，主要是以内皮细胞增生而增长。

3. 淋巴血管肉瘤　大多发生于乳腺癌根治术后的妇女，肿瘤发生手术后数年内，常发生于手术同侧的臂部慢性水肿区，损害为暗蓝色或红色结节，生长迅速。附近出现新起散在结节，临床上颇似卡波西肉瘤。在组织病理学上肿瘤由大而不典型的细胞团块或由此种细胞所产生的毛细血管和腔隙构成。

【治疗方法】

1. 一般治疗

(1)全身治疗：化疗以放线菌素 D、长春新碱和 Imidazole、Carboxamide 联合治疗较优，对大部分病人有效，也可选用氮芥、环磷酰胺和甲氨蝶呤等治疗，但疗效不肯定。艾滋病引起的卡波西肉瘤治疗主要针对艾滋病治疗。

(2)局部治疗：早期小损害可手术切除。皮损对放射治疗较敏感，可采用放射疗法。

2. 中医治疗

(1)辨证施治：①痰热互结证，治以化痰清热，方用二陈汤加减；②瘀毒内结证，治以解毒化瘀、软坚散结，方用菊藻汤加减；③气血双亏证，治以益气养血，方用八珍汤加减。

(2)中成药：①菊藻丸 10g，口服，3/d，饭后半小时服；②瘿瘤丸 10g，口服，3/d，饭后半小时服；③平消片 5 片，口服，3/d。

(3)外治疗法：①五虎丹糊剂、酊剂(经验方)外用(适用于已溃者),分次敷在瘤体上或插入瘤体的基底部,外贴外科膏药,每3~5日换药1次;②蟾酥饼(丸),蟾酥、乳没、雄黄、巴豆霜、硇砂、朱砂、轻粉、麝香,以陈醋调敷肿瘤处,适用于初起无内证者;③密陀僧膏,由密陀僧、赤芍、当归、乳没、赤石脂、百草霜、银黝、桐油、香油及血竭等制成膏药贴敷,日久可渐消。

(4)其他治疗:农吉利、皮癌净外敷亦有效。

【预防与护理】 平素应对皮肤注意保护,发现有异常应及时治疗。禁止不洁性交及吸毒,严格控制血清制品。

第二十六节 脂肪瘤

脂肪瘤是由成熟的脂肪细胞构成的一种常见的良性肿瘤。国外报道多见于女性,国内则以男性多见,好发于30—50岁中年人。属中医学“痰核”“肉瘤”范畴。

【诊断要点】

1. 好发于肩、背、颈、乳房或臀部等处。

2. 损害为单个或多个皮下局限性肿瘤,自针头至成人头大小、常呈辐球形或分叶状,有时为弥漫性斑块,质地柔软,可推动,表面皮肤正常。

3. 单发肿瘤发生较迟,发展亦慢。多发肿瘤发生较早,常对称分布,当其发展至一定大小后,即停止生长,但可钙化、骨化或液化。

4. 一般无自觉症状。

5. 组织病理学显示皮下成熟的脂肪细胞群集成小叶,肿瘤包绕有薄的结缔组织膜,其内部为脂肪组织并有明显的血管增生。

【鉴别诊断】 *血管脂肪瘤* 大都发生于青壮年,好发于前臂、腰部和腹部。表现为圆球形或分叶状结节,一般约板栗大小,边缘清楚,质地较软,扪之有囊性感。有轻度疼痛和压痛感,组织病理学显示有明显包膜的分叶状脂肪组织,其特点为有毛细血管增生,内皮细胞亦增生。

【治疗方法】

1. 一般治疗

(1)全身治疗:一般不需全身治疗,多发性者可试用甲状腺素内服或注射。

(2)局部治疗:对肿瘤较大者可行手术切除。

2. 中医治疗

(1)辨证施治:①脾失健运、痰浊凝结证,治以益气健脾、理气化痰,方用二陈汤加味;②痰凝气结证,治以化痰行瘀、软坚散结,用瘿瘤方(经验方)。

(2)中成药:①瘿瘤丸 10g,口服,3/d,饭后半小时服;②散结灵片 5 片,口服,3/d。

(3)外治疗法:阳毒内消散调陈醋外敷,隔 2 日换药 1 次。阳和解凝膏药掺黑退消外敷,每 3 日换药 1 次。

(4)其他治疗:取山慈菇醋磨浓汁,外涂患处,每日 3～5 次,直至肿物消失。

【预防与护理】 避免用力挤压碰撞。

第二十七节 脂肪肉瘤

本病为软组织中常见的间叶向脂肪细胞转变的一种恶性肿瘤。男性较多,常发生于中老年。属于中医学“肉瘤”范畴。

【诊断要点】

1. 常发生于中年以上成人的股部、腘窝或臀部。

2. 损害呈大结节状或分叶状肿瘤,边缘不清,硬固。除非晚期病人,一般皮肤很少受累。

3. 容易向肺及肝转移,预后不良。

4. 组织病理学显示由分化程度不一的异型脂肪细胞组成。

【鉴别诊断】 纤维肉瘤 多见于青壮年,损害最初为皮下不规则的坚实性肿块,表面皮肤正常,以后肿块迅速增大,表面皮肤变成紫红色，最后溃破，周围并有卫星状损害。一般转移较迟。组织病理学显示瘤内成纤维细胞多而胶原纤维较少，甚或完全缺如。成纤维细胞大都不典型，大小、染色不一。核分裂象多见。

【治疗方法】

1. 一般治疗

(1)全身治疗：无特殊的治疗方法。

(2)局部治疗：外科手术广泛切除。本病对放射线较敏感，可选用X线或^{60}Co(^{60}钴)照射，一般剂量应在6～7周给予50～60Gy。

2. 中医治疗

(1)辨证施治：①气滞痰凝证，治以行气散结、燥湿化痰，方选二陈汤加减；②气虚痰浊证，治以健脾益气、宽中化痰，方选顺气归脾汤加减；③肝脾不和证，治以疏肝和脾、理气活血，方选十全流气饮；④瘀毒内结证，治以清热解毒、化痰散结，方用菊藻汤加减。

(2)中成药：①菊藻丸10g，口服，3/d，饭后半小时服；②顺气归脾丸9g，口服，3/d；③瘿瘤丸10g，口服，3/d，饭后半小时服。

(3)外治疗法：①初起可外敷瘤消膏，研细调白醋和白酒外敷患处，每1～3日换药1次；②阳和解凝膏掺黑退消外敷；③破溃后外用五虎丹糊剂，每3～5日换药1次，待肿块坏死脱落后，再用生肌散生肌收口。

(4)其他治疗：用回阳散撒在万应膏上外贴，每3日换药1次。

【预防与护理】 保持心情舒畅，避免挤压碰撞。

第二十八节 神经纤维瘤病

神经纤维瘤病是一种遗传性全身性神经外胚叶异常性疾病，以皮肤色素斑和多发性神经纤维瘤为特征。男性多见。属于中医学“气瘤”“瘤赘”范畴。

【诊断要点】

1. 多自幼发生，逐渐增大，数目增多，至成人期始停止生长，家族中常有相同患者。

2. 损害为米粒、豌豆至鸡卵或儿头大柔软疝状结节，散发全身，可达数百以上，一般无自觉症状。可用指尖将瘤顶压入皮内，当压力去后则恢复原状，表面皮肤正常。

3. 常伴发雀斑、色素痣及大小、形态不一的咖啡色斑，有的病人可显示精神异常及发育迟缓。

4. 组织病理学为神经纤维及结缔组织增殖。呈淡嗜酸性，疏松平行排列呈弯曲波浪状或条索状，边界不清。两端有明显的或长或短的丝状突起。

【鉴别诊断】

1. *皮肤纤维瘤* 损害为皮肤内坚韧不痛的单个或多个半球形或扁平结节，如绿豆至手指头大小不等，多呈淡红色、红褐色或淡蓝黑色。皮下可移动，无自觉症状，女性多见，好发于四肢。组织病理学为胶原纤维的局限性增殖。

2. *神经瘤* 常发生于成人男性，好发于躯干或四肢近端，损害为单个或多个疼痛性或无痛的淡红色小结节。表面皮肤干燥，伴有鳞屑。组织病理学显示真皮内有很多向不同方向伸展的有髓神经束，每个神经束的周围绕以纤维组织。

【治疗方法】

1. *一般治疗*

(1)全身治疗：一般无需内治。

(2)局部治疗：对发于面部而损害容貌，或长得太大而妨碍身体活动或引起疼痛，或有恶变趋势的瘤体，可手术切除。

2. *中医治疗*

(1)辨证施治：①痰气凝结证，治以宣肺调气、化痰散结，方选通气软坚丸 9g，3/d，吞服；②气滞血瘀证，治以行气化瘀，软坚散结，方选菊藻丸(经验方)10g，3/d，饭后半小时服；③正虚邪郁证，治以扶正补气、开郁散结，方选华佗治气瘤神方加味。

(2)外治疗法：①对头大蒂小者，可用芫花线(芫花煮细扣线)

或双套结结扎处理;②外敷法,可以用南星散敷贴(用生南星大者1 枚,细研烂入陈醋,点杵成膏),先以细针刺患处令其透,再以膏药摊贴,觉痒则频换取效。

(3)其他治疗:①灸疗法,外扣以枳壳,以艾灸之;②熏洗法,药用苍耳子草 1 把,荆芥、苦参、白芷各 100g,水 1 大锅,煎汤倾在浴盆内,外用席围而遮之,热则熏,温则洗,洗至水冷而止。

【预防与护理】 注意保护局部,避免摩擦。

第二十九节　恶性黑色素瘤

恶性黑色素瘤是一种恶性程度较高的黑色素细胞肿瘤,多发生于皮肤,好发于 30 岁以上的成年和老年人,青年发病者少,儿童罕见。属中医学“黑砂瘤”范畴。

【诊断要点】

1. 好发于头部、颜面及四肢,也可发于耳郭、项部、前臂及外阴等处。

2. 损害为>6mm 的斑疹、丘疹、斑块或结节,边缘不规则,不对称,界限不清,色泽不均匀,可有黑、褐、蓝、红、白等色,结节者可溃破。

3. 肿瘤可局限在表皮内多年,称原位黑色素瘤,表现为斑疹、斑片,一旦侵入真皮则呈丘疹、斑块或结节状。此时可向远处转移,故肿瘤侵犯深度与预后密切相关。

4. 损害可单发或多发。约半数发生于原有痣细胞处。

5. 组织病理学镜检见黑素细胞间变或核异型性,表现为核增大、深染,细胞形态大小不一;真表皮交界处痣细胞呈不典型增生,并突破基底膜,侵入真皮。

【鉴别诊断】

1. 基底细胞癌　病变平坦,边缘隆起,生长徐缓,无转移倾向。

2. 蓝痣　有好发部位，色泽特殊，组织学上表皮无病变，细胞多为梭形，无异型性与丝状分裂，也无炎症反应。

3. 幼年性黑色素瘤　主要发生于小儿和青年。其出现的怪形多核巨细胞周围常有水肿引起的腔隙，位于深部的细胞有成熟倾向，而恶性黑色素瘤无此现象。

【治疗方法】

1. 一般治疗

(1)全身治疗：可采用联合化疗、免疫疗法及放射治疗等，但疗效均不佳。

(2)局部治疗：早期可采用手术切除。

2. 中医治疗

(1)辨证施治：①气滞血瘀证，治以行气化瘀、软坚散结、扶正祛邪，方用菊藻汤加减；②气郁痰结证，治以疏肝解郁、化痰散结，方用疏肝溃坚汤加减；③血燥风热证，治以养血润燥、疏风解毒，方用清肝芦荟丸加减；④肝肾阴虚、气血双亏证，治以补气养血、滋补肝肾，方用和荣散坚丸加减。

(2)中成药：①菊藻丸 10g，口服，3/d，饭后半小时服；②瘿瘤丸 10g，口服，3/d，饭后半小时服；③平消片 5 片，口服，3/d。

(3)外治疗法：五虎丹外敷，根据肿瘤的大小、部位选择剂型，如肿瘤较大而高出表面未溃，可分次上五虎丹糊剂；若肿瘤已溃破，肿瘤周围无大的神经、血管，可采用五虎丹酊剂，待癌组织完全坏死脱落后，再改用红升丹换药，隔日换药 1 次。

(4)其他治疗：可试用“蚀癌膏”“化癌散”等外敷，隔日换药 1 次。

【预防与护理】

1. 在特殊部位的色素痣应做预防性切除。

2. 注意保护皮肤，雀斑、色素痣应避免搔抓等刺激，如在短期内色素加深，出现浸润、疼痛或出血等症状，应及时诊治。

3. 临床上怀疑黑素瘤，手术切除时标本做快速冷冻切片，如为黑素瘤，应做广泛的彻底切除，以防转移。

4. 避免过度日晒和接触煤焦油类物质。

第三十节 蕈样肉芽肿

蕈样肉芽肿又名蕈样霉菌病或恶性皮肤网状内皮细胞增多症，是一种上皮性皮肤淋巴瘤，其特征为辅助T细胞增生。

【诊断要点】

1. 根据皮损形态，大致可分为3期。

(1)红斑期：此期症状变异甚大，可持续数月、数年甚至20～30年。皮损形态多种多样，可有暗红色斑疹、丘疹，皮肤干燥脱屑，类似银屑病、湿疹、神经性皮炎或全身性剥脱性皮炎等。

(2)斑块期：由第一期发展而来，或一开始即如此。一般数月后转入第3期亦可持续较久。在原先皮损处或外表正常的皮肤部位出现比较特殊的不甚规则的浸润斑块。片块的边界清楚或不清楚，表面光滑或高低不平，呈暗红色。浸润处毛发常脱落，口腔黏膜(舌和唇)亦可累及。

(3)肿瘤期：在浸润斑块处(常自边缘部分开始)或外表正常的皮肤部位逐渐或突然出现肿瘤。肿瘤可以为皮下结节状，或自表面隆起，呈半球形或为不规则的奇怪形状。呈灰白色至棕红色，很少破溃，破后常有刺痛。

2. 常伴局部剧烈瘙痒，可有全身浅表淋巴结肿大及脾大，亦可有内脏损害。

3. 组织病理学所见对浸润期和肿瘤期有诊断价值。其特点为：①真皮浅层、中层有淋巴细胞，组织细胞呈苔藓样浸润；②淋巴细胞移入表皮；③有单核、浓染及异型细胞(蕈样肉芽肿细胞)；④浸润细胞向表性，有Pautrier微脓肿形成。

【鉴别诊断】

1. *神经性皮炎*　常先有局部瘙痒，后出现针头大小、不规则或多角形扁平丘疹，呈皮肤色或浅褐色，损害可扩大并融合成片，皮纹加深，呈苔藓样变。好发于颈项部、四肢伸侧及尾骶部。

2. 湿疹　急性湿疹皮损常为对称及泛发，呈多形性，以皮肤潮红、红斑、丘疹、水疱、糜烂及渗出为主，边界欠清。慢性湿疹以皮肤肥厚及粗糙为主，伴色素增加或杂有色素减退，发于面、耳后、外阴及小腿等处，局部瘙痒明显。

【治疗方法】

1. 一般治疗

(1)全身治疗：①采用联合化疗，如COPP(环磷酰胺、长春新碱、泼尼松、甲基苄肼)或MOPP(氮芥、长春新碱、泼尼松、甲基苄肼)可获得缓解；②免疫疗法可酌情选用转移因子、左旋咪唑、干扰素及卡介苗等；③干扰素，每周3次，每次300万U，皮下注射；④维A酸类药物，常用阿维A。

(2)局部治疗：①用2.5%～5%氟尿嘧啶软膏，可有短时效果；②氮芥用生理盐水或蒸馏水稀释(10mg/50ml)后外用，80%的病人可缓解；③用0.4%氯乙基亚硝脲软膏，仅用于对氮芥过敏者，65%～70%可缓解；④放射治疗可用浅层X线或小量电子束照射，对早期皮损有效，可缓解3～14年；⑤UVA_1治疗；⑥NB-UVB对早期及中期皮损疗效好；⑦糖皮质激素，对于红斑期疗效好。

2. 中医治疗

(1)辨证施治：①血热有毒证，治以清热解毒，方用黄连解毒汤加减；②气血亏虚、血热兼瘀证，治以扶正固本、活血化瘀、软坚散结，方用菊藻汤加减。

(2)中成药：①菊藻丸10g，口服，3/d，饭后半小时服；②瘿瘤丸10g，口服，3/d，饭后半小时服；③小金丹5片，口服，3/d；④散结灵片5片，口服，3/d。

(3)外治疗法：用五虎丹或白降丹外敷，每3～5日换药1次。待肿块坏死脱落，再用生肌散生肌收口。

(4)其他治疗：用新鲜农吉利全草，捣烂外敷患处，换药，每日2 次。

【预防与护理】　对全身皮肤瘙痒、轻度红斑、少许鳞屑性皮肤病，经各种治疗无效的病人，应高度怀疑本病并及时治疗。

附录A 皮肤病常用中药

麻黄

［来源、产地］ 为麻黄科植物草麻黄、木贼麻黄或中麻黄的草质茎。分布于吉林、辽宁、河南、河北、山西、陕西、内蒙古、甘肃等地。

［性味、归经］ 味辛、微苦，性温。入肺、膀胱经。

［功效、应用］ 发汗，平喘，利水。主治发热风寒无汗、头痛鼻塞骨节疼痛；咳嗽气喘；风水浮肿；小便不利；风邪顽痹，皮肤不仁，风疹瘙痒等。

［用法、用量］ 内服，煎汤（宜先煎，去水面浮沫），1.5～6g，或入散。

［禁忌］ 凡素体虚弱而自汗、盗汗、气喘者均忌服。

［化学成分］ 主要含有生物碱（麻黄碱、伪麻黄碱等）、挥发油及鞣质、酮苷、糊精、菊粉、淀粉、果胶、纤维素、葡萄糖、草酸、柠檬酸、苹果酸等。

［药理作用］ ①麻黄碱有类肾上腺素的拟交感神经作用，能兴奋大脑皮质及皮质下中枢，使精神兴奋、呼吸兴奋；能兴奋心脏，收缩血管，使血压升高，心跳加快；对支气管平滑肌有明显的松弛作用；有发汗、抗过敏、增加代谢等作用。②伪麻黄碱有利尿作用；有轻微的兴奋血管作用；极稀浓度能使支气管扩张，中浓度则使支气管收缩，高浓度因能麻痹肌肉，也能使气管肌肉松弛。③麻黄挥发油有发汗作用，其对中枢的抑制作用可为麻黄碱的中枢兴奋作用所拮抗；在体外，对流感病毒有强大的抑制作用。④其他作用，如麻黄增加离体豚鼠子宫的收缩与离体兔肠的蠕动，且有兴奋呼吸作用。

荆芥

［来源、产地］ 为唇形科植物荆芥的全草。全国大部分地区都

有分布。

［性味、归经］　辛，温。入肝、肾经。

［功效、应用］　发表，祛风，理血；炒炭止血。主治感冒发热。头痛，咽喉肿痛，中风口噤；吐血，衄血，便血；痈肿，疮疥，瘰疬。

［用法、用量］　内服煎汤，6～9g；或入丸、散。外用捣烂敷、研末调敷或煎水洗。

［禁忌］　表虚自汗、阴虚头痛忌服。

［化学成分］　含挥发油，油中成分为右旋薄荷酮、消旋薄荷酮及少量的右旋柠檬烯。

［药理作用］　用人工发热的家兔，口服荆芥煎剂与浸膏2g/kg，无甚解热作用。在体外，高浓度有抗结核杆菌作用。

防风

［来源、产地］　为伞形科植物防风的根。分布于东北、内蒙古、河北、山东、河南、陕西、山西、湖南等地。

［性味、归经］　辛甘，温。入膀胱、肺、脾经。

［功效、应用］　发表，祛风，胜湿，止痛。主治外感风寒，头痛，目眩，项强、风寒湿痹，骨节酸痛，四肢挛急，破伤风。

［用法、用量］　内服煎汤，6～9g，或入丸、散；外用研粉，调敷。

［禁忌］　血虚痉急或头痛风邪者忌服。

［化学成分］　防风含有挥发油、甘露醇、苦味苷等。

［药理作用］　具有解热，抗菌，镇痛作用。

薄荷

［来源、产地］　为唇形科植物薄荷的全草或叶，分布于全国各地。

［性味、归经］　辛，凉。入肺、肝经。

［功效、应用］　疏风，散热，辟秽，解毒。主治外感风热，头痛，目赤，咽喉肿瘤，食滞气胀，口疮，牙痛，疥疮，瘾疹。

［用法、用量］　内服煎汤（不宜久煎），3～6g，或入丸、散；外用捣汁或煎汁涂。

［禁忌］　阴虚血燥，肝阳偏亢，表虚汗多者忌服。

[化学成分] 含薄荷醇、薄荷酮、乙酸薄荷酯、莰烯、柠檬烯等挥发油。

[药理作用] 具有解热、解痉、消炎、利胆作用;外用涂于皮肤表面有清凉止痒作用。

蝉蜕

[来源、产地] 为蝉科昆虫黑蚱或羽蚱或同属散种蝉羽化后的蜕壳,全国大部分地区均有出产。

[性味、归经] 甘咸,凉。入肺、肝经。

[功效、应用] 散风热,宣肺,定痉。主治外感风热,咳嗽音哑,麻疹透发不畅,风疹瘙痒,小儿惊厥,目赤翳障,破伤风等。

[用法、用量] 内服煎汤,3～6g,或入丸、散;外用煎水洗或研末调敷。

[禁忌] 孕妇慎服。

[化学成分] 含有大量的甲壳质及蛋白质、氨基酸、有机酸等。

[药理作用] 具有抗惊厥、镇静、解热等作用。

菊花

[来源、产地] 为菊科植物菊花的头状花序,全国大部分地区均有栽培,因产地不同,有亳菊、徽菊(安徽)、杭菊(浙江)、怀菊(河南)、冀菊(河北)、川菊(四川)等不同的名称。

[性味、归经] 甘苦,凉。入肺、肝经。

[功效、应用] 疏风,清热,明目,解毒。主治头痛、眩晕、目赤及疔疮肿毒等症。

[用法、用量] 内服煎汤,6～9g,或泡茶,或入丸、散。

[禁忌] 气虚胃寒,食少泄泻者少用。

[化学成分] 含有挥发油、菊苷、腺嘌呤胆碱、水苏碱等。

[药理作用] 具有增加冠状动脉流量、减慢心率、提高心肌收缩力和心肌耗氧量,降低血压,降低血管的通透性,抗病原微生物,解热等作用。

柴胡

[来源、产地] 为伞形科植物柴胡、狭叶柴胡的干燥根。柴胡又

称北柴胡，主产于东北、华北、华东、中南、西南等地；狭叶柴胡又称南柴胡或红柴胡，主产于东北、华北、西北及山东、江苏、安徽、湖北等地。

［性味、归经］ 苦，凉。入肝、胆经。

［功效、应用］ 和解表里，疏肝，升阳。主治寒热往来，胸满胁痛，口苦耳聋，头痛目眩，疟疾，下痢脱肛，月经不调等。

［用法、用量］ 内服水煎，3～6g，或入丸、散。

［禁忌］ 真阴亏损，肝阳上升者忌服。

［化学成分］ 含有多种柴胡皂苷及少量挥发油、多糖等。

［药理作用］ 具有和解退热，疏肝解郁，升提中气，抗炎、降低血浆胆固醇、抗菌等作用。

金银花

［来源、产地］ 为忍冬科植物忍冬的花蕾，全国各地均产，以山东产量最大，河南质量最佳。

［性味、归经］ 甘，寒。入肺、胃经。

［功效、应用］ 清热解毒。主治温病发热，痈肿疔疖、喉痹，丹毒等。

［用法、用量］ 内服煎汤，9～15g或入丸、散；外用煎水外洗，或研末调量。

［禁忌］ 脾胃虚寒及气虚阴证疮疡忌服。

［化学成分］ 含有木犀草素、绿原酸、肌苷及皂苷等。

［药理作用］ 具有抗菌、减少肠道对胆固醇吸收等作用。

连翘

［来源、产地］ 为木犀科植物连翘的果实。主产于河北、河南、山东、江苏、湖北、江西、陕西、甘肃等地。

［性味、归经］ 苦，凉。入心、肝、胆经。

［功效、应用］ 清热，解毒，散结，消肿。主治温病，丹毒，斑疹，痈疽肿毒，热淋尿闭等。

［用法、用量］ 内服煎汤，9～15g，或入丸、散；外用煎水外洗。

［禁忌］ 脾胃虚弱，气虚发热痈疡已溃，脓稀色淡者忌服。

［化学成分］ 果实含有连翘酚、甾醇化合物、皂苷、黄酮醇苷类等；果皮青有齐墩果酸等。

［药理作用］ 具有抗病原微生物、镇吐、强心、利尿等作用。

大黄

［来源、产地］ 为蓼科植物掌叶大黄、唐古特大黄，或药用大黄的干燥根茎。主产于四川、甘肃、青海、西藏、贵州等地。

［性味、归经］ 苦，寒。入胃、大肠、肝经。

［功效、应用］ 泻热毒，破积滞，行淤血。主治实热便秘，痢疾初起，里急后重，瘀停经闭，癥瘕积聚，时行热症，痈肿疮疔，丹毒，水火烫伤等。

［用法、用量］ 内服煎汤（用于泻下，不宜久煎），3～10g，或入丸、散；外用研末，水或醇调敷。

［禁忌］ 凡表证未罢，血虚气弱，脾胃虚寒，无实热、积滞、瘀结，以及胎前，产后均不宜用。

［化学成分］ 主要含有蒽醌衍生物，如大黄酸、大黄素、芦荟大黄素、大黄酚、大黄素甲醚等；以及大黄鞣质和相关物质，如没食子酸、儿茶精、大黄四黄素、树脂质、葡萄糖等。

［药理作用］ 具有泻下、抗感染、利胆、止血、抗肿瘤等作用。

石膏

［来源、产地］ 为单斜晶系硫酸盐类矿物石膏的矿石。我国中南及西南地区多有出产。常产于海湾盐湖和内陆湖泊形成的沉积岩中。

［性味、归经］ 辛甘，寒。入肺、胃经。

［功效、应用］ 生用解肌清热，除烦止渴。主治热病壮热不退，心烦神昏，谵语发狂，口渴咽干，肺热喘急，中暑自汗，胃火头痛，牙痛，发斑发疹，口舌生疮等；煅敷生肌敛疮，主治痈疽疮疡，溃不收口，水火烫伤。

［用法、用量］ 内服煎汤，10～30g，或入丸、散；外用煅研末或调敷。

［禁忌］ 脾胃虚寒及血虚、阴虚发热者忌服。

[化学成分] 主要含有硫酸钙,此外常有黏土、砂粒、有机物、硫化物等杂质。

[药理作用] 具有解热、减轻口渴、增强巨噬细胞的吞噬能力,降糖、小剂量强心、大剂量抑制、缩短凝血时间,促进胆汁排泄,利尿等作用。

知母

[来源、产地] 为百合科知母属植物知母的根茎。主产于河北、山西、内蒙古、甘肃、陕西、东北等地。

[性味、归经] 苦,寒。入肺、胃、肾经。

[功效、应用] 滋阴降火,润燥滑肠,主治烦热消渴,骨蒸劳热,肺热咳嗽,大便燥结,小便不利等。

[用法、用量] 内服煎汤,6～15g,或入丸、散。

[禁忌] 脾胃虚寒,大便溏泻者忌服。

[化学成分] 含有多种甾体皂苷,曾分离出知母皂苷A-Ⅰ、A-Ⅱ、A-Ⅲ、A-Ⅳ、B-Ⅰ、B-Ⅱ,其皂苷元有菝葜皂苷元、马尔可皂苷元、新吉托皂苷元,其结合的糖有D-葡萄糖和D-半乳糖,此外还含有多量的黏液质。

[药理作用] 具有抗病原微生物,解热、降低血糖、使血浆皮质醇浓度升高等作用。

水牛角

[来源、产地] 为牛科动物水牛的角,主产于南方各省。

[性味、归经] 味苦,性寒。入心、肝、脾、胃经。

[功效、应用] 清热,凉血,解毒。主治热病头痛,壮热神昏,斑疹,小儿惊风等。

[用法、用量] 内服煎汤,5～10g,或入丸、散。

[化学成分] 含有角蛋白、肽类、17种氨基酸及多种微量元素等,但水牛角仅含胆固醇,未发现有其他甾醇。

[药理作用] 具有强心、兴奋垂体肾上腺皮质系统、镇静、抗炎、抗感染等作用。

牡丹皮

[来源、产地] 为毛茛科植物牡丹的干燥的根皮。主产于河北、河南、山东、四川、陕西、甘肃等地。

[性味、归经] 辛苦,凉。入心、肝、肾经。

[功效、应用] 清热,凉血,和血,消瘀,主治热入血分,发斑,吐血,便血,骨蒸劳热,经闭痛经,跌仆伤痛等。

[用法、用量] 内服煎汤,6~9g,或入丸、散;并用煎水外洗。

[禁忌] 血虚有寒,孕妇及月经过多者忌服。

[化学成分] 含有牡丹酚、牡丹酚苷、牡丹糖原苷、芍药苷、挥发油、植物甾醇等。

[药理作用] 具有抗炎,降低血压、镇静、催眠、镇痛、解热、抗菌作用。

白花蛇舌草

[来源、产地] 为茜草科植物白花蛇舌草的全草。分布于我国中部及南部,主产地为福建、广西、广东等地。

[性味、归经] 苦甘,性寒。入心、肝、脾经。

[功效、应用] 清热,利湿,解毒。主治肺热喘咳,肠痈,湿热黄疸,疮疖肿毒等。

[用法、用量] 内服煎汤,15~30g,或捣汁服;外用捣烂敷,或水煎外洗。

[禁忌] 孕妇慎用。

[化学成分] 全草含三十一烷、豆甾醇、熊果酸、齐墩果酸、β-甾醇、谷甾醇-D-葡萄糖苷、对位香豆酸、黄酮苷、白花蛇舌草素。

[药理作用] 具有提高血清杀菌作用和增加白细胞吞噬功能,增强肾上腺皮质功能,抗癌,抑制生精,调整异常功能的肠胃、解蛇毒等作用。

紫草

[来源、产地] 为紫草科多年生草本植物紫草和新疆紫草的干燥根。前者主产于东北、华北与中南诸省;后者主产于新疆、西藏、甘肃等地。

［性味、归经］ 苦，寒。入心包络、肝经。

［功效、应用］ 凉血，活血，清热，解毒。主治血热斑疹，湿热黄疸，紫癜，吐血，尿血，淋浊，血痢，烧伤，湿疹，丹毒，痈疡。

［用法、用量］ 内服水煎，3～9g，或入丸、散；外用熬膏外涂。

［禁忌］ 胃肠虚弱，大便清稀者忌服。

［化学成分］ 含有萘醌衍生物，如紫草素、乙酰紫草素、三乙酰紫草素，二苯甲酰紫草素、紫草烷、紫草红、紫草毒、β-羟基、异戊糖紫草素、脱氧紫草素及脂酸、油酸和亚油酸等。

［药理作用］ 具有抗病原微生物、抗炎、解热、增强小肠的紧张性，拮抗乙酰胆碱、组胺、血管紧张素、拮抗凝血抑制因子、减轻血管通透性，抗肿瘤、避孕等作用。

千里光

［来源、产地］ 为菊科植物千里光的干燥地上部分。主产于江苏、浙江、江西、湖南、四川、广东、广西等地。

［性味、归经］ 苦，寒。入肺、肝经。

［功效、应用］ 清热，解毒，杀虫。主治各种急性细菌性感染炎症。

［用法、用量］ 内服煎汤，10～15g(鲜草30g)；外用煎水洗，捣烂敷，熬膏敷。

［禁忌］ 中寒泄泻者忌服。

［化学成分］ 含毛莨黄素、菊黄素、对羟基苯乙酸、水杨酸、香草酸、氢醌和胆碱。

［药理作用］ 具有抗菌，抗钩端螺旋体、抗滴虫等作用。

鸦胆子

［来源、产地］ 为苦木科植物鸦胆子的成熟果实。药用其果仁，根有相同疗效，主产于广西、广东、福建等地。

［性味、归经］ 苦，寒，有毒。归大肠、肝经。

［功效、应用］ 清热，燥湿，杀虫，解毒。主治痢疾，久泻。痔疮，疔毒，赘疣，鸡眼等。

［用法、用量］ 内服(现已不用)用龙眼肉或胶囊包裹，饭后吞

服;外用捣烂敷。

[禁忌] 外用对鸦胆子过敏者禁用。

[化学成分] 仁含油17%。主要含有鸦胆宁、鸦胆子碱、鸦胆子苦素(A、B、C、D、E、F、G)、鸦胆子内酶和鸦胆子苦醇等。

[药理作用] 具有抗阿米巴、抗疟疾、抗其他寄生虫、抗肿瘤,皮肤、黏膜刺激、抗乳头状瘤病毒等作用。

马齿苋

[来源、产地] 为马齿苋科植物马齿苋的全草。产于我国大部分地区。

[性味、归经] 酸,寒。入大肠、肝、脾经。

[功效、应用] 清热,解毒,散血,消肿。主治热痢脓血。热淋,血淋,带下,痈肿疮疡,丹毒等。

[用法、用量] 内服煎汤,10～15g(鲜者60～120g)或捣汁饮;外用捣烂敷,或烧灰研末调敷,或煎水外洗。

[禁忌] 脾胃虚寒,肠滑泄泻者忌服。不得与鳖甲同服。

[化学成分] 新鲜全草含去甲肾上腺素和钾盐,此外尚含有多巴胺、多巴,并含丰富的苹果酸、氨基酸、维生素(B_1、B_2、PP、C)、胡萝卜素等。全草含有生物碱、香豆精、黄酮类、强心苷及蒽醌类化合物。

[药理作用] 具有抗菌作用,对子宫具有兴奋作用及兴奋回肠平滑肌、调节脂质代谢等作用。

黄芩

[来源、产地] 为唇形科植物黄芩的干燥根。分布于黑龙江、吉林、辽宁、河北、河南、山东、四川、云南、山西、陕西、甘肃等地。

[性味、归经] 苦,寒。入心、肺、胆、小肠、大肠经。

[功效、应用] 泻实火,清温热,止血,安胎。主治壮热烦渴,肺热咳嗽,湿热泻泄,黄疸,热淋,目赤肿痛,胎动不安等。

[用法、用量] 内服煎剂,6～9g,或入丸、散;外用煎水外洗,或研末调敷。

[禁忌] 脾肺虚热,中毒泄泻、腹痛,肝、肾、脾虚,血虚、气虚等慎用。不宜与葱姜、丹砂、牡丹皮等同用。

［化学成分］　黄芩根含黄芩苷元、黄芩苷、汗黄芩素、汗黄芩苷和黄芩新素，还含苯甲酸、β-谷甾醇等，茎叶中含黄芩素苷。

［药理作用］　具有抗病原微生物、降压、镇静、护肝、利胆、解痉、抗过敏等作用。

黄连

［来源、产地］　为毛茛科植物黄连的干燥的根茎。主产于四川、贵州、湖北、陕西、云南、西藏、广东、广西、湖南等地。

［性味、归经］　苦，寒。入心、肝、胃、大肠经。

［功效、应用］　清热燥湿，泻火解毒，杀虫。主治时行热病，热盛心烦，痞满呕逆，菌痢，热泻腹痛，吐血、下血，咽喉肿痛，口疮痈疽疮毒，湿疹，水火烫伤等。

［用法、用量］　内服煎水1.5～3g，或入丸、散；外用研末调敷，或煎水外洗。

［禁忌］　阴虚烦热，胃虚呕恶，脾虚泄泻，五更泄泻者慎用。

［化学成分］　根茎含有多种生物碱，主要为小檗碱、黄连碱、甲基黄连碱、掌叶防己碱、药根碱、非洲防己碱，此外，尚含有荧光酸，叶含小檗碱。

［药理作用］　具有抗病原微生物、镇静、解热、利胆、降压、扩张血管的作用。

黄柏

［来源、产地］　为芸香科植物黄柏或黄皮树的干燥树皮。前者主产于东北及华北；后者主产于四川、湖北、贵州、湖南、江西、浙江等地。

［性味、归经］　苦，寒。入肾、膀胱经。

［功效、应用］　清热，燥湿，泻火，解毒。主治湿热泻痢，消渴，黄疸，梦遗，痔疮，便血，骨蒸劳热，目赤肿痛，口舌生疮，疮痈肿毒等。

［用法、用量］　内服煎汤，5～9g，或入丸、散；外用研末调敷，或煎水外洗。

［禁忌］　脾虚泄泻，胃弱食少者忌用。

［化学成分］　主要含有小檗碱，另含黄柏碱、木兰花蕾、药根碱、

掌叶防己碱等多种生物碱，此外尚含黄柏酮等，秃叶黄柏含四氢小檗碱、四氢掌叶防己碱、四氢药根碱及黄柏碱、木兰花碱等。

［药理作用］ 具有抗病原微生物、降压、肌肉松弛、降血糖等作用。

苦参

［来源、产地］ 为豆科植物苦参的根。全国各地均有生产，以山西、湖北、河南、河北等地产量最大。

［性味、归经］ 苦，寒。入肝、肾、大肠、小肠经。

［功效、应用］ 清热，燥湿，杀虫。主治热毒血痢，肠风下血，黄疸，疳积，皮肤瘙痒，疥疮湿疹，水火烫伤等。

［用法、用量］ 内服煎汤，5～9g，或入丸、散；外用煎水外洗。

［禁忌］ 脾胃虚寒者忌服。

［化学成分］ 主要含有多种生物碱及多种黄酮类，生物碱中以苦参碱、氧化苦参碱为主，尚有微量的 d-槐醇碱、l-臭豆碱、l-甲基金雀花碱、l-野靛叶碱等；黄酮类中有苦参素、次苦参素、三叶豆槐苷、异脱水淫羊藿素等。

［药理作用］ 具有对心脏的抑制作用，能减慢心率、使心排血量减少、心肌收缩力减弱，对药物所致的心律失常有对抗作用，有平喘、祛痰，防治白细胞减少、抗病原微生物、利尿等作用。

地骨皮

［来源、产地］ 为茄科植物枸杞的干燥根皮。全国各地均有生产。

［性味、归经］ 甘，寒。入肺、肝、肾经。

［功效、应用］ 清热，凉血。主治阴虚潮热盗汗，肺热咳喘，吐血，血淋，消渴，痈肿，恶疮等。

［用法、用量］ 内服煎汤，9～15g，或入丸、散，外用煎水洗，或研末撒或调敷。

［禁忌］ 脾胃虚寒者忌服。

［化学成分］ 含有甜菜碱、β-谷甾醇、蜂花酸及亚油酸。此外，还含有多种酚类及皂苷等。

[药理作用] 具有解热、降血糖、降血脂、降血压、抗微生物等作用。

茯苓

[来源、产地] 为真菌纲多孔菌科植物茯苓的干燥菌核。全国各地均有分布,但以云南、安徽、河南、湖南、湖北等省为最多。

[性味、归经] 甘淡,平。入心、脾、肾经。

[功效、应用] 渗湿利水,健脾和胃,宁心安神。主治小便不利,水肿胀满,痰饮咳逆,呕哕;泄泻,遗精,淋浊,惊悸等。

[用法、用量] 内服煎汤,9~15g,或入丸、散。

[禁忌] 虚寒精滑,或气虚下陷者忌服。

[化学成分] 主要含有β-茯苓素糖、茯苓酸、麦角甾醇、胆碱、组胺酸、腺嘌呤、蛋白质、卵磷酸及酶。

[药理作用] 具有利尿、降血糖、镇静、抗肿瘤、抗菌、提高免疫力等作用。

泽泻

[来源、产地] 为泽泻科植物泽泻的块茎。主产于四川、福建、江西、云南、贵州等地。

[性味、归经] 甘,寒。入肾、膀胱经。

[功效、应用] 利水,渗湿,泄热。主治小便不利,水肿胀痛,呕吐,泻痢,痰饮,脚气,淋病,尿血等。

[用法、用量] 内服煎汤,6~12g,或入丸、散。

[禁忌] 肾虚精滑者忌服。

[化学成分] 含有挥发油、生物碱、天冬酰胺、泽泻醇A、泽泻醇B及泽泻醇(A、B、C)的醋酸酯、蛋白质、氨基酸、维生素及大量的淀粉。

[药理作用] 具有利尿、降血脂、抗脂肪肝、降血糖、降血压等作用。

滑石

[来源、产地] 为天然硅酸盐类矿物滑石的块状体。主产于江西、山东、江苏、陕西、山西、河北、福建、浙江、广东、广西等地。

［性味、归经］ 甘淡，寒。入胃、膀胱经。

［功效、应用］ 清热，渗湿，利窍。主治暑热烦渴，小便不利，水泻，热痢，淋病，黄疸，水肿，皮肤湿烂等。

［用法、用量］ 内服煎汤（布包），9～12g，或入丸、散；外用研末撒或调敷。

［禁忌］ 脾虚气弱，精滑及热病津伤者忌服。

［化学成分］ 主要含有硅酸镁，此外，尚有氧化铝，黏土、石灰、铁等。

［药理作用］ 对皮肤、黏膜具有保护、抗菌等作用。

车前子

［来源、产地］ 为车前草科植物车前和平车前的种子，前者产于江西、河南等地，后者主产于黑龙江、辽宁、河北等地。

［性味、归经］ 甘，寒。入肾、膀胱经。

［功效、应用］ 利水，清热，明目，利湿。主治小便不利淋浊，带下，尿血，暑湿泄泻等。

［用法、用量］ 内服煎水，5～9g，或入丸、散；外用煎水外洗，或研末撒。

［禁忌］ 凡内伤劳倦，阳气下陷，肾虚精滑及无湿热者，慎服。

［化学成分］ 全草主要含有车前苷、车前子碱、桃叶珊瑚苷、熊果酸、正三十一烷；种子主要含有桃叶珊瑚苷、黏液质、D-木糖、阿拉伯糖、车前聚糖、胆碱、琥珀酸及各种脂肪酸等。

［药理作用］ 具有利尿、祛痰、镇咳、抗微生物等作用。

威灵仙

［来源、产地］ 为毛茛科植物威灵仙的根和根茎。主产于河南、山东、安徽、江苏、浙江、福建、广东、广西、江西、湖南、湖北等地。

［性味、归经］ 辛咸，温，有毒。入膀胱经。

［功效、应用］ 祛风湿，通经络，散寒止痛，逐饮消积。主治痛风顽痹，腰膝冷痛，脚气等。

［用法、用量］ 内服煎汤，6～9g，浸酒，或入丸、散；并用煎水外洗或捣烂敷。

[禁忌] 气血虚弱,无风寒湿邪者忌服。

[化学成分] 威灵仙主要含有白头翁素,根中含有白头翁醇、皂苷等。

[药理作用] 具有镇痛、抗菌、抗组胺等作用。

丁香

[来源、产地] 为桃金娘科植物丁香的干燥花蕾。主产于坦桑尼亚、马来西亚、印度尼西亚等地,我国广东有少量生产。

[性味、归经] 辛,温。入胃、脾、肾经。

[功效、应用] 温中,暖肾,降逆。主治呃逆,呕吐,反胃,泄泻,疟疾,脘腹冷痛等。

[用法、用量] 内服煎汤,1～3g,或入丸、散;外用煎水外洗或研末调敷。

[禁忌] 热病及阴虚内热者忌服。

[化学成分] 主要含有挥发油,油中主要成分为丁香酚、乙酰丁香酚及少量的α-与β-丁香烯,其次为胡椒酚、α-依兰烯等;花蕾中尚含有四种黄酮衍生物,另有齐墩果酸、番樱桃素亭、异番樱桃素亭等。

[药理作用] 具有促进胃液分泌,促进消化,抗病原微生物,驱虫等作用。

天麻

[来源、产地] 为兰科植物天麻的干燥块根。主产于四川、云南、陕西、贵州、湖北、湖南、安徽、河南、甘肃等地。

[性味、归经] 甘,平。入肝经。

[功效、应用] 息风,定惊。主治眩晕眼黑,耳鸣头痛,肢体麻木,半身不遂,小儿惊风等。

[用法、用量] 内服煎汤,5～9g,或入丸。

[化学成分] 主要含有天麻素,即对羟甲基苯β-D葡萄吡喃糖苷、琥珀酸、对羟基苯甲醛、对羟基苯甲醇、黏液质、维生素A样物质及微量生物碱等。

[药理作用] 具有镇静、抗惊厥、镇痛、降低外周血管阻力、增加血流量、减慢心率、提高耐氧能力等作用。

地龙

[来源、产地] 为钜蚓科环节动物参环毛蚓或正蚓科动物缟蚯蚓的新鲜或干燥全体。主产于广东、广西、福建等地;缟蚯蚓主产于其他地区。

[性味、归经] 咸、寒。入肝、脾、肺经。

[功效、应用] 清热,平肝,止喘,通络。主治高热狂躁,惊风抽搐,风热头痛,目赤,中风半身不遂,疮疡等。

[用法、用量] 内服煎汤,6～9g,或入丸、散;外用捣烂、化水或研末调敷。

[禁忌] 畏葱、盐。

[化学成分] 地龙所含成分较为复杂。有次黄嘌呤、琥珀酸、蚯蚓解热碱,以及全-顺式-5,8,11,14 碳烯醇酸,蚯蚓素、蚯蚓毒素,各种氨基酸,如鸟氨酸、丙氨酸、亮氨酸、苯丙氨酸、赖氨酸、缬氨酸、酪氨酸;黄嘌呤、腺嘌呤、胆碱、胆固醇、脂肪酸等。

[药理作用] 具有抗惊厥、镇静、解热、抗组胺、平喘、降血压、利尿、收缩血管、溶血等作用。

全蝎

[来源、产地] 为钳蝎科动物东亚钳蝎的干燥体。主产于河南、山东、湖北、安徽等地。

[性味、归经] 咸辛,平,有毒。入肝经。

[功效、应用] 祛风,止痉,通络,解毒。主治惊风抽搐,癫痫,中风,半身不遂,口眼㖞斜,偏头痛,风温痹痛,风疹疮肿等。

[用法、用量] 内服煎汤,3～4g,或入丸、散;外用研末调敷。

[禁忌] 血虚生风者忌服。

[化学成分] 含有蝎毒,为一种类似蛇毒神经毒素的蛋白质,此外,尚含有三甲胺、甜菜碱、牛磺酸、软脂酸、硬脂酸、棕榈酸、磷脂酶A2、5-羟色胺等。

[药理作用] 具有抗惊厥、降血压、升高血糖、抑制骨骼肌自发性抽动和强直性痉挛及肝和肌肉糖原的分解等作用。

僵蚕

[来源、产地] 为蚕蛾科家蚕的幼虫感染白僵菌而僵化的干燥全虫。主产于浙江、四川、江苏、广东等地。

[性味、归经] 辛咸,平。入肝、脾、肺经。

[功效、应用] 祛风解痉,化痰散结。主治中风失音,头风,喉风,风疹瘙痒,丹毒等。

[用法、用量] 内服煎汤,5～9g,或入丸、散;外用研末撒或调敷。

[禁忌] 恶桑螵蛸、桔梗、茯苓、萆薢;中风口噤,小儿惊风夜啼而无外邪为病者忌服;女子崩中,产后余痛,非风寒所致者不宜服。

[化学成分] 蚕体含有蛋白质、脂肪激素,体表的白粉中含草酸铵,脂肪中含有棕榈酸、油酸、亚油酸,少量硬脂酸等。

[药理作用] 具有催眠、抗惊厥等作用。

珍珠母

[来源、产地] 为珍珠贝科动物马氏珍珠贝、珍珠贝、大珠母贝等的贝壳珍珠层,或蚌科动物三角帆蚌、背角无齿蚌、褶纹冠蚌等的贝壳珍珠层。

[性味、归经] 咸,凉。入心、肝经。

[功效、应用] 平肝,潜阳,定惊,止血。主治头眩,耳鸣,心悸,失眠,惊痫,吐血,血崩等。

[用法、用量] 内服煎汤,1～30g,或入丸、散。

[禁忌] 胃寒者慎服。

[化学成分] 各种珍珠母主要含有碳酸钙,另含碳酸镁、磷酸钙、角蛋白、多种元素等;马氏珍珠贝角蛋白中含甘氨酸、丙氨酸、苯丙氨酸、亮氨酸、丝氨酸、胱氨酸、蛋氨酸、精氨酸等20种氨基酸及多种微量元素。

[药理作用] 具有对抗晶状体浑浊、护肝、抗过敏,中和胃酸等作用。

陈皮

[来源、产地] 为芸香科植物橘及其多种变种的干燥果皮。主

产于四川、福建、浙江、广东、江西、湖南等省。

［性味、归经］ 辛苦，温。入脾、胃、肺经。

［功效、应用］ 理气，调中，燥湿，化痰。主治胸胁胀满，不思饮食，呕吐秽逆，咳嗽痰多等。

［用法、用量］ 内服煎汤，3～9g，或入丸、散。

［禁忌］ 气虚及阴虚燥咳者不宜服，吐血者慎服。

［化学成分］ 主要含有挥发油、橙皮苷、柠檬烯、肌醇、维生素 B_1、维生素 C、5-去甲二氧川陈皮素等。

［药理作用］ 具有强心、升压，平喘，抗菌、抗炎等作用。

香附

［来源、产地］ 为莎草科植物香附的根茎。主产于山东、浙江、湖南、河南等省。

［性味、归经］ 辛、微苦、甘，性平。入肝、脾、三焦经。

［功效、应用］ 理气解郁，止痛调经。主治肝胃不和，气郁不舒，胸胁胀满，痰饮痞满，月经不调等。

［用法、用量］ 内服煎汤，5～9g，或入丸、散；外用研末撒、调敷或做饼热烫。

［禁忌］ 气虚无滞，阴虚血热者忌服。

［化学成分］ 主要含有葡萄糖、果糖、淀粉、挥发油等。

［药理作用］ 具有镇痛、解热、松弛子宫平滑肌、雌激素样作用、抗菌、抗炎、强心、减慢心率等作用。

赤芍

［来源、产地］ 为毛茛科植物芍药(野生)、草芍药及川赤芍的根。主产于河北、河南、山东、山西、内蒙古及东北等地。

［性味、归经］ 酸苦，凉。入肝、脾经。

［功效、应用］ 行瘀，止痛，凉血，消肿。主治瘀滞经闭，疝瘕积聚，腹痛，肝郁胁痛，肠风下血，目赤肿痛等。

［用法、用量］ 内服煎汤，5～9g，或入丸、散。

［禁忌］ 血虚者忌服。

［化学成分］ 主要成分为芍药苷，此外，还含有芍药碱、芍药醇、

有机酸、单宁、β-谷甾醇、挥发油、D-儿茶精、没食子酸乙酯等。

[药理作用] 具有扩张冠状血管、增加冠状动脉流量、解痉、镇静、止痛、抗惊、抑制病原体、抗炎、解热等作用。

丹参

[来源、产地] 为唇形科植物丹参的根及根茎。主产于安徽、山西、河北、四川、江苏等地。

[性味、归经] 苦,微温。入心、肝经。

[功效、应用] 活血祛瘀,安神宁心,排脓,止痛。主治心绞痛,月经不调,痛经,闭经,积聚,瘀血腹痛,骨节疼痛,疮痈肿痛等。

[用法、用量] 内服煎水,5～9g,或入丸、散。外用熬膏涂或煎水外洗。

[禁忌] 无瘀血者忌服。

[化学成分] 主要含丹参酮Ⅰ、丹参酮ⅡA、丹参酮ⅡB、隐丹参酮、异丹参酮Ⅰ、异丹参酮Ⅱ、异博丹参酮、丹参新酮、丹参醇Ⅰ、丹参醇Ⅱ、丹参素、维生素E等。

[药理作用] 具有增加冠血流量,扩张血管、降低血压、改善微循环、增加毛细血管张力、降低血小板聚集、抗凝血、抑制中枢神经系统,镇静、镇痛、抗菌、抗炎、降低血糖、降低胆固醇等作用。

红花

[来源、产地] 为菊科植物红花的花冠。全国各地均有,主产于四川、河南、浙江等地。

[性味、归经] 辛,温。入心、肝经。

[功效、应用] 活血通经,祛瘀止痛。主治经闭,产后恶露不行,瘀血作痛,痈肿,跌仆损伤等。

[用法、用量] 内服煎汤,3～6g,入丸剂或浸酒,鲜者捣汁;外用研末撒。

[禁忌] 孕妇忌服。

[化学成分] 主要含有红花黄素、红花苷、红花醌苷、新红花苷等。

[药理作用] 具有收缩子宫、降压、增加冠状动脉流量、改善微

循环、抑制血小板聚集、降低胆固醇等作用。

延胡索

[来源、产地] 为罂粟科植物延胡索的块茎。主产于浙江、河北、山东、江苏等地。

[性味、归经] 辛苦,温。入肝、胃经。

[功效、应用] 活血,散瘀,理气,止痛。主治心腹腰膝诸痛,月经不调,产后瘀滞腹痛,跌打损伤等。

[用法、用量] 内服煎汤,5～9g,或入丸、散。

[禁忌] 孕妇忌服。

[化学成分] 主要含有延胡索甲素、延胡索乙素、延胡索丙素、延胡索丁素、延胡索戊素、延胡索己素、黄连碱、去氢延胡索甲素、延胡索胺碱等。

[药理作用] 具有镇痛、镇静、催眠,增加冠状动脉流量、降压、降脂,抗溃疡作用,对糖皮质激素的释放有抑制作用等。

桃仁

[来源、产地] 为蔷薇科植物桃或山桃的干燥成熟种子。全国各地均有生产。

[性味、归经] 苦甘,平。入心、肝、大肠经。

[功效、应用] 破血行瘀,润燥滑肠。主治经闭,癥瘕,热病蓄血,跌打扭伤,瘀血肿痛,血燥便秘等。

[用法、用量] 内服煎汤,5～9g,或入丸、散;外用捣烂敷。

[禁忌] 孕妇忌服。

[化学成分] 含苦杏仁苷、苦杏仁酶、尿囊素酶、乳糖酶、维生素B、挥发油、脂肪油等。

[药理作用] 具有增加脑血流量、扩张血管,降低血管阻力,改善微循环,润肠缓下、抗炎、抗过敏、镇咳等作用。

天南星

[来源、产地] 为天南星科天南星属植物天南星、异叶天南星球状块茎。主产于河北、河南、广西、陕西、湖北、四川、黑龙江、吉林、辽宁等地。

［性味、归经］ 苦辛，温，有毒。入肺、肝、脾经。

［功效、应用］ 燥湿化痰，祛风定惊，消肿散结。主治中风痰壅，口眼㖞斜，风痰眩晕，痈肿，跌仆损伤，蛇虫咬伤等。

［用法、用量］ 内服煎汤，2～3g，或入丸、散；外用研末撒或调敷。

［禁忌］ 阴虚燥痰及孕妇忌服。

［化学成分］ 含有三萜皂苷、苯甲酸、淀粉、氨基酸等。

［药理作用］ 具有抗惊厥、镇静、止痛、祛痰、抗肿瘤等作用。

百部

［来源、产地］ 为百部科百部属植物蔓生百部、直立百部和对叶百部的干燥块茎。主产于浙江、安徽、江苏、湖北、广东、福建等地。

［性味、归经］ 甘苦，微温。入肺经。

［功效、应用］ 滋润肺气，止咳，杀虫。主治风寒咳嗽，百日咳，蛔虫，皮肤疥癣，湿疹等。

［用法、用量］ 内服煎汤，3～9g，浸酒或入丸、散；外用煎汤外洗，或研末敷。

［禁忌］ 热咳，水亏火炎者忌用。

［化学成分］ 含多种生物碱，如百部碱、百部定碱、异百部定碱、原百部碱、百部宁碱、华百部碱、直立百部碱、对叶百部碱、霍多林碱、斯替宁碱。

［药理作用］ 具有镇咳祛痰、松弛痉挛的支气管平滑肌、杀虫、抗病原微生物等作用。

党参

［来源、产地］ 为桔梗科植物党参的干燥根。主产于山西、河南、陕西、甘肃及东北各省。

［性味、归经］ 甘，平。入脾、肺经。

［功效、应用］ 补中，益气，生津。主治脾胃虚弱，气血两亏，体倦无力，食少，口渴，久泻，脱肛。

［用法、用量］ 内服煎汤，9～15g，或蒸膏或入丸、散。

［禁忌］ 有实邪者忌服。

［化学成分］ 主要含有皂苷、菊糖、微量元素、淀粉、挥发油、木栓酮、党参碱、党参狄碱等。

［药理作用］ 具有强壮、增加红细胞、血红蛋白，降低血压、兴奋中枢神经等作用。

黄芪

［来源、产地］ 为豆科植物黄芪、内蒙古黄芪或其他同属相近种植物的干燥根。主产于黑龙江、吉林、辽宁、河北、山东、山西、陕西、甘肃、内蒙古等地。

［性味、归经］ 甘，微温。入脾、肺经。

［功效、应用］ 生用：益卫固表，利水消肿、托毒生肌；主治自汗，盗汗，血痹，痈疽不溃或溃久不敛。炙用：补中益气；主治内伤劳倦，脾虚泄泻，气虚血脱等一切气衰血虚之证。

［用法、用量］ 内服煎汤，9～15g，或入丸、散，或熬膏。

［禁忌］ 实证及阴虚阳盛者忌服。

［化学成分］ 含2,4-二羟基-5,6-二甲氧基异黄烷、葡萄糖醛酸、γ-氨基丁酸等多种氨基酸、叶酸、烟酸、亚油酸、亚麻酸、β-谷甾醇、黄芪多糖等。

［药理作用］ 具有强心、降压、利尿、抗菌、免疫调节、护肝等作用。

甘草

［来源、产地］ 甘草品种较多，主要品种为豆科植物甘草干燥根茎。此外，尚有同属植物光果甘草和胀果甘草等。主产于东北、西北、华北等地。

［性味、归经］ 甘，平。入脾、胃、肺经。

［功效、应用］ 和中缓急、润肺、解毒、调和诸药。炙用：主治脾胃虚弱，食少，腹痛便溏，劳倦发热，肺痿咳嗽，心悸；生用：主治咽喉肿痛，消化性溃疡，痈疽疮疡，解药毒及食物中毒等。

［用法、用量］ 内服煎汤，3～9g，或入丸、散；外用研末敷，或煎水洗。

［禁忌］ 实证中满腹胀忌服。

［化学成分］　主要含有甘草酸、甘草甜素及多种黄酮、甘草香豆素、甘草生物碱、多种氨基酸等。

［药理作用］　具有类肾上腺皮质激素、抗炎、抗变态反应、解毒、抗消化性溃疡、解痉、镇咳、镇痛等作用。

白术

［来源、产地］　为菊科植物白术的根茎。主产于浙江、湖南、湖北、江西、福建、安徽、四川等地。

［性味、归经］　辛甘，温。入脾、胃经。

［功效、应用］　补脾，益胃，燥湿，和中。主治脾胃虚弱，不思饮食，倦怠少气，虚胀，泄泻，痰饮，水肿，黄疸，小便不利，头晕，自汗等。

［用法、用量］　内服煎汤，5～9g，熬膏或入丸、散。

［禁忌］　阴虚烦渴，气滞胀闷者忌服。

［化学成分］　主要含有苍术醇、白术内酯(A、B)等挥发油。

［药理作用］　具有强壮、利尿、降血糖、护肝、抗真菌等作用。

补骨脂

［来源、产地］　为豆科植物补骨脂的成熟果实。主要分布于陕西、河南、山西、安徽、广东、四川、云南等地。

［性味、归经］　辛，温。入肾经。

［功效、应用］　补肾助阳。主治肾虚冷泻，遗尿，滑精，小便频数，腰膝冷痛；外用治疗白癜风。

［用法、用量］　内服煎汤，5～9g，或入丸、散；外用研末或酒浸搽。

［禁忌］　阴虚火旺者忌服。

［化学成分］　含黄酮类、香豆素类、单萜酚类化合物及挥发油、脂肪、树脂等。

［药理作用］　具有扩张冠状动脉、止血、光敏、抗着床、雌激素样作用，抗菌、兴奋肠管、子宫等作用。

何首乌

［来源、产地］　为蓼科植物何首乌的干燥块根。主产于河南、湖南、四川、广西、江苏、山东等地。

［性味、归经］ 苦、甘、涩，微温。入肝、肾经。

［功效、应用］ 补肝，益肾，养血，祛风。主治肝肾亏虚，须发早白，血虚头晕，腰膝软弱，筋骨酸痛，遗精，水肿，痔疮等。

［用法、用量］ 内服煎汤，9～15g，熬膏，研末敷或煎水外洗。

［禁忌］ 大便溏泻及有湿痰者不宜服。

［化学成分］ 主要含有大黄酚、大黄素，其次为大黄酸、大黄素甲醚、大黄酚蒽酮及粗脂肪、淀粉、肾上腺皮质激素类似物等。

［药理作用］ 具有降脂、抗动脉硬化、促进肠管运动，促进红细胞的生长、促进神经兴奋等作用。

当归

［来源、产地］ 为伞形科当归属植物当归的干燥根。主产于甘肃、宁夏，也产于云南、四川、陕西、湖北、贵州等地。

［性味、归经］ 甘辛，温。入心、肝、脾经。

［功效、应用］ 补血和血，调经止痛，润燥滑肠。主治月经不调，经闭腹痛，崩漏，血虚头痛，眩晕，痈疽疮疡，跌仆损伤等。

［用法、用量］ 内服煎汤，5～9g，浸酒、熬膏或入丸、散。

［禁忌］ 湿阻中满及大便溏泻者忌服。

［化学成分］ 含挥发油和非挥发油成分，挥发油中主要成分为亚丁基苯酞、脂肪油、维生素A类物质、维生素B_{12}、维生素E、烟酸、棕榈酸、硬脂酸、肉豆蔻酸、亚油酸、阿魏酸、异黄樟醚、葡萄糖、果糖、蔗糖等。

［药理作用］ 具有解热、镇痛、镇静、降压或升压、增加冠状动脉流量、抑制血小板积聚、抗血栓、抗菌、抗炎、抗维生素E缺乏、抑制子宫收缩等作用。

白芍

［来源、产地］ 为毛茛科植物芍药的根。主产于河南、山东、安徽、浙江、四川、贵州等地。

［性味、归经］ 苦酸、微寒。入肝、脾经。

［功效、应用］ 养血柔肝，缓中止痛，滋阴收汗。主治胃脘痛，胁痛，腹痛，痛经，自汗盗汗，阴虚发热，血虚肝旺引起的头晕、头痛等。

［用法、用量］ 内服煎汤，5～9g，或入丸、散。

［化学成分］ 含有挥发油、脂肪酸、树脂样物、鞣质、糖、淀粉、黏液质、蛋白质等。

［药理作用］ 具有解痉、预防消化性溃疡、镇痛、镇静、抗惊厥、解热、扩张血管、抗菌、抗炎、抑制血小板积聚等作用。

地黄

［来源、产地］ 为玄参科植物地黄的块根。主产于河南、浙江、江苏、陕西、甘肃等地。

［性味、归经］ 鲜地黄：甘，寒；生地黄：甘，微寒；熟地黄；甘、微苦，微温。均入心、肝、肾经。

［功效、应用］ 鲜地黄：清热，凉血，生津；生地黄：滋阴清热，凉血止血；熟地黄：益阴，补血。生地黄：主治阴虚内热，皮肤干燥，吐血，心阴虚损，肾阴不足，心悸不安，视物不清，须发早白，虚劳等；熟地黄：主治阴虚血少，腰膝痿弱，须发早白等。

［用法、用量］ 内服煎汤，9～15g，或入丸、散。

［禁忌］ 脾虚有湿，腹胀，便溏者忌服，不宜与萝卜同用。

［化学成分］ 主要含有谷甾醇与甘露醇及少量的豆甾醇、菜油甾醇及地黄素等。

［药理作用］ 具有强心、升压、利尿、抗放射损失、抗真菌、抗炎、护肝等作用。

麦冬

［来源、产地］ 为百合科沿阶草属植物大叶麦冬的块根。主产于浙江、四川等地。

［性味、归经］ 甘、微苦，寒。入肺、胃、心经。

［功效、应用］ 滋阴润肺，清心除烦，健胃生津。主治肺燥干咳，吐血，咯血，肺痿，虚劳烦热，消渴，热病伤津，咽干口燥等。

［用法、用量］ 内服煎汤，6～12g，或入丸、散。

［禁忌］ 脾胃虚寒泄泻，胃有痰饮湿浊及暴感风寒咳嗽者忌服。

［化学成分］ 主要含有多种甾体皂苷及β-谷甾醇、氨基酸等。

［药理作用］ 具有提高耐氧能力，降糖、抗菌等作用。

枸杞子

［来源、产地］ 为茄科植物枸杞或宁夏枸杞的成熟果实。主产于宁夏、甘肃、新疆、内蒙古、青海等地。

［性味、归经］ 甘，平。入肝、肾经。

［功效、应用］ 滋肾，润肺，养肝，明目。主治肝肾阴亏，腰膝酸软，头晕目眩，目昏多泪，消渴，遗精等。

［用法、用量］ 内服煎汤，6～12g，熬膏，浸酒或入丸、散。

［禁忌］ 外邪实热，脾虚有湿及泄泻者忌服。

［化学成分］ 主要含有甜菜碱，此外，尚含有多糖、粗脂肪、粗蛋白、微量胡萝卜素、维生素 B_1、维生素 B_2、维生素 C 等。

［药理作用］ 具有增加非特异性免疫、造血、生长刺激、护肝、降血糖等作用。

乌梅

［来源、产地］ 为蔷薇科植物梅的未成熟果实。去核用肉。主产于浙江、四川、福建、云南等地。

［性味、归经］ 酸，涩，性平。入肝、脾、肺、大肠经。

［功效、应用］ 收敛生津，安蛔去虫。主治久咳，虚热烦渴，久疟，久泻，痢疾，便血，尿血，蛔虫腹痛，呕吐，银屑病等。

［用法、用量］ 内服煎汤，3～5g，或入丸、散；外用研末撒或调敷。

［禁忌］ 有实邪者忌服。

［化学成分］ 主要含有多量的柠檬酸及少量的苹果酸、琥珀酸、谷甾醇、齐墩果酸等。

［药理作用］ 具有对蛔虫的抑制、抗病原微生物、松弛胆胰壶腹括约肌(奥狄括约肌)、脱敏等作用。

雷公藤

［来源、产地］ 为卫矛科植物雷公藤的根，其叶、花及果实也入药。主产于长江流域以南各地，尤其是西南各省。

［性味、归经］ 苦、辛，凉，大毒。归胃、肾经。

［功效、应用］ 活血化瘀，清热解毒，消肿散积，杀虫止血。主治

红蝴蝶疮、肌痹、疠风、白疕、痹证等。

[用法、用量] 多采用雷公藤总苷片,遵医嘱内服。

[禁忌] 本品有大毒,内服宜慎。

[化学成分] 主要含有生物碱、二萜类、三萜类、卫矛醇、β-谷甾醇、葡萄糖苷、木质素、多种氨基酸等。

[药理作用] 抗炎、调节免疫功能、抗肿瘤、改善微循环、改善血液流变、抗菌杀虫、解热镇痛,抗生育等作用。

硫黄及升化硫

[来源、产地] 硫黄为斜方晶硫黄的矿物,采挖后,加热熔化,除去杂质;或用含硫矿物,经加工制得。主产于山西、陕西、河南、山东、湖北、湖南、江苏、四川等地。

[性味、归经] 酸,温,有毒。入肾、大肠经。

[功效、应用] 解毒杀虫,温肾助阳,主治疮毒,虫疥,阳痿,喘逆等。

[用法、用量] 1～3g,制后入丸、散服;外用研末调敷。

[禁忌] 阴虚阳亢及孕妇忌服;畏朴硝、芒硝、玄明粉。

[化学成分] 主要含有硫,但常杂有泥土及有机质等。

[药理作用] 具有镇咳、祛痰、消炎、缓泻、杀虫、杀菌、溶解角质等作用。

明矾

[来源、产地] 为天然产矿物明矾经加工精制而成,枯矾为明矾煅后失去水膨胀,由无色透明或半透明的不规则结晶体变为海绵状块。主产于山西、安徽、湖北、浙江等省。

[性味、归经] 酸,寒。入脾、肺、胃、大肠经。

[功效、应用] 解毒,杀虫,燥湿,止泻,止血,敛疮,消痰。主治疮疡疥癣,风痰,喉痹,口舌生疮,水火虫伤痹等。

[用法、用量] 内服入丸、散,0.6～3g;外用研末撒或调敷或煎水洗。

[禁忌] 阴虚胃弱,无湿热者忌服。

[化学成分] 主要含有硫酸铝钾。

［药理作用］ 具有净水、抗菌、收敛、固脱等作用。

土荆皮

［来源、产地］ 为松科植物金钱松的干燥近根树皮或根皮。主产于江苏、浙江、安徽、江西、湖南、广东等地。

［性味、归经］ 辛，温。入大肠经。

［功效、应用］ 杀虫解毒，祛风止痒。主治顽癣，疥疮等。

［用法、用量］ 外用浸酒涂搽或研末调敷。

［禁忌］ 皮肤溃烂或对本药过敏者禁用。

［化学成分］ 主要含有土荆皮酸，此外，尚含鞣质、挥发油、多糖等。

［药理作用］ 具有抗菌、止血等作用。

炉甘石

［来源、产地］ 为天然产菱锌矿的矿石。主产于广西、湖南、四川、云南等地。

［性味、归经］ 甘，温。入肝、脾、肺经。

［功效、应用］ 去翳退赤，收湿敛疮。主治目赤翳障、溃疡不敛，皮肤湿疮等。

［用法、用量］ 外用水飞点眼，研末撒或调敷。

［化学成分］ 主要含有碳酸锌。此外，尚含少量氧化钙、氧化镁、氧化铁、氧化锰及少量的钴、铜、铬、铅等。

［药理作用］ 具有防腐、收敛、保护、抑菌等作用。

儿茶

［来源、产地］ 为豆科落叶乔木植物儿茶枝干煎法浓缩的干燥浸膏。主产于云南、马来西亚、印度尼西亚等地。

［性味、归经］ 苦、涩，凉。入心、肺经。

［功效、应用］ 清热，化痰，止血，消食，生肌，定痛。主治痰热咳嗽，消渴，吐血，尿血，血痢，口疮，喉痹，湿疮等。

［用法、用量］ 内服煎汤，1～3g，或入丸、散；外用研末撒或调敷或煎水外洗。

［禁忌］ 对本药过敏者忌用。

[化学成分] 主要含有儿茶鞣质、儿茶精、表儿茶精、赭朴鞣质、槲皮素、槲皮万寿菊素、儿茶钩藤碱等。

[药理作用] 具有收敛、止泻、抗菌、降压、抑制十二指肠及小肠的蠕动、止血等作用。

侧柏叶

[来源、产地] 为柏科植物侧柏的嫩枝与叶。全国大部分地区均有生产。

[性味、归经] 苦涩,寒。入心、肝、大肠经。

[功效、应用] 凉血,止血,祛风湿,散肿毒。主治吐血,衄血,尿血,血痢,肠风,丹毒,水火烫伤等。

[用法、用量] 内服煎汤,6～10g,或入丸、散;外用煎水洗或捣烂敷或研末调敷。

[禁忌] 与酒相宜,多食倒胃。

[化学成分] 主要含有挥发油,其中含侧柏烯、侧柏酮、小茴香酮、蒎烯、石竹烯等,黄酮类中有香橙素、杨梅树皮素、槲皮素、扁柏双黄酮等。

[药理作用] 具有镇咳、祛痰、中枢镇静、扩张血管、降低血压、抗菌等作用。

石灰

[来源、产地] 为石灰岩经加热煅烧而成。我国大部分地区均有产。

[性味、归经] 辛,温,有毒。入肝、脾经。

[功效、应用] 燥湿,杀虫,止血,定痛,蚀疣,除斑。主治疥癣,湿疣,创伤出血,水火烫伤等。

[用法、用量] 外用研末调敷,或以水溶化澄清涂洗:内服入丸、散,或加水溶化取澄清液服。

[化学成分] 主要含有磷酸钙,此外,尚含有硅酸、铁、镁、铝等。

[药理作用] 具有吸湿,抑菌,消毒,杀虫,祛污,祛疣等作用。

冰片

[来源、产地] 为龙脑香科植物龙脑香的树脂加工品,也可为樟

脑、松节油等用化学方法合成的加工制成品。主产于海南群岛、上海、天津、南京、广州等地。

[性味、归经] 辛、苦，凉。入心、肺经。

[功效、应用] 通诸窍，散火，祛翳明目，消肿止痛。主治中风口噤，热病神昏，惊痫痰迷，气闭耳聋，喉痹，口疮，目赤翳膜等。

[用法、用量] 内服入丸、散，0.15～0.3g；外用研末适量，或油调涂，或入乙醇溶后搽。

[禁忌] 孕妇忌服。

[化学成分] 主要含有多种萜类成分。

[药理作用] 外用有轻微刺激，具有止痛、温和防腐、抗菌等作用。

密陀僧

[来源、产地] 为粗制的氧化铅。主产于广东、湖南、湖北、福建等地。

[性味、归经] 咸辛，平，有小毒。入肝、脾经。

[功效、应用] 消肿杀虫，收敛防腐，坠痰镇惊，祛斑。主治痔疮，肿毒，溃疡，湿疹，狐臭，创伤，色素斑等。

[用法、用量] 外用研末撒或外涂；内服 0.3～0.5g。

[禁忌] 体虚者忌服。

[化学成分] 主要含有氧化铅，此外，尚含有砂石、金属铅、二氧化铅等少量夹杂物。

[药理作用] 具有抗炎、抗菌等作用。

白及

[来源、产地] 为兰科植物白及的干燥块茎。主产于贵州、四川、云南、湖北、江西、湖南等地。

[性味、归经] 苦、涩，微寒。入肺经。

[功效、应用] 补肺，止血，消肿，生肌，敛疮。主治肺伤咳血，衄血，金疮出血，痈疽肿痛，疮疡溃烂，汤火灼伤，手足皲裂等。

[用法、用量] 内服煎汤，3～9g，或入丸、散；外用研末撒或调敷。

[禁忌] 外感咳血，肺痈初起及肺胃有实热者忌服。

[化学成分] 主要含有白及甘露聚糖、挥发油、黏液质等。

[药理作用] 具有止血、抗菌、预防腹腔粘连等作用。

夏枯草

[来源、产地] 为唇形科草本植物夏枯草的干燥果穗。分布于江苏、浙江、安徽、河南、湖北等地。

[性味、归经] 辛、苦,寒。归肝、胆经。

[功效、应用] 清肝明目,散结消肿。主治目赤肿痛、头痛眩晕,瘰疬瘿瘤。

[用法、用量] 煎服,10～15g;或熬膏服。

[禁忌] 本品苦寒伤胃,脾胃虚弱者慎用。

[化学成分] 含有以齐墩果酸为苷元的三萜皂苷,以及芦丁、金丝桃苷、熊果酸、咖啡酸等。

[药理作用] 具有降压、抗炎、抗病原微生物、免疫抑制、降血糖、组胺样等作用。

栀子

[来源、产地] 为茜草科常绿灌木植物栀子的干燥成熟果实。分布于湖南、江西等地。

[性味、归经] 苦,寒。归心、肺、三焦经。

[功效、应用] 泻火除烦,清热利湿,凉血解毒。主治热病烦闷、肺热咳嗽、胃火呕吐、肝火目赤、黄疸、热淋、血热吐衄、热毒疮疡。

[用法、用量] 煎服,3～10g;生用,走气分而泻火;炒黑,入血分而止血。

[禁忌] 脾虚便溏者慎用。

[化学成分] 含有异栀子苷、去羟栀子苷、栀子酮苷、京尼平龙胆二糖苷、山栀子苷、鸡屎藤次苷甲酯、脱乙酰车叶草苷酸甲酯等。

[药理作用] 能降低血清胆红素含量、利胆、促进胰腺分泌、对胃功能产生抗胆碱能性的抑制作用、泻下、降低心肌收缩力、降压、防治动脉粥样硬化、抗菌、抗炎,以及对中枢神经系统的镇静、镇痛等作用。

苦参

[来源、产地] 为豆科多年生落叶亚灌木植物苦参的干燥根。

全国大部地区均产。

[性味、归经] 苦，寒。归心、肝、胃、大肠、膀胱经。

[功效、应用] 清热燥湿，杀虫，利尿。主治湿热泻痢、便血、黄疸、带下阴痒、风疹、疥癣、湿热蕴结、小便不利。

[用法、用量] 煎服，3～10g；外用适量。

[禁忌] 本品苦寒伤胃，脾胃虚弱者慎用。

[化学成分] 含有苦参碱、氧化苦参碱、苦醇C、苦醇G、异苦参酮、苦参醇等。

[药理作用] 具有抗心律失常、降压、抗病原微生物、平喘、祛痰、抗炎、免疫抑制作用，对外周血白细胞有升白作用，以及抗肿瘤、安定、利尿等作用。

白鲜皮

[来源、产地] 为芸香科多年生草本植物白鲜的干燥根皮。主产于辽宁、河北、山东、江苏等地。

[性味、归经] 苦，寒。归脾、胃、膀胱经。

[功效、应用] 清热燥湿，祛风解毒。主治湿热疮毒、湿疹疥癣、黄疸尿赤、湿热痹痛。

[用法、用量] 煎服，6～10g；外用适量，煎汤洗或研粉敷。

[禁忌] 本品苦寒，虚寒患者慎用。

[化学成分] 含有白鲜碱、白鲜内酯、胡芦巴碱、胆碱、谷甾醇、黄柏酮、黄柏酮酸等。

[药理作用] 具有抗真菌、解热、抑制免疫反应、对子宫和肠平滑肌的收缩作用、抗癌等作用。

玄参

[来源、产地] 为玄参科多年生草本植物玄参的干燥根。主产于浙江东阳、杭州、磐安等地，此外，四川、贵州、湖北、湖南、江西、陕西、山东、吉林等地亦产。

[性味、归经] 甘、苦、咸，寒。归肺、胃、肾经。

[功效、应用] 清热凉血，滋阴解毒。主治温邪入营、内陷心包、热病伤阴、烦渴便燥、骨蒸劳嗽、咽痛目赤、瘰疬痰核、痈肿疮毒。

[用法、用量] 煎服,10～15g。

[禁忌] 本品性寒而滞,脾胃虚寒,食少便溏者不宜服用。反藜芦。

[化学成分] 含有环烯醚萜类化合物,如哈巴苷、哈巴苷元、桃叶珊瑚苷及苯丙苷类化合物安哥拉苷丙等。

[药理作用] 具有降低血压、抗菌、抗炎、降血糖、镇痛、抗惊厥等作用。

蒲公英

[来源、产地] 为菊科多年生草本植物蒲公英、碱地蒲公英或同属数种植物的干燥全草。全国大部分地区均有生产,主产区为河北、山东、河南等地。

[性味、归经] 苦、甘,寒。归肝、胃经。

[功效、应用] 清热解毒,消痈散结,利湿通淋。主治痈肿疔毒、乳痈内痈、热淋涩痛、湿热黄疸、目赤肿痛。

[用法、用量] 煎服,10～30g;外用适量。

[禁忌] 用量过大,可致缓泻。

[化学成分] 含有蒲公英甾醇、胆碱、菊糖、果胶等。

[药理作用] 具有抑菌、抗肿瘤、对实验性胃溃疡及胃黏膜损伤的保护及抗内毒素等作用。

重楼

[来源、产地] 为百合科多年生草本植物云南重楼或七叶一枝花的干燥根茎。主产于广西、云南、四川、贵州、湖北、湖南等地。

[性味、归经] 苦,微寒。有小毒。归肝经。

[功效、应用] 清热解毒,消肿止痛,凉肝定惊。主治痈肿疔疮、咽喉肿痛、毒蛇咬伤、惊风抽搐、跌打损伤、瘀血肿痛。

[用法、用量] 煎服,5～10g;外用适量。

[禁忌] 体虚,无实火热毒,阴证外疡及孕妇忌服。

[化学成分] 根茎含蚤休苷、薯蓣皂苷、薯蓣皂苷元的3-葡萄糖苷、3-鼠李糖葡萄糖苷、3-鼠李糖阿拉伯糖葡萄糖苷和3-四糖苷等。

[药理作用] 具有抗病原微生物、抗炎、镇静、止痛、止咳平喘、抗癌、兴奋平滑肌、杀精、促肾上腺皮质功能等作用。

白茅根

［来源、产地］ 为禾本科植物白茅的根茎。全国各地均有产，但以华北地区较多。

［性味、归经］ 甘，寒。归肺、胃、膀胱经。

［功效、应用］ 凉血止血，清热利尿。主治血热妄行，咳血吐衄，热淋，血淋，小便不利，胃热呕哕，肺热咳喘。

［用法、用量］ 煎服，15～30g。鲜品加倍，以鲜品为佳，可捣汁服。多生用，止血亦可炒炭用。

［禁忌］ 本品性寒，脾胃虚弱便溏者慎用。

［化学成分］ 含葡萄糖、蔗糖、果糖、木糖、淀粉、柠檬酸、苹果酸、草酸、类胡萝卜素等。

［药理作用］ 止血、抗菌、抗病毒、利尿作用。

麦冬

［来源、产地］ 为百合科植物麦冬的干燥根块。主产于浙江杭州、余姚、浒山、萧山等地及四川绵阳、三台地区，贵州、云南、广西、安徽、湖北、福建等地亦产，浙江、四川、广西大量栽培。

［性味、归经］ 甘、微苦，微寒。归肺、胃、心经。

［功效、应用］ 养阴润肺，益胃生津，清心除烦。主治燥咳痰黏、劳嗽咯血、肺痈、肺痿、鼻渊、鼻衄、喑哑、咽痛、白喉、津伤呕逆烦渴、内热消渴、肠燥便秘、心烦失眠、惊悸健忘、白浊遗精、小便不利，频数涩痛及小便频多、多汗、脉痿、阳强、肺风疮、盐卤中毒。

［用法、用量］ 煎服，10～20g。作煎剂服用；或入丸、散、饮。

［禁忌］ 凡脾虚便溏、肺胃有痰饮湿浊及初感风寒咳嗽者忌服。

［化学成分］ 含甾体皂苷、各种多聚糖、高异黄酮类化合物及单萜糖苷、色原酮等。

［药理作用］ 改善心肌收缩力和心脏泵血，可保护心肌及抗实验性心律失常，抗休克、增强免疫力，降血糖、抗脂质过氧化、抗菌、促进胃肠道蠕动等作用。

附录B　皮肤病常用中成药

一、膏　药　类

苍耳子膏(《外科大成》方)

[组成]　鲜苍耳。

[主治]　早期麻风、痒疹、荨麻疹及慢性湿疹。

[功用]　疏散风毒。

[用法]　每次服5～10ml,开水冲后送下,3/d。

小败毒膏(《寿世新编》方)

[组成]　大黄、蒲公英、陈皮、木鳖虫、黄柏、金银花、乳香、白芷、甘草、花粉、赤芍、当归。

[主治]　毛囊炎、疖肿、寻常痤疮继发感染、脓疱疮及穿掘性毛囊炎。

[功用]　清热消肿、活血止痛。

[用法]　每服15g,温开水冲服,2/d。

养阴清肺膏(《中国医学大辞典》方)

[组成]　生地黄、玄参、川贝母、牡丹皮、白芍、麦冬、甘草、薄荷。

[主治]　贝赫切特综合征(白塞病)、亚急性系统性红斑狼疮、毛发红糠疹、鱼鳞病、酒渣鼻、痤疮及老年性皮肤瘙痒症。

[功用]　养阴清肺。

[用法]　每服9～12g,温开水冲后送下,2～3/d。

龟鹿二仙膏(《医方考》方)

[组成]　龟甲、鹿角、枸杞子、人参。

[主治]　结缔组织病。

[功用]　滋阴补肾、益气养血。

［用法］ 每次服 10ml,温开水送下,3/d。

拔甲膏(《中华皮肤科杂志》方)

［组成］ 蛇蜕、地骨皮、千金子、天南星、皂角刺、地肤子、五加皮、蓖麻子、川椒、杏仁、僵蚕、大风子、乌梅、生草乌、生川乌、凤仙子、蓖麻油。

［主治］ 甲癣、甲沟炎及疣。

［功用］ 杀虫、脱甲。

［用法］ 贴敷患处,每 3～5 日 1 次。

拔膏棍(《赵炳南临床经验集》方)

［组成］ 鲜羊蹄(根、梗、叶)、大风子、百部、皂角刺、鲜凤仙花、羊踯躅花、透骨草、马钱子、苦杏仁、银杏、蜂房、苦参子、穿山甲(炒)、川乌、草乌、全蝎、斑蝥、金头蜈蚣、白及面、藤黄面、轻粉、硇砂。

［主治］ 多发性毛囊炎、结节性痒疹、寻常疣、甲癣、瘢痕疙瘩、局限性神经性皮炎、睑黄疣及带状疱疹后遗神经痛。

［功用］ 杀虫、除湿、止痒、通经止痛、破瘀软坚。

［用法］ 贴敷,3～5 日换药 1 次。

雄黄膏(《中医外科临床手册》方)

［组成］ 雄黄、氧化锌、凡士林。

［主治］ 头癣、鹅掌风。

［功用］ 解毒、杀虫。

［用法］ 外搽患处。

千捶膏(《中医外科学讲义》方)

［组成］ 蓖麻子肉、松香、轻粉、铅丹、银朱、茶子油。

［主治］ 阴证痈疽、疖、疔及无名肿毒。

［功用］ 提脓祛腐滞肿止痒。

［用法］ 摊贴患处。

琥珀膏(《医宗金鉴》方)

［组成］ 淀粉、血余、轻粉、银朱、花椒、黄蜡、琥珀、麻油。

［主治］ 发际疮等。

［功用］ 拔毒生肌。

［用法］　敷贴。

摩风膏(《医宗金鉴》方)

［组成］　麻黄、羌活、白檀香、升麻、白及、防风、当归、麻油。

［主治］　面游风等。

［功用］　散风润肤止痒。

［用法］　涂搽。

润肌膏(《外科正宗》方)

［组成］　当归、紫草、麻油、黄蜡。

［主治］　白屑风及皲裂等。

［功用］　凉血、润肤、止痒。

［用法］　外搽,痒者以鲜生姜片蘸药搽。

国老膏(《外科大成》方)

［组成］　粉甘草。

［主治］　瑞尔黑变病及红斑狼疮等。

［功用］　解毒扶正。

［用法］　1～2匙/次,开水冲后送下,2～3/d。

水晶膏(《医宗金鉴》方)

［组成］　石灰水、糯米。

［主治］　黑痣及鸡眼等。

［功用］　腐蚀疣赘。

［用法］　患处周围皮肤保护好,涂少许在损害处,外盖膏药,每3～5日换药1次。

夏枯草膏(《丸散膏丹集成》方)

［组成］　夏枯草、当归、酒炒白芍、玄参、乌药、浙贝母(去心)、炒僵蚕、昆布、桔梗、陈皮、川芎、甘草、酒炒香附、红花。

［主治］　瘰疬性皮肤结核及慢性盘状红斑狼疮等。

［功用］　养血、化痰、软坚。

［用法］　每服9g,温开水冲后送下,3/d。

藜芦膏(《医宗金鉴》方)

［组成］　藜芦、苦参、猪脂、枯矾、雄黄末。

［主治］ 手部湿疹等皮肤病。

［功用］ 杀虫止痒。

［用法］ 外搽。

太乙膏(《外科正宗》方)

［组成］ 玄参、白芷、当归身、肉桂、赤芍、大黄、生地黄、木鳖子、阿魏、轻粉、柳槐枝、血余、铅丹、乳香、没药、蓖麻油。

［主治］ 一切疮疡已溃或未溃者。

［功用］ 消肿清火，解毒生肌。

［用法］ 敷贴患处。

冲和膏(《外科正宗》方)

［组成］ 炒紫荆皮、独活、赤芍、白芷、石菖蒲。

［主治］ 疮疡介于半阳半阴阶段。

［功用］ 疏风活血、消肿定痛、祛寒软坚。

［用法］ 葱汁或陈酒调服。

阳和解凝膏(《外科正宗》方)

［组成］ 鲜牛蒡子根叶梗、鲜白凤仙梗、川芎、川附子、桂枝、大黄、当归、肉桂、草乌、地龙、僵蚕、赤芍、白芷、白蔹、白及、乳香、没药、续断、防风、荆芥、五灵脂、木香、香橼皮、陈皮、苏合香、麝香、菜油。

［主治］ 阴证疮疡。

［功用］ 温经和阳、驱风散寒、调和气血、化瘀通络。

［用法］ 敷贴患处。

清凉膏(《医宗金鉴》方)

［组成］ 风化石灰、清水、蓖麻油。

［主治］ 皮肤潮红诸症。

［功用］ 清热润肤。

［用法］ 直接外涂。

九华膏(《中医外科学教材》方)

［组成］ 滑石、硼砂、龙骨、川贝母、冰片、朱砂、凡士林。

［主治］ 内外痔发炎及内痔术后。

［功用］ 消肿止痛、生肌润肤。

［用法］ 外用敷贴。

生肌玉红膏(《外科正宗》方)

［组成］ 当归、白芷、白蜡、轻粉、甘草、紫草、血竭、蓖麻油。

［主治］ 疮疡溃后脓水将尽、烫伤肉芽生长缓慢者。

［功用］ 活血祛腐、解毒镇痛、润肤生肌。

［用法］ 外用敷贴。

疯油膏(《中医外科学教材》方)

［组成］ 轻粉、铅丹、飞辰砂。

［主治］ 鹅掌风、银屑病及慢性湿疹等皮肤皲裂，干燥作痒者。

［用法］ 外用涂搽。

龙珠膏(《四圣心源》)

［组成］ 川椒、附子、乌头、巴豆、桂枝、茯苓、牡蛎。

［主治］ 瘰疬等无名肿毒。

［功用］ 生肌长肉，收敛疮口。

［用法］ 布摊贴患处。

芙蓉膏(《中西医结合皮肤病学》)

［组成］ 芙蓉叶、大黄、泽兰叶、黄柏、黄芩、黄连、冰片。

［主治］ 丹毒、蜂窝织炎、疖、痈、乳腺炎初起。

［功用］ 清热解毒、消肿。

［用法］ 外敷患处。

普连膏(《赵炳南临床经验集》)

［组成］ 黄柏面、黄芩面、凡士林。

［主治］ 脓疱疮、急性亚急性湿疹、烧烫伤、单纯疱疹、银屑病、干皮病。

［功用］ 清热解毒。

［用法］ 外敷患处。

二、丹　药　类

痒疡立效丹(《外科名隐集》方)

［组成］ 麻黄、蜈蚣、干姜、天南星、肉桂、蟾酥。

[主治] 瘙痒性皮肤病等。

[功用] 祛风止痒。

[用法] 水煎内服。

神应养真丹(《医宗金鉴》方)

[组成] 羌活、木瓜、天麻、当归、白芍、菟丝子、熟地黄、川芎。

[主治] 斑秃、脂溢性脱发及石棉状糠疹等。

[功用] 养血生发、祛风活络。

[用法] 研细末,炼蜜为丸,每服9丸,温酒送下,2～3/d。

万灵丹(《医宗金鉴》方)

[组成] 莪术、甘草、何首乌、羌活、荆芥、川乌、乌药、川芎、石斛、全蝎、防风、细辛、当归、麻黄、天麻、雄黄。

[主治] 麻风初期及硬化症等。

[功用] 解表发汗、驱风除湿、温经通络。

[用法] 研细末,炼蜜为丸,朱砂为衣,每丸重9g,每服1丸,葱头及豆豉煎汤或温酒送下。

九一丹(《医宗金鉴》方)

[组成] 煅石膏、升丹。

[主治] 溃疡伤口、脓腐未尽。

[功用] 祛腐生肌。

[用法] 撒布患处。外贴药膏,每日1次。

八宝丹(《疡医大全》方)

[组成] 珍珠、牛黄、象皮(代)、琥珀、龙骨、轻粉、冰片、炉甘石。

[主治] 溃疡脓水将尽。

[功用] 生肌收口。

[用法] 擦于患处。

升丹(《医宗金鉴》方)

[组成] 水银、火硝、白矾、雄黄、朱砂、皂矾。

[主治] 脓腐难脱的溃疡及瘘管等。

[功用] 提脓祛腐。

[用法] 擦于疮口中,或用药线蘸药插入。

白降丹(《医宗金鉴》方)

[组成] 朱砂、雄黄、水银、硼砂、火硝、食盐、白矾、皂矾。

[主治] 溃疡脓腐难去,或已成瘘管,肿疡成脓不能自溃,疣、痣、瘰疬等证。

[功用] 腐蚀、平胬。

[用法] 以清水调敷疮头上,亦可和米糊为条,插入疮口中,外盖膏药。

七宝美髯丹(《医方集解》方)

[组成] 何首乌、茯苓、牛膝、当归、枸杞子、菟丝子、补骨脂。

[主治] 脱发及白发等。

[功用] 补肾益血。

[用法] 炼蜜为丸或水煎内服。

小金丹(《外科全生集》方)

[组成] 白胶香、草乌头、五灵脂、地龙、制马钱子、乳香、没药、当归、麝香、墨炭。

[主治] 气滞血瘀、痰凝湿郁之证。

[功用] 祛痰化湿、消肿止痛。

[用法] 每服1丸,黄酒送下,2/d,孕妇禁服。

五虎丹(经验方)

[组成] 水银、白矾、青矾、牙硝、食盐。

[主治] 皮肤恶性肿瘤等。

[功用] 腐烂瘤体。

[用法] 点于肿瘤表面,或用糯糊调和,或用米饭赋形搓成锭剂,插在肿瘤上。

紫雪丹(《太平惠民和剂局方》方)

[组成] 黄金、寒水石、石膏、磁石、滑石、升麻、玄参、甘草、犀角(水牛角代)、羚羊角、沉香、丁香、朴硝、硝石、辰砂、木香、麝香。

[主治] 疮疡皮肤病属于热邪内陷者。

[功用] 清热解毒、开窍镇痉。

[用法] 每服0.9～3g,3/d。

三、丸　药　类

大黄䗪虫丸(《金匮要略》方)

[组成]　大黄、䗪虫、干漆、甘草、赤芍、生地黄、黄芩、桃仁、杏仁、虻虫、水蛭、蛴螬。

[主治]　结节性红斑、瘢痕疙瘩、血栓闭塞性脉管炎及囊肿型痤疮。

[功用]　破血、软坚、化瘀。

[用法]　每服3g,2～3/d,温开水送下。

全鹿丸(《景岳全书》方)

[组成]　鹿角胶、青毛鹿茸、鹿肾、鲜鹿肉、鹿尾、熟地黄、黄芪(蜜炙)、人参、当归、地黄、怀牛膝、天冬、芡实、枸杞子、麦冬、肉苁蓉、补骨脂、巴戟天、锁阳、杜仲炭、菟丝子、怀山药、五味子、秋石、茯苓、续断、胡芦巴、甘草、覆盆子、白术、川芎、陈皮、楮实子、椒目、小茴香、沉香、大青盐。

[主治]　系统性红斑狼疮(肾病期)、系统性硬皮病、结节性动脉周围炎及银屑病(静止期)。

[功用]　滋肾、益气、固精。

[用法]　每服6g,2～3/d,温开水送下。

六味地黄丸(钱仲阳方)

[组成]　熟地黄、山茱萸、怀山药、牡丹皮、泽泻、茯苓。

[主治]　肾阴虚之皮肤病。

[功用]　补肾水、降虚火。

[用法]　每服9g,3/d,淡盐开水送下。

秦艽丸(《医宗金鉴》方)

[组成]　秦艽、苦参、大黄(酒蒸)、黄芪、防风、漏芦、黄连、乌梢蛇(酒浸焙干)。

[主治]　盘状红斑狼疮及慢性湿疹等。

[功用]　散风解毒。

[用法]　每服6～9g,2～3/d,温开水送下。

安宫牛黄丸(《温病条辨》方)

[组成] 牛黄、郁金、犀角(水牛角代)、黄连、朱砂、冰片、珍珠、栀子、雄黄、黄芩、麝香。

[主治] 疮疡神昏、谵语及狂躁等。

[功用] 化秽开窍、安神宁心。

[用法] 每服1粒。

玉容丸(《疡医大全》方)

[组成] 甘松、天麻、藁本、细辛、白蔹、僵蚕、防风、栀子、川椒、白芷、荆芥、密陀僧、山柰、枯矾、白及、檀香、羌活、甘菊花、独活、大枣。

[主治] 雀斑及酒渣鼻等。

[功用] 散风退斑。

[用法] 研末做丸,洗面用。

改容丸(《疡医大全》方)

[组成] 土贝母、白附子、菊花叶、防风、白芷、滑石。

[主治] 面游风及雀斑等。

[功用] 搜风退斑。

[用法] 研细末,用肥皂去筋膜捣丸,擦面。

犀黄丸(《外科全生集》方)

[组成] 犀牛黄、麝香、乳香、没药。

[主治] 肿瘤及贝赫切特综合征(白塞病)等。

[功用] 清热解毒,和营消肿。

[用法] 为丸,绍兴酒或温开水送下。

六神丸(雷允上方)

[组成] 麝香、牛黄、冰片、珍珠、蟾酥、明雄黄。

[主治] 咽喉肿痛及小儿疖肿等。

[功用] 清热解毒、消肿止痛。

[用法] 每次含服10粒,2～3/d,儿童减半,孕妇忌服。

浮萍丸(《医宗金鉴》方)

[组成] 浮萍。

［主治］ 白癜风等。

［功用］ 散风祛湿、调和营卫。

［用法］ 每服 6g，2～3/d，温开水送下。

二妙丸（《丹溪心法》方）

［组成］ 苍术（米泔浸）、黄柏（酒炒）。

［主治］ 湿疹及脓疮等。

［功用］ 清热燥湿。

［用法］ 每服 9g，2～3/d，淡盐开水送下。

醒消丸（《外科全生集》方）

［组成］ 乳香（醋炙）、没药（醋炙）、明雄黄、麝香。

［主治］ 痈症初期和感染性皮肤病等。

［功用］ 解毒消肿、活血止痛。

［用法］ 每服 3g，2～3/d，温开水送下。

润肤丸（《赵炳南临床经验集》方）

［组成］ 桃仁、红花、熟地黄、独活、防风、防己、粉丹皮、川芎、全当归、羌活、生地黄、白鲜皮。

［主治］ 银屑病、鱼鳞病、皮肤淀粉样变、毛发红糠疹、脂溢性湿疹、皲裂性湿疹（鹅掌风）。

［功用］ 活血润肤、散风止痒。

［用法］ 每服 3～6g，温开水送下。

人参健脾丸（《证治准绳》）

［组成］ 人参、白术、山药、甘草、莲子、白扁豆、山楂、当归、枳壳、芡实、木香、草豆蔻、陈皮、青皮、六神曲、谷芽、薏苡仁。

［主治］ 湿疹等脾胃虚弱疾病。

［功用］ 补气健脾、消食和胃。

［用法］ 口服，水蜜丸 9g，2/d。

桂枝茯苓丸（《金匮要略》）

［组成］ 桂枝、茯苓、牡丹皮、桃仁。

［主治］ 黄褐斑等伴有月经不调、闭经、痛经、子宫肌瘤等妇科疾病。

［功用］ 活血化瘀、缓消斑块。

［用法］ 口服，水蜜丸 9g，2/d。

四、散药类

祛湿散(《赵炳南临床经验集》方)

［组成］ 黄连、黄柏、黄芩、槟榔。

［主治］ 急性湿疹、皮炎、婴儿湿疹和感染性皮肤病。

［功用］ 清热解毒、除湿止痒。

［用法］ 用植物油调成糊状外用，或扑撒在皮损区，阴疮禁用。

颠倒散(《医宗金鉴》方)

［组成］ 大黄、硫黄。

［主治］ 痤疮及酒渣鼻等。

［功用］ 清除油腻、清热活血。

［用法］ 用凉开水或胡萝卜、鲜芦荟汁蘸药粉涂搽。

如意金黄散(《医宗金鉴》方)

［组成］ 大黄、黄柏、姜黄、白芷、天南星、陈皮、苍术、厚朴、甘草、花粉。

［主治］ 痈、疔、疖及丹毒等急性化脓性皮肤病。

［功用］ 清热除湿、散瘀化痰、止痛消肿。

［用法］ 以葱、酒、油、蜜、菊花露、银花露、鲜丝瓜汁等任选一种调成糊状，敷贴患处。

提脓散(《医宗金鉴》方)

［组成］ 水银、白矾、火硝。

［主治］ 溃疡脓腐坏死组织未脱。

［功用］ 提脓祛腐。

［用法］ 撒布患处，外盖软膏，每日 1 换。

青黛散(《中医外科学讲义》方)

［组成］ 青黛、石膏、滑石、黄柏。

［主治］ 感染性皮肤病及急性渗出性皮肤病。

［功用］ 收湿止痒、清热解毒。

［用法］ 用植物油调成糊状，外涂患处。

玉肌散(《外科大成》方)

［组成］ 绿豆、滑石、白芷、白附子。

［主治］ 白屑风及雀斑等皮肤病。

［功用］ 祛风退斑。

［用法］ 研细末，每次 2 匙，洗面时用。

生肌散(《中医外科学讲义》方)

［组成］ 制炉甘石、滴乳石、滑石、血珀、朱砂、冰片。

［主治］ 痈疽诸疮溃后，脓水将尽。

［功用］ 生肌收口。

［用法］ 撒于疮口，外盖膏药。

桃花散(《医宗金鉴》方)

［组成］ 白石灰(水泼成末)、大黄。

［主治］ 诸种原因渗血之症。

［功用］ 凉血止血。

［用法］ 凉水或金墨研末，醋调外涂。

锡类散(《金匮翼》方)

［组成］ 象牙屑、珍珠、青黛、珠片、壁钱、犀牛黄、人指甲。

［主治］ 口舌黏膜腐烂之证。

［功用］ 祛腐生新。

［用法］ 用吹药器喷入患处。

玉容散(《外科大成》方)

［组成］ 白术、白芷、白及、茯苓、白扁豆、细辛、僵蚕、白莲子心、白牵牛花、白蔹、白鸽粪、甘松、团粉、白丁香、白附子、鹰条、防风、荆芥穗、羌活、独活。

［主治］ 黑变病、黄褐斑、雀斑及痤疮等皮肤病。

［功用］ 散风退斑。

［用法］ 研细末，每次用 2 匙，洗面，每日 3 次。

密陀僧散(《医宗金鉴》方)

［组成］ 硫黄、雄黄、蛇床子、密陀僧、石黄、轻粉。

［主治］　白驳风、汗斑及足癣等。

［功用］　祛风杀虫。

［用法］　研细末，醋调搽，或干扑患处。

三黄散(《疡医大全》方)

［组成］　生地黄、蒲黄、牛黄、冰片。

［主治］　小儿丹毒等。

［功用］　清热解毒凉血。

［用法］　植物油调敷患处。

冰硼散(《医宗金鉴》方)

［组成］　玄明粉(风化)、朱砂、硼砂(炒)、冰片。

［主治］　咽、喉及舌肿痛等。

［功用］　消肿止痛。

［用法］　用吹药器喷入患处。

鹅口散(《实用皮肤病学》方)

［组成］　生寒水石、青黛、黄连、硼砂、冰片。

［主治］　口腔溃疡、白塞病。

［功用］　清热解毒、收敛创面。

［用法］　研细末，用吹药器喷入患处。

三妙散(《医宗金鉴》方)

［组成］　苍术、黄柏、槟榔。

［主治］　脐痈、湿疹、脓疱疮。

［功用］　清热解毒、除湿止痒。

［用法］　植物油调敷患处。

附录C 皮肤病常用中医方剂

一 画

一扫光(《外科正宗》) 苦参、黄柏、烟胶、枯矾、木鳖肉、大风子肉、蛇床子、点红椒、樟脑、硫黄、明矾、水银、轻粉、砒石

一贯煎(《柳洲医话》) 北沙参、麦冬、当归、生地黄、枸杞子、川楝子

一号癣药水(经验方) 土槿皮、大风子肉、地肤子、蛇床子、白鲜皮、苦参、硫黄、枯矾、樟脑、50%乙醇

一号扫风丸(经验方) 大风子、薏苡仁、荆芥、苦参、白蒺藜、小胡麻、苍耳子、防风、白花蛇、苍术、白附子、桂枝、当归、秦艽、白芷、草乌、威灵仙、川芎、钩藤、木瓜、菟丝子、肉桂、天麻、川牛膝、何首乌、千年健、青礞石(制)、川乌、知母、栀子

二 画

二陈汤(《和剂局方》) 陈皮、半夏、茯苓、甘草

二号癣药水(经验方) 米醋、百部、蛇床子、硫黄、土槿皮、砒石、斑蝥、白国樟、轻粉(或水杨酸、米醋酸、醋酸铝)

二仙汤(经验方) 仙茅、淫羊藿(仙灵脾)、当归、巴戟天、黄柏、知母

二妙散(《丹溪心法》) 苍术、黄柏

二白散(《外科大成》) 铅粉、轻粉

二味拔毒散(《医宗金鉴》) 明雄黄、白矾

二妙丸(《丹溪心法》) 苍术(炒)、黄柏

二矾散(《外科大成》) 白矾、皂矾、儿茶、侧柏叶

二白药膏(湖南中医学院附二院经验方) 白及、白附子、珍珠

粉、紫河车粉

七三丹(《中医外科学讲义》) 熟石膏、升丹

七宝美髯丹(《医方集解》) 何首乌、茯苓、牛膝、当归、枸杞子、菟丝子、补骨脂

八二丹(《中医外科临床手册》) 煅石膏、升丹

八珍汤(《正体类要》) 人参、白术、茯苓、甘草、当归、白芍、地黄、川芎

八正散(《太平惠民和剂局方》) 车前子、瞿麦、萹蓄、滑石、栀子仁

人参养营汤(《医宗金鉴》) 白芍、党参、陈皮、黄芪、肉桂心、当归、白术、甘草、熟地黄、五味子、茯苓、远志

人参败毒饮(《小儿药证直诀》) 人参、柴胡、前胡、枳壳、羌活、独活、茯苓、桔梗、甘草、生姜、薄荷、川芎

十全大补汤(《医学发明》) 当归、茯苓、熟地黄、黄芪、白术、白芍、甘草、人参、川芎、肉桂

十全流气饮(《外科正宗》) 陈皮、茯苓、乌药、川芎、当归、白芍、香附皮、甘草、木香

十灰散(出《修月鲁般经后录》 引《十药神书》) 大蓟、小蓟、柏叶、荷叶、茅根、茜草根、大黄、山栀、牡丹皮、棕榈皮

九一丹(《医宗金鉴》) 熟石膏、升丹

九华粉洗剂(《朱仁康临床经验集》) 朱砂、川贝母、龙骨、硼砂、滑石、冰片

三　画

三妙散(《医宗金鉴》) 苍术、槟榔、黄柏

三仙丹(《疡医大全》) 水银、白矾、火硝

三妙丸(《医学正传》) 苍术、黄柏、怀牛膝

三石散(经验方) 制炉甘石、熟石膏、赤石脂

三黄洗剂(经验方) 大黄、黄芩、黄柏、苦参

三黄石膏汤(《伤寒杂病论》) 石膏、黄连、黄柏、黄芩、香豉、

麻黄

三黄散(《疡医大全》) 生地黄、蒲黄、牛黄、冰片

三黄软膏(经验方) 黄连、黄柏、生大黄

三石水(《朱仁康临床经验集》) 炉甘石、滑石、赤石脂、冰片、甘草

三品一条枪(《外科正宗》) 明矾、白砒、雄黄、乳香

大补阴丸(《丹溪心法》) 黄柏、知母、熟地黄、龟甲、猪骨髓

大定风珠(《温病条辨》) 白芍、阿胶、龟甲、生地黄、麻仁、五味子、牡蛎、麦冬、甘草、鳖甲、鸡子黄

大黄散(经验方) 大黄、苍术、黄柏

大黄䗪虫丸(《金匮要略》) 大黄、黄芩、甘草、桃仁、杏仁、芍药、生地黄、干漆、虻虫、水蛭、蛴螬、䗪虫

大风子油(市售) 大风子、麝香、冰片、硼酸

大豆甘草汤(《疡医大全》) 黑豆、生甘草、赤皮葱、槐条

大补元煎(《景岳全书》) 人参、山药、熟地黄、杜仲、当归、山茱萸、枸杞子、炙甘草

大承气汤(《伤寒论》) 大黄、芒硝、枳实、厚朴

大黄牡丹汤(《金匮要略》) 大黄、牡丹皮、桃仁、冬瓜子、芒硝

小青龙汤(《伤寒论》) 麻黄、白芍药、细辛、干姜、炙甘草、桂枝、五味子、半夏

小柴胡汤(《伤寒论》) 柴胡、黄芩、半夏、生姜、大枣、党参、甘草

小儿化湿汤(《朱仁康临床经验集》) 苍术、陈皮、茯苓、泽泻、炒麦芽、六一散

小金片(《中医外科临床手册》) 白胶香、当归、地龙、马钱子、五灵脂、乳香、没药、草乌、香墨

小金丹(《外科证治全生集》) 白胶香、草乌、五灵脂、地龙、马钱子、乳香、没药、当归身、麝香、墨炭

小儿香橘丹(《中药制剂手册》) 茯苓、苍术、橘皮、香附、白术、法半夏、山药、莲子、扁豆、枳实、薏苡仁、厚朴、山楂、神曲、麦芽、砂仁、泽泻、木香、甘草

万灵丹(《医宗金鉴》)　莪术、何首乌、羌活、荆芥、川乌、乌药、川芎、甘草、川石斛、全蝎(炙)、防风、细辛、当归、麻黄、天麻、雄黄

万宝代珍膏(《证治准绳》)　硼砂、血竭、轻粉、金头蜈蚣、蟾酥、雄黄、麝香

万应膏(《医宗金鉴》)　川乌、首乌、生地黄、白蔹、白及、象皮(代)、肉桂、白芷、当归、赤芍、羌活、苦参、土木鳖、穿山甲、乌药、甘草、独活、元参、淀粉、大黄

土茯苓合剂(经验方)　土茯苓、金银花、威灵仙、白鲜皮、生甘草、苍耳子

土槿皮酊(10％)(经验方)　土槿皮、80％乙醇

千金散(经验方)　制乳香、制没药、轻粉、飞朱砂、赤石脂、炒五倍子、煅雄黄、醋制蛇含石、煅砒石

千捶膏(经验方)　沉香、蓖麻子肉、生杏仁、铜绿、血竭、乳香、没药、儿茶、轻粉、冰片

干葛洗剂(《疡医大全》)　干葛根、枯矾

马齿苋合剂(《朱仁康临床经验集》)　马齿苋、大青叶、紫草、败酱草

四　画

五神汤(《外科真诠》)　茯苓、金银花、牛膝、车前草、紫花地丁

五五丹(经验方)　熟石膏、升丹

五味消毒饮(《医宗金鉴》)　金银花、野菊花、紫花地丁、天葵子、蒲公英

五妙水仙膏(江苏省灌南县中医院经验方)　五倍子、石碱、生石灰、黄柏、青黛

五香散(《外科正宗》)　沉香、檀香、木香、零陵香、藿香

五香汤(《医宗金鉴》)　乳香、藿香、丁香、沉香、木香

五香丸(《千金要方》)　豆蔻、丁香、藿香、零陵香、木香、白芷、桂心、香附、甘松、槟榔、当归

五倍五石散(经验方)　五倍子、煅石膏、花蕊石、钟乳石、滑石、

炉甘石

五虎丹(湖南中医学院附二院肖梓荣教授经验方) 水银、牙硝、皂矾、白矾、食盐

五虎追风散(《晋男史传恩家传方》) 蝉蜕、天南星、天麻、全蝎、僵蚕

五淋散(《证治准绳》) 茯苓、芍药、甘草、当归、栀子、灯心草

五石膏(《朱仁康临床经验集》) 青黛、黄柏末、枯矾、蛤粉、炉甘石、煅石膏、滑石、凡士林、麻油

五子衍宗丸(《摄生众妙方》) 枸杞子、菟丝子、五味子、覆盆子、车前子

乌蛇祛风汤(《朱仁康临床经验集》) 乌蛇、蝉蜕、荆芥、甘草、防风、羌活、白芷、黄连、黄芩、金银花、连翘

乌梅丸(《伤寒论》) 乌梅、细辛、干姜、黄连、当归、附子(去皮,炮)、蜀椒、桂枝(去皮)、人参、黄柏

升阳调经汤(《兰室秘藏》) 升麻、葛根、龙胆草、酒制黄芩、知母、黄柏、三棱、莪术、炙甘草、黄连、连翘、桔梗、当归、芍药、黄芩

升麻葛根汤(《医宗金鉴》) 山栀子、升麻、葛根、白芍、柴胡、黄芩、黄连、木通、甘草

少腹逐瘀汤(《医林改错》) 小茴香、干姜、延胡索、没药、当归、川芎、肉桂、赤芍、蒲黄、五灵脂

六神丸(雷允上方) 麝香、牛黄、冰片、珍珠、蟾酥、明雄黄

六一散(《伤寒标本》) 滑石、甘草

六味地黄汤(《小儿药证直诀》) 熟地黄、山药、山茱萸、牡丹皮、茯苓、泽泻

止痒扑粉(经验方) 松花粉、薄荷、明矾、冰片、蛇床子

止带丸(《万病回春》) 当归(酒洗)、川芎、白术(去芦)、人参(去芦)、山药、香附(醋炒)、杜仲(姜汁、酒炒去丝)、青黛(减半)、牡蛎(火煅)、骨碎补(破故纸)、续断、椿根皮(酒炒)

止痒熄风汤(《朱仁康临床经验集》) 生地黄、玄参、当归、丹参、白蒺藜、甘草、煅龙骨、煅牡蛎

木萸散(经验方,见《广东中医》1957 年第 5 期) 木瓜、吴茱萸、防风、全蝎、蝉蜕、天麻、僵蚕、胆南星、藁本、桂枝、蒺藜、朱砂、雄黄、猪胆汁

内疏黄连汤(《医宗金鉴》) 黄连、山栀子、黄芩、桔梗、木香、槟榔、连翘、芍药、薄荷、甘草、当归身、大黄

内消瘰疬丸(《疡医大全》) 夏枯草、玄参、青盐、海藻、浙贝母、薄荷叶、天花粉、海蛤粉、白蔹、连翘、熟大黄、甘草、生地黄、桔梗、枳壳、当归、硝石

丹栀逍遥散(《内科精要》) 柴胡、白芍、当归、薄荷、白术、茯苓、甘草、生姜、牡丹皮、栀子仁

月白珍珠散(《医宗金鉴》) 青红花、轻粉、珍珠

化斑汤(《温病条辨》) 石膏、知母、甘草、玄参、水牛角、粳米

化虫丸(《太平惠民和剂局方》) 鹤虱、芜荑、玄明粉、牵牛子、使君子仁、白矾、槟榔、苦楝皮、大黄

化斑解毒汤(《医宗金鉴》) 升麻、石膏、连翘、牛蒡子、人中黄、黄连、知母、玄参

化毒散(《赵炳南临床经验集》) 川连面、乳香、没药、贝母、天花粉、大黄、赤芍、雄黄、甘草、冰片、牛黄

化毒散软膏(《赵炳南临床经验集》) 化毒散、祛湿药膏(或凡士林)

牛角散(《外科大成》) 牛角尖、水龙骨、松香、轻粉

牛蒡解肌汤(《疡科心得集》) 牛蒡子、薄荷、荆芥、连翘、栀子、牡丹皮、石斛、玄参、夏枯草

牛皮癣药膏(经验方) 雄黄、硫黄、洋樟、枯矾、明矾、红砒

双解通圣散(《医宗金鉴》) 防风、荆芥、当归、白芍、连翘、白术、川芎、薄荷、麻黄、栀子、黄芩、石膏、桔梗、甘草、滑石

天麻钩藤饮(《杂病证治新义》) 天麻、钩藤、生石决明、桑寄生、杜仲、牛膝、栀子、黄芩、益母草、首乌藤、茯神

天王补心丹(《摄生秘剖》) 生地黄、玄参、麦冬、天冬、当归、人参、丹参、五味子、茯苓、远志、枣仁、柏子仁、朱砂、桔梗

太乙膏(《外科正宗》) 玄参、白芷、当归身、肉桂、赤芍、大黄、生地黄、土木鳖、阿魏、没药、轻粉、柳槐枝、血余、铅丹、乳香、麻油

水牛角地黄汤(《千金要方》) 水牛角、生地黄、赤芍、丹皮

水牛角升麻汤(《证治准绳》) 水牛角、升麻、防风、羌活、川芎、白芷、黄芩、甘草、白附子

水牛角解毒丸(《证治准绳》) 生地黄、荆芥、当归、水牛角、防风、牛蒡子、赤芍、连翘、桔梗、薄荷、黄芩、甘草

水晶膏(经验方) 石灰末、碱的饱和溶液

五 画

玉枢丹(《鹤亭集》) 山慈菇、五倍子、大戟、朱砂、雄黄、麝香

玉肌散(《外科正宗》) 绿豆、滑石、白芷、白附子

玉竹四物汤(《实用麻风病学》) 玉竹、当归、川芎、生地黄、芍药

玉屏风散(《世医得效方》) 黄芪、白术、防风

玉露散(《药奁启秘》),芙蓉叶(晒干)适量

玉容散(《外科大成》) 白术、白芷、白及、茯苓、白扁豆、细辛、僵蚕、白莲心、白牵牛、白鸽粪、甘松、团粉、白丁香、白附子、鹰条白、防风、荆芥穗、羌活、独活

玉红膏(《外科正宗》) 当归、白芷、白蜡、轻粉、甘草、紫草、血竭、麻油

玉真散(《外科正宗》) 生禹白附、防风、白芷、生南星、天麻、羌活

四物汤(《和剂局方》) 当归、地黄、白芍、川芎

四君子汤(《太平惠民和剂局方》) 人参、白术、茯苓、甘草

四逆汤(《伤寒论》) 炙甘草、干姜、生附子

四妙散(经验方) 黄芪、茯苓、金银花、甘草

四妙散(《外科精要》) 黄芪、当归、金银花、甘草

四物消风饮(《外科证治全书》) 生地黄、当归、赤芍、荆芥、薄荷、蝉蜕、柴胡、川芎、黄芩、甘草

四妙勇安汤(《验方新编》) 玄参、当归、金银花、甘草

四神丸(《内科摘要》) 肉豆蔻、补骨脂、五味子、吴茱萸

白虎汤(《伤寒论》) 石膏、知母、粳米、甘草

白降丹(《医宗金鉴》) 朱砂、雄黄、水银、硼砂、火硝、食盐、白矾、明矾

白驳丸(经验方) 紫草、真降香、紫河车、白药子、白薇、苍术、海螵蛸、红花、桃仁、生何首乌、龙胆草、刺蒺藜、甘草

白头翁汤(《伤寒论》) 白头翁、黄连、黄柏、秦皮

白杨膏(经验方) 生肌白玉膏、水杨酸

白屑风酊(经验方) 蛇床子、苦参、土槿皮、薄荷脑

白虎地黄汤(《增订医方易简》) 石膏、生地黄、当归、枳壳、大黄、木通、生甘草、泽泻

生肌散(《中医外科学讲义》) 制炉甘石、滴乳石、滑石、血珀、朱砂、冰片

生肌白玉膏(经验方) 尿浸石膏、制炉甘石

生脉散(《内外伤辨惑论》) 人参、麦冬、五味子

生肌玉红膏(《外科正宗》) 当归、白蜡、甘草、白芷、轻粉、血竭、紫草、麻油

皮炎汤(《朱仁康临床经验集》) 生地黄、牡丹皮、赤芍、知母、石膏、金银花、连翘、竹叶、甘草

皮癣汤(《朱仁康临床经验集》) 生地黄、当归、赤芍、黄芩、苦参、苍耳子、地肤子、白鲜皮、甘草

皮癌散(经验方) 红矾、红粉、紫硇砂、花粉、达克罗宁

皮癌净(经验方) 红砒、指甲、头发、大枣(去核)、碱发白面

皮癌灵(经验方) 威灵仙、石菖蒲、土细辛、黄樟根、大罗伞根、鸡骨香、两面针

甘草泻心汤(《金匮要略》) 甘草、黄芩、生姜、半夏、人参、大枣

甘草油(经验方) 甘草、麻油、人中黄

甘麦大枣汤(《金匮要略》) 甘草、小麦、大枣

甘露消毒丹(《温热经纬》) 滑石、绵茵陈、黄芩、石菖蒲、木通、川贝母、射干、车前子、薄荷、白豆蔻、藿香

龙胆泻肝汤(《医宗金鉴》) 龙胆草、黄芩、栀子、泽泻、木通、车前子、当归、柴胡、甘草

龙骨散(《证治准绳》) 白龙骨、轻粉、槟榔、猹猪粪

龙蛇消瘤丸(经验方) 海龙、白花蛇、水蛭、虻虫、人指甲、全蝎、露蜂房、没药、黄连、黄柏、龙胆草、雌黄

石膏解毒汤(经验方) 生石膏、玄参、苍耳子、黄芩、知母、花粉、金银花、桔梗

石榴皮水洗剂(经验方) 石榴皮、五倍子、威灵仙、陈皮

右归饮(丸)(《景岳全书》) 熟地黄、枸杞子、山药、山茱萸、茯苓

左归饮(《景岳全书》) 鹿角、熟地黄、山药、山茱萸、杜仲、当归、枸杞子、菟丝子、肉桂

东方一号药膏(经验方) 莪术、黄柏、防己、木瓜、延胡索、郁金、白及、煅石膏粉、煅炉甘石粉、麻油

归脾汤(《济生丸》) 人参、茯苓、白术、黄芪、当归、枣仁、龙眼肉、甘草、远志、木香

仙方活命饮(《医宗金鉴》) 穿山甲、皂角刺、当归尾、甘草、金银花、赤芍、乳香、没药、天花粉、陈皮、防风、贝母、白芷

瓜蒌薤白白酒汤(《金匮要略》) 瓜蒌实、薤白、白酒

瓜蒌贝母汤(《增订胎产心法》) 瓜蒌实、土贝母、甘草节

布帛搽剂(经验方) 川槿皮、枯矾、大黄、雄黄、花椒、白芷、槟榔、草乌、樟脑、大风子、遥竹逍、杏仁、胡黄连

加减葳蕤汤(《通俗伤寒论》) 生葳蕤、生葱白、桔梗、白薇、淡豆豉、薄荷、大枣、炙甘草

去斑膏(《朱仁康临床经验集》) 大风子仁、杏仁、核桃仁、红粉、樟脑

冬青膏(经验方) 毛冬青、冬青子、凡士林、黄蜡

平胬丹(《外科诊疗学》) 乌梅肉、硼砂、轻粉、冰片

六 画

地黄饮子(《宣明论方》) 熟地黄、巴戟天、山茱萸、肉苁蓉、石

斛、附子、茯苓、石菖蒲、远志、肉桂、麦冬、五味子、生姜、大枣、薄荷

冰硼散(《外科正宗》) 玄明粉、硼砂、朱砂、冰片

冰黛散(《咽喉经验秘传》) 黄连、黄柏、雄黄、牛黄、朱砂、青黛、牙硝、辰砂、冰片

冰麝散(《中医喉科学》) 黄连、黄柏、玄明粉、白矾、甘草、鹿角霜、煅硼砂、冰片、麝香

红花霜(经验方) 红花、50%乙醇

红灵酒(经验方) 当归、红花、花椒、肉桂、樟脑、细辛、干姜、50%乙醇

红油膏(经验方) 九一丹、广丹、凡士林

红升丹(《医宗金鉴》) 朱砂、雄黄、水银、白矾、硝石、皂矾

当归饮子(《医宗金鉴》) 当归、熟地黄、白芍、川芎、何首乌、黄芪、荆芥、防风、白蒺藜、甘草

当归四逆汤(《伤寒论》) 当归、桂枝、赤芍、细辛、木通、甘草、大枣

当归拈痛汤(《外科正宗》) 当归、羌活、防风、茵陈、苍术、苦参、丹麻、白术、葛根、甘草、知母、泽泻、猪苓、人参、黄芩

当归龙荟丸(《丹溪心法》) 当归、龙胆草、芦荟、栀子、黄连、黄柏、黄芩、大黄、木香、麝香

当归补血汤(《内外伤辨惑论》) 当归、黄芪

防风通圣散(《宣明论方》) 防风、荆芥、连翘、麻黄、薄荷、川芎、当归、炒白芍、白术、山栀子、大黄(酒蒸)、芒硝、石膏、黄芩、桔梗、甘草、滑石

防风黄芪汤(《金匮要略》) 防己、黄芪、甘草、白术、生姜、大枣

防风羌活汤(《证治准绳·疡医》) 防风、羌活、连翘、升麻、夏枯草、牛蒡子、川芎、黄芩、甘草、昆布、海藻、僵蚕

阳和汤(《外科全生集》) 麻黄、熟地黄、白芥子、炮姜炭、甘草、肉桂、鹿角胶

阳和解凝膏(《外科正宗》) 鲜牛蒡子根叶梗、鲜白凤仙根、川芎、川附子、桂枝、大黄、当归、肉桂、草乌、地龙、僵蚕、赤芍、白芷、白

蔹、白及、乳香、没药、六汗、防风、荆芥、五灵脂、木香、香橼、陈皮、苏合油、麝香、菜油

安宫牛黄丸(《温病条辨》) 麝香、牛黄、郁金、水牛角、黄芩、黄连、栀子、雄黄、朱砂、冰片、珠粉

如意金黄散(《医宗金鉴》) 大黄、黄柏、姜黄、白芷、胆南星、陈皮、苍术、厚朴、甘草、花粉

如冰散(《证治准绳》) 朴硝、寒水石、蛤粉、白芷、冰片、樟脑

竹叶石膏汤(《伤寒论》) 竹叶、石膏、麦冬、人参、半夏、粳米、甘草

竹叶黄芪汤(《医宗金鉴》) 人参、黄芪、煅石膏、半夏、麦冬、白芍、川芎、当归、黄芩、生地黄、甘草、竹叶、生姜、灯心草

回阳玉龙膏(《外科正宗》) 草乌、干姜、赤芍、白芷、胆南星、肉桂

回阳散(湖南中医学院附二院肖梓荣教授经验方) 川乌、花椒、桂枝、草乌、黄柏、姜黄、羌活

托里散(《外科真诠》) 生黄芪、当归、白芍、六汗、茯苓、香附、枸杞子、穿山甲片、金银花、甘草、桂圆

托里消毒散(《医宗金鉴》) 人参、川芎、当归、白芍、白术、金银花、茯苓、白芷、皂角刺、甘草、桔梗、黄芪

灰指甲药水1号(经验方) 土槿皮、斑蝥、雄黄、丁香、陈醋

灰指甲药水2号(经验方) 黄连、百部、蛇床子、白砒、樟脑、轻粉、大蒜头、白酒、米醋

汗斑擦剂(《朱仁康临床经验集》) 密陀僧、硫黄、白附子

阴毒内消散(《药奁启秘》) 麝香、肉桂、胡椒、丁香、良姜、制乳香、制没药、牙皂、轻粉、川乌、腰黄、炒穿山甲片、阿魏、樟脑、冰片

阴蚀黄连膏(《赵炳南临床经验集》) 乳香粉、青黛粉、黄连膏

百部酊(《医宗金鉴》) 百部、高粱酒

百合固金汤(《慎斋遗书》) 熟地黄、生地黄、归身、白芍、甘草、桔梗、玄参、贝母、麦冬、百合

全虫方(《赵炳南临床经验集》) 全虫、皂角刺、白蒺藜、槐花、威

灵仙、苦参、白鲜皮、黄柏

导赤散(《小儿药证直诀》) 木通、生地黄、竹叶、甘草

扫风丸(《麻风病学》) 苍术、附子、桂枝、秦艽、追地风、千年健、白芷、草乌、威灵仙、川芎、钩藤、木瓜、菟丝子、肉桂、天麻、牛膝、何首乌、青礞石、知母、栀子、白花蛇、苦参、白蒺藜、苍耳子、薏苡仁、荆芥

血府逐瘀汤(《医林改错》) 桃仁、红花、当归、生地黄、川芎、赤芍、牛膝、柴胡、桔梗、枳壳、甘草

冲和膏(《外科正宗》) 紫荆皮、赤芍药、独活、白芷、石菖蒲

芎归汤(《外科正宗》) 川芎、当归、白芷、甘草、龙胆草

七 画

沙参麦冬汤(《温病条辨》) 沙参、麦冬、玉竹、桑叶、生甘草、天花粉、生扁豆

补中益气汤(《东垣十书》) 黄芪、人参、炙甘草、当归身、陈皮、升麻、柴胡、白术

补肝汤(《医宗金鉴》) 熟地黄、当归、白芍、川芎、麦冬、枣仁、木瓜、甘草

补心汤(丹)(《赤水玄珠》) 麦冬、远志、石菖蒲、香附、天冬、天花粉、白术、贝母、熟地黄、茯苓、地骨皮、木通、人参、当归、牛膝、黄芪、龙眼肉、大枣

补肺汤(《永类钤方》) 人参、黄芪、熟地黄、五味子、紫菀、桑白皮

补阳还五汤(《医林改错》) 黄芪、当归、赤芍、地龙、川芎、桃仁、红花

补骨脂酊(经验方) 补骨脂、60%乙醇

补气泻荣汤(《医宗金鉴》) 连翘、升麻、桔梗、黄芩、生地黄、黄连、地龙、当归、黄芪、苏木、全蝎、人参、甘草、白豆蔻

苍肤水洗剂(经验方) 苍耳子、威灵仙、地肤子、艾叶、吴茱萸

苍耳子膏(《外科大成》) 鲜苍耳子

苍耳子油(经验方) 苍耳子、植物油

苍术膏(经验方)　苍术、蜂蜜

芦荟丸(《外科正宗》)　胡黄连、黄连、芦荟、白芜荑、青皮、雷丸、鹤虱草、麝香、木香

芩连解毒汤(经验方)　黄芩、黄连、知母、苍术、白术、苦参、防风、玄参、茯苓、地肤子、藿香、白鲜皮、生石膏、六一散、蝉蜕、苍耳子、栀子

芩连二母丸(汤)(《医宗金鉴》)　黄芩、黄连、知母、贝母(去心)、当归、白芍、羚羊角(代)、生地黄、熟地黄、蒲黄、地骨皮、川芎、甘草

冻疮膏(经验方)　苍耳子、威灵仙、樟脑、凡士林

陀柏散(经验方)　密陀僧、黄柏

附子理中汤(《三因方》)　附子、人参、白术、炮姜、炙甘草

附桂地黄丸(《金匮要略》)　即金匮肾气丸(见八画)

辛夷清肺饮(《医宗金鉴》)　辛夷、生甘草、石膏、贝母、栀子、黄芩、枇杷叶、升麻、百合、麦冬

杞菊地黄丸(汤)(《医级》)　地黄、山药、山茱萸、牡丹皮、茯苓、泽泻、枸杞子、菊花

赤小豆当归散(《金匮要略》)　赤小豆、当归

还少丹(《医方集解》)　熟地黄、山药、牛膝、枸杞子、山茱萸、茯苓、杜仲、远志、五味子、楮实子、小茴香、巴戟天、肉苁蓉、石菖蒲

芙蓉膏(《中西医结合治疗常见皮肤病》)　芙蓉叶、大黄、黄芩、泽兰、黄柏、冰片、黄连

连翘散坚汤(《兰室秘藏》)　柴胡、龙胆草、土瓜根、酒制黄芩、当归、生黄芩、莪术、三棱、连翘、赤芍、炙甘草、黄连、苍术

花蕊石散(经验方)　花蕊石、西月石、枯矾、滑石粉

八　画

青黛洗剂(经验方)　青黛粉、蛤粉、枯矾粉、雄黄粉、炉甘石、冰片、水

青黛散(《中医外科学讲义》)　青黛、石膏、滑石、黄柏

青黛油(经验方)　青黛、黄柏、石膏、滑石、植物油

青吹口散(《中医外科学》) 煅石膏、煅人中白、青黛、三梅、薄荷、川黄连、黄柏、煅硼砂

青白散(《朱仁康临床经验集》) 青黛、海螵蛸、煅石膏末、冰片

青蒿鳖甲汤(《温病条辨》) 青蒿、鳖甲、生地黄、知母、牡丹皮

苦参汤(《千金要方》) 苦参、地榆、黄连、王不留行、独活、艾叶、竹叶

苦参散(经验方) 苦参、大风子、防风、白芷、荆芥、枸杞子、威灵仙、当归、大胡麻、川芎、独活、刺蒺藜、皂角刺、川牛膝、牛蒡子、何首乌、全蝎、白附子、青风藤、羌活、连翘、蔓荆子、天麻、苍术、杜仲、草乌(泡去皮尖)、甘草、砂仁、白花蛇、人参

苦参膏(《朱仁康临床经验集》) 苦参散、祛药膏

参苓白术散(《和剂局方》) 莲子肉、薏苡仁、砂仁、桂枝、扁豆、茯苓、人参、白术、淮山药、甘草

参苏饮(《太平惠民和剂局方》) 人参、苏叶、葛根、前胡、法半夏、茯苓、枳壳、橘红、桔梗、甘草、木香

参附汤(《世医得效方》) 人参、附子(炮)

参附龙牡救逆汤(经验方) 人参、附片、龙骨、牡蛎

金素膏(经验方) 枯矾、雄黄、凡士林

金黄散(经验方) 大黄、黄柏、姜黄、白芷、南星、陈皮、苍术、厚朴、甘草、天花粉

金黄膏(《朱仁康临床经验集》) 如意金黄散、凡士林

金匮肾气丸(《金匮要略》) 熟地黄、山药、山茱萸、牡丹皮、茯苓、泽泻、附子、肉桂

金钥匙(《三因极一病证方论》) 硼砂、冰片、雄黄、白僵蚕

肾气丸(《金匮要略》) 熟地黄、牡丹皮、淮山药、泽泻、枣皮、茯苓、附子、桂枝

肥油膏(《医宗金鉴》) 番木鳖、当归、藜芦、黄柏、苦参、杏仁、狼毒、白附子、鲤鱼胆、香油

知柏地黄丸(《医宗金鉴》) 知母、黄柏、熟地黄、山茱萸、干山药、牡丹皮、白附子、鲤鱼胆、香油

京万红烫伤药膏(经验方)　地榆、栀子、大黄、穿山甲、冰片

河车大造丸(《医方集解》)　紫河车、龟甲、熟地黄、人参、天冬、麦冬、牛膝、杜仲、黄柏、砂仁、茯苓

使君子散(《医宗金鉴》)　使君子、苦楝子、白芜荑、甘草

取痣饼(经验方)　蟾酥、金头蜈蚣、硼砂、血竭等

拔毒酊(湖南中医学院附二院肖梓荣教授经验方)　五虎丹、蟾酥、斑蝥

枇杷清肺饮(《医宗金鉴》)　人参、枇杷叶、桑白皮、黄连、黄柏、甘草

固肾生发丸(经验方)　熟地黄、枸杞子、桑葚、羌活、首乌、丹参、川芎、木瓜、党参、女贞子、当归、黑芝麻

泻热汤(《外科证治全生集》)　黄连、黄芩、连翘、甘草、木通、归尾

泻黄散(《小儿药证直诀》)　藿香叶、山栀子仁、石膏、甘草、防风

九　画

宣毒发表汤(《痘疹活幼至宝》)　升麻、葛根、前胡、桔梗、枳壳、荆芥、防风、薄荷、甘草、木通、连翘、牛蒡子、杏仁、竹叶

宣痹汤(《温病条辨》)　防己、杏仁、滑石、连翘、山栀子、薏苡仁、半夏、晚蚕沙、赤小豆皮

顺气归脾丸(《外科正宗》)　陈皮、贝母、香附、乌药、当归、白术、茯苓、黄芪、大枣、远志、木香、甘草

柳花散(《丹溪心法》)　延胡索、黄柏、黄连、密陀僧、青黛

疯油膏(经验方)　轻粉、铅丹、飞朱砂、麻油、黄蜡

洗癣方(《外科大成》)　苦参、藜芦、草乌、芒硝、槐枝

荆防败毒散(《外科理例》)　荆芥、防风、人参、羌活、独活、前胡、柴胡、桔梗、枳壳、茯苓、川芎、甘草

神应养真丹(《医宗金鉴》)　羌活、木瓜、天麻、当归、白芍、菟丝子、熟地黄、川芎

茵陈蒿汤(《伤寒论》)　茵陈、栀子、大黄

茵陈虎杖汤(经验方) 茵陈、虎杖、黄柏、苍术、龙胆草、甘草、紫花地丁

茵陈五苓散(《金匮要略》) 茵陈、藁本、五苓散

香砂六君子汤(《时方歌括》) 人参、茯苓、白术、半夏、炙甘草、陈皮、木香、砂仁

香贝养营汤(《医宗金鉴》) 香附、贝母、人参、茯苓、陈皮、熟地黄、川芎、当归、白芍、白术、桔梗、甘草、生姜、大枣

香连丸(《全国中成药处方集》) 黄连、木香、川厚朴、槟榔、白芍、枳壳

除湿胃苓汤(《医宗金鉴》) 苍术、厚朴、陈皮、猪苓、泽泻、赤茯苓、白术、滑石、防风、栀子、木通、肉桂、甘草

除湿解毒汤(《赵炳南临床经验集》) 大豆卷、生薏苡仁、土茯苓、山栀子、牡丹皮、金银花、连翘、紫花地丁、木通、滑石、甘草

除湿汤(《眼科纂要》) 连翘、滑石、车前、枳壳、黄芩、川黄连、木通、甘草、陈皮、荆芥、白茯苓、防风

除痣膏(湖南中医学院附二院肖梓荣教授经验方) 生石灰、面碱、鸦胆子

养血清风散(《朱仁康临床经验集》) 熟地黄、当归、荆芥、白蒺藜、苍术、苦参、麻仁、甘草

养血润肤饮(《外科证治全书》) 当归、熟地黄、生地黄、黄芪、天冬、麦冬、黄芩、桃仁、红花、天花粉

活血逐瘀汤(《赵炳南临床经验集》) 丹参、乌药、僵蚕、三棱、苍术、白芥子、厚朴、陈皮、土贝母、沉香

活血祛风汤(《朱仁康临床经验集》) 荆芥、甘草、当归、白蒺藜、桃仁、红花

活血散瘀汤(《医宗金鉴》) 当归、赤芍、桃仁、大黄、川芎、苏木、牡丹皮、枳壳、瓜蒌仁、槟榔

活血通脉汤(经验方) 当归、赤芍、桃仁、丹参、红花、金银花、牛膝、乳香、没药、穿山甲、延胡索、蜈蚣、甘草

胡麻丸(《外科正宗》) 大胡麻、防风、威灵仙、石菖蒲、苦参、白

附子、独活、甘草

独活寄生汤(《千金要方》) 独活、桑寄生、人参、茯苓、炙甘草、生姜、防风、肉桂心、杜仲、牛膝、秦艽、细辛、当归、白芍、熟地黄、甘草、生姜

蚀癌膏(经验方) 马钱子、蜈蚣、紫草、血竭等

济生肾气丸(《济生方》) 熟地黄、山药、山茱萸、泽泻、茯苓、肉桂、牛膝、附子、牡丹皮、车前子

鸦胆子仁油(《皮肤病学》) 鸦胆子仁、花生油

鸦胆子油(经验方) 鸦胆子

复方土槿皮酊(经验方) 土槿皮、柳酸、樟脑、甘油、纯乙醇

复方蛇床子汤(经验方) 蛇床子、苦参、威灵仙、狼毒、艾叶、白鲜皮

草还丹(《证治准绳》) 地骨皮、生地黄、菟丝子、牛膝、远志、石菖蒲

珍珠散(《疡科心得集》) 珍珠母、炉甘石、石膏

追疔夺命汤(《疮疡经验全书》) 羌活、独活、青皮、防风、川芎、白芷、连翘、栀子仁、甘草、黄连、天花粉、赤芍、细辛、蝉蜕、僵蚕、桔梗、金银花、当归

祛风除湿汤(《朱仁康临床经验集》) 荆芥、防风、羌活、蝉蜕、茯苓皮、陈皮、金银花、甘草

祛湿膏(《赵炳南临床经验集》) 黄连、黄柏、黄芩、槟榔

祛风换肌丸(《外科正宗》) 天花粉、何首乌、威灵仙、苦参、苍术、牛膝、大胡麻、生甘草、石菖蒲、川芎、当归

十 画

凉血四物汤(《医宗金鉴》) 当归、生地黄、川芎、赤芍、黄芩、赤茯苓、陈皮、红花、甘草

凉血五花汤(《赵炳南临床经验集》) 红花、鸡冠花、凌霄花、玫瑰花、野菊花

凉血五根汤(《赵炳南临床经验集》) 白茅根、瓜蒌根、茜草根、

紫草根、板蓝根

凉血地黄汤(《兰室秘藏》) 黄芩、荆芥、蔓荆子、黄柏、知母、藁本、细辛、川芎、黄连、羌活、柴胡、升麻、红花、防风、生地黄、当归、甘草

凉血清风散(《朱仁康临床经验集》) 生地黄、当归、荆芥、蝉蜕、苦参、白蒺藜、知母、石膏、甘草

凉血清肺饮(《朱仁康临床经验集》) 生地黄、牡丹皮、赤芍、黄芩、知母、生石膏、桑白皮、枇杷叶、甘草

消风散(《医宗金鉴》) 荆芥、防风、生地黄、当归、苦参、苍术、蝉蜕、胡麻仁、牛蒡子、知母、石膏、甘草、木通

消风清热饮(《朱仁康临床经验集》) 荆芥、防风、浮萍、蝉蜕、当归、大青叶、赤芍、黄芩

消癌散(经验方) 红矾、红粉、紫硇砂、天花粉、达克罗宁

消瘤膏(经验方) 血竭、紫草根、水蛭、炮穿山甲、土鳖虫、松香、蓖麻子、麝香

消风导赤汤(经验方) 生地黄、赤芍、牛蒡子、白鲜皮、金银花、薄荷、木通、黄连、甘草

桂枝汤(《伤寒论》) 桂枝、芍药、甘草、生姜、大枣

桂枝加当归汤(《中医外科临床手册》) 桂枝、芍药、生姜、甘草、大枣、当归

桂枝茯苓丸(《金匮要略》) 桂枝、牡丹皮、桃仁、赤芍、茯苓

桂枝加附子汤(《伤寒论》) 桂枝、附子、生姜、大枣、白芍

桂枝芍药知母汤(《金匮要略》) 桂枝、芍药、知母、甘草、麻黄、生姜、附予、白术、防风

桃花散(《医宗金鉴》) 白石灰、大黄

桃红四物汤(《医宗金鉴》) 当归、赤芍、生地黄、川芎、桃仁、红花

通窍活血汤(《医林改错》) 赤芍、川芎、桃仁、老葱、生姜、大枣、麝香

通气散坚丸(《外科正宗》) 陈皮、半夏、茯苓、甘草、石菖蒲、枳

实、人参、胆南星、天花粉、桔梗、川芎、当归、贝母、香附、海藻、黄芩

通经逐瘀汤(《朱仁康临床经验集》) 地龙、皂角刺、刺猬皮、桃仁、赤芍、金银花、连翘

益气养荣汤(《证治准绳》) 人参、茯苓、陈皮、贝母、香附、当归、川芎、黄芪、熟地黄、白芍、桔梗、白术、柴胡

益胃汤(《温病条辨》) 沙参、麦冬、生地黄、玉竹、冰糖

浮萍醋(经验方) 浮萍、僵蚕、防风、荆芥、生川乌、生草乌、威灵仙、牙皂、白鲜皮、羌活、独活、黄精、鲜凤仙花

珠黄散(《太平惠民和剂局方》) 犀黄、珍珠

柴胡清肝饮(《症因脉治》) 柴胡、青皮、枳壳、栀子、木通、钩藤、苏梗、黄芩、知母、甘草

柴胡清肝饮(《景岳全书》) 陈皮、柴胡、芍药、枳壳、炙甘草、川芎、香附

柴胡连翘汤(《兰室秘藏》) 肉桂、当归、牛蒡子、炙甘草、瞿麦穗、柴胡、知母、连翘、黄柏、生地黄、黄芩

真武汤(《伤寒论》) 茯苓、芍药、生姜、白术、炮附子

真君妙贴散(《外科正宗》) 硫黄末、荞麦面、白面

脂溢洗方(《朱仁康临床经验集》) 苍耳子、王不留行、苦参、明矾

逍遥散(《和剂局方》) 柴胡、白芍、当归、茯苓、炙甘草、生姜、薄荷

逍遥贝蒌散(经验方) 柴胡、当归、白芍、茯苓、白术、瓜蒌、贝母、半夏、南星、生牡蛎、山慈菇

透脓散(《外科正宗》) 当归、黄芪、炒穿山甲、川芎、皂角刺

透疹凉解汤(《中医儿科学》) 桑叶、金银花、连翘、牛蒡子、薄荷、竹叶、蝉蜕、赤芍、生地黄、牡丹皮、紫草

夏枯草膏(《丸散膏丹集成》) 夏枯草、当归、酒炒白芍、玄参、乌药、贝母(去心)、炒僵蚕、昆布、桔梗、陈皮、川芎、甘草、香附、红花

顾步汤(《外科真诠》) 黄芪、石斛、当归、牛膝、紫花地丁、人参、甘草、金银花、蒲公英、菊花

健脾除湿汤(《赵炳南临床经验集》)　生薏仁、生扁豆、山药、芡实、枳壳、萆薢、黄柏、白术、茯苓、大豆黄卷

润肤丸(《赵炳南临床经验集》)　桃仁、红花、熟地黄、独活、防风、防己、牡丹皮、川芎、当归、羌活、生地黄、白鲜皮

润肌膏(《外科正宗》)　当归、紫草、麻油、黄蜡

十　一　画

清凉膏(《赵炳南临床经验集》)　当归、紫草、大黄、香油、黄蜡

清胃汤(《疔疮要诀》)　元参、牛蒡子、黄芩、知母、石膏、栀子、贝母、僵蚕

清营汤(《温病条辨》)　水牛角、生地黄、玄参、竹叶心、金银花、连翘、黄连、丹参、麦冬

清暑汤(《外科全生集》)　连翘、花粉、赤芍、甘草、滑石、车前草、金银花、泽泻、淡竹叶

清瘟败毒饮(《疫疹一得》)　石膏、生地黄、水牛角、黄连、山栀子、桔梗、黄芩、知母、赤芍、玄参、连翘、甘草、牡丹皮、竹叶

清脾除湿饮(《医宗金鉴》)　茯苓、白术、苍术、黄芩、生地黄、麦冬、栀子、泽泻、甘草、连翘、茵陈、枳壳、玄明粉、竹叶、灯心草

清肝益荣汤(《外科枢要》)　柴胡、山栀子、当归、木瓜、茯苓、川芎、芍药、龙胆草、白术、熟地黄、炙甘草

清咽利膈汤(《喉科紫珍集》)　荆芥、防风、薄荷、连翘、牛蒡子、金银花、栀子、黄芩、黄连、桔梗、元参、大黄、芒硝、竹叶、甘草

清肝芦荟丸(《外科正宗》)　川芎、当归、白芍、生地黄、青皮、芦荟、昆布、海蛤粉、甘草、皂角刺、黄连、神曲

清肝解郁汤(《医宗金鉴》)　生地黄、当归、白芍、川芎、陈皮、贝母、茯苓、青皮、远志、苏叶、栀子、木通、甘草、香附、生姜

清肝消肿汤(《尤氏喉科秘书》)　甘草、元参、前胡、薄荷、牛蒡子、栀子、黄连、石膏、连翘、荆芥、防风、桔梗

清燥救肺汤(《医门法律》)　桑叶、石膏、人参、甘草、麻仁、阿胶、麦冬、杏仁、枇杷叶

清解汤(经验方)　桑叶、菊花、金银花、连翘、车前子、薏苡仁、萆薢、大黄、苦参、赤芍、牡丹皮、甘草

清心连子饮(《和剂局方》)　石莲肉、茯苓、黄芪、人参、黄芩、地骨皮、车前子、甘草

清胃散(《脾胃论》)　黄连、当归、生地黄、牡丹皮、升麻

清肺饮(《东垣十书》)　黄芩、山栀、桑白皮、麦冬、车前子、木通、茯苓

清胃黄连饮(经验方)　黄连、生地黄、桔梗、玄参、黄柏、牡丹皮、石膏、知母、栀子、甘草、连翘、天花粉、赤芍、黄芩

清热暗疮片(经验方)　金银花、大黄、穿心莲、人工牛黄、蒲公英、珍珠层粉、山豆根、甘草、栀子、滑石粉

清凉甘露饮(《外科正宗》)　水牛角、银柴胡、茵陈、石斛、枳壳、麦冬、甘草、生地黄、黄芩、知母、枇杷叶

黄连膏(《医宗金鉴》)　黄连、黄柏、姜黄、当归、生地黄、麻油、白蜡

黄连解毒汤(《外科秘要》)　黄连、黄芩、黄柏、栀子

黄连油(经验方)　黄连、植物油

黄精水洗剂(经验方)　藿香、黄精、大黄、皂矾、徐长卿

黄土汤(《金匮要略》)　伏龙肝、白术、甘草、生地黄、阿胶、附子、黄芩

黄柏溶液(20%)(经验方)　黄柏、硼酸、普鲁卡因

黄柏霜(经验方)　硬脂酸、单硬脂酸、甘油酯、液状石蜡、凡士林、尼泊金、苯甲酸钠、吐温-80、三乙醇胺、二甲基亚砜、黄柏液

黄柏溶液(10%)(经验方)　黄柏流浸膏、蒸馏水、尼泊金

黄芪桂枝五物汤(《金匮要略》)　黄芪、芍药、桂枝、生姜、大枣

黄芪鳖甲散(《太平惠民和剂局方》)　人参、肉桂、桔梗、半夏、紫菀、知母、赤芍、黄芪、甘草、桑白皮、天冬、鳖甲、秦艽、茯苓、地骨皮、熟地黄、柴胡

黄芪托毒汤(《临证一得录》)　黄芪、当归、白芍、山药、陈皮、金银花、郁金、茯苓、泽泻

银翘散(《温病条辨》) 金银花、连翘、牛蒡子、桔梗、薄荷、竹叶、荆芥、淡豆豉、甘草、芦根

银花解毒汤(《疡科心得集》) 金银花、紫花地丁、水牛角、赤芍、连翘、牡丹皮、川黄连、夏枯草

银花甘草汤(《外科心法》) 金银花、甘草

脚气粉(经验方) 黄柏、枯矾、滑石、樟脑

麻黄汤(《伤寒论》) 麻黄、桂枝、杏仁、甘草

麻黄桂枝各半汤(《伤寒论》) 桂枝、芍药、炙甘草、麻黄、大枣、青仁

蛋黄油(经验方) 鲜鸡蛋

羚羊角散(《本事方》) 羚羊角、独活、防风、薏苡仁、川芎、当归、茯苓、枣仁、杏仁、木香、甘草、生姜

密陀僧散(《医宗金鉴》) 雄黄、硫黄、蛇床子、密陀僧、石黄、轻粉

理中汤(《伤寒论》) 人参、甘草、白术、干姜

萆薢渗湿汤(《疡科心得集》) 萆薢、薏苡仁、黄柏、赤苓、牡丹皮、泽泻、滑石、通草

萆薢化毒汤(《疡科心得集》) 萆薢、当归、牡丹皮、牛膝、防己、木瓜、薏苡仁、秦艽

脱色拔膏棍(《赵炳南临床经验集》) 本方即黑色拔膏棍(见十二画),经过脱去黑色而成

十 二 画

腋香散(经验方) 密陀僧、生龙骨、红粉、冰片、木香、白芷

散结灵(《赵炳南临床经验集》) 白胶香、草乌、五灵脂、地龙、木鳖肉、乳香、当归、没药、香墨、菖蒲膏

散肿溃坚汤(《薛氏医案》) 柴胡、升麻、龙胆草、黄芩、甘草、桔梗、昆布、当归尾、白芍、黄柏、葛根、黄连、三棱、木香、栝楼根、连翘、知母

硫黄膏(《中医外科临床手册》) 硫黄、凡士林

滋阴除湿汤(《外科正宗》) 川芎、当归、白芍、熟地黄、柴胡、陈皮、知母、贝母、泽泻、地骨皮、甘草、生姜

滋燥养荣汤(《医方集解》) 当归、生地黄、熟地黄、芍药、黄芩、秦艽、防风、甘草

紫雪丹(《和剂局方》) 滑石、石膏、寒水石、磁石、羚羊角(代)、青木香、水牛角、沉香、丁香、升麻、玄参、甘草、芒硝、朱砂、麝香、黄金

紫草油(经验方) 紫草、黄芩、麻油

紫金锭(《外科正宗》) 山慈菇、五倍子、大戟、千金霜、麝香、雄黄、朱砂

紫色消肿膏(《赵炳南临床经验集》) 紫草、紫荆芥、防风、草红花、羌活、芥穗、荆芥、儿茶、神曲、升麻、贯众、赤芍、当归、白芷

紫铜消白片(湖南中医学院附二院经验方) 丹参、藿香、紫苏、蒺藜、核桃肉、豨莶草、郁金、紫草、大枣、红花、浮萍、紫铜、紫河车、鸡血藤、铁锈

紫铜消白酊(湖南中医学院附二院经验方) 核桃肉、紫河车、紫草、藿香、蒺藜、鸡血藤、丹参、浮萍、红花、大枣、紫苏、豨莶草、郁金、紫铜、乙醇

紫色疽疮膏(《赵炳南临床经验集》) 轻粉、红粉、琥珀粉、乳香、血竭、冰片、蜂蜡、麻油、珍珠粉

紫色溃疡膏(《中医外科学》) 红花、琥珀、血竭、乳香、青黛、黄连、蜂蜡、香油、珍珠粉

雄黄膏(《中医外科临床手册》) 雌黄、硫黄、氧化锌、凡士林

雄黄软膏(经验方) 雄黄、氧化锌、无水羊毛脂、凡士林

雄黄解毒膏(《证治准绳》) 雄黄、寒水石、生白矾

黑布膏(经验方) 黑蜡、五倍子末、蜈蚣、蜂蜜

黑油膏(经验方) 煅石膏、枯矾、轻粉、煅龙骨、五倍子、寒水石、蛤粉、冰片、薄荷脑

黑色拔膏棍(《赵炳南临床经验集》) 鲜羊蹄根梗叶、大风子、百部、皂角刺、鲜凤仙花、羊踯躅花、透骨草、马前子、苦杏仁、银杏、蜂房、苦参、穿山甲、川乌、草乌、全蝎、斑蝥、金头蜈蚣、硇砂

鹅黄散(《外科正宗》) 石膏、黄柏、轻粉

鹅掌风药水(经验方) 土槿皮、苦参、百部、雄黄、醋

鹅掌风浸泡剂(经验方) 大风子肉、烟膏、花椒、五加皮、地骨皮、鲜凤仙草、皂荚、蛇蜕、明矾、米醋

普济消毒饮(《东垣十书》) 黄芩、黄连、陈皮、甘草、玄参、连翘、板蓝根、马勃、牛蒡子、薄荷、僵虫、升麻、柴胡、桔梗

疏风清热饮(《医宗金鉴》) 荆芥、防风、白蒺藜、牛蒡子、蝉蜕、生地黄、丹参、赤芍、栀子、黄芩、金银花、连翘、甘草

疏风清热饮(《医宗金鉴》) 苦参、皂角、皂刺、全蝎、防风、荆芥穗、金银花、蝉蜕

温胆汤(《千金要方》) 半夏、竹茹、枳实、陈皮、生姜、甘草

舒肝溃坚汤(《医宗金鉴》) 柴胡、龙胆草、黄柏、知母、花粉、海带、桔梗、甘草、三棱、莪术、连翘、当归、白芍、葛根、黄连、升麻、黄芩、海藻

葛布袋剂(《救急奇方》) 花椒、雄黄、煅白矾、蛇床子、水银、轻粉、樟脑、杏仁、大风子、木鳖子、胡桃仁

葛根汤(《疡医大全》) 葛根、赤芍药、赤茯苓、甘草

蛤粉散(《外科精义》) 蛤壳(烧赤)

稀释拔膏(《赵炳南临床经验集》) 组成同黑色拔膏棍,唯药油中加樟丹、官粉、曲面及松香

蒌贝散(《外科大成》) 瓜蒌、贝母、南星、连翘、甘草

痤疮洗剂(经验方) 沉降硫黄、樟脑酯、西黄蓍胶、石灰水

十 三 画

解毒养阴汤(《赵炳南临床经验集》) 西洋参、南北沙参、石斛、玄参、佛手参、生黄芪、生地黄、丹参、金银花、蒲公英、麦冬、天冬、玉竹

解毒清营汤(《赵炳南临床经验集》) 金银花、连翘、蒲公英、生地黄、白茅根、玳瑁、丹皮、赤芍、黄连、绿豆衣、茜草根、山栀子

解毒泻肝汤(《外科正宗》) 石膏、牛蒡子、防风、黄芩、苍术、生

甘草、木通、生山楂、灯心草

锡类散(《金匮翼》) 青黛、牛黄、人指甲、珍珠、冰片

新订八将丹(经验方) 全蝎、蜈蚣、土鳖虫、蜣螂、樟脑、冰片、五倍子、麝香

痱子粉(经验方) 绿豆粉、梅片、滑石粉

槐花散(《本事方》) 槐花、侧柏叶、荆芥、枳壳

十 四 画

膈下逐瘀汤(《医林改错》) 当归、川芎、五灵脂、桃仁、牡丹皮、赤芍、乌药、香附、红花、延胡索、枳壳、甘草

碧云散(《医宗金鉴》) 黄柏末、大枣肉(烧存性)

碧霞梃子(《证治准绳》) 铜绿、硇砂、石胆矾

翠云散(《医宗金鉴》) 轻粉、煅石膏、胆矾、铜绿

漏芦散(《疡科选粹》) 漏芦、生甘草、槐白皮、五加皮、白蔹、白蒺藜

瘤消膏(《抗癌中药方选》) 血竭、紫草根、水蛭、穿山甲、土鳖虫、松香、麝香、蓖麻子

十五画及以上

增液汤(《温病条辨》) 玄参、莲心、麦冬、生地黄

镇肝熄风汤(《医学衷中参西录》) 怀牛膝、代赭石、龙骨、牡蛎、龟甲、白芍、玄参、天冬、川楝子、麦芽、茵陈蒿、甘草

摩风膏(《医宗金鉴》) 麻黄、羌活、升麻、防风、当归、白及、白檀香、香油、黄蜡

颠倒散(《医宗金鉴》) 大黄、硫黄

颠倒散洗剂(经验方) 硫黄、生大黄

薄肤膏(《朱仁康临床经验集》) 密陀僧末、白及末、轻粉、枯矾、凡士林

橘叶散(《外科正宗》) 柴胡、陈皮、川芎、栀子、青皮、石膏、黄芩、连翘、甘草、橘叶

橘核丸(《济生方》) 橘核(炒)、海藻、昆布、海带、川楝子、桃仁、厚朴、木通、枳实、延胡索、桂心、木香

瘿瘤丸(湖南中医学院附二院肖梓荣教授经验方) 金银花、何首乌、漏芦、海藻、玄参、山豆根、商陆、三棱、莪术、天葵子、煅牡蛎、黄连、黄芪、党参等

藜芦膏(《医宗金鉴》) 藜芦、苦参、猪脂

藿朴夏苓汤(《医原》) 藿香、厚朴、半夏、茯苓、杏仁、薏苡仁、猪苓、豆豉

蟾酥丸(《外科正宗》) 蟾酥、雄黄、轻粉、麝香、枯矾、寒水石、乳香、没药、铜绿、胆矾、蜗牛、朱砂

蟾酥饼(《外科医案》) 蟾酥、轻粉、麝香、枯矾、寒水石、制乳香、制没药、铜绿、胆矾、雄黄、蜗牛、朱砂

蟾酥软膏(经验方) 蟾酥、磺胺软膏

附录D 皮肤病常用外用制剂

一、粉 剂

扑粉

［组成］ 硼酸30g，呋喃西林5g，滑石粉66g，氧化锌300g。

［适应证］ 用于无糜烂渗液的亚急性湿疹、皮炎或擦疹。

［用法］ 撒布患处，每日多次。

止痒扑粉

［组成］ 樟脑1g，薄荷脑0.5g，氧化锌及滑石粉等量加到100g。

［适应证］ 用于无糜烂渗液的瘙痒性皮肤病。

［用法］ 外用撒布，每日多次。

樟脑扑粉

［组成］ 樟脑5g，硼酸滑石粉加到100g。

［适应证］ 用于对薄荷脑过敏的瘙痒性皮肤病。

［用法］ 外用撒布，每日多次。

复方痱子粉

［组成］ 麝香草酚0.5g，水杨酸2g，明矾5g，硼砂5g，薄荷脑5g，氧化锌及滑石粉等量加到100g。

［适应证］ 用于红痱、白痱。

［用法］ 外用撒布，每日多次。

腋臭粉

［组成］ 薰衣草油0.3g，淀粉1.7g，氧化镁10g，碳酸氢钠32g，滑石粉加到100g。

［适应证］ 腋臭。

［用法］ 外用撒布，每日多次。

脚气粉

[组成] 水杨酸2g,乌洛托品5g,干燥明矾5g,硼酸滑石粉加到100g。

[适应证] 浸渍型、水疱型足癣及手足多汗症。

[用法] 外用撒布,每日多次。

洗头粉

[组成] 碳酸氢钠30g,硼砂10g。

[适应证] 头皮糠疹及油性皮脂溢出。

[用法] 每次溶于2000～3000ml热水中,洗头1次。

青黛散

[组成] 青黛20g,煅石膏40g,滑石粉40g,黄柏20g。

[适应证] 无破溃、渗液的急性、亚急性皮炎,如药疹、摩擦红斑、尿布皮炎及痱子等。

[用法] 与植物油混合,外涂患处,每日多次,或外用撒布,每日多次。

雄冰散

[组成] 雄黄30g,冰片3g。

[适应证] 用于带状疱疹疼痛较剧者。

[用法] 取本品3g,白酒30ml调涂于患处,每日1次,薄涂。

颠倒散

[组成] 大黄50g,升华硫50g。

[适应证] 黑头粉刺型及丘疹性痤疮。

[用法] 取本品少许,用水调匀撒于患部。

如意金黄散

[组成] 天花粉320g,姜黄160g,陈皮64g,生南星64g,黄柏160g,白芷160g,甘草64g,大黄160g,厚朴64g,苍术64g。

[适应证] 毛囊炎、疖、蜂窝织炎、痈及丹毒等。

[用法] 水或醋调和成糊状,或矿物油、植物油制成软膏外涂或外敷。

二妙散

[组成] 黄柏50g，苍术50g。

[适应证] 湿疹痛痒流水及足脚湿气肿痛。

[用法] 外用撒布，或植物油调敷患处。

硼酸滑石粉

[组成] 硼酸10g，滑石粉100g。

[适应证] 无渗出的亚急性湿疹等瘙痒性皮肤病。

[用法] 外用撒布，每日多次。

二、水 溶 液

硼酸溶液

[组成] 硼酸3g，蒸馏水加到100g。

[适应证] 急性湿疹皮肤有糜烂及渗液者。

[用法] 冷湿敷。

醋酸铅溶液

[组成] 醋酸铅5g，硫酸铝1g，蒸馏水加到100g。

[适应证] 急性湿疹。

[用法] 以水稀释5～10倍冷湿敷。

复方醋酸铅溶液

[组成] 醋酸铅15g，硫酸铝8.7g，硼酸0.6g，蒸馏水加到100g。

[适应证] 急性湿疹。

[用法] 加水稀释20倍，冷湿敷。

复方硫酸锌溶液

[组成] 硫酸锌1g，硫酸铜0.25～0.5g，蒸馏水加到100g。

[适应证] 急性湿疹。

[用法] 冷湿敷。

雷硼溶液

[组成] 间苯二酚（雷琐辛）2.5g，硼酸7.5g，蒸馏水加到1000ml。

［适应证］ 急性湿疹。

［用法］ 冷湿敷。

依沙吖啶(雷佛奴尔)溶液

［组成］ 依沙吖啶1g,蒸馏水加到1000ml。

［适应证］ 急性湿疹伴继发性感染者。

［用法］ 冷湿敷。

明矾溶液

［组成］ 干燥明矾1g,蒸馏水加到1000ml。

［适应证］ 急性湿疹。

［用法］ 冷湿敷。

复方间苯二酚溶液

［组成］ 依沙吖啶0.1g,间苯二酚2g,蒸馏水加到100ml。

［适应证］ 急性湿疹伴继发性感染者。

［用法］ 冷湿敷。

氯己定(洗必泰)溶液

［组成］ 氯己定0.2～2g,蒸馏水加到1000ml。

［适应证］ 铜绿假单胞菌感染的脓皮病。

［用法］ 0.05%供湿敷、冲洗;0.2%供涂搽。

新霉素溶液

［组成］ 新霉素0.1g,蒸馏水100ml。

［适应证］ 急性湿疹伴有继发性感染者。

［用法］ 冷湿敷。

甲紫(龙胆紫)水溶液

［组成］ 甲紫1g,蒸馏水100ml。

［适应证］ 脓皮病糜烂面及皮肤念珠菌病。

［用法］ 外涂患处,每日2次。

甲紫乙醇溶液

［组成］ 甲紫2g,75%乙醇20g,蒸馏水加到100ml。

［适应证］ 脓皮病糜烂面及皮肤念珠菌病。

［用法］ 外涂患处,易于干燥形成薄膜。

庆大霉素溶液

[组成] 庆大霉素 8.7g,蒸馏水加到 100ml。

[适应证] 适用于葡萄球菌及铜绿假单胞菌感染创面。

[用法] 外涂或冲洗创面。

冰醋酸溶液

[组成] 冰醋酸 30g,蒸馏水加到 100ml。

[适应证] 甲癣。

[用法] 涂甲板处,注意保护甲周,以免发生刺激。

尿素溶液

[组成] 尿素 50g,甘油 10g,达克罗宁 1g。

[适应证] 用于皮肤干燥、冬季瘙痒及皲裂。

[用法] 外涂,每日 2 次。

苯扎溴铵(新洁尔灭)溶液

[组成] 苯扎溴铵 5g,蒸馏水加到 100ml。

[适应证] 神经性皮炎。

[用法] 外涂,若局部发生红肿反应可暂停,等消肿后再用。

三氯醋酸溶液

[组成] 三氯醋酸 10～30g,蒸馏水加到 100ml。

[适应证] 雀斑、色素痣及睑黄疣。

[用法] 以棉签蘸药水涂搽受损部位,直到皮肤发白为止,注意棉签蘸药水要适当,以免药水流入眼内损伤结膜。

复方间苯二酚溶液

[组成] 碱性复红 0.6g,95％乙醇 10ml,5％苯酚(石炭酸)水溶液(过滤)100ml,硼酸(2h 后加)1g,丙酮(2h 后加)5g,间苯二酚 10g。

[适应证] 适用于亚急性湿疹、体癣、足癣及股癣。

[用法] 外涂,每日 1 次。

氨水溶液

[组成] 氨 10g,蒸馏水加到 100ml。

[适应证] 虫咬皮炎。

[用法] 虫咬后立即用药,有止痒止痛的作用。

银花地榆煎液

[组成] 金银花30g,地榆30g,秦皮30g,水3000ml。

[制法] 取生药加适量水煮沸半小时,过滤加水足量,备用。

[适应证] 急性湿疹有糜烂渗液、接触性皮炎。

[用法] 外洗、湿敷。

黄柏煎液

[组成] 黄柏30g,水加到1000ml。

[制法] 取黄柏加水适量,煮沸30min,过滤,加水至全量,备用。

[适应证] 急性湿疹有糜烂渗液者。

[用法] 冷湿敷。

甘草煎液

[组成] 甘草30g,水100ml。

[制法] 取甘草加水适量,煮沸30min,过滤,加水至全量,备用。

[适应证] 急性湿疹有糜烂渗液者。

[用法] 冷湿敷。

复方明矾煎液

[组成] 明矾60g,马齿苋150g,地肤子150g,水3000ml。

[制法] 水煎煮沸30min,过滤备用。

[适应证] 手足汗疱疹。

[用法] 煎液泡手,每日1次。

皂矾儿茶煎液

[组成] 皂矾10g,白矾10g,儿茶10g,生侧柏叶60g,水3000ml。

[制法] 煎煮30min。

[适应证] 外阴瘙痒及肛门瘙痒。

[用法] 煎液洗浴,每晚1次。

苦参汤

[组成] 苦参60g,蛇床子30g,白芷15g,金银花30g,菊花60g,黄柏15g,地肤子15g,石菖蒲10g,水3000ml。

[制法] 煎煮30min。

[适应证] 外阴瘙痒及肛门瘙痒。

［用法］ 煎液洗浴，每晚1次。

石榴皮水

［组成］ 石榴皮20g，水3000ml。

［制法］ 煎液，煮沸10min左右，去渣备用。

［适应证］ 稻田皮炎、急性湿疹及皮炎。

［用法］ 煎液洗浴，冷湿敷，每日数次。

千里光洗方

［组成］ 千里光50g，水3000ml。

［制法］ 取千里光加水煎液，去渣备用。

［适应证］ 急性湿疹、皮炎。

［用法］ 煎液洗浴或冷湿敷。

苦参蛇床子洗方

［组成］ 苦参22g，蛇床子22g，皂矾22g。

［制法］ 取苦参及蛇床子加水3000ml煎液，去渣，加入皂矾溶化即得。

［适应证］ 阴部瘙痒。

［用法］ 煎液趁热先熏后洗，每日2次。

银屑病药水

［组成］ 苯25g，黑豆馏油（或松馏油）15g，升汞0.012g，丙酮60g。

［适应证］ 银屑病、神经性皮炎、扁平苔藓、皮肤淀粉样变。

［用法］ 外用涂布（密封贮存）。

甲癣药水

［组成］ 麝香草酚1g，醋酸10g，水杨酸10g，5％碘酊100ml。

［适应证］ 甲癣。

［用法］ 先用热水浸泡指（趾）甲10～20min，然后用小刀轻轻刮后外涂。

三、二甲亚砜液

氢化可的松亚砜液

［组成］ 氢化可的松0.5g，二甲亚砜60g，无水乙醇加到100ml。

［制法］ 先将氢化可的松溶于二甲亚砜液中，再加乙醇至全量即得。

［适应证］ 湿疹、神经性皮炎、瘙痒性皮肤病、脂溢性皮炎及酒渣鼻。

［用法］ 外用涂搽，每日数次。

氯霉素亚砜液

［组成］ 氯霉素1g，二甲亚砜60g，50％乙醇加到100ml。

［制法］ 先将氯霉素溶于二甲亚砜液中，再加乙醇至全量即得。

［适应证］ 毛囊炎、疖病及头皮糠疹。

［用法］ 外用涂搽，每日数次。

新霉素亚砜液

［组成］ 硫酸新霉素1g，二甲亚砜60g，50％乙醇加到100ml。

［制法］ 同氯霉素亚砜液。

［适应证］ 毛囊炎、痤疮。

［用法］ 外用涂搽，每日2次。

氟尿嘧啶亚砜液

［组成］ 氟尿嘧啶(5-氟尿嘧啶)1.5g，卤水8g，二甲亚砜60g，75％乙醇加到100ml。

［适应证］ 银屑病、毛发红糠疹及足跖疣。

［用法］ 外用涂搽，每日2次。

氮芥亚砜液

［组成］ 盐酸氮芥0.05g，无水乙醇40g，二甲亚砜60g。

［制法］ 将氮芥溶于乙醇内，再加上二甲亚砜，临用时配制。

［适应证］ 银屑病、神经性皮炎、毛发红糠疹及足跖疣。

［用法］ 外用涂搽，每日2次。

复方氮芥亚砜液

［组成］ 盐酸氮芥0.025g，氢化可的松0.025g，无水乙醇40g，二甲亚砜60g。

［制法］ 将氮芥、氢化可的松溶于乙醇内，再加二甲亚砜，临用

时配制。

[适应证] 银屑病、神经性皮炎、毛发红糠疹及足跖疣。

[用法] 外用涂搽，每日2次。

曲安西龙(去炎松)亚砜液

[组成] 曲安西龙0.05g，95%乙醇40g，二甲亚砜60g。

[适应证] 神经性皮炎及慢性湿疹。

[用法] 外用涂搽，每日2次。

地塞米松亚砜液

[组成] 地塞米松0.05g，达克罗宁1g，二甲亚砜70g，95%乙醇30ml。

[适应证] 神经性皮炎及慢性湿疹。

[用法] 外用涂搽，每日2次。

四、酊　　剂

复方樟脑酊

[组成] 樟脑2g，液体酚1g，甘油5g，60%乙醇加到100ml。

[适应证] 体癣及手足癣。

[用法] 外用涂搽，每日2次。

复方硫酸铜溶液

[组成] 水杨酸4g，硫酸铜0.3g，60%乙醇加到100ml。

[适应证] 花斑癣及股癣。

[用法] 外用涂搽，每日2次。

花斑癣药水

[组成] 间苯二酚3g，水杨酸3g，薄荷脑0.5g，氯化汞(升汞)0.1g，蓖麻油2g，75%乙醇加到100ml。

[适应证] 花斑癣。

[用法] 外用涂搽，每日2次。

8-甲氧补骨脂素酊

[组成] 8-甲氧补骨脂素0.1～0.2g，丙酮40g，75%乙醇60g。

[适应证] 白癜风及银屑病。

[用法] 外用涂搽皮损处,再照射长波紫外线,每日1次。

甲癣酊

[组成] 水杨酸5g,丙酮5g,5%碘酊加到100ml。

[适应证] 甲癣。

[用法] 将甲板削薄,外搽,每日2次。

冻疮酊

[组成] 鱼石脂10g,氯仿10g,10%樟脑醑加到100ml。

[适应证] 未溃破的冻疮。

[用法] 外用涂搽,每日2次。

煤焦油溶液

[组成] 煤焦油200ml,皂角(粗粉)100g,75%乙醇加到1000ml。

[制法] 取皂角粉置广口瓶中,加入少量乙醇,湿润后加入煤焦油搅拌均匀,加乙醇约800ml,浸泡7d,经常搅拌最后过滤,自滤器上添加乙醇到足量即得,备用。

[适应证] 银屑病及慢性湿疹。

[用法] 外用涂搽,每日2次。

氯霉素乙醇溶液

[组成] 氯霉素2g,水杨酸2g,薄荷脑1g,甘油10g,75%乙醇加到100ml。

[适应证] 脂溢性皮炎及头皮糠疹。

[用法] 外用涂搽,每日1次。

新霉素乙醇溶液

[组成] 硫酸新霉素0.25~1g,生理盐水50ml,75%乙醇加到100ml。

[适应证] 痂型皮脂溢出及头皮糠疹。

[用法] 外用涂搽,每日1次。

复方煤焦油溶液

[组成] 煤焦油溶液20~40ml,薄荷脑1g,60%乙醇加

到 100ml。

［适应证］ 神经性皮炎、慢性湿疹及银屑病。

［用法］ 外用涂搽，每日 2 次。

复方土槿皮酊

［组成］ 土槿皮 10g，苯甲酸 6g，水杨酸 3g，75％乙醇加到 100ml。

［适应证］ 汗斑、体癣、股癣及手足癣。

［用法］ 外用涂搽，每日数次。

松馏酊

［组成］ 松馏油 10g，水杨酸 5g，95％乙醇加到 100ml。

［适应证］ 神经性皮炎、慢性湿疹及结节性痒疹。

［用法］ 外用涂搽，每日数次。

百部酊

［组成］ 百部 25g，75％酒精 100ml，浸泡 1 周后使用。

［适应证］ 瘙痒性皮肤病。

［用法］ 外用涂搽，每日数次。

止痒酊

［组成］ 麝香草酚 1g，薄荷脑 2～4g，甘油 5g，75％乙醇 100ml。

［适应证］ 甲癣。

［用法］ 先用热水浸泡指(趾)甲 10～20min，然后用小刀轻轻刮后外涂。

生发酊(生发药水)

［组成］ 纯升汞 1g，苯酚 5g，奎宁酊 10g，安息香酊 10g，75％乙醇 100ml。

［适应证］ 斑秃、脂溢性脱发。

［用法］ 外用涂搽。

五、搽　　剂

炉甘石止痒搽剂

［组成］ 液体酚 2g，炉甘石 8g，氧化锌 8g，橄榄油 50ml，石灰水

加到 100ml。

[适应证] 皮炎及湿疹。

[用法] 以短毛刷蘸药液外搽,每日数次。

硫黄间苯二酚搽剂

[组成] 沉淀硫黄 6g,间苯二酚 3g,氧化锌 10g,甘油 5ml,氢氧化钙溶液加到 100ml。

[适应证] 脂溢性皮炎、痤疮及酒渣鼻。

[用法] 外用涂搽,每日数次。

煤焦油搽剂

[组成] 煤焦油 6g,单安息香酸酊 12g,丙酮加到 100ml。

[适应证] 外阴瘙痒、肛门瘙痒,糜烂面及溃疡不宜用。

[用法] 外用涂搽,每日 2 次。

松馏油搽剂

[组成] 松馏油 10ml,水杨酸 5g,75%乙醇加到 100ml。

[适应证] 神经性皮炎、慢性湿疹及银屑病。

[用法] 外用涂搽,每日 2 次。

复方糠馏油搽剂

[组成] 糠馏油 5ml,蓖麻油 5ml,水杨酸 1g,间苯二酚 1g,95%乙醇加到 100ml。

[适应证] 神经性皮炎、慢性湿疹及银屑病。

[用法] 外用涂搽,每日 2 次。

8-甲氧补骨脂素搽剂

[组成] 8-甲氧补骨脂素 0.2g,丙二醇 40g,丙酮加到 100g。

[适应证] 白癜风及银屑病。

[用法] 涂搽皮损后,再照射长波紫外线,每日 1 次。

头虱搽剂

[组成] 煤油 25ml,植物油 25ml。

[适应证] 头虱。

[用法] 外搽头发,每日 1 次,连用 3d。

生发搽剂(Ⅰ)

［组成］ 水合氯醛3g，蓖麻油5g，奎宁酊20g，75％乙醇加到100ml。

［制法］ 取水合氯醛，加部分乙醇，依次加蓖麻油及奎宁酊，最后加乙醇至全量，搅匀即得，备用。本药液不宜大量配制，以免水合氯醛分解。

［适应证］ 斑秃、脂溢性皮炎及头皮糠疹。

［用法］ 以短毛刷蘸药液涂搽头皮，每日1次。

生发搽剂(Ⅱ)

［组成］ 斑蝥酊10g，液体酚2g，水杨酸5g，蓖麻油10ml，75％乙醇加到100ml。

［制法］ 取水杨酸，加部分乙醇溶解，再依次加入其他药物，最后加乙醇至全量。即得。

［适应证］ 斑秃。

［用法］ 外用涂搽，每日1次。

生发搽剂(Ⅲ)

［组成］ 麝香草酚0.25g，斑蝥酊2.5～5g，辣椒酊2.5～5g，蓖麻油5ml，75％乙醇加到100ml。

［适应证］ 斑秃及脂溢性脱发。

［用法］ 外用涂搽，每日1次。

生发搽剂(Ⅳ)

［组成］ 水杨酸2g，烟酸1g，吐温-60 1g，尿素20g，50％乙醇100ml。

［适应证］ 斑秃及脂溢性脱发。

［用法］ 外用涂搽，每日1次。

苯甲酸苄酯搽剂

［组成］ 苯甲酸苄酯21g，软肥皂25g，75％乙醇25ml，水25ml。

［适应证］ 疥疮。

［用法］ 每日沐浴后以两手蘸药液揉搽患处15min，连续搽4d，最后消毒衣服被褥，更换衣物。

汗斑搽剂

［组成］ 硫代硫酸钠 12g，甘油 5g，75％乙醇 30ml，蒸馏水 180ml。

［适应证］ 汗斑。

［用法］ 外用涂搽。

六、洗 剂

氧化锌洗剂（Ⅰ）

［组成］ 氧化锌 15g，滑石粉 15g，甘油 5ml，水加到 100ml。

［适应证］ 无渗液的急性或亚急性湿疹、皮炎。

［用法］ 以软毛刷蘸药水涂搽，每日数次。

氧化锌洗剂（Ⅱ）

［组成］ 氧化锌 15～20g，滑石粉 15～20g，甘油 10ml，75％乙醇 20ml，蒸馏水加到 100ml。

［适应证］ 无渗液的急性或亚急性湿疹、皮炎。

［用法］ 以软毛刷蘸药水涂搽，每日数次。

炉甘石洗剂

［组成］ 炉甘石 15g，氧化锌 10g，甘油 10ml，氢氧化钙溶液加到 100ml。

［适应证］ 无渗液的急性或亚急性湿疹、皮炎。

［用法］ 以软毛刷蘸药水涂搽，每日数次。

止痒氧化锌洗剂

［组成］ 液体酚 1g，樟脑 1g，薄荷脑 0.25g，氧化锌洗剂加到 100ml。

［适应证］ 亚急性湿疹、皮炎及瘙痒性皮肤病。

［用法］ 以软毛刷蘸药水涂搽，每日数次。

冰片炉甘石洗剂

［组成］ 冰片 1～2g，炉甘石洗剂加到 100ml。

［适应证］ 荨麻疹、亚急性湿疹及瘙痒性皮肤病。

［用法］ 以软毛刷蘸药水涂搽，每日数次。

止痒炉甘石洗剂

［组成］ 液体酚 1～2g，樟脑 1g，薄荷脑 0.25g，炉甘石洗剂加到 100ml。

［适应证］ 荨麻疹、亚急性湿疹及瘙痒性皮肤病。

［用法］ 以软毛刷蘸药液涂搽，每日数次。

白色洗剂（Ⅰ）

［组成］ 含硫钾 4g，硫酸钾 10g，升华硫 10g，玫瑰水加到 100ml。

［适应证］ 痤疮、皮脂溢出症、脂溢性皮炎及酒渣鼻。

［用法］ 以软毛刷蘸药液涂搽，每日 3 次。

白色洗剂（Ⅱ）

［组成］ 硫酸锌 4g，硫酸钾 10g，升华硫 10g，玫瑰水加到 100ml。

［适应证］ 痤疮、酒渣鼻及脂溢性皮炎。

［用法］ 以软毛刷蘸药液涂搽，每日 3 次。

水杨酸硫黄洗剂

［组成］ 升华硫 10g，水杨酸 2g，氧化锌 10g，甘油 10ml，75％乙醇 10ml，水加到 100ml。

［适应证］ 脂溢性皮炎、痤疮及酒渣鼻。

［用法］ 外用涂搽，每晚 1 次

复方硫黄洗剂

［组成］ 升华硫 5g，硫酸锌 3g，樟脑 0.5g，炉甘石 5g，甘油 5ml，水加到 100ml。

［适应证］ 脂溢性皮炎、痤疮及酒渣鼻。

［用法］ 外用涂搽，每晚 1 次。

复方依沙吖啶洗剂

［组成］ 依沙吖啶 1g，复方明矾洗剂加到 100ml。

［适应证］ 痱子继发感染、汗腺炎初期及毛囊炎。

［用法］ 外用涂搽，每日数次。

地榆洗剂

［组成］ 地榆 10g，炉甘石洗剂加到 100ml。

[适应证]　急性湿疹、皮炎的初期及末期。

[用法]　外用涂搽，每日数次。

小儿痱子洗剂

[组成]　氧化锌10g，硼酸10g，升华硫2g，樟脑0.5g，薄荷脑0.5g，甘油10ml，75%乙醇50ml，蒸馏水加到100ml。

[适应证]　小儿痱子。

[用法]　外用涂搽，每日数次。

复方明矾洗剂

[组成]　冰片2g，甘油5g，75%乙醇30ml，蒸馏水180ml。

[适应证]　汗斑。

[用法]　外用涂搽。

痒疹洗剂

[组成]　1%液化酚2g，麝香草酚1g，氧化锌20g，滑石粉22g，75%乙醇75ml，蒸馏水100ml。

[适应证]　痒疹、荨麻疹。

[用法]　外用涂搽，用时震荡。

痤疮洗剂(一号)

[组成]　沉降硫黄12g，樟脑1g，阿拉伯胶糊6g，石灰水50ml，玫瑰水100ml。

[适应证]　痤疮、脂溢性皮炎。

[用法]　涂布，用时震荡。

痤疮洗剂(二号)

[组成]　升华硫黄5g，氧化锌10g，滑石粉10g，石灰水50ml，75%乙醇100ml。

[适应证]　痤疮、脂溢性皮炎。

[用法]　涂布，用时震荡。

硫黄洗剂

[组成]　升华硫黄10g，氧化锌20g，滑石粉20g，甘油10ml，75%乙醇100ml。

[适应证]　痤疮、酒渣鼻、脂溢性皮炎。

［用法］ 涂布，用时震荡。

酒渣洗剂

［组成］ 硫酸锌 15g，氧化锌 4g，薄荷脑 0.3g，甘油 2ml，樟脑水 120ml。

［适应证］ 酒渣鼻、脂溢性皮炎。

［用法］ 涂布，用时震荡。

七、油　　剂

氧化锌油

［组成］ 氧化锌 40g，花生油加到 100ml。

［适应证］ 急性或亚急性湿疹。

［用法］ 外涂，每日 2 次。

苯唑卡因氧化锌油

［组成］ 苯唑卡因 5g，氧化锌油加到 100ml。

［适应证］ 急性或亚急性湿疹。

［用法］ 外涂，每日 2 次。

黑豆馏油氧化锌油

［组成］ 黑豆馏油 5～10ml，冰片 2～5g，氧化锌油加到 100ml。

［适应证］ 婴儿湿疹及亚急性湿疹。

［用法］ 外涂，每日 2 次。

芥子气油

［组成］ 1%鱼肝油芥子气 5g，花生油 50ml，松节油加到 1000ml。

［适应证］ 银屑病及神经性皮炎。

［用法］ 涂于患处，每日 1～2 次，头面部慎用。

黄连油

［组成］ 黄连粉 20g，枯矾 10g，花生油加到 100ml。

［适应证］ 脓皮病、婴儿湿疹及亚急性湿疹。

［用法］ 外涂，每日 2 次。

紫草油

[组成] 紫草1000g,豆油1000ml。

[适应证] 烫伤创面及溃疡。

[用法] 涂于创面或油浸纱布敷于创面,每日2次。

甘草油

[组成] 生甘草200g,香油1000ml。

[适应证] 慢性溃疡及压疮。

[用法] 涂布创面或油浸纱布敷于创面,每日1次。

八、乳　剂

硫黄霜

[组成] 硫黄3～5g,乳剂基质(O/W)加到100g。

[适应证] 痤疮、酒渣鼻及脂溢性皮炎。

[用法] 薄涂患处,每晚1次。

酒渣鼻霜

[组成] 升华硫1g,β萘酚0.6g,75%乙醇0.6g,花生油4g,乳剂基质(O/W)加到100g。

[适应证] 痤疮、酒渣鼻及脂溢性皮炎。

[用法] 薄涂患处,每日2次。

冰片霜

[组成] 冰片2g,乳剂基质(O/W)加到100g。

[适应证] 皮肤无破损的瘙痒性皮肤病。

[用法] 薄涂,每日3次。

达克罗宁霜

[组成] 达克罗宁1g,樟脑1g,单硬脂酸甘油酯5g,硬脂酸10g,白凡士林5g,液状石蜡15g,甘油10g,十二烷基硫酸钠0.1g,三乙醇胺0.3g,羟苯乙酯0.1g,2,6-叔丁基对甲酚0.02g,水50～55ml。

[适应证] 皮肤无破损的瘙痒性皮肤病。

[用法] 薄涂,每日3次。

5%苯唑卡因霜

［组成］ 苯唑卡因5g，樟脑1g，单硬脂酸甘油酯3.5g，硬脂酸12g，液状石蜡6g，白凡士林1g，无水羊毛脂5g，三乙醇胺0.4g，水加到100ml。

［适应证］ 皮肤无破损的瘙痒性皮肤病。

［用法］ 薄涂，每日数次。

煤焦油霜

［组成］ 煤焦油3g，苯唑卡因3g，苯海拉明0.2g，樟脑1g，薄荷脑0.5g，乳剂基质(O/W)加到100g。

［适应证］ 神经性皮炎及慢性湿疹。

［用法］ 薄涂或封包。

复方硫黄霜

［组成］ 单硬脂酸甘油酯5g，硬脂酸11.25g，凡士林5g，液状石蜡12.5ml，羟苯乙酯0.05g，升华硫5g，樟脑1g，月桂硫酸钠0.1g，三乙醇胺0.3g，甘油10ml，蒸馏水50ml。

［适应证］ 痤疮、酒渣鼻及脂溢性皮炎。

［用法］ 外涂，每日1～2次。

克霉唑霜

［组成］ 克霉唑3g，乳剂(O/W)加到100g。

［适应证］ 体癣及股癣。

［用法］ 薄涂，每日2次。

复方氟轻松(肤轻松)霜

［组成］ 醋酸氟轻松0.025g，二甲亚砜15g，十八醇90g，月桂硫酸钠10g，白凡士林100g，液状石蜡60ml，羟苯乙酯1g，甘油50ml，蒸馏水加到100ml。

［适应证］ 神经性皮炎及湿疹。

［用法］ 薄涂或封包。

糠馏油霜

［组成］ 糠馏油1～2g，吐温-80 0.5～1g，乳剂基质(O/W)加到100g。

[适应证] 神经性皮炎及慢性湿疹。

[用法] 薄涂或封包。

氟尿嘧啶霜

[组成] 氟尿嘧啶 1～2g,乳剂基质(O/W)0.5～1g。

[适应证] 毛发红糠疹及银屑病。

[用法] 薄涂或封包。

尿素霜

[组成] 尿素 5g,乳剂基质(O/W)加到 100g。

[适应证] 鱼鳞病、皮肤干燥及手足皲裂。

[用法] 薄涂,每日 2 次。

维生素 A 酸霜

[组成] 维生素 A 酸 0.1～0.5g,叔丁基对羟基茴香醚 6ppm,十八醇 7g,硬脂酸 5g,黄凡士林 8g,液状石蜡 5g,甘油 5g,吐温-80 2g,羟苯乙酯 0.1g,十二醇硫酸钠 1g,水 66ml。

[适应证] 痤疮。

[用法] 薄涂。

苯海拉明霜

[组成] 硬脂酸 15g,白凡士林 7g,无水羊毛脂 5g,单硬脂酸甘油酯 3g,羟苯乙酯 0.1g,苯海拉明 1g,甘油 5g,三乙醇胺 0.6g,硼砂 0.3g,水加到 100ml。

[适应证] 湿疹、神经性皮炎及过敏性皮炎。

[用法] 薄涂。

氢醌霜

[组成] 单硬脂酸甘油酯 5g,硬脂酸 10g,白凡士林 5g,液状石蜡 12g,羟苯乙酯 0.05g,无水硫酸钠 1g,氢醌 3g,十二烷基硫酸钠 0.1g,吐温-80 0.3g,甘油 10ml,蒸馏水加到 100ml。

[适应证] 雀斑及黄褐斑。

[用法] 薄涂,每晚 1 次。

苯甲酸苄酯霜

[组成] 三乙醇胺 5g,硬脂酸 20g,苯甲酸苄酯 25g,水加

到100ml。

[适应证] 疥疮。

[用法] 淋浴后,用手蘸药涂搽全身,每晚1次,连续4d,最后消毒衣服被褥。

黑豆馏油脂

[组成] 冰片2g,黑豆馏油5g,香脂基方(W/O)加到100ml。

[适应证] 神经性皮炎及慢性湿疹。

[用法] 外用涂搽或封包。

复方蒽林脂

[组成] 蒽林1~2g,间苯二酚5g,樟脑1g,薄荷脑0.5g,香脂基方(W/O)加到100g。

[适应证] 银屑病。

[用法] 外用涂搽或封包。

地塞米松脂

[组成] 地塞米松0.5~1g,香脂基方(W/O)100g。

[适应证] 接触性皮炎、湿疹、神经性皮炎及过敏性皮肤病。

[用法] 外用涂布或封包。

氟轻松脂

[组成] 氟轻松0.1~0.025g,香脂基方(W/O)100g。

[适应证] 接触性皮炎、湿疹、神经性皮炎及过敏性皮肤病。

二氧化钛霜

[组成] 二氧化钛5g,水包油型乳剂基质100g。

[适应证] 夏季外出遮阳,适用于红斑狼疮、光感性皮肤病。

[用法] 外用涂搽。

尿素霜(20%)

[组成] 尿素20g,白凡士林38g,无水羊毛脂23g,白蜡4g,蒸馏水100ml。

[适应证] 鱼鳞病、手足皲裂、毛发苔藓、毛囊角化病、掌跖角化病。

[用法] 外用涂搽。

九、软　　膏

硼酸软膏

［组成］　硼酸 10g，凡士林加到 100g。

［适应证］　皮肤溃疡、烫伤及脓皮病。

［用法］　外用涂搽或包扎。

氧化锌软膏

［组成］　氧化锌 0.5～1g，凡士林加到 10g。

［适应证］　亚急性湿疹，亦可作为软膏基质。

［用法］　涂包。

芥子气软膏

［组成］　芥子气 0.5～1g，凡士林加到 10 000～20 000g。

［适应证］　银屑病。

［用法］　涂包，每日 1 次。

氯化氨基汞(白降汞)软膏

［组成］　氯化氨基汞(白降汞)2.5～5g，凡士林加到 100g。

［适应证］　脓皮病及慢性溃疡。

［用法］　涂包。

糠馏油软膏

［组成］　糠馏油 5g，樟脑 1g，苯酚(石炭酸)1g，无水羊毛脂 10g，凡士林加到 100g。

［适应证］　慢性湿疹、神经性皮炎及银屑病。

［用法］　薄涂或封包。

黑豆馏油软膏

［组成］　黑豆馏油 10g，氧化锌 10g，凡士林加到 100g。

［适应证］　慢性湿疹、神经性皮炎及银屑病。

［用法］　薄涂或封包。

水杨酸软膏

［组成］　水杨酸 2～10g，无水羊毛脂 10g，凡士林加到 100g。

[适应证] 皮肤干燥、皲裂及鱼鳞病。

[用法] 薄涂。

复方水杨酸软膏

[组成] 水杨酸 3～6g,苯甲酸 6～12g,无水羊毛脂 10g,凡士林加到 100g。

[适应证] 手足癣及体癣。

[用法] 外用涂搽,每日 1 次。

制霉菌素软膏

[组成] 制霉菌素 1000 万 U,无水羊毛脂 20g,凡士林加到 100g。

[适应证] 皮肤念珠菌病及念珠菌性女阴炎。

[用法] 薄涂或涂包。

新霉素软膏

[组成] 新霉素 0.5g,蒸馏水 5g,液状石蜡 10ml,羟苯乙酯 0.1g,司盘-80 0.5g,单硬脂酸甘油酯 5～10g,OP 乳化剂 0.5g,凡士林加到 100g。

[适应证] 脓皮病及溃疡。

[用法] 涂包。

小檗碱软膏

[组成] 盐酸小檗碱 1～2g,凡士林加到 100g。

[适应证] 脓皮病及溃疡。

[用法] 涂包。

复方硫黄软膏

[组成] 硫黄 5～10g,单硬脂酸甘油酯 10g,OP 乳化剂 0.5g,司盘-60 0.5g,液状石蜡 10ml,苯甲酸苄酯 10g,水 10ml,凡士林加到 100g。

[适应证] 疥疮及皮脂溢出症。

[用法] 薄涂。

苯唑卡因软膏

[组成] 苯唑卡因 5g,液状石蜡 10g,凡士林加到 100g。

[适应证] 瘙痒性皮肤病。

[用法] 薄涂。

冻疮软膏

[组成] 液体酚2g,樟脑5g,2.5%碘酊4ml,无水羊毛脂10g,凡士林加到100g。

[适应证] 冻疮。

[用法] 外涂或封包,有溃疡者不宜用。

尿素软膏

[组成] 尿素10g,甘油20g,蜂蜡4g,无水羊毛脂10g,凡士林100g。

[适应证] 鱼鳞病及皮肤皲裂。

[用法] 薄涂。

复方硝酸银软膏

[组成] 硝酸银1g,秘鲁香脂10g,凡士林加到100g。

[适应证] 皮肤溃疡。

[用法] 涂包。

脚气灵

[组成] 十一烯酸10.8g,氧化锌1.8g,甘油15g,羧甲基纤维素1.2g,蒸馏水21ml。

[适应证] 手足癣及体癣。

[用法] 薄涂患处。

复方小檗碱软膏

[组成] 羧甲基纤维素6g,小檗碱1g,达克罗宁0.5g,甘油10ml,羟苯乙酯0.1g,蒸馏水1000ml。

[适应证] 亚急性湿疹。

[用法] 厚涂患处,表面再撒布粉,纱布包扎,每日1次。

复方氯化氨基汞软膏

[组成] 氯化氨基汞5g,鱼石脂20g,凡士林100g。

[适应证] 疖、汗腺脓肿、毛囊炎、结节性红斑、硬结性红斑。

[用法] 外用涂搽。

复方松馏油软膏

［组成］ 松馏油 20g，升华硫黄 20g，软皂 40g，凡士林 100g。

［适应证］ 慢性湿疹、银屑病、神经性皮炎、皮肤真菌病。

［用法］ 外用涂搽。

黑豆馏油软膏

［组成］ 黑豆馏油 3g，无水羊毛脂 30g，凡士林 100g。

［适应证］ 慢性湿疹、皮炎、婴儿湿疹。

［用法］ 外用涂搽。

压疮软膏Ⅰ

［组成］ 樟脑 5g，鱼石脂 10g，没药酊 2g，凡士林 100g。

［适应证］ 未破压疮。

［用法］ 外用贴敷。

压疮软膏Ⅱ

［组成］ 硫酸锌 5g，醋酸铅 10g，没药酊 2g，凡士林 100g。

［适应证］ 已破压疮。

［用法］ 外用贴敷。

十、糊　　剂

氧化锌糊剂

［组成］ 氧化锌、淀粉、无水羊毛脂、凡士林各 25g。

［适应证］ 作为糊剂的基质，可配入其他药物用于亚急性湿疹伴有少量溢液的损害。

［用法］ 涂搽。

止痒糊剂

［组成］ 樟脑 1g，液体酚 1g，氧化锌糊剂加到 100g。

［适应证］ 亚急性湿疹、皮炎有少量渗液的损害。

［用法］ 涂包。

甲紫止痒糊剂

［组成］ 甲紫、樟脑、液体酚各 1g，薄荷脑 0.5g，氧化锌、淀粉、无

水羊毛脂、凡士林各25g。

［适应证］ 亚急性湿疹及传染性湿疹样皮炎。

［用法］ 涂搽。

苯唑卡因糊剂

［组成］ 苯唑卡因5g,氧化锌糊剂加到100g。

［适应证］ 亚急性湿疹、带状疱疹及单纯疱疹。

［用法］ 涂包。

复方鱼石脂止痒糊剂

［组成］ 鱼石脂5g,升华硫5g,止痒糊剂加到100g。

［适应证］ 亚急性湿疹有糜烂结痂的损害。

［用法］ 涂包。

十一、硬　　膏

复方糠馏油硬膏

［组成］ 单铅硬膏30g,松香5～10g,糠馏油20g,冰片2g,丙酮35g。

［适应证］ 神经性皮炎及慢性湿疹。

［用法］ 硬膏涂于损害处,表面贴上胶布,周围粘紧,每日换药3次。

糠馏油硬膏

［组成］ 植物油2000ml,樟丹1000g,糠馏油200ml。

［适应证］ 神经性皮炎及慢性湿疹。

［用法］ 根据病损大小,剪下硬膏放在乙醇灯上,将硬膏烤软后贴于受损部位上。每3日换药1次。

十二、涂　　膜

水杨酸火棉胶

［组成］ 水杨酸10～30g,丙酮30g,乙醚火棉胶加到100g。

［适应证］ 鸡眼、胼胝及足跖疣。

[用法] 用修脚刀先将损害表面角质刮薄,再涂布胶液,每日1次。

复方水杨酸火棉胶

[组成] 水杨酸200g,乳酸15g,乙醚火棉胶40g。

[适应证] 甲癣。

[用法] 先将患甲刮薄,再涂胶液,每日1次。

银屑病火棉胶

[组成] 水杨酸6g,煤焦油溶液10g,乙醚火棉胶30g,丙酮30g,95%乙醇加到100ml。

[适应证] 银屑病。

[用法] 外用涂搽,每日1次。

止痒弹性火棉胶

[组成] 樟脑1g,薄荷脑2.1g,弹性火棉胶加到100g。

[适应证] 局限性神经性皮炎及结节性痒疹。

[用法] 外用涂搽。

氟尿嘧啶弹性火棉胶

[组成] 氟尿嘧啶(5-FU)5g,水杨酸5g,弹性火棉胶100g。

[适应证] 角化病、扁平疣、足跖疣及扁平苔藓。

[用法] 外搽,每日1次。

氢化可的松涂膜

[组成] 氢化可的松1g,玉米朊7g,樟脑1g,甘油10ml,醋酸酯1g,95%乙醇加到100ml。

[适应证] 神经性皮炎及慢性湿疹。

[用法] 涂布患处,每日1次。

复方糠馏油涂膜

[组成] 液体酚1g,樟脑2g,糠馏油10ml,甲苯火棉胶加到100g。

[适应证] 神经性皮炎及慢性湿疹。

[用法] 涂布患处,每日1次。